Tc 11 573

PRÉCIS
D'HYGIÈNE
PRIVÉE ET SOCIALE

PARIS. — IMP. SIMON RAÇON ET COMP., RUE D'ERFURTH, 1.

PRÉCIS
D'HYGIÈNE
PRIVÉE ET SOCIALE

PAR

A. LACASSAGNE
Médecin major
Professeur agrégé au Val-de-Grâce
Agrégé de la Faculté de médecine de Montpellier
Lauréat de l'Académie de médecine

R.F.
8106

Non vivere, sed valere vita est
MARTIAL.

PARIS
G. MASSON, ÉDITEUR
LIBRAIRE DE L'ACADÉMIE DE MÉDECINE
PLACE DE L'ÉCOLE-DE-MÉDECINE

1876

Tous droits réservés.

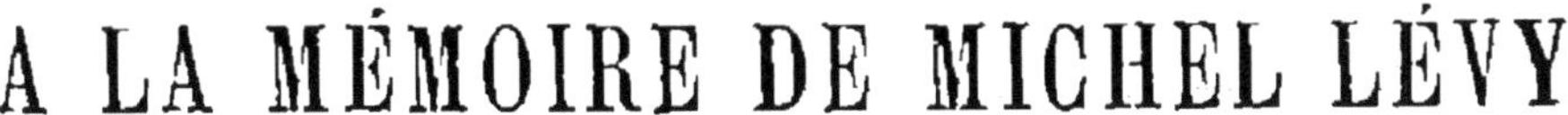

A LA MÉMOIRE DE MICHEL LÉVY

L'hygiène est de toutes les branches de l'art médical celle qui est la moins étudiée par les élèves. Quelle est la cause de cette indifférence ou de cette négligence?

On ne fait pas de l'hygiène parce qu'on croit la savoir. Et, il faut bien le dire, la plupart des livres classiques, à côté des règles les plus judicieuses et les plus importantes, ne manquent pas d'indiquer une série de précautions banales ou de recommandations puériles que les proverbes vulgaires ou la plus simple observation ont apprises à tout le monde. L'étudiant jette un regard dans ces livres, et il reste bientôt convaincu que l'hygiène n'est qu'une collection de préceptes formulés par l'instinct et le bon sens, et que l'on accompagne parfois de chiffres ou de statistiques.

Cette hygiène instinctive, on ne la trouvera pas dans ce livre.

Pour nous, l'hygiène doit être de la prophylaxie : elle apprend à savoir pour prévoir. Aussi, par l'étude des milieux, nous nous sommes attachés à montrer l'influence de chaque cause, et nous pourrions presque dire que nous avons écrit un Traité d'étiologie générale.

En feuilletant ce petit volume ou en consultant la table des matières, on s'apercevra bientôt du plan adopté. Nous l'avons suivi avec sévérité, il nous a permis de ne rien laisser échapper. Et, c'est là, peut-être, la seule partie originale de ce travail.

Pour l'étude d'un modificateur quelconque, nous avons adopté une division uniforme et qui convient à tous les agents. Après avoir défini l'agent ou le modificateur et donné ses *caractères physiques*, ses propriétés, nous montrons son *rôle physiologique* ou son action sur l'organisme. Nous décrivons ensuite son *rôle pathologique*, les maladies qu'il peut provoquer.

De ces considérations, découlent alors naturellement des *règles d'hygiène privée* et d'*hygiène sociale.*

L'emploi d'un petit texte, pour les matières de physique, de chimie ou de pathologie, a permis de donner à chacune de ces parties l'importance qu'elle méritait. En insistant sur certaines de ces vérités, il n'est pas entré dans nos intentions de vouloir les apprendre à nos lecteurs, mais bien de les leur rappeler, en leur montrant quelle importance et quel appui elles nous ont prêtés dans la rédaction de ce livre.

La physiologie et l'hygiène ont été traitées sur le même pied, et nous leur avons consacré de semblables développements. Il devait en être ainsi, puisque nous reconnaissons, avec M. Claude Bernard, que l'hygiène est une application de la physiologie. Cette méthode d'exposition nous a été d'un grand secours. Sans doute, elle ne nous a pas permis de découvrir tous les secrets de la santé, mais elle nous en a indiqué les conditions principales, en montrant l'importance des causes et des milieux.

On dit que, dans un temple d'Esculape, à Sicyone, il y avait une statue d'Hygie, toujours recouverte d'un voile, comme pour indiquer au peuple que les secrets de la déesse de la Santé étaient cachés aux yeux de tous.

Si nous n'avons pu mettre complétement au jour le beau corps de la déesse, nous avons fait au moins des efforts pour soulever un coin du voile et éclaircir quelques-uns des mystères qu'il recouvrait.

Paris, 17 août 1875.

A. L.

PRÉCIS
D'HYGIÈNE
PRIVÉE ET SOCIALE

L'hygiène (de ὑγιεινή, santé) est ordinairement définie l'art de conserver la santé, et s'il est vrai, comme l'a dit la sagesse antique, que la santé est le premier des biens, l'hygiène doit être le premier des arts.

C'est une des branches les plus importantes de la médecine. Son but est élevé ; elle contribue au bonheur de l'homme en prévenant les maladies qui peuvent l'assaillir.

Rendre l'homme plus sain, c'est le rendre meilleur ; c'est lui permettre d'employer son intelligence et son activité, de jouer son rôle dans la société humaine.

Ce point de vue a si bien frappé certains esprits, que Rochoux prétendait que l'hygiène était « la connaissance de tout ce qui peut contribuer au bien-être de l'homme. » Cette définition a semblé peu médicale à ceux que les causes intéressaient plus que le but, et M. Andral a écrit que « l'hygiène est l'étude des causes de la maladie. » Récemment, M. Cl. Bernard disait avec beaucoup de raison : « L'hygiène n'est que la physiologie appliquée ; elle a pour objet d'enseigner les moyens de conserver la santé. »

Nous nous ferons une idée plus positive de l'hygiène quand nous aurons jeté un coup d'œil sur son développement successif, ses transformations à travers les âges et sur son domaine actuel. Nous apprendrons ainsi à connaître son passé et nous verrons ses aspirations. Cette étude nous tracera un cadre complet des matériaux de cette science, et les problèmes que nous aurons à résoudre seront plus nets et plus précis.

De toutes les branches des sciences médicales, il n'y en a pas une qui, mieux que l'hygiène, présente dans son histoire les phases successives et les progrès de l'humanité. En la suivant avec attention, on y voit l'influence des sociétés et de leur situation politique, religieuse et scientifique. C'est comme un reflet de la pensée humaine.

Pendant une première période, ou période fictive, les mesures hygiéniques adoptées par les différents peuples sont des coutumes empiriques en rapport avec les exigences du climat ou de la situation politique.

Dans les livres sacrés de l'Inde (où l'on trouve tout ce que l'on y veut chercher, parce que les peuples jeunes ont, comme les enfants, des idées sur tout ce qui les entoure), on lit la défense de l'usage des viandes. Le lait et surtout le riz sont ordonnés. Il est bien évident que, dans ces pays brûlés par le soleil, l'empirisme avait bientôt fait connaître les aliments qui fournissent le plus de chaleur.

Ces mesures avaient d'ailleurs été adoptées par les

Perses et les Égyptiens. Pythagore, qui s'était trouvé en relation avec les prêtres d'Égypte, conseilla à ses disciples un régime semblable qui, d'après lui, modérait les passions et préservait ainsi l'homme de leur funeste influence.

Chez les grands législateurs, Moïse, Lycurgue, Solon, Mahomet, il est facile de voir que la plupart des mesures hygiéniques qu'ils ont prescrites trahissent leurs préoccupations politiques. Des précautions dans le choix des aliments, des soins de propreté, une application constante au développement de la force corporelle. Et, pour contraindre un peuple rétif et ignorant, toutes ces mesures deviennent des articles de loi, ou des textes dans les livres sacrés.

La deuxième période est remplie par Hippocrate et par Galien : « Ce qu'Hippocrate savait le mieux, dit Littré [1], c'étaient les effets produits sur le corps par l'alimentation, le genre de vie et l'habitation ; ce qu'il savait le moins, c'était le mécanisme des fonctions. De là le caractère de son étiologie, toute tournée vers le dehors. » Il publie le premier monument d'hygiène publique : son traité sur les airs, les eaux et les lieux. Il montre l'influence sur l'homme des localités, des climats, et il s'explique ainsi l'apathie et le défaut de courage des Asiatiques. « Il faut encore, dit-il, y ajouter les institutions : la plus grande partie de l'Asie est, en effet, soumise à des rois ; or, là où les hommes ne sont pas maîtres de leurs personnes, ils s'inquiètent, non comment ils s'exerceront aux armes, mais comment ils paraîtront impropres au service militaire [2]... »

Galien produit de nombreux travaux sur l'hygiène.

[1] *Œuvres d'Hippocrate*, tome Ier, p. 445.
[2] *Id.*, tome II, p. 62 et 64.

Son plan et ses divisions ont une grande importance, puisqu'ils se sont maintenus jusqu'à notre époque, modifiés parfois dans leurs termes, mais semblables par le principe.

Il admet les *choses naturelles*, c'est l'organisation elle-même (les éléments, les complexions, les humeurs) ; les *choses non naturelles*, c'est la matière de l'hygiène ; il en reconnaît six : l'air, l'aliment et la boisson, l'inanition et la réplétion, le mouvement et le repos, le sommeil et la veille, les affections morales; les *choses extra-naturelles*, c'est la maladie, les causes et les circonstances : ce qui est contraire au cours ordinaire de la nature.

Pendant les premiers siècles de l'ère chrétienne, les écrits galéniques sont les seuls documents hygiéniques existants, et des médecins tels qu'Oribaze, Aétius, Paul d'Égine, Alexandre de Tralles, ne sont que les froids compilateurs du médecin de Pergame.

Jusqu'à la Renaissance, les écrits concernant l'hygiène eurent la même inspiration et le même caractère. On ne trouve qu'une certaine indépendance dans les *Maximes de l'École de Salerne* et dans le discours de Louis Cornaro *Sur les avantages de la sobriété*.

Mais le réveil littéraire et scientifique de cette époque entraîna les penseurs et les savants dans une autre direction. C'étaient comme les premiers pas dans une voie nouvelle, pleine d'espérances et de promesses, riche en moissons.

Paracelse secouait le joug de Galien et des Arabes. L'astrologie et l'alchimie disparaissaient. Bacon remplaçait la tradition par l'expérience; Sanctorius faisait ses recherches sur la transpiration insensible. Galilée découvrait la pesanteur, Toricelli la pression atmosphérique, et, plus tard, Newton trouvait la gravitation universelle.

Alors on pénétra mieux dans l'intimité des phénomènes : l'attraction des masses fit entrevoir l'affinité des molécules. La chimie venait de naître. Les travaux de Priestley et surtout ceux de notre immortel Lavoisier montrèrent les phénomènes qui se passaient dans les êtres vivants, l'objet de la respiration et les causes de la chaleur animale. Galvani et Volta firent voir des phénomènes plus intimes dans les tissus : les phénomènes électriques. Alors vint Bichat. Il étudie les tissus, les classe et cherche leurs propriétés.

Cette marche progressive, cette évolution lente et par degrés, fatale et pour ainsi dire nécessaire, que nous venons de montrer, permet d'apprécier, sans qu'il soit nécessaire de citer des noms et des titres d'ouvrages, quelle a dû être la nature des travaux d'hygiène pendant cette période. Des tâtonnements, une grande hésitation, puis une assurance d'autant plus grande, des conseils hygiéniques d'autant plus exacts que la base sur laquelle ils s'appuient est plus solide. A la recherche des causes est substituée la recherche des lois. C'est la fin de la deuxième période, et c'est le commencement de la période positive.

Hallé, professeur à la Faculté de Paris, au commencement de ce siècle, chercha à mettre un peu d'ordre dans les matériaux existants, en essayant une classification méthodique.

L'étude des classifications hygiéniques montre que les auteurs se sont placés les uns au point de vue du modificateur, ainsi Galien, Boerhaave ; les autres au point de vue de l'organe modifié : c'est la classification physiologique.

La classification galénique avait encore une grande autorité à la fin du siècle dernier, puisqu'elle servait à l'Académie royale de chirurgie dans l'énoncé d'un de ses prix. Hallé ne put s'y soustraire complétement, et les locutions latines dont il s'est servi, répétées pieusement par chaque hygiéniste jusqu'à notre époque, sont comme des épaves du galénisme, les derniers débris d'une doctrine qui a tenu sous sa domination tant de générations médicales. Il est vraiment curieux de voir l'hygiène, la branche la moins avancée des sciences médicales, servir ainsi de refuge à ce langage suranné. C'est que le langage est pour les hommes, comme pour les sciences, la caractéristique de leur développement.

Hallé divise l'hygiène en hygiène publique et hygiène privée. Celle-ci se subdivise en *sujet de l'hygiène*, *matière de l'hygiène*, *règles de l'hygiène*.

Le sujet de l'hygiène comprend l'étude de l'âge, sexe, tempérament, idiosyncrasie, constitution, race, habitude, profession. — Ce sont les choses naturelles de Galien.

La matière de l'hygiène comprend : 1° les *Circumfusa;* 2° *Applicata ;* 3° *Ingesta ;* 4° *Excreta ;* 5° *Gesta* ou *Acta ;* 6° *Percepta ;* 7° *Genitalia.* — Ce sont les choses non naturelles de Galien.

Michel Lévy a adopté cette division en fondant ensemble la matière et les règles de l'hygiène.

M. le professeur Bouchardat a rendu plus claire cette classification de l'hygiène privée. Il divise en deux groupes, deux milieux : le milieu cosmique et le milieu interne.

Les modificateurs du milieu cosmique sont rangés en quatre catégories :

1° *Circumfusa imponderata :* chaleur, lumière, électricité.

2° *Circumfusa ponderata :* air, eau, sol.

3° *Ingesta*, ou aliments.

4° *Excreta*, ou excrétions.

Le deuxième groupe comprend les modificateurs individuels ou du milieu interne. Ce sont ceux qui constituent le sujet de l'hygiène pour Hallé.

Les leçons de Bichat, les travaux de l'École anatomo-pathologique, et surtout l'enthousiasme que suscita Broussais et sa doctrine, devaient entraîner certains hygiénistes et leur inspirer l'idée de substituer à la vieille classification galénique une division plus en rapport avec la science de l'époque, avec la physiologie. C'est ce que tentèrent Moreau (de la Sarthe) et Londe. Leurs essais ne furent pas imités. « L'ordre fonctionnel, excellent pour l'étude de la physiologie, convient moins à celle de l'hygiène. La méthode de décomposition, applicable avec rigueur aux sciences exactes, doit s'employer avec restriction dans les sciences fondées sur l'observation. » (Michel Lévy.)

En dernier lieu, Fleury[1] fait une tentative plus heureuse, et le plan de son cours est certainement un progrès. Il est fondé sur l'étude et la division des modificateurs hygiéniques envisagés dans leurs rapports avec l'homme sain ou malade, isolé ou réuni en société. Les modificateurs sont *cosmiques* ou *individuels*. Parmi ces derniers, adoptant la conception philosophique de M. de Blainville, Fleury décrit des modificateurs statiques et dynamiques (l'homme considéré comme apte à agir et comme agissant effectivement).

[1] *Cours d'hygiène*, 1852-1872.

C'est là une première confusion. Réunissant d'ailleurs l'hygiène privée à l'hygiène publique, il est bien évident que M. Fleury n'a pas fait une séparation assez complète entre les modificateurs du milieu individuel et ceux du milieu social. D'une façon générale, M. Fleury, qui s'appuyait sur la méthode scientifique d'Auguste Comte, ne l'a pas appliquée dans toute sa rigueur.

Quel est donc le plan qui convient pour l'étude de l'hygiène? Y a-t-il une division qui permette de présenter dans un ordre logique les matériaux déjà acquis et ceux qu'elle est en droit d'attendre du progrès des autres sciences?

Nous croyons qu'une telle exposition est possible. Elle est naturelle et basée sur ces rapports réciproques qui unissent les unes aux autres toutes les sciences.

Nous disions, en commençant, que l'histoire des idées médicales à travers les âges était comme un reflet du développement de l'esprit humain. Comme toute pensée humaine, elles étaient obligées de passer par certaines phases successives, transitions obligatoires et qui leur permettaient de s'élever successivement à des faits de plus en plus complexes.

L'homme étudie d'abord les propriétés des corps, leur volume, leur étendue, les nombres et leurs propriétés. Les progrès furent rapides dans la *science des mathématiques*. Elle était complétement indépendante des autres sciences, et quelques faits d'observation faciles à constater lui servirent de base.

Dès que l'homme fut assez avancé dans l'étude des mathématiques, il transporta ses calculs aux corps célestes. Avec des mathématiques et de l'observation, on pouvait calculer les mouvements des planètes, leurs distances et leurs dimensions. C'est ce que firent Copernic, Képler et Newton.

Une fois connue la propriété la plus universelle de la matière, c'est-à-dire la gravitation, on procéda à la recherche des lois que présente la matière étendue et pesante. C'était la *physique*. Bacon, Descartes, Pascal lui tracent sa méthode et lui indiquent les procédés d'observation et d'expérimentation. Galilée et Newton, étudiant la pesanteur, la chaleur et la lumière, la constituent définitivement.

Les propriétés physiques des corps, et surtout les propriétés lumineuses et calorifiques étant nettement déterminées, on vit qu'elles n'étaient pas suffisantes pour expliquer tous les phénomènes de composition et de décomposition des corps. Une force nouvelle devait être admise, c'est l'affinité. Grâce à celle-ci, et aux lois fondamentales des proportions définies, des proportions multiples et des équivalents, la *chimie* prenait rang comme science.

Ces travaux avaient lieu vers la fin du dix-huitième siècle. Nous avons vu quel rôle ils jouèrent dans l'explication des phénomènes de la vie. Ils devaient être la base de la biologie.

On le voit, plus nous avançons, plus les problèmes grandissent et toujours semble s'élargir devant l'homme le cercle des connaissances qu'il peut acquérir. « L'humanité, a dit Pascal, est un homme qui vit toujours et qui apprend sans cesse. »

Nous sommes à l'étude des phénomènes particuliers aux êtres vivants, végétaux et animaux. La division du travail devient indispensable et les savants se partagent les matériaux.

Les êtres vivants se séparent des corps bruts, parce

qu'ils sont le siége de phénomènes que ne parviennent pas à expliquer les propriétés mathématiques, astronomiques, physiques et chimiques de la matière. Ces propriétés se localisent dans les tissus et les éléments anatomiques. Bichat les étudie et il crée la *biologie*. Les conditions indispensables pour la production de tout phénomène vital sont élucidées : on définit l'organisme et on apprécie peu à peu chacune des conditions qui entourent l'être vivant ou ses parties et dont l'ensemble constitue le milieu. La matière organisée est inerte comme la matière brute, mais le milieu agit sur l'organisme, celui-ci réagit, et cet acte vital s'appelle l'*irritabilité*.

La loi fondamentale est trouvée, les autres viendront peu à peu, grâce à l'observation et à l'expérimentation. Aujourd'hui même la biologie est loin d'être complète, son domaine s'agrandit tous les jours et les résultats acquis constituent insensiblement la partie de la science qui s'applique à l'homme, c'est-à-dire l'anthropologie.

Il fallait évidemment permettre à la biologie de donner quelques résultats pour qu'à l'étude de l'homme, considéré comme individu, vînt s'ajouter celle de la collectivité humaine. Il fallait surtout un esprit synthétique, la logique et la science d'Auguste Comte pour débrouiller à travers l'histoire la loi d'*évolution* des sociétés. La *sociologie* existe comme science : A. Comte en a posé les bases, mais la recherche de ses lois et des phénomènes qu'elles tiennent sous leur dépendance est presque en entier à faire. C'est la dernière des sciences : c'est aussi la plus compliquée.

L'homme, dont nous devons chercher à conserver la santé, est soumis à des causes de maladies qui peuvent trouver leur origine dans les différents milieux qui l'environnent. L'influence de ces milieux ou de ces causes suit une marche semblable à celle que nous venons de décrire, puisque les modificateurs eux-mêmes ne peuvent qu'être d'ordre mathématique, astronomique, physique, chimique, biologique et sociologique. Toute l'étiologie est là.

Plus nous avançons dans cette série, plus nous devons trouver des phénomènes complexes, en dépendance croissante, enchevêtrés pour ainsi dire, inconnus en grande partie, et que l'avenir seul pourra débrouiller.

Nous devons donc étudier les modificateurs d'après leur nature elle-même. Ceux d'origine mathématique n'ayant aucune relation avec nous, et ceux d'origine astronomique n'ayant de rapports avec notre organisme que par leurs manifestations d'ordre physique, nous pouvons de suite classer ainsi les modificateurs :

1° *Modificateurs physiques :* chaleur, lumière, électricité, son, pesanteur.

2° *Modificateurs chimiques :* air, eau, sol, aliments.

3° *Modificateurs biologiques ou individuels :* sexe, âge, hérédité, constitution, tempérament.....

4° *Modificateurs sociologiques :* profession, famille, nation.....

Les *modificateurs physiques* peuvent aussi être dits modificateurs de la vie universelle. Ce sont des agents d'excitation. Ils nous sont connus par l'observation. C'est la chaleur, l'électricité, la lumière : ce sont des forces. Elles ont une action physique simple. Puisqu'on ne peut agir sur leurs causes, il faut les subir et leur opposer une *hygiène de précaution*.

Les *modificateurs chimiques* sont ceux de la vie terrestre. Agents d'entretien et de réparation ils nous sont connus par l'observation et l'expérimentation. Ce sont l'air, l'eau, le sol, les aliments. Ils ont des propriétés physiques et chimiques. Tous sont pesants, d'une composition chimique variable. C'est la partie la plus pratique de l'hygiène, puisque la science permet souvent d'apprécier leurs changements et de régler leur usage. C'est l'*hygiène méthodique.*

Les *modificateurs biologiques* sont ceux de la vie individuelle ou de fonctionnement : sexe, âge, hérédité, tempérament. Ils nous sont connus par l'observation, l'expérimentation et la comparaison. On commence à étudier la vie organique et cellulaire ; il y a beaucoup à attendre de l'histologie et de l'histochimie. L'hygiène ne pouvant rien sur l'ancêtre doit agir sur le milieu. C'est une *hygiène d'entraînement ou de préparation.*

Les *modificateurs sociologiques* sont ceux de la vie sociale ou de relation : profession, famille, nation, gouvernement, civilisation, religion. Ils sont difficiles à apprécier, ne seront bien connus que par l'observation, l'expérimentation, la comparaison, l'étude complète de l'état social. Celui-ci dépend en entier de la situation physique et morale dans laquelle se trouvent les individus qui le composent. C'est une *hygiène de sélection.*

Voilà la classification la plus scientifique. Il nous semble qu'elle ne néglige rien et rapproche les faits qui peuvent l'être. L'hygiène peut alors être définie : l'*art de connaître les influences diverses qui proviennent des milieux dans lesquels l'homme évolue et de les modifier dans le sens le plus favorable à son développement physique, intellectuel et moral.*

Un mot encore : l'hygiène doit commencer, comme la sagesse, par la connaissance de nous-mêmes. Les données physiologiques sont donc indispensables. Il faut savoir comment les modificateurs interviennent dans le mécanisme et l'entretien de la santé. Aussi les développements physiologiques dans lesquels nous serons parfois obligés d'entrer abrégeront singulièrement certaines questions en montrant aussitôt les conclusions pratiques qui en découlent.

MODIFICATEURS PHYSIQUES

« Les forces physiques se changent les unes dans les autres, dit M. Cl. Bernard[1], d'après les règles invariables d'équivalence que les savants s'occupent à préciser. Mais dans le domaine des forces de la physique comme dans celui de la chimie, « *rien ne se perd, rien ne se crée, tout se transforme.* » Tel est le principe de la conservation des forces.

« Toutes les manifestations physiques ne sont que des formes particulières de mouvement. Tant que la lumière ou la chaleur n'ont pas rencontré un sujet qui les perçoive, elles ne sont rigoureusement qu'un mouvement et rien de plus. Sans l'apparition d'un être doué de vision ou de sensibilité tactile il n'y aurait ni lumière, ni chaleur. En dehors de nous, la lumière est un mouvement vibratoire bien déterminé et bien étudié par les physiciens ; la chaleur est un mouvement vibratoire plus lent ; il en est de même, sans doute, pour les autres agents physiques, électricité, pesanteur. Ces mouvements vibratoires peuvent se transformer en mouvement sensible ordinaire ; et inversement, le mouvement sensible qui constitue le travail méca-

[1] *La chaleur animale.* REVUE SCIENTIFIQUE, 1872, p. 1066.

nique peut se transformer en mouvement vibratoire, calorifique ou lumineux, d'après des lois de mécanique et des formules d'équivalence qui commencent à être connues. C'est en ce sens que l'on dit que le travail se convertit en chaleur et la chaleur en travail. Le mouvement sensible, la force mécanique ne peuvent apparaître ou disparaître en un point que si, dans un autre point, il y a disparition ou apparition corrélatives de mouvements vibratoires, de chaleur. »

1. DE LA CHALEUR

Pour l'étude d'un modificateur nous adopterons une division unique. Ce plan uniforme convient à tous les agents : il résume bien tous leurs caractères importants, et il est en rapport avec l'hygiène telle que nous l'avons présentée.

Voici cette division :

1° *Agent ou modificateur*, ses caractères physiques, ses propriétés ;

2° *Son rôle physiologique*, ou action sur l'organisme ;

3° *Rôle pathologique*, les maladies qu'il peut provoquer. De ces études découleront naturellement des :

4° *Règles d'hygiène privée ;*

5° *Règles d'hygiène sociale.*

I. — DE L'AGENT CHALEUR COMME MODIFICATEUR

Il est bien évident qu'avant d'étudier l'action de la chaleur extérieure sur l'organisme, il faut connaître parfaitement les conditions de température de celui-ci. Il y a donc là deux questions : chaleur animale, chaleur cosmique.

1° CHALEUR ANIMALE

Tous les animaux, sans exception, produisent de la chaleur. Ils ne suivent pas, comme les minéraux, l'influence extérieure du calorique sans réagir contre ses attaques. Par cela même qu'ils vivent, ils luttent, et c'est de l'action opposée entre la chaleur intérieure et celle du dehors que se dégage la chaleur animale qui en est, pour ainsi dire, une résultante. Cette chaleur n'est pas de nature particulière et n'a rien d'extra-physique. Elle est produite par des causes semblables à celles qui partout produisent du calorique.

Il faut, à l'exemple de Gavarret[1], rejeter les vieilles dénominations d'animaux à sang chaud et d'animaux à sang froid. Malgré des écarts considérables et parfois rapides dans la température extérieure, les mammifères et les oiseaux conservent une chaleur propre qui demeure sensiblement constante. M. Gavarret les appelle animaux à *température constante*. Pour les autres, reptiles, poissons, invertébrés, ce sont les animaux à *température variable*. Plus un animal est bas dans l'échelle des êtres, plus sa température s'abaisse. Et il arrive ainsi que les animaux les plus inférieurs sont tellement sous la dépendance du milieu physique dans lequel ils se trouvent que ce milieu même règle leurs conditions d'existence. Alertes et exubérants de vie pendant l'été, ils s'endorment et s'engourdissent l'hiver.

La température chez les animaux supérieurs n'est pas également répartie dans toutes les régions du corps ; il est bien évident que les viscères et les parties périphériques ont une température différente en rapport avec leur situation et leur fonction.

Aussi a-t-on pensé que le sang qui circulait se chargeait d'équilibrer ces différentes températures. Mais comme ce

[1] *Les phénomènes physiques de la vie*, Paris, Masson, 1869.

liquide n'est pas homogène, on a d'abord comparé le sang artériel et le sang veineux. M. Cl. Bernard, dont les savantes recherches semblent avoir donné le dernier mot sur la question, a présenté les travaux de ses devanciers. Nous emprunterons à notre grand physiologiste les détails qui vont suivre.

Les premiers expérimentateurs, Haller (1760), Davy (1815), MM. Becquerel et Breschet (1837), admirent que la température du sang artériel était supérieure à celle du sang veineux. Les expériences de Colard de Martigny et Malgaigne (1832), H. Liebig (1854), Fick (1855), Cl. Bernard (1857) montrèrent que, dans le cœur, le sang veineux est plus chaud que le sang artériel. « Le sang veineux, dit M. Cl. Bernard, se refroidit aussi bien à la périphérie de la petite circulation qu'à la périphérie de la grande. — Le sang artériel est simplement le sang veineux du poumon : à ce titre, il doit s'échauffer comme tous les sangs veineux et éprouver des métamorphoses chimiques en rapport avec la nutrition spéciale de l'organe pulmonaire. » Comme il arrive que ces métamorphoses chimiques ont besoin, pour se produire, d'un grand dégagement de chaleur, la température du liquide sanguin se trouve abaissée.

Le sang artériel, comme l'a démontré Legallois, est le même à peu près partout : sa composition ne varie pas sensiblement. Il n'en est pas ainsi de sa température, elle diminue à mesure qu'il se rapproche de la périphérie.

Quant au sang veineux, on sait qu'il n'est semblable à lui-même dans aucun organe. Le système veineux, dont la capacité est plus grande que celle du système artériel, présente à la périphérie du corps des vaisseaux superficiels dans lesquels le sang circule lentement. La température de ce liquide est ainsi toujours inférieure à celle du sang artériel.

Dans les cavités splanchniques, au contraire, à mesure que l'on remonte vers le cœur, on constate dans les vaisseaux sanguins une température graduellement croissante. A l'embouchure des veines rénales, il y a égalité de température entre le sang de la veine cave et celui de l'aorte. Vers le foie, le sang veineux est plus chaud; et le sang de la veine cave inférieure, à son entrée dans le cœur droit, a une température supérieure à celle du sang artériel. Ce sont les viscères de l'abdomen, le foie surtout, qui élèvent la température du sang veineux et sont chargés ainsi de contre-balancer les pertes de calorique qui ont eu lieu à la périphérie.

La température de l'homme varie donc avec les régions où on la cherche. Mais nous n'avons qu'à nous occuper de la température axillaire qui est une moyenne entre la chaleur des parties profondes et celle des parties périphériques. Là, le thermomètre, dans les climats tempérés, oscille entre 36°,5 et 37°,5.

Il ne suffit pas à l'hygiéniste de connaître cette température et sa variation avec les différentes parties du corps, il doit surtout savoir quelles en sont les sources afin d'apprécier si, dans les conditions extérieures, il ne se trouve pas des agents capables de l'augmenter ou de la diminuer.

SOURCES DE LA CHALEUR ANIMALE.

Dès 1777, Lavoisier, notre grand chimiste, s'exprimait ainsi sur les phénomènes chimiques de la respiration : « Mais ce qui confirme que la chaleur des animaux tient à la décomposition de l'air dans le poumon, c'est qu'il n'y a d'animaux chauds que ceux qui respirent habituellement, et cette chaleur est d'autant plus grande que la respiration est plus fréquente, c'est-à-dire qu'il y a une relation constante entre la chaleur de l'animal et la quantité entrée ou au moins convertie en air fixe dans les poumons. »

Ces premières études amenèrent Lavoisier à la recherche des conditions qui produisent la chaleur et la gouvernent. Il les a établies dans un mémoire de 1789, communiqué à l'Académie des sciences. Rien n'est à changer dans les conclusions de ce beau travail, et, depuis cette époque, les recherches scientifiques qui se sont succédées n'ont fait que les confirmer.

Voici comment il termine : « En rapprochant ces réflexions du résultat qui les ont précédées, on voit que la machine animale est principalement gouvernée par trois régulateurs principaux : la respiration qui consomme de l'hydrogène et du carbone et qui fournit le calorique; la transpiration qui augmente ou diminue suivant qu'il est nécessaire d'apporter plus ou moins de calorique ; enfin, la digestion, qui rend au sang ce qu'il perd par la respiration et la transpiration. »

Respiration pulmonaire, transpiration cutanée, digestion : voilà, en effet, les trois facteurs avec lesquels il faudra toujours compter si nous voulons apprécier l'influence de la température extérieure sous les différents climats.

Lavoisier identifiait la respiration à une combustion et semblait en fixer le siége dans les capillaires pulmonaires. Après lui, Lagrange, Spallanzani, William Edwards, Dulong, Desprets, Regnault et Reisset, Boussingault firent voir que les oxydations se font au niveau des tissus et que le poumon est simplement le lieu de dégagement des produits gazeux qui en résultent.

Sur les surfaces cutanées et pulmonaires et sous l'influence des forces physico-chimiques, l'acide Co^2 du sang veineux s'exhale avec un peu d'azote et les globules rouges se chargent d'oxygène. Cet oxygène, transporté par les globules dans toutes les parties de l'économie, y brûle le carbone et l'hydrogène des tissus ou des aliments chargés de les réparer.

Tous les phénomènes de combustion lente qui se passent dans l'intimité des tissus s'accompagnent d'une production considérable de chaleur. Car nous savons que la capacité calorifique du carbone est de 8,000 calories, celle de l'hydrogène de 34,000. Ce qui veut dire que, lorsque l'oxygène se combine avec un d'eux pour former soit de l'Co^2, soit de l'eau, une unité de chacun de ces corps produit une quantité de chaleur capable de porter à l'ébullition, le premier 80 litres, le second 340 litres d'eau.

Ce sont donc d'énormes quantités de chaleur que nous produisons chaque jour, quantités en rapport avec l'activité de la nutrition et l'abondance ou la nature des aliments.

Mais les variations diverses du milieu dans lequel l'homme est destiné à vivre ont la plus grande influence sur sa chaleur. Et l'organisme, par une admirable disposition et son fonctionnement de compensation, cherche à tenir la balance entre ses recettes et ses dépenses.

Il nous faut donc étudier les causes qui tendent, soit à augmenter, soit à diminuer la chaleur de l'homme.

CAUSES QUI AUGMENTENT LA CHALEUR DE L'HOMME.

Il en est trois de très-importantes : 1° la température extérieure ; 2° l'alimentation ; 3° le fonctionnement organique.

1° *La température extérieure.*

Dans un milieu froid l'homme consomme plus d'oxygène, aussi sa chaleur est-elle plus développée. L'air froid est plus dense, plus soluble dans l'eau, dans le liquide des vésicules pulmonaires. W. Edwards a vu que, à température extérieure égale, les animaux absorbent plus d'oxygène, et, par suite, produisent plus de chaleur en hiver qu'en été. Cet habile expérimentateur a encore montré que, pendant la saison froide, l'organisme résiste mieux aux causes de refroidissement. Au mois de février, par une température de + 12°, des moineaux, placés dans une température de 0°, se refroidissaient de 0°,40 en une heure; en juillet, alors que la température extérieure était de + 26°, dans la même enceinte, ils se refroidissaient de 3°.62 dans le même temps.

2° *L'alimentation.*

Les recherches de Frankland[1] ont montré qu'à poids égal et à l'état naturel, les substances alimentaires grasses développent dans l'organisme plus de chaleur et de force disponible que les matières sucrées et amylacées, et ces dernières plus que les viandes de porc, veau et poisson. « En résumé, dit M. Gavarret, l'animal qui brûle dans ses capillaires généraux les matériaux organiques de son sang, ne fait que transformer en énergie actuelle l'énergie potentielle des

[1] *Revue des cours scientifiques* (1866-67), p. 81.

substances dont il se nourrit. Cette énergie actuelle est une force que, selon les circonstances, il utilise sous forme de chaleur sensible pour résister aux causes externes de refroidissement, ou sous forme de contraction musculaire pour effectuer un travail extérieur. »

D'après Regnault (voir Bert, *article Chaleur*), le changement du régime fait peu varier la quantité d'oxygène absorbé, mais modifie considérablement la proportion dans laquelle cet oxygène se distribue entre le carbone et l'hydrogène. Si l'animal brûle ainsi moins de carbone, il brûle plus d'hydrogène, et la différence de chaleur de combustion de ces deux corps (8,000 à 34,000) suffit à maintenir l'équilibre.

3° *Le fonctionnement organique.*

Tous les organes, quelle que soit leur constitution anatomique, dégagent du calorique lorsqu'ils fonctionnent. Il n'en est pas ainsi quand ils sont à l'état de repos. Il faut donc voir les phénomènes que produisent ces deux conditions opposées dans les organes de la vie animale et dans ceux de la vie mutative ou végétative.

a. *Influence calorifique du système musculaire.* — Tout le monde sait que l'exercice musculaire et le mouvement produisent de la chaleur. Legallois a établi que l'immobilisation d'un animal était une cause certaine de refroidissement. Les expériences de MM. Becquerel et Breschet (1835), de Cl. Bernard, Béclard, Bert[1] ont montré que le muscle, même à l'état de repos, respire. Il absorbe de l'O. et dégage de l'Co^2. Cette respiration est plus active quand le muscle vient à se contracter. La combustion peut être assez forte pour que l'alcalinité du suc musculaire diminue de plus en plus et qu'il s'y forme des acides. Dans un muscle qui se fatigue, on constate de l'acide sarcolactique, et le sang qui en sort est plus noir, chargé d'Co^2 avec très-peu d'oxygène.

Helmholtz a montré que l'homme peut transformer en tra-

[1] *Leçons sur la physiologie comparée de la respiration*, 1870. 4e leçon.

vail extérieur le cinquième de la chaleur totale résultant des combustions internes, et, d'après Hirn, la machine à vapeur la mieux construite n'utiliserait que le dixième. Le muscle transforme ainsi en travail mécanique une partie de cette chaleur que Cl. Bernard appelle la *ration d'activité*, réservant à la chaleur qui est utilisée pour les besoins de l'organisme le nom de *ration d'entretien*.

Le muscle n'est pas un appareil qui brûle, mais c'est le foyer où se combinent les matériaux qui peuvent produire ces deux espèces de chaleur. Or, parmi ces matériaux, ce sont les graisses et les sucres qui peuvent fournir le plus de chaleur, et ce sont eux, en effet, qui sont brûlés et non les albuminoïdes, ainsi qu'il résulte des expériences de Mayer, de Bischoff et de Vogt, et surtout de Fick et Wislicenus, dans leurs ascensions du Faulhorn (Alpes bernoises).

b. *Influence calorifique du système nerveux.* — M. Cl. Bernard a montré expérimentalement que l'activité du système nerveux périphérique est une source de chaleur. Celle-ci est encore produite par les centres nerveux quand ils fonctionnent. Nul doute que l'état de veille, les pensées actives, la méditation ne soient une source de calorique. L'expérience montre d'ailleurs que le sang de la jugulaire interne est plus chaud que celui de la carotide interne et que la température du cerveau est très-élevée.

c. *Influence calorifique des glandes.* — On constate pour ces organes ce que nous avons vu dans les systèmes musculaire et nerveux, c'est que la production de chaleur est une conséquence de la suractivité circulatoire déterminant une suractivité de la fonction. Et, quoique chaque glande ait son fonctionnement spécial, son individualité, on constate toujours la même succession dans les phénomènes. Le tissu glandulaire est ainsi une source importante de chaleur. Il y a des sécrétions qui continuent toujours, et on comprend que certaines d'entre elles s'exagèrent ou diminuent suivant les besoins calorifiques de l'organisme. C'est ce que nous verrons plus tard en étudiant l'influence des divers climats.

En résumé, il faut admettre avec M. Cl. Bernard, que « l'origine de la chaleur est partout, que la calorification n'est pas la fonction d'un organe spécial comme la digestion, la phonation, la circulation, mais une faculté générale appartenant à tous les tissus doués de la vie dans lesquels s'accomplissent des phénomènes de nutrition. »

CAUSES QUI DIMINUENT LA CHALEUR DE L'HOMME.

D'après les calculs de Barral, dans la dépense des forces, les pertes de calorique se feraient ainsi : par les excrétions (urine et matières fécales) 1 à 2 pour 100; par la respiration de 4 à 8 pour 100; par évaporation d'eau de 30 à 40 pour 100; par le rayonnement et le travail mécanique de 60 à 75 pour 100.

L'homme perd sa chaleur de trois façons :

1° *Par rayonnement.*

Le rayonnement est un phénomène purement physique, s'accomplissant d'après la loi de Newton, dépend des conditions physiques du corps et des milieux dans lesquels il se trouve. L'homme perd peu de chaleur par rayonnement. Dans un milieu froid, il rayonne davantage, mais si la température extérieure devient égale à la sienne, il ne perd pas de calorique. Le refroidissement par contact agit d'autant plus sur un animal que son volume est moindre. Voilà pourquoi les animaux à température constante doivent respirer d'autant plus qu'ils sont plus petits.

2° *Par conductibilité des milieux.*

Les duvets, les poils, le pannicule adipeux, les courants vasculaires superficiels sont autant de moyens naturels de protection. Les vêtements sont de mauvais conducteurs, surtout quand ils sont composés de laine, de soie ou de fourrures. La paille et le coton conduisent mieux. L'air atmosphérique est très-mauvais conducteur

3° *Par évaporation de l'eau à la surface cutanée et pulmonaire.*

Mais voilà la condition la plus importante, c'est la transpiration signalée par Lavoisier. Il faut bien la connaître pour comprendre son influence et le rôle qu'elle joue dans les climats chauds. Nous nous expliquerons ainsi comment l'organisme peut résister à des températures si variables.

« Pour ce qui est du poumon, dit Mathias Duval[1], nous savons qu'en général, tandis que les 10 mètres cubes d'air aspirés par 24 heures ne contiennent que 50 à 60 grammes de vapeur d'eau, l'air expiré en renferme en moyenne 300 à 400 grammes, et souvent plus : or, le calcul démontre que nous perdons facilement 200 à 300 calories employées à mettre cette eau à l'état de vapeur à 35 ou 36° (température de l'air expiré) ; cette déperdition de calorique peut être portée beaucoup plus loin, et, par exemple, chez les animaux qui, comme le chien, ne jouissent guère que de la transpiration pulmonaire, elle peut représenter le principal moyen d'équilibre de la chaleur intérieure, quand celle-ci tendrait à s'élever trop haut, comme dans les exercices violents, dans la course, etc. »

Mais, pour l'homme, c'est surtout au niveau de la peau que l'évaporation de la sueur produit le rafraîchissement le plus utile. L'air extérieur contient ordinairement les trois quarts et plus de la vapeur d'eau qu'il renfermerait s'il était saturé. C'est dans ces conditions que l'évaporation pulmonaire et cutanée se fait dans les meilleures conditions de rapidité. Mais la quantité de vapeur d'eau que l'air peut dissoudre varie avec la température, et quand celle-ci augmente la quantité de vapeur doit augmenter aussi pour que les conditions d'échange dont nous venons de parler s'effectuent avec la même régularité.

Les expériences de Delaroche et Berger (1806), celle de W. Edwards (1824) montrent que c'est bien l'évaporation qui est

[1] *Physiologie de Küss*, p. 368.

la vraie cause de la résistance opposée par les animaux supérieurs aux températures élevées.

L'homme résiste à une température élevée dans un *air sec*, il la supporte avec une certaine gêne dans l'*air chargé de vapeurs*, mais il ne peut lutter contre elle dans l'*eau liquide*.

Ainsi, dans l'*air sec*, Berger a pu supporter, pendant 7 minutes, une température de 109°,47. Blayden, cité par Gavarret, était resté 8′ dans une étuve sèche, à 127°,7 ; et la fille observée par Tillet, dans l'Angoumois, passait 10′ dans un four à 132° où cuisaient de la viande et des pommes. Edwards a calculé que si l'air sec est en mouvement, la transpiration devient dix fois plus abondante que dans l'air calme et humide.

Dans l'*air saturé*, l'organisme résiste moins. Delaroche ne put supporter que 10′ un bain de vapeur dont la température s'éleva peu à peu de 37°,50 à 51°,25. Berger ne put rester que 12′ dans une étuve dont la température varia de 41°,25 à 53°,75.

S'il y a immersion dans l'*eau liquide*, la résistance est plus faible encore. Lemoine[1] supportait les bains de Baréges à 37°,78 pendant une demi-heure. Dans une eau à 45°, au bout de 6′, la sueur ruisselait sur le visage, le corps était rouge ; après 7′ vint de l'agitation et de la fréquence du pouls ; au bout de 8′ des étourdissements, et il dut sortir du bain.

Nous pouvons conclure, avec M. Gavarret, que « toutes choses égales d'ailleurs, la résistance de l'homme à l'échauffement, dans les divers milieux à température élevée qui l'enveloppent accidentellement et passagèrement, est en raison inverse de la quantité de chaleur que le milieu peut lui céder dans un temps donné et en raison directe de la quantité de vapeur qui, dans le même temps, peut se former à la surface de la peau et de la muqueuse respiratoire. »

Ajoutons que si l'organisme peut s'habituer aux températures si variables du globe, c'est que l'équilibre s'établit

[1] *Mém. de l'Acad. des sciences*, 1747, p. 259.

grâce aux nerfs de sensibilité thermique réagissant sur les vaso-moteurs.

Il y a donc deux rouages antagonistes, comme dit M. Cl. Bernard : d'un côté, le nerf dépresseur et les nerfs sensitifs, de l'autre le sympathique.

Le grand sympathique est « *le frein* », l'appareil d'arrêt pour les phénomènes organiques. Son excitation produit une constriction, sa paralysie une dilatation des vaisseaux. Ce nerf pourrait donc, d'après M. Bernard, produire des effets frigorifiques ou calorifiques.

M. Rosenthal, professeur de physiologie à Erlangen[1], ne semble pas admettre l'influence du grand sympathique sur les phénomènes locaux de combustion. Il admet que, lorsqu'un animal est exposé à l'action d'une température ambiante élevée, il régularise sa chaleur. La quantité de calorique qu'il produit n'augmente pas. La régularisation de la chaleur se fait grâce à l'état de dilatation ou de contraction des vaisseaux qui déterminent ainsi des variations dans les pertes de calorique. Celles-ci se font, d'après M. Rosenthal, surtout à la surface cutanée. La respiration, l'exhalation aqueuse n'interviennent que pour une quantité insignifiante.

M. Cl. Bernard a étudié la température des différentes parties du corps, M. Rosenthal celle de l'organisme entier, et c'est ce qui permet de comprendre que les explications données par ces deux savants ne concordent pas parfaitement.

2° CHALEUR COSMIQUE

La chaleur animale est constante, à peu près invariable. La chaleur cosmique est, au contraire, variable et inconstante.

On sait qu'aujourd'hui la chaleur centrale de la terre a peu d'influence et que c'est à peine si elle élève la température d'un trente-sixième de degré (Fourrier, de Saussure).

[1] *Dissertation d'entrée à la Faculté de médecine d'Erlangen*, juin 1872, in REV. DES C. SCIENT., n° 25, 1872.

La dissémination de la chaleur à la surface de la terre agit sûrement sur la production et l'évolution de phénomènes météorologiques importants. Les parties surchauffées, en attirant de grandes quantités d'air, déterminent les courants atmosphériques, vaporisent de grandes quantités d'air qui, sous forme de nuages, se réunissent à ces courants et vont plus loin retomber en neiges ou en pluies.

Nous ne nous occuperons que de la chaleur solaire : son étude constitue l'élément le plus important de la climatologie (κλίμα, région). Avec M. Rochard[1], nous désignerons sous le nom de climats les différentes parties de la surface du globe qui présentent les mêmes conditions physiques et qui réagissent de la même manière sur la santé de leurs habitants.

Les données les plus importantes que l'on fait ainsi entrer dans la question sont la *température*, l'*état hygrométrique*, la *pureté de l'atmosphère*, autant de points qui intéressent spécialement l'hygiéniste. C'est l'étude de l'air, des eaux et des lieux, ainsi que l'avait faite Hippocrate.

1° *De la température des climats.*

D'après de Humboldt, la température d'un point du globe dépend de causes *générales* et *particulières*. Ces derniers varient avec chaque localité. Telle est protégée par une montagne voisine ; ici se fait sentir tel ou tel vent ; à côté sont des cours d'eau ou des marais, des forêts ou des savanes; là le sol est sablonneux, en un autre endroit la terre est fertile.

Mais les causes *générales* sont les plus importantes. Elles sont au nombre de quatre : 1° la latitude, 2° l'altitude, 3° l'exposition du sol et les vents, 4° le voisinage des surfaces liquides.

a. *La latitude.* — C'est la situation géographique d'un lieu. Les contrées qui reçoivent les rayons du soleil sont d'autant plus éloignées de ce foyer de chaleur que les rayons de cet astre sont plus obliques. Or, cette obliquité augmente

[1] Art. climat, *Dictionn. pratique.* — Voir aussi Armand, *Traité de climatologie.* — Pauly, *Climats et endémies.*

de l'équateur vers les pôles, la température doit donc décroître en suivant cette direction. A mesure que l'on s'éloigne de l'équateur, de 2° de latitude, on perd un degré de température.

b. *L'altitude.* — On admet qu'en moyenne, pour 170 mètres d'élévation, la température s'abaisse d'un degré[1]. La chaleur décroît avec la densité de l'air. Dans les ascensions sur les hautes montagnes, on constate en même temps les modifications de la flore et on admet qu'une ascension de 100 mètres équivaut à un déplacement de 1 à 2 degrés vers les pôles.

c. *L'exposition du sol et des vents.* — La nature du sol, son aridité ou sa surface couverte d'une riche végétation ont une influence qu'il est facile de s'expliquer. De même la direction et la provenance des vents. « Tièdes et imprégnés d'humidité lorsqu'ils soufflent de la mer, arides, brûlants, chargés de poussière lorsqu'ils ont traversé des déserts de sable, ils arrivent secs et glacés lorsqu'ils ont passé sur des cimes neigeuses, imprégnés de miasmes délétères lorsqu'ils ont franchi des marais. Ils se renferment, pour leur direction, à la règle générale qui régit tous les phénomènes météorologiques, l'uniformité sous les basses latitudes, l'irrégularité sous les latitudes élevées. » (Rochard.)

d. *Le voisinage des surfaces liquides.* — Il faut se rappeler qu'un litre d'eau donne 1,700 litres de vapeur. La grande masse des eaux de la mer fournit donc une prodigieuse quantité de vapeur qui, par leur diffusion et leur dispersion sur les contrées voisines, égalisent les températures, fondent les saisons entre elles, nivellent leurs différences et élèvent la moyenne annuelle.

« La température d'une contrée, dit Rochard, est d'autant plus uniforme que l'influence de la mer s'y fait plus librement sentir. L'Europe et l'Asie offrent sous ce rapport un contraste frappant. En pleine mer, on ne connaît ni les grands froids ni les fortes chaleurs. On n'y a pas encore observé une température supérieure à 31 degrés. »

[1] D'après Ch. Martins; pour M. Mühry, le chiffre serait plus élevé et serait de 200 mètres par degré centigrade.

2° *De l'humidité des climats.*

Les surfaces liquides, que ce soient la mer, des lacs ou un cours d'eau subissent l'influence de la température. Celle-ci en réduit en vapeur une quantité d'autant plus forte qu'elle est elle-même plus élevée. De là, corrélation intime entre la température et l'humidité. « La quantité d'eau contenue dans l'atmosphère augmente avec la chaleur qui en élève le point de saturation. Elle décroît d'une manière assez régulière de l'équateur aux pôles, atteint son maximum en pleine mer et sur les côtes ; elle diminue à mesure qu'on pénètre dans l'intérieur des terres, et décroît aussi lorsque l'altitude augmente. Sur les continents elle est influencée par l'abondance des pluies, par la direction habituelle des vents et par la nature du sol. » (Rochard.)

A l'équateur il tombe des pluies torrentielles pendant la saison qui correspond à notre été. Au nord des tropiques, c'est pendant l'hiver qu'il pleut le plus. Il y a des régions où la pluie est à peu près inconnue et remplacée par d'épais brouillards.

3° *De la pureté de l'atmosphère.*

Il ne s'agit pas des variations que présente l'air atmosphérique dans ses éléments constituants. Ces modifications trouveront leur place dans l'étude de cet agent.

Nous voulons dire quelques mots des émanations provenant du sol, de l'eau, de l'homme.

Les maladies, comme l'a fait remarquer Mühry, n'ont pas été jetées au hasard sur la terre. Si elles ont en un endroit un foyer de prédilection, si elles sont endémiques dans une contrée, c'est qu'il existe là des raisons pour les faire naître ou les entretenir.

Or, les influences précédentes, celles de la température et de l'humidité jouent le plus grand rôle dans la production de ces maladies graves et parfois épidémiques qui, souvent, sortent de leur foyer d'origine pour se répandre sur toute la terre, comme l'ont fait la peste, le choléra, la fièvre jaune.

Vers l'équateur, là où règne un été perpétuel et où la différence entre les deux saisons extrêmes est tout au plus de 5 à 8°, on voit naître des pyrexies, on trouve l'impaludisme avec toutes ses variétés. Tous les grands fléaux de l'humanité que nous venons de citer sont partis de là. Les phlegmasies de l'appareil intestinal et de ses annexes ont, d'ailleurs, dans ces pays, quelque chose d'insolite et d'infectieux.

La pureté de l'atmosphère semble être en raison directe de la latitude. En remontant vers les pôles, les maladies infectieuses disparaissent, et surviennent les maladies contagieuses, les fièvres éruptives, les typhus. Après les miasmes terrestres, le miasme humain. Et enfin, vers l'extrême limite, dans ces immenses solitudes et dans ces déserts de glaces que troublent de bien rares explorateurs et quelques Esquimaux, chasseurs de phoques ou de morses, là où règne un hiver aussi perpétuel que l'été des zones torrides, il semble qu'il serait possible d'y jouir d'une bonne santé si l'on pouvait s'entourer du confort que demandent ces latitudes et avoir en quantité suffisante des aliments et des combustibles.

DIVISION DES CLIMATS.

C'est en 1817 que de Humboldt eut l'idée de faire passer des lignes par les localités qui ont la même température moyenne. Il les appelle *isothermes* quand les moyennes annuelles sont les mêmes et donne le nom d'*isothères* aux moyennes estivales et d'*isochimènes* aux moyennes hibernales.

Mais c'est là un travail encore bien incomplet, car d'après M. Rochard, nous ne sommes bien renseignés que sur cinq ou six cents localités tout au plus. D'ailleurs de nombreuses influences perturbatrices se glissent dans toutes les observations, et, d'après M. Renou, depuis plus de cent ans, les météorologistes se trompent pour la température moyenne de Paris qu'ils élèvent d'environ 1 degré centigrade. D'après

M. Élisée Reclus[1], la température moyenne si longue à trouver à la surface du sol est indiquée d'une manière permanente à une profondeur variable dans le terrain lui-même. Dans le nord de l'Europe, toutes les influences extérieures de la chaleur et du froid ont complétement cessé de se faire sentir à 24 mètres de la surface. Les caves de l'Observatoire de Paris, situées à 28 mètres du sol, présentent une température constante de 11°,76. Des voyageurs ont, pour des raisons semblables, cherché à connaître le climat moyen des contrées où ils se trouvaient en plongeant un thermomètre dans les sources qui proviennent de la cavité des rochers.

La chaleur n'est pas également répartie dans les deux hémisphères. Comme les vents, les climats s'inclinent vers le nord. Aussi l'équateur thermique est-il situé plus haut que la ligne équinoxiale et réparti vers l'hémisphère boréal. Cela tient certainement, d'après E. Reclus « à la différence de durée que présentent les deux moitiés de l'orbite planétaire. » Le printemps et l'été sont plus longs dans l'hémisphère du Nord et à cause de l'inclinaison de la planète sur son axe, au nord de l'équateur, le nombre des heures du jour est plus considérable que celui des heures de nuit. Au sud, les heures de nuit sont plus nombreuses. Il en résulte, pour les régions boréales, plus de chaleur absorbée pendant la journée, moins de chaleur rayonnée la nuit. C'est le contraire dans l'hémisphère sud.

Il faut aussi faire jouer un certain rôle à la distribution des pluies. Nées sur l'immense surface des mers du sud, ces vapeurs se liquéfient dans les régions froides du nord où elles apportent, et parfois avec trop de brusquerie, une chaleur et une humidité bienfaisantes.

Les *climats* sont un ensemble de bandes isothermes. On en a fait de nombreuses classifications.

En général, on en distingue trois ; le climat *chaud*, de l'équateur au 30e degré de latitude ; le climat *tempéré*, du 30e au 60e ; le *froid*, du 60e jusqu'au pôle.

On les a aussi divisés en constants, variables, excessifs, d'après la différence des températures moyennes des deux saisons extrêmes.

[1] *La Terre*, tome II, page 447.

Ce sont là des données trop générales. Il vaut mieux introduire des subdivisions qui sont d'ailleurs en rapport avec les faits observés et les applications hygiéniques.

Avec M. Rochard, nous admettons qu'il faut choisir comme base d'une division l'élément le plus constant de la météorologie, c'est-à-dire la température. Comme lui nous reconnaissons 5 climats :

1° Climats *torrides* de l'équateur thermal à la ligne isotherme de + 25°.

2° Climats *chauds* de la ligne isotherme + 25° à la ligne isotherme de + 15°.

3° Climats *tempérés* de la ligne isotherme + 15° à la ligne isotherme de + 5°.

4° Climats *froids* de la ligne isotherme + 5° à la ligne isotherme de — 5°.

5° Climats *polaires* de la ligne isotherme — 5° à la ligne isotherme de — 15°.

On le voit, c'est la division ordinaire dans laquelle, avec juste raison, on a subdivisé les climats excessifs.

Quelques considérations spéciales sur chacun de ces climats sont encore nécessaires.

1° *Climats torrides.*

Zone immense représentant plus du tiers de la surface du globe. C'est un sol vierge, des marais, des bois, des déserts. Il y a des représentants de toutes les races humaines. C'est le berceau de la race éthiopienne. La chaleur et l'humidité donnent aux décompositions animales ou végétales leur maximum d'intensité nocive. Ce sont des climats très-insalubres.

2° *Climats chauds.*

La zone de l'hémisphère boréal comprend le midi de l'Europe, le nord de l'Afrique, le centre de l'Asie et le quart de l'Amérique du Nord. Les climats chauds de l'hémisphère austral sont moins étendus : l'extrémité sud de l'Afrique, la presque totalité de l'Australie et la partie moyenne de l'Amérique méridionale.

Leur moyenne annuelle est inférieure de 7° à 8° à celle des climats précédents. Les éléments de la météorologie n'ont pas non plus cette constance, cette uniformité qu'ils présentent près de l'équateur thermal. Les saisons commencent à se dessiner, mais l'été conserve encore la prépondérance.

Mêmes maladies, mais moins graves, l'impaludisme domine encore.

3° *Climats tempérés.*

Cette zone n'est pas même le tiers de la surface terrestre émergée et c'est là cependant que vivent les deux tiers de la population du globe.

Dans l'hémisphère austral, cette zone est recouverte presque entièrement par la mer : quelques îles de l'Océanie et le triangle inférieur formé par l'Amérique du Sud. Dans l'hémisphère boréal, la terre ferme égale presque la mer en surface. C'est là que s'est développée la race blanche, que vivent les peuples les plus civilisés : l'Europe, les États-Unis, et, en Asie, cette riche « Fleur du Milieu » qui, à elle seule, contient plus du quart de la famille humaine.

Les saisons y sont d'une longueur à peu près égale. — Les maladies très-variées.

4° *Climats froids.*

Dans l'hémisphère boréal, de vastes contrées importantes ; dans l'austral, la mer, des champs de glace et des terres désertes.

Les saisons s'effacent et l'hiver prend une prépondérance plus grande.

Ils sont salubres. Les maladies infectieuses ne s'y montrent plus. La fièvre intermittente a disparu. Les typhus apparaissent.

5° *Climats polaires.*

Ils sont habités par quelques tribus d'Esquimaux et de Samoyèdes. La flore est insignifiante. Il y a des ours blancs et des rennes.

Certainement le climat a une influence, mais, après Hippocrate, Huarte[1] et Montesquieu l'avaient singulièrement exagérée. On peut admettre avec Voltaire[2] que « le climat a quelque puissance, le gouvernement cent fois plus ; la religion, jointe au gouvernement, encore davantage. »

II. — DU ROLE PHYSIOLOGIQUE DE LA CHALEUR.

Pour constater l'influence que détermine la chaleur sur l'organisme, il faut évidemment l'étudier dans les conditions où elle agit d'une façon manifeste et durable. Deux cas se présentent alors naturellement : action des climats chauds et des climats froids.

1° MODIFICATION DE L'ORGANISME DANS LES CLIMATS CHAUDS.

C'est ici que les connaissances que nous avons acquises sur les conditions de production de la chaleur physiologique vont nous permettre d'expliquer les réactions de l'organisme dans le nouveau milieu.

Il s'agit pour l'organisme de faire le moins de chaleur possible dans un milieu où il en perd peu. Voilà le principe. Si on le saisit bien on s'expliquera facilement toutes les opérations que fait l'économie pour arriver à ce but.

[1] Voir Bordeu, *Œuvres complètes*, tome II, page 680.
[2] Art. Climat du *Dictionnaire philosophique*.

Les modifications portent d'abord sur les fonctions digestives. Les liquides, employés aux sécrétions rafraîchissantes, manquent aux *voies digestives*, d'où dessèchement de la bouche, du pharynx, diminution du suc gastrique et intestinal. Et alors, inappétence, soif, dyspepsie et constipation.

Il y a exagération de la sécrétion biliaire. Le *foie* augmente de volume, on a dit que c'était le poumon des pays chauds. La bile (composée de principes azotés : le glycocolle et la taurine unis à un acide gras, l'acide cholalique) excrète ainsi des matières très-combustibles. Ajoutons encore que le foie fait aussi le glygogène, autre condition pour régler la chaleur.

Les autres sécrétions sont diversement modifiées. Nous venons de voir que celles de l'intestin sont diminuées. Il en est de même de la *sécrétion urinaire* qui renferme en même temps moins d'urates.

Les sécrétions rafraîchissantes sont augmentées. La *peau* fonctionne davantage ; il y a plus de sueur pour permettre à l'eau de se réduire en vapeur à la surface du corps, et il y a hypersécrétion des glandes sébacées, ce foie de la peau, qui lui aussi élimine des corps gras.

La *sécrétion lactée* est augmentée. La *menstruation* est plus précoce. Une femme non menstruée consomme 8 grammes de carbone par heure, la femme menstruée n'en consomme que 6 grammes, d'après MM. Andral et Gavarret. — M. Courty[1] admet comme certain que l'âge de l'instauration menstruelle est en raison directe de la latitude géographique. Le savant professeur croit aussi que dans les pays chauds les femmes perdent plus

[1] *Traité des maladies de l'utérus*, p. 144.

à chaque époque que dans les pays froids. La sécrétion lactée et le flux menstruel viennent donc à leur tour contribuer à l'abaissement de la température interne.

La *respiration* active ses mouvements pour exhaler de la vapeur d'eau. Il y a moins d'oxygène absorbé. Mathieu et Urbain[1], dans leurs savantes et intéressantes recherches sur les gaz du sang sont arrivés aux conclusions suivantes concernant l'influence de la température extérieure : « Le sang dissout plus d'oxygène, si l'air respiré est plus froid ; il en prend moins, si l'air qui afflue aux vésicules pulmonaires est plus chaud ; l'endosmose des gaz, variable avec la température du milieu ambiant explique ce phénomène. Cette modification du sang artériel a pour résultat d'activer les combustions organiques en hiver et de les ralentir en été, chez les animaux à température constante. » D'après le docteur Copland, dans les pays chauds, il s'exhale moins de Co^2 par les voies respiratoires. Le carbone prédomine dans les fluides organiques. L'économie s'en débarrasse par la peau et le foie, et c'est ainsi qu'il se produit de la polycholie et une exagération du pigment.

La *circulation* est aussi activée. Quand la tension artérielle est faible, les pulsations sont fréquentes, dit Marey. L'oxygène est, il est vrai, diminué et les matériaux restent moins en contact avec les éléments anatomiques, mais les vaisseaux sont plus larges, les voies plus libres pour ainsi dire. Et c'est ce qui explique l'absorption si facile des venins, des miasmes et des médicaments.

[1] *Archives de physiologie*, mai 1872, p. 312.

L'*innervation* est active, les centres nerveux étant suffisamment irrigués. Si la température n'est pas trop élevée, il y a une excitation manifeste, les mouvements sont rapides, la sensibilité plus délicate. L'imagination est vive, la parole facile, le langage brillant et coloré. L'activité génitale est exagérée et la fécondité augmente.

Tout cela, on le pressent déjà, prédispose aux maladies nerveuses. Dans les pays chauds, l'exagération de nutrition et de fonctionnement du système nerveux et hépatique favorise le développement des tempéraments nerveux et bilieux.

Si la température extérieure s'exagère, elle peut atteindre des proportions incompatibles avec notre organisation. Nous allons voir dans quelles conditions cela se produit.

MORT PAR LA CHALEUR EXTÉRIEURE.

Il n'y a pas longtemps que l'on peut expliquer le mécanisme de la mort par la chaleur extérieure. Les travaux de Calliburcés [1], de Kuhne [2], de Walther [3] (de Kiew), d'Obernier [4], avaient fait entrevoir la question ; mais grâce aux expériences et aux recherches de MM. Cl. Ber-

[1] *Influence de la chaleur sur la contractilité des organes* (Acad. des sciences, 28 décembre 1857 et 25 octobre 1858).

[2] *Ueber die Bewegung und Veränderungen der contractilen Substanzen* in REICHERTS ARCHIV, 1859, p. 564.

[3] *Ueber tödtliche Wärmeproduction im thierischen Körper*, *Bullet. de l'Acad. de Saint-Pétersbourg. — Analyse* in MED. CENTRALBLATT, 1867, p. 391.

[4] *Der Hitzchlag, Insolatio, coup de chaleur, etc.* Bonn. 1867. In-8.

nard[1], de M. Vallin[2], de Mathieu et Urbain[3], elle semble aujourd'hui à peu près éclaircie.

Depuis longtemps on avait constaté les accidents graves qui surviennent après l'exposition prolongée au soleil ou près d'un énorme foyer de calorique.

Les médecins anglais les avaient observés aux Indes ; on a pu les voir dans nos climats sur les soldats en marche, ou pendant les revues ; sur les moissonneurs. Et dans tous les pays on avait signalé chez certains ouvriers : les raffineurs, les verriers, les chauffeurs, les chaufourniers, les fondeurs, des accidents foudroyants et apoplectiformes qui étaient évidemment de même nature.

Dans ces diverses conditions la mort arrive de plusieurs manières. On peut en distinguer trois cas, différents d'après le mécanisme :

1° Élévation rapide de la température du sang ;

2° Échauffement graduel ou plus lent de tout le corps ;

3° Échauffement des centres nerveux.

1° *Mort par élévation rapide de la température du sang.*

A l'état physiologique la chaleur excite la fonction de nos organes, mais si elle est en excès elle agit comme un agent toxique. Et alors, comme beaucoup de poi-

[1] *Influence de la chaleur sur les animaux* (REVUE DES COURS SCIENTIFIQUES, 1871, p. 133 et 182).

[2] Vallin. *Recherches expérimentales sur l'insolation* (*Archiv. génér. de médecine*, févr. 1870 ; et *Revue critique*, décemb. 1871).

[3] *Recherches sur les gaz du sang* (ARCHIV. DE PHYSIOLOGIE, 1872).

sons dont l'action élective porte sur tel ou tel élément essentiel de l'organisme, elle attaque l'élément musculaire. C'est une influence semblable à celle des sels de potasse, de sulfo-cyanure de potassium, de l'antiar, du venin de crapaud, toutes substances qui impressionnent aussi le muscle.

M. Cl. Bernard démontre que la chaleur est un excitant direct du système musculaire de la vie organique, mais comme le fait remarquer le savant professeur : « Cette action sur l'élément musculaire a nécessairement une limite, et ici, comme toujours, ce qui est un agent physiologique vital, devient un agent toxique lorsqu'on pousse son action à l'extérieur. »

Tous les expérimentateurs et les observateurs sont d'accord : lorsque la température du sang arrive brusquement à 45°, il y a quelques convulsions, et la mort survient par la coagulation du ventricule gauche et la distension du système nerveux.

C'est ce que démontrent très-bien les autopsies de M. Vallin dans lesquelles il a toujours trouvé comme lésion principale : arrêt ou rigidité subite du ventricule gauche et du diaphragme. Cette rigidité résulterait, ainsi que l'ont démontré Brucke et Kühne, de la coagulation du suc musculaire contenue dans la gaîne du sarcolemne. Ce phénomène s'accompagne toujours, ainsi que l'a constaté Du Bois-Reymond, d'une réaction acide probablement due à l'acide lactique.

Rigidité et réaction acide, dit M. Vallin, sont l'indice de la mort musculaire. La mort a lieu vers 45°, l'action toxique porte d'abord sur le cœur et là frappe le ventricule gauche, puis envahit le diaphragme.

Le cœur ne fonctionnant plus dans la répartition sanguine et le diaphragme paralysé empêchant l'ampliation pulmonaire, on s'explique tous les phénomènes de stase, de congestion, de rupture même que l'on rencontre dans certaines autopsies ; on comprend enfin que les échanges gazeux devenant impossibles, les effets de l'asphyxie s'ajoutent à ceux d'arrêt de la circulation.

Ceci nous conduit à rechercher si c'est bien là la cause unique de la mort, et s'il ne survient pas d'autres modifications dans les nerfs et dans les gaz du sang.

La chaleur modifie les propriétés et la composition du sang. Cl. Bernard et Obernier dans leurs expériences, Wood dans ses autopsies d'insolés, ont signalé la fluidité du sang. Obernier la compare à celle que l'on rencontre chez les individus tués par la foudre, ou morts d'urémie ou de septicémie.

On a aussi voulu connaître les caractères anatomiques du sang. Max Schultze a étudié, sur sa platine à température graduée et dans la chambre humide, l'action de la chaleur sur les globules du sang. Ce n'est qu'entre 55° et 60° que le sang s'altère. Jusque-là, la chaleur augmente les propriétés physiologiques du globule, et en particulier l'absorption et la consommation de l'oxygène pur par l'hémoglobine (Vallin). A la température dont nous venons de parler, le sang prend aussitôt la couleur noire, il n'absorbe plus d'O, et le globule meurt. Cette couleur noire ne tient pas à l'Co^2 en excès.

L'analyse des gaz du sang d'ün animal surchauffé a montré à MM. Vallin et Urbain que la somme totale des gaz extraits est notablement inférieure à la moyenne normale : l'oxygène a été consommé, et la température élevée du sang a diminué sa capacité pour l'Co^2.

L'insolation ne peut donc être attribuée, dans ce cas, à un empoisonnement par Co^2, comme le pensait Rancke, ou à une dilatation des gaz du sang, comme ont cherché à le démontrer expérimentalement Eulenberg et Vohl.

Les recherches récentes de MM. Mathieu et Urbain permettent de pousser plus loin l'analyse et d'expliquer quelques-uns des phénomènes que nous venons de voir. La mort ne surviendrait pas par faute d'oxygène, puisque ce gaz se trouve en abondance dans le sang artériel tant qu'il y a chances de survie. La consommation de l'oxygène croîtrait avec la température, et ce gaz servirait à former les composés acides que l'on trouve dans les muscles devenus si facilement rigides.

MM. Mathieu et Urbain ont constaté que dans le vide, en absence d'oxygène, la substance des muscles ne devient pas acide et ne se coagule pas même à une température de 50°.

Nous conclurons, avec ces habiles expérimentateurs, qu'il faut « rattacher aux oxydations énormes qui précèdent la mort, d'un côté l'acidité des muscles, de l'autre la coagulation de la syntonine ou myosine, et par suite la rigidité qui débute même pendant la vie. »

2° *Mort par échauffement graduel ou plus lent de tout le corps.*

Nous venons de voir la chaleur agissant d'une façon brusque et soudaine ; les individus sont, pour ainsi dire, foudroyés. Mais on conçoit que dans de nombreuses circonstances l'organisme, exposé à une source de chaleur, tolère d'abord, s'échauffe ensuite peu à peu jusqu'à production d'accidents qui souvent déterminent la mort. Il est bien certain que, dans ces cas, les conditions de la mort ont été tout autres. On a alors cherché l'influence de la chaleur sur le système nerveux.

D'après Harless, cité par Vallin, il y a : « 1° une relation étroite entre le point de fusion de la myéline (36° chez la grenouille, 52° chez l'homme, 57°,5 chez les oiseaux) et la température qui diminue l'irritabilité des nerfs ; 2° ce point de fusion s'élève d'autant plus que la température moyenne de l'espèce animale est plus haute ; 3° il y a une relation entre la température du sang et les fonctions du système nerveux chez les animaux à sang chaud. »

Rancke admet une rigidité des nerfs semblable à la rigidité musculaire. Cl. Bernard a montré, dans ses expériences, que l'anesthésie est provoquée par la chaleur, et qu'à une certaine température les nerfs perdent leurs propriétés. D'ailleurs l'observation médicale a attribué presque toujours ces accidents, survenus pendant les fortes chaleurs, à une dépression, à une diminution des forces nerveuses.

Nous savons aujourd'hui que la température qui modifie le suc musculaire ne détruit pas le nerf moteur. Toutefois Afanasieff[1] a montré que, si la chaleur augmente l'irritabilité des nerfs moteurs, elle l'épuise rapidement. Le nerf sensitif est plus vite atteint et la chaleur épuise ou suspend facilement ses propriétés : aussi l'anesthésie arrive-t-elle bientôt. C'est ainsi que l'on pourrait peut-être expliquer certains cas d'insolation dans lesquels on voit prédominer la syncope et l'insensibilité.

[1] Cl. Bernard, *Loc. cit.*, p. 187.

M. Vallin rattache ces accidents aux paralysies névrolytiques ou par épuisement nerveux : « Il semble démontré que la chaleur est un stimulant énergique des propriétés de tous les tissus, et que l'exaltation de ces propriétés n'a d'autre limite que l'altération matérielle de l'élément ; cela est vrai pour les muscles, pour les cils vibratiles, pour le sang, pour les nerfs moteurs : plus le nerf a été chauffé, plus la contraction produite est intense, plus longue aussi est la période d'inertie, de mort apparente qui succède. »

Richardson déclare que l'abaissement de la température du cerveau est un fait constant, et il la rattache au spasme et à la rigidité par la chaleur des éléments musculaires des petits vaisseaux. Il explique ainsi le coma et les phénomènes nerveux. Ce sont là des résultats à vérifier.

Pour M. Vallin, lorsque l'échauffement lent permet à la température du sang de ne s'élever que faiblement, la mort a pour cause un trouble profond de l'innervation, et consécutivement l'arrêt du cœur dans le relâchement, comme après l'excitation du nerf pneumogastrique.

Les individus ne meurent pas toujours, et parfois, par des excitations nombreuses et variées, ils peuvent être rappelés à la vie. Il pourrait très-bien se faire que, dans ces cas, leurs muscles présentassent une altération semblable à celle qui a été signalée par Zenker dans les fièvres graves. Quoi qu'il en soit, MM. Mathieu et Urbain ont constaté, dans quelques-unes de leurs expériences, que lorsque l'animal, après avoir éprouvé une élévation de température de plusieurs degrés, revient à sa température normale, celle-ci s'abaisse et descend au-dessous de la moyenne. De l'Co^2 s'accumule dans le sang artériel, et l'animal meurt par refroidissement. MM. Mathieu et Urbain pensent que l'acide formé dans les muscles par la chaleur passe dans le sang, s'oxyde et se transforme en Co². C'est celui-ci qui agit alors sur les nerfs cardiaques et produit l'arrêt de cet organe. — Disons-le de suite, ce serait le même mécanisme que dans la mort par le froid.

En résumé, troubles de l'innervation (peut-être altération de la myéline), ralentissement de la respiration, accumulation de l'Co², action sur le pneumogastrique, arrêt du cœur.

3° *Mort par échauffement des centres nerveux.*

Dans une expérience de M. Cl. Bernard, on voit l'insensibilité générale survivre chez une grenouille, alors même que sa tête seule est plongée dans l'eau chaude.

M. Vallin montre, par quelques expériences, que ces phénomènes ne sont pas spéciaux aux animaux à sang froid. Un appareil assez simple, par circulation d'eau chaude, permettait de chauffer la tête de l'animal tout en conservant sa respiration à l'air libre. Le professeur du Val-de-Grâce a observé alors des mouvements choréiques : chaque effort musculaire s'accompagnait de mouvements réflexes dans la tête, le tronc et les membres. Pendant les premières vingt-quatre heures, il y avait « une véritable perversion de l'instinct et de l'intelligence. » A l'autopsie, on trouvait les lésions d'une méningite aiguë superficielle.

Ces expériences ingénieuses ont l'avantage d'expliquer certains accidents qui surviennent chez les militaires coiffés de shakos en drap ou en cuir, lourds et noirs, et exposés pendant plusieurs heures au soleil, pendant une revue, par exemple. C'est dans des circonstances semblables que des cavaliers se sont brûlé la main en la portant à leur casque. M. Vallin, au mois de juillet, après une promenade d'une heure au soleil, a trouvé à l'intérieur d'un chapeau de soie ordinaire 42° et 46° centigrades. Il n'éprouvait dans ces conditions aucun malaise, mais il pense que chez les militaires, et dans les circonstances dont nous venons de parler, la température doit facilement s'élever à 70°. En Afrique, pendant les longues routes sous les rayons d'un soleil de plomb, on a vu souvent des soldats être atteints tout à coup de délire avec tendance au suicide.

En résumé, accumulation de l'oxygène dans le sang, accumulation de l'Co^2, lésions de la méningite aiguë : telles seraient les causes réelles déterminantes de la mort dans l'élévation rapide de la température du sang, dans l'échauffement plus lent de tout le corps, dans l'échauffement des centres nerveux.

2° MODIFICATIONS DE L'ORGANISME DANS LES CLIMATS FROIDS.

Ces modifications sont inverses de celles que nous venons d'étudier,

L'organisme doit faire le plus de chaleur possible dans un milieu où il tend à en perdre beaucoup. Nous allons donc voir s'exagérer les conditions que nous avons décrites (page 20) de production de chaleur dans l'économie.

L'appétit est très-prononcé, il ne répugne pas aux matières grasses. Toute *digestion* est facile et rapide. Et si, sous l'influence d'une alimentation si riche, il survient de la dyspepsie, c'est une dyspepsie acide qui guérit bien par frictions sèches et bains de vapeur.

Il y a réduction au minima de la *fonction biliaire* et de l'*excrétion cutanée*.

Pour laisser reposer la peau, le *rein* travaille énormément, aussi se congestionne-t-il à la moindre cause, et la néphrite est-elle commune.

La respiration est plus ample et plus fréquente : l'oxygène, à une basse température, est plus soluble dans le liquide des bronches et il en est absorbé une plus grande quantité. Une buée de vapeur très-appréciable sort constamment des voies respiratoires : l'individu fait plus de fumée parce qu'il fait plus de feu. C'est d'ailleurs ce que montrent les urines.

La circulation est ralentie, le pouls est peu fréquent. Chez les Groënlandais adultes, le pouls, suivant Blumenbach, est tellement lent que l'on trouve à peine 30 à 40 pulsations par minute. Marey a montré que la tension artérielle s'élève et qu'alors les pulsations deviennent plus rares.

La peau blanche et crispée reçoit moins de sang, et elle n'est plus irriguée que dans les parties fortement vasculaires : la face, le nez, les oreilles.

Sous l'influence de cet apport considérable de matériaux de toute sorte : aliments et oxygène, les appareils formateurs du sang prennent de l'accroissement et de l'activité. *Le tempérament lymphatique*, devenu physiologique, et *le tempérament sanguin* sont les deux grandes marques constitutionnelles. Ce qui fait pressentir que nous trouverons là les déviations de ces types normaux : les maladies du système sanguin et lymphatique, les scrofules, la tuberculose, les inflammations.

L'innervation est moins active. Le système nerveux est placide et réagit. Le caractère est tranquille, apte à réfléchir, il y a peu d'imagination, la sensibilité est obtuse. *Frigus nervis inimicum*, a dit Hippocrate. Gmelin certifie qu'il a vu des Sibériens perdre les doigts, les orteils congelés et même les mains et les pieds sans manifester la moindre douleur.

S'il y a moins d'*activité génitale*, moins d'excitation, il y a tout autant de puissance génératrice. *La menstruation* est tardive ; nous avons expliqué la cause de ce retard. Linné a même vu, en Laponie, des femmes qui n'avaient jamais été menstruées.

Voilà les principaux changements qu'imprime à l'organisme l'existence dans les pays froids. Quelques-unes de ces modifications se montrent pendant un séjour momentané dans ces régions et même pendant l'hiver.

Mais il peut arriver que l'action du froid soit assez intense ou assez prolongée pour déterminer des accidents mortels. C'est ce que nous allons maintenant étudier.

MORT PAR LE FROID EXTÉRIEUR.

Le mécanisme de la mort par le froid semble plus complexe que celui de la mort par la chaleur. D'ailleurs les observations ont presque toujours été faites dans des conditions fâcheuses, alors qu'aux causes de refroidissement s'ajoutaient des influences nocives aussi importantes que la dépression morale ou le manque de nourriture.

Les travaux de l'École expérimentale sont peut-être aussi moins nombreux.

Toutefois nous citerons ceux de MM. Bence Jones et

Dickinson[1], Fleury[2], Brown Séquard et Tholozan[3], Cl. Bernard[4], Walther[5], F. Pouchet[6], Michel[7], Mathieu et Urbain[8]. Ces différentes recherches nous permettent de comprendre le mécanisme de la mort.

Celle-ci arrive en effet dans des circonstances différentes.

Le refroidissement de l'organisme est rapide ou lent. Alors la mort arrive plus ou moins vite, et les phénomènes qui la précèdent se déroulent avec une vitesse variable. Ou bien c'est une partie de l'organisme qui est atteinte ; il y a congélation, et la mort générale succède à cette mort locale : le mécanisme n'est pas le même, comme nous chercherons à le prouver.

Donc trois cas différents par l'étiologie et la pathogénie :

1° Mort par refroidissement rapide et progressif de l'organisme ;

2° Mort par refroidissement lent et continu de l'organisme ;

[1] *Recherches sur l'effet produit sur la circulation par l'application prolongée de l'eau froide*, in JOURNAL DE LA PHYSIOLOGIE, tome I, p. 72, 158).

[2] *Traité d'hydrothérapie*, et in JOURNAL DE BROWN-SÉQUARD, tome I, p. 598.

[3] *Recherches expérimentales sur quelques-uns des effets du froid sur l'homme* (*Journal de physiologie*, tome I, p. 497 et 502).

[4] In *Liquides de l'organisme* et *Revue des cours scientif.* (*loc. cit.*, p. 1066).

[5] *Virchow's Arch.* XXV, r. 414 ; *Berl. Centralbl.* 1864, n° 51 et 1865, n° 25.

[6] *Recherches expérimentales sur la congélation des animaux* (JOURNAL DE ROBIN, p. 1, 1866).

[7] *Contribution à l'étude des embolies capill. de l'art. pulmonaire à la suite de la congélation des pieds*, in JOURN. MÉD. DE STRASBOURG, 1867, p. 121, 155.

[8] *Loc. cit.*, p. 457.

3° Mort par refroidissement d'une partie. Congélation.

1° *Mort par refroidissement rapide et progressif de l'organisme ou par abaissement de la température du sang.*

Gay-Lussac, dans son ascension qui eut lieu au mois d'août, passa en quelques minutes de + 30°,7 à — 9°5, sans en ressentir aucun trouble sérieux. Mais en général, il n'en est pas ainsi, et le refroidissement n'a jamais cette brusquerie d'attaque qu'a à supporter l'organisme dans certains cas d'insolation ou d'exposition immédiate à un foyer de chaleur. Aussi les cas les plus fréquents de refroidissement sont ceux qui se montrent après une certaine lutte de l'organisme.

Toutefois, dans les nombreuses observations qui ont été recueillies, on a vu des invasions brusques et sans prodromes. Les circonstances qui permettent d'observer ces phénomènes ne sont pas rares ; et sur les armées en campagne, on les a constatés avec une variété et une multiplicité qui ne laissent aucun doute.

Xénophon a très-bien décrit tous les maux qui assaillirent les Dix Mille égarés dans les montagnes froides et neigeuses de l'Arménie. En 1709, l'hiver fut terrible, et, après la bataille de Pultava, Charles XII perdit une partie de son armée dans les forêts de l'Ukraine ; mais les effets les plus désastreux se montrèrent pendant cette malheureuse retraite de Russie en 1812.

Les descriptions qui en ont été publiées, et les récits plus nombreux encore laissés par les voyageurs aux pôles, permettent de bien apprécier les différents symptômes qui précèdent la mort.

Dans quelques cas, mais ce ne sont pas les plus fréquents, l'invasion est brusque. Voici ce que dit Desgenettes[1] : « Nous avons vu des hommes, marchant avec toute l'apparence de l'énergie musculaire, la mieux prononcée et la mieux soutenue, se plaindre tout à coup qu'un voile couvrait incessamment leurs yeux. Ces organes, un moment hagards, devenaient immobiles; tous les membres du cou et plus particulièrement les stenno mastoïdiens, se raidissaient et fixaient peu à peu la tête à droite ou à gauche. La raideur gagnait le tronc, les membres abdominaux se fléchissaient alors, et ces hommes tombaient à terre, offrant, pour compléter cet effrayant tableau, tous les symptômes de la catalepsie ou de l'épilepsie. » Larrey[2] a décrit des symptômes identiques : « La mort de ces infortunés était devancée par la pâleur du visage, par une sorte d'idiotisme, par la difficulté de parler, la faiblesse de la vue et même la perte totale de ce sens; dans cet état, quelques-uns marchaient plus ou moins longtemps, conduits par leurs camarades ou leurs amis. L'action musculaire s'affaiblissait sensiblement..... les individus chancelaient sur leurs jambes..... Cette mort ne m'a pas paru cruelle. »

M. Cl. Bernard montre que, dans le refroidissement extrême du choléra, la cessation de la circulation n'est pas immédiatement mortelle, « l'activité des tissus et leurs besoins étant émoussés, l'arrêt du sang ne produit qu'à la longue ses fâcheux effets. En 1832, lors de l'épidémie cholérique, Magendie constatait les signes de la vie chez un de ses malades, et cependant

[1] Discours prononcé à la Faculté de médecine, séance publique, 7 novembre 1874.

[2] *Mémoires de chirurgie militaire*, tome IV, p. 127.

toute circulation était arrêtée. Pas de pulsations à la radiale, le sang ne s'écoula pas par l'incision de cette artère, et pourtant le malade avait assez de force pour se tenir assis sur son lit, réfléchissant et parlant.

La mort s'explique dans ces différentes circonstances par l'anémie des centres nerveux consécutive à la diminution de l'activité du cœur. C'est d'ailleurs à cette cause que Walther attribue la mort des animaux sur lesquels il expérimentait.

Chez des lapins blancs, morts de froid, il a vu que le fond de l'œil se décolorait d'abord, des convulsions survenaient ensuite et précédaient la mort. Les expériences de Walther sont ainsi résumées dans la pathologie générale de Uhle et Wagner : « Les animaux étaient placés dans des boîtes en fer-blanc qu'ils remplissaient presque entièrement et qu'entourait un mélange réfrigérant de glace et de sel marin ; la tête seule de l'animal sortait par une ouverture pratiquée dans la boîte. Un animal refroidi jusqu'à + 18° ou + 20° perd la faculté de recouvrer sa température normale quand on le place dans un milieu qui n'est pas plus chaud que l'animal (Bernard, leç. 1856). Si celui-ci se trouve dans un milieu bien chaud, c'est-à-dire à la température ordinaire, il se refroidit de plus en plus et finit par succomber. Si on retire l'animal de sa boîte, il est incapable de se tenir sur ses pattes, il se couche sur le flanc et ne peut exécuter aucun mouvement de locomotion. Il se manifeste cependant encore des mouvements volontaires et réflexes et de la sensibilité. Les battements du cœur deviennent très-rares (16 à 20 par minute). La respiration est complétement abolie ou extrêmement accélérée, mais très-superficielle. Toutes les excrétions sont supprimées, notamment celles de l'urine; les yeux sont largement ouverts. On ne peut déterminer la limite de température au-dessous de laquelle les fonctions nerveuses et musculaires ne peuvent plus s'exécuter; le genre de mort varie d'après la température propre de l'animal. — Des lapins, auxquels on avait injecté de l'alcool dans l'estomac ou de la morphine sous la peau, se refroidissaient plus rapidement que les lapins intacts. Les animaux morts ou sacrifiés pendant la période de refroidissement, présentaient constamment à l'autopsie une congestion des poumons accompagnée d'une exsudation séreuse dans le parenchyme de cet organe et dans les bronches. On trouvait les mêmes altérations, et en outre une exsudation séreuse dans les plèvres chez les animaux morts après avoir été ramenés à la température normale. — Les moyens dont dispose l'organisme pour résister à la congélation imminente, sont d'abord la contraction des tissus et des capillaires de la surface du corps, ensuite le ralentissement des mouvements cardiaques. »

Ogston[1], dans les quelques autopsies d'individus morts de froid qu'il a eu l'occasion de faire, signale, outre la couleur vermeille du sang des gros vaisseaux, un certain état d'anémie de la substance cérébrale : « Cerveau exsangue, sinus vides, cœur et gros vaisseaux distendus par du sang fluide, rouge, artériel, écume dans la trachée et les bronches, vessie pleine d'urine. »

Beaucoup d'auteurs ont cherché à expliquer ces accidents par des phénomènes contraires.

[1] *Autopsies de mort par le froid* (JOURNAL DE PHYSIOLOGIE, 1862, t. V. p. 633.

Virey[1] dit « qu'il y a tendance au carus, à l'apoplexie par la congestion de ce sang, veineux surtout..... Bosen a trouvé les vaisseaux cérébraux gorgés de sang chez les hommes tués par le froid. » Et cependant Virey signale l'invasion brusque des symptômes. « D'autres foudroyés d'une atteinte soudaine, le regard fixe et sombre, s'agitent comme de frayeur, poussent un cri et t⸱ nbent rigides et glacés. » C'est aussi ce que constate Jauffret[2] : « Lors de notre funeste expédition de Russie, plusieurs chirurgiens distingués ayant fait maintes nécropsies de congelés dans l'intention d'éclairer la science sur ce point, ont constamment observé :

« 1° Un engorgement assez considérable de sang dans les poumons et les ventricules du cœur, le droit surtout ;

« 2° Engorgement plus considérable encore dans les veines et les sinus du cerveau, le longitudinal spécialement, qui étaient remplis et distendus par un sang noir et visqueux. Ainsi les phénomènes qui précèdent et accompagnent la mort par congélation, de même que les résultats de l'autopsie, prouvent qu'elle est le plus souvent, sinon toujours, l'effet de l'apoplexie cérébrale. »

La couleur noire du sang, signalée par Jauffret dans ces autopsies, nous permet d'affirmer que les individus n'avaient pas succombé à un refroidissement brusque du sang. Nous admettrons, d'après M. Cl. Bernard, que lorsqu'il y a abaissement considérable de la

[1] Art. *Froid* (DICTION. DES SCIENCES MÉDICALES, 1816, tome XVII, p. 68.

[2] *Essai sur le froid et ses effets sur l'homme en particulier.* Thèse de Paris, 1821.

température du sang, ce liquide se coagule très-difficilement et est rutilant. Cette couleur rouge s'explique par l'inactivité musculaire et par l'action du refroidissement qui affaiblit le système nerveux. Quand on refroidit un membre, le sang y devient rouge.

Aussi, contrairement à l'opinion des auteurs qui admettent une congestion encéphalique, nous croyons que, dans le refroidissement rapide, la mort arrive par anémie cérébrale.

Si celle-ci est réellement consécutive, comme le pense Walther, à la diminution de l'activité du cœur, il serait très-possible que l'affaiblissement de cet organe tînt à l'action de l'Co^2 sur ses parois, action qui peut aller jusqu'à l'arrêt, par excitation des terminaisons du nerf pneumogastrique, ainsi que l'a montré M. Cyon[1].

MM. Mathieu et Urbain, qui admettent cette action de l'Co^2, pensent que l'accumulation de ce gaz doit être rattachée à la rareté des mouvements respiratoires et à la température basse du sang. Ce sont là deux conditions pendant lesquelles l'élimination de l'Co^2 est gênée, tandis que sa solubilité est plus grande.

Ceci admis, on s'explique alors les convulsions signalées par tous les auteurs et décrites par Walther dans ses expériences. Ces phénomènes tiendraient à l'action excitante de l'Co^2 sur les centres nerveux, action bien démontrée par Brown Séquard[2].

[1] *Journal de l'anat. et physiol.*, 1868, p. 458.

[2] *Recherch. expér. sur les propr. physiol. du sang rouge et noir* (JOURNAL DE PHYSIOL., 1868, t. I, p. 95, 353, 729).

2° *Mort par refroidissement lent et continu de l'organisme.*

D'après M. Cl. Bernard, le refroidissement détermine chez la grenouille le ralentissement des mouvements du cœur et la déchéance des fonctions qui exigent l'activité musculaire. C'est ainsi que cet animal s'engourdit. Son organisme se réveille sous l'influence de l'élévation lente et successive de la température du sang.

Il n'en serait pas ainsi pour les hibernants comme la marmotte, le loir, le hérisson. Le froid ne porterait pas son action sur la contractilité cardiaque. Il agirait d'abord sur le système nerveux périphérique, et secondairement il y aurait ralentissement des mouvements respiratoires, d'où comme conséquence l'engourdissement. Le réveil se ferait aussi par le même système. Pincez une grenouille endormie, vous ne la réveillerez pas; tandis que la même excitation provoque le réveil d'un hibernant. En peu d'instants, il semble être revenu à son état de la saison chaude, et en moins d'un quart d'heure, quoique le milieu extérieur n'ait pas changé, il a repris sa température normale.

Il semble que l'homme soit ramené aux conditions d'un animal à sang froid dans la mort par refroidissement rapide et progressif de l'organisme ou par abaissement de la température du sang.

Dans les nouvelles conditions de mort que nous allons étudier, alors qu'il y a refroidissement lent et continu de l'organisme, il semble que l'homme soit mis passagèrement dans la situation des animaux hibernants.

De la fatigue, de l'engourdissement, un besoin implacable, impérieux, irrésistible de repos et de sommeil : tels sont les premiers symptômes de cette action grave du froid.

Cette tendance au sommeil est tellement invincible, que même les individus prévenus des conséquences fatales qu'ils encourent, demandent en pleurant qu'on les laisse dormir. Solander, le médecin qui accompagnait l'illustre Cook disait à ses compagnons : « Quiconque s'assied s'endort, et quiconque s'endort ne se réveille plus! »

Larrey a fait les mêmes remarques : « Ceux qui avaient conservé la bonne habitude de marcher étaient moins en danger. L'exercice habituel prévenait l'engourdissement des membres, entretenait le jeu et la calorification des organes, tandis que le froid saisissait les individus portés sur des chevaux ou des voitures, les jetait bientôt dans un état de torpeur et d'engourdissement paralytique qui les portait à s'approcher d'autant plus du feu, des bivouacs, qu'ils ne sentaient pas les effets de la chaleur sur les parties gelées. »..... « Après le passage de la Bérésina, le 25 décembre, le thermomètre ne fit plus que baisser et dans la nuit du 25 au 26, il tomba à — 26°. Le bivouac fut terrible. On pouvait à peine se tenir debout, et celui qui perdait l'équilibre tombait frappé d'une stupeur glaciale et mortelle. Malheur à celui qui se laissait gagner par le sommeil! quelques minutes suffisaient pour le geler entièrement, et il restait mort à la place où il s'était endormi. »

Ces différentes citations en disent plus que toutes les descriptions que nous pourrions faire.

Dans ces conditions, comment arrive la mort?

Quand la température baisse, la respiration se ralentit, car Mathieu et Urbain ont démontré ce principe : les tissus vivants brûlent davantage lorsque la température du sang s'élève, et moins si elle vient à baisser. Ces observateurs ont remarqué qu'un refroidissement même très-considérable n'a pas beaucoup plus d'effet qu'un refroidissement de quelques degrés. La proportion d'oxygène du sang artériel arrive bientôt à une limite qu'elle ne franchit plus, alors même que la température extérieure vient à baisser. Aussi, la respiration venant à se ralentir avec celle-ci, il y a un empêchement certain à la désoxygénation du sang.

Qu'on le remarque, il y a là deux effets opposés, mais qui ne s'équilibrent pas longtemps ; l'air étant plus froid, l'oxygène tend à se dissoudre en plus grande quantité ; mais, d'un autre côté, la respiration ralentie par le refroidissement de l'organisme tend à empêcher l'endosmose. Cette dernière influence devient prédominante et l'Co^2 s'accumule de plus en plus dans le sang artériel. C'est alors qu'il y a stase sanguine dans le cerveau, congestion cérébrale comme dans les autopsies dont parle Jauffret, et que se montre la tendance au sommeil, le sommeil léthargique. La mort arrive ainsi peu à peu, sans secousse, avec calme pour ainsi dire.

La diminution de l'oxygène explique l'arrêt des combustions ; et avec la gêne circulatoire qui augmente de plus en plus, arrivent l'insensibilité et la suspension des mouvements. Tous ces phénomènes débutent dans les endroits où physiologiquement la chaleur est la moins considérable, c'est-à-dire à la périphérie. Le refroidissement augmente de plus en plus, la respiration se ralentit davantage, les combustions interstitielles se suppriment, et parfois le peu d'oxygène qui se trouve dans le sang artériel peut se mélanger au sang veineux et lui communiquer encore la couleur vermeille. Ainsi Mathieu et Urbain, dans une de leurs analyses, ont trouvé dans le sang du ventricule droit plus d'oxygène que pendant la vie.

En résumé, dans la mort par refroidissement rapide et progressif, le sang se refroidit; il diminue la contraction cardiaque, d'où mort par anémie cérébrale.

Dans la mort par refroidissement lent et continu, le système nerveux périphérique est d'abord impressionné, les mouvements respiratoires se ralentissent de plus en plus; il y a congestion cérébrale. Dans les deux cas, l'acide carbonique s'accumule dans le sang.

3° *Mort par refroidissement d'une partie. Congélation.*

Magendie[1] étudiant avec M. Poiseuille la pression que supportent les vaisseaux suivant que la température des tissus est très-basse ou très-élevée, a montré que la circulation était très-diminuée dans un membre refroidi. En employant un hémodynamomètre, au sous-carbonate de soude, ces expérimentateurs ont prouvé que le froid fait diminuer la quantité de sang qui passe dans un temps donné. La chaleur produit un effet inverse. Pour Magendie et Poiseuille, l'obstacle à la progression du sang dans une partie refroidie se trouvait dans les capillaires.

[1] *Leçons sur les phénomènes physiques de la vie*, t. III, p. 197.

MM. Brown-Séquard et Tholozan cherchèrent à montrer que cet arrêt doit être attribué à la contraction des artères et des veines. Des faits contenus dans leur mémoire, ces observateurs concluent :

« 1° Que nos extrémités, soumises à l'action de l'eau froide, peuvent, dans un temps très-court, perdre une portion considérable de leur température (dans nos expériences de 10 à 18°) ;

« 2° Qu'une extrémité ayant perdu notablement de sa température (10 à 18°), ne la requiert qu'au bout de plus de trois quarts d'heure ou d'une heure, dans une atmosphère variant de 12 à 18° ;

« 3° Que contrairement à l'opinion d'Edwards, qui a été admise sans critique, l'abaissement de la température d'une petite partie du corps humain n'a pas d'influence sensible sur la température générale.

« Que l'abaissement de la température d'une main peut amener un abaissement considérable de la température de l'autre main, sans que la température générale du corps diminue sensiblement. »

Dans un second mémoire, Brown-Séquard insiste sur ce phénomène de l'abaissement de la température d'une extrémité, sous l'influence de l'irritation des nerfs de l'autre extrémité. C'est pour lui un exemple d'action reflexe sur les vaisseaux sanguins entre parties homologues. Dans quelques expériences, au lieu d'une main, Brown-Séquard a immergé le pied dans de l'eau à 50°. L'autre pied a seul participé à cet abaissement de température (environ 4 ou 8 minutes).

M. Fleury a fait des expériences semblables. Il a, en outre, montré qu'une immersion de 25 minutes à une heure, ou une douche générale de cinq minutes, avec de l'eau de 10 à 14° cent., et en ayant soin de soustraire la tête à l'action de l'eau froide, fait baisser la température de 4° et diminue le pouls de 6 à 9 par minute.

MM. Bence Jones et Dickinson, expérimentant dans des conditions différentes, c'est-à-dire recevant une douche en pluie, pendant 11 ou 15 minutes et avec de l'eau à 18 ou 20°, constatèrent que le pouls devenait faible, irrégulier, imperceptible, et peut diminuer de 50 pulsations par minute.

Comme le fait remarquer M. Fleury, les observateurs anglais ont alors obtenu des effets semblables à ceux qu'on obtient en soumettant la tête à une réfrigération prolongée.

En 1865, l'idée d'obstacle dans les capillaires apparaît de nouveau avec les recherches expérimentales sur la congélation des animaux par M. Pouchet. Il est certain que ce savant est en effet, dans ses expériences, arrivé souvent à congeler complétement des animaux. Ces conditions expérimentales sont très-éloignées de ce qui se passe dans les faits que les médecins peuvent avoir à étudier, pour que nous admettions toutes les conclusions de M. Pouchet. Ainsi sur 84 expériences, il n'y en a que 3 sur les mammifères, de jeunes chats. Toutes les autres ont été faites sur des animaux à température variable (grenouille, crapaud, limace, chenille, hanneton, planorbe, lomburs terrestres.....) ; ces animaux suivent trop facilement la température du milieu pour que les résultats trouvés chez eux puissent être généralisés aux mammifères.

M. Pouchet démontre qu'il y a altération des globules sanguins quand ceux-ci sont portés à une température au-dessous de 0°. C'est vrai, mais nous savons que toute la masse sanguine de l'homme ou d'un mammifère ne peut supporter de pareils écarts de température.

Nous croyons que ces modifications moléculaires peuvent avoir lieu quand il y a mort locale, arrêt de toute circulation dans une partie, suspension de tout phénomène d'oxydation. C'est alors que le froid, par son intensité ou sa durée agit sur les éléments absolument comme si ceux-ci ne faisaient plus partie d'un organisme vivant.

Voici les dernières conclusions de M. Pouchet :

Lorsque la congélation est partielle, tout organe absolument congelé tombe en gangrène et se détruit.

Si la congélation n'est pas fort étendue, et que, par conséquent, il ne soit versé dans le sang que peu de globules altérés, la vie n'est pas compromise.

Si la congélation, au contraire, s'étend sur une grande étendue, la masse des globules altérés que le dégel ramène dans la circulation tue rapidement.

Par cette raison, un animal à demi congelé peut vivre fort longtemps, si on le maintient dans cet état, le sang coagulé ne rentrant pas dans la circulation.

Dans tous les cas de congélation, la mort est due à l'altération du sang et non pas à la stupéfaction du système nerveux.

Il résulte de ces faits que moins on dégèle rapidement les parties gelées, moins aussi est rapide l'invasion du sang altéré dans l'économie, et plus augmentent les chances de succès pour le retour à la vie.

Voilà quelle serait la conclusion pratique qui se dégagerait du travail de M. Pouchet.

Il nous semble qu'il faut aussi faire jouer un rôle la putréfaction consécutive à cette action du froid. En rentrant dans une partie congelée et dont les éléments ont subi une modification telle, qu'ils peuvent se conserver indéfiniment dans ces conditions, le courant sanguin leur apporte les éléments de la putréfaction : de la chaleur, de l'oxygène et de l'eau.

M. Michel élève aussi des doutes sur les causes de la mort signalées par M. Pouchet. Il ne nie pas l'altération des globules, mais il ne croit pas que ce soit là la seule cause de mort ou même des phénomènes pathologiques, suite de la congélation. La vie, dit-il, n'est-elle pas compatible avec un nombre très-restreint de globules, comme dans la chlorose et l'anémie ?

Une cause plus importante encore, et qui a joué le plus grand rôle dans le cas observé par M. Michel, est la migration de caillots microscopiques, « qui, entraînés au moment du dégel dans le torrent veineux, deviennent de vraies embolies, bouchant les premiers capillaires situés sur leur parcours. » Ces embolies expliquent les troubles circulatoires et respiratoires. L'examen microscopique ne laisse pas de doute sur leur provenance. Ce sont de petits grains blanchâtres, comparables aux caillots des veines dorsales (siége de la congélation) ; les uns et les autres sont composés de globules sanguins, de gouttelettes de graisse, et même de cellules fusiformes provenant des épithéliums des vaisseaux veineux.

Pour M. Michel, la cause de la mort à la suite d'une congélation ne dépend ni d'une asphyxie, ni d'une altération du sang, mais « d'une véritable syncope résultant d'une foule de petites ligatures formées par ces embolies et interrompant le passage de l'arbre de l'artère pulmonaire dans celui de l'aorte. »

Notons enfin une autre particularité de cette observation intéressante : la malade qui fut enlevée par une attaque de tétanos avait présenté, dès le début, une paralysie du radial. M. Morel n'a trouvé aucune altération bien nette dans ce nerf ; M. Michel croit y avoir vu une dégénération semblable à celle qui survient dans les extrémités périphériques d'un nerf coupé. Il y a donc à se demander quelles sont les altérations que peut subir la substance médullaire des nerfs sous l'influence du froid ?

Michel Lévy croit à une action bien certaine du froid sur le système nerveux. Il cite à l'appui de son opinion la mort de Bernouilli dans la Newa et celle de Poniatowski dans l'Elster qui ont succombé tous deux avec des convulsions. Georget, dit-il, a remarqué que le froid et toutes les variations brusques de température agitent un grand nombre d'aliénés : un médecin de l'hôpital de Wilna a rapporté que beaucoup de nos compatriotes perdirent la raison dans la retraite de Russie.

En résumé, lorsque la mort est consécutive à la congélation d'une partie, elle est déterminée par des embolies. Celles-ci proviennent des caillots que le froid a déterminés dans la partie.

III. — ROLE PATHOGÉNIQUE

Ce que nous venons de dire sur le rôle physiologique de la chaleur ou du froid, les causes de la mort par ces températures extrêmes nous permettront de mieux comprendre les maladies qui sont sous la dépendance du modificateur que nous étudions. Les mêmes divisions se présentent naturellement.

1° Maladies produites par la chaleur.

La pathologie des pays chauds est extrêmement complexe. Elle est sous la dépendance de deux grands agents pathogéniques qui semblent l'absorber tout entière : la chaleur et les miasmes. Ces deux terribles éléments se combinent et se renforcent : la chaleur des tropiques vient s'ajouter à l'influence nocive et dangereuse des miasmes qu'elle fertilise et multiplie. Et ainsi se trouvent créées les maladies endémo-épidémiques des pays chauds, types morbides d'autant plus graves que les causes qui les ont produits sont plus intenses.

Dans l'étude de ces causes, nous devons faire la part des maladies qui, d'un avis unanime, doivent être imputées à l'action unique de la chaleur. Nous signalerons ensuite les maladies dans lesquelles l'influence nocive de cet agent se combine avec d'autres causes : le miasme paludéen, l'alcoolisme par exemple.

Nous avons vu la chaleur suractiver les fonctions de la peau. Sa circulation est plus abondante, ses glandes sécrètent davantage, les phénomènes d'échange y sont plus fréquents.

L'empirisme avait appris tout cela aux peuples du Midi. L'expérience leur avait montré la fréquence d'horribles maladies de la peau : la lèpre et l'éléphantiasis. Les législateurs, comprenant l'influence des soins de propreté et surtout du régime prescrivirent des ablutions et une alimentation convenable[1]. Pas de vin ; le porc est défendu : c'est une alimentation trop graisseuse. De même les poissons sans

[1] « O croyants ! quand vous vous disposez à faire la prière, lavez-vous le visage et les mains jusqu'au coude ; essuyez-vous la tête et les pieds jusqu'aux talons » (vers. 8-9, ch. v). « O croyants ! le vin, les jeux de hasard, les statues... sont une abomination inventée par Satan ; abstenez-vous-en et vous serez heureux » (*id.* vers. 92) chap. XVI, vers. 116. « Il vous a défendu de vous nourrir de la chair des bêtes mortes, de sang et de la chair de porc... »

nageoires, c'est-à-dire les anguilles, qui ont aussi une chair très-grasse.

Mais l'influence de la chaleur sur la peau ne se manifeste pas immédiatement par des maladies aussi graves que celles que Moïse ou Mahomet se proposaient de combattre.

Il y en a de plus légères comme l'*érythème solaire* et le *lichen tropicus*.

L'action des rayons du soleil produit sur les parties découvertes un *érythème*. C'est une rougeur diffuse avec légère infiltration œdémateuse du derme. Il y a desquamation comme dans l'érysipèle. Nous verrons, à l'article LUMIÈRE, qu'il semblerait que cet érithème soit plutôt produit par les rayons chimiques que par les rayons calorifiques.

Le *lichen tropicus*, gale bédouine, bourbouilles, le prickly heat des médecins anglais de l'Inde, est composé d'une éruption de petites vésicules avec grandes démangeaisons. Les papilles sont irritées par les fonctions nouvelles et si énergiques de la peau.

L'action incessante et continue des rayons solaires, le fonctionnement exagéré de la peau finissent par produire une affection chronique chez les individus qui ont été exposés longtemps à ces conditions. Au Bengale, d'après Martin, chez les hommes qui depuis leur jeunesse labourent la terre, les fonctions de la peau semblent épuisées depuis longtemps. La surface du corps est sèche, rude, squameuse et comme écailleuse. Un vieux pilote avait la peau tellement couverte de squames furfuracés, qu'il pouvait écrire son nom avec l'ongle sur n'importe quel endroit du corps.

Ces maladies aiguës et chroniques de la peau qui semblent provoquées par une action irritante, traumatique de la chaleur ont une thérapeutique très-simple. Quant à celles qui tiennent à une richesse organique, il faut les combattre par les purgatifs, les alcalins et surtout la sobriété.

La peau n'est pas le seul organe influencé par la chaleur. Elle est en étroite connexion avec l'intestin et ses annexes : et, nous l'avons vu, ceux-ci fonctionnent aussi énergiquement.

Nous avons montré l'hypérémie obligatoire du foie et les causes de cette congestion. Si celle-ci s'exagère, c'est l'hépatite. Cette dernière est fréquente, surtout chez les Européens non acclimatés dans les pays chauds et dont la nourriture trop riche donne au foie un surcroît d'activité. Sous l'influence d'une alimentation trop riche en graisses et en alcool, le foie dépasse les bornes de l'hypérémie et il se produit alors une hépatite et un abcès. Les indigènes des pays chauds, les animaux de ces mêmes contrées sont d'une sobriété proverbiale: celle du chameau est bien connue[1]. Un Arabe se nourrit avec cent quatre-vingts grammes de matières solides par jour.

L'hypérémie n'est pas seulement localisée dans le foie, elle se trouve encore dans les vaisseaux qui se rendent à cet organe. Il y a plus de sang dans le système porte et hypérémie gastro-intestinale.

Cette hypérémie du tube intestinal et du système hépatique permet de comprendre la fréquence des maladies bilieuses dans les pays chauds. Il y a alors hypercholie, diarrhée bilieuse. Si la congestion intestinale persiste, le catarrhe de cette muqueuse devient de plus en plus fréquent et on s'explique ainsi les coliques, les diarrhées persistantes des pays chauds et les dysenteries soit aiguës, soit chroniques[2] dont notre ami Kelsch, a fait si bien connaître la pathogénie et l'anatomie pathologique.

Il y a donc une relation certaine entre l'influence de la chaleur et l'élément bilieux. C'est tellement vrai que les fièvres bilieuses sont en rapport avec la saison et le climat.

Nous allons tâcher de faire comprendre ces *fièvres bilieuses*, prouver qu'elles sont sous la dépendance des conditions que nous venons d'indiquer et montrer ce qui les différencie ou les rapproche du groupe des fièvres paludéennes qui, un moment, les a complétement absorbées.

[1] Le méhari, ou chameau coureur, qui est la monture des Touaregs, peut marcher ou plutôt courir pendant huit à dix jours sans boire et presque sans manger, et cela en faisant vingt-cinq et trente lieues par jour (voir Creissel. *Topographie d'Ouargla*, *Rec. de méd. et de chir. milit.*, tome 29, p. 562, 3e série).

[2] *Archives de physiologie*, 1874.

Dans nos climats, vers la fin de l'été et en automne, on constate la fréquence des embarras gastrique et gastro-intestinal. Il s'y joint souvent des phénomènes subictériques et parfois même il y a un véritable ictère. C'est que sous l'influence saisonnière, avec la congestion intestinale, il y a eu hypercrinie et formation excessive d'épithélium, et quelquefois hypérémie hépatique et hypercholie. Voilà pourquoi les vomi-purgatifs réussissent si bien. Les amers sont aussi utiles, parce qu'ils sont vaso-moteurs, mais leur action est nécessairement plus lente. Les anciens connaissaient très-bien ces diarrhées bilieuses qu'ils traitaient alors par les purgatifs. Il n'y a pas substitution, comme ils le disaient ; il y a déplétion des vaisseaux engorgés.

En se rapprochant de l'équateur, dans les climats chauds et surtout dans les climats torrides, on voit s'exagérer les symptômes que nous venons de décrire.

Ces embarras gastriques, dans nos pays, s'accompagnent parfois d'une fébricule qui peut durer quelques jours. C'est la *fièvre rémittente bilieuse* ou simple, œstiro-automnale des pays non marécageux et que Pringle a si bien décrite. C'est elle qui devient la *fièvre gastro-reumatique* des médecins italiens, la *fièvre rémittente-gastrique* des médecins d'Algérie. C'est la *fièvre méditerranéenne* qui règne sur les côtes d'Espagne, d'Italie, de Gibraltar, de Malte, des Iles Ioniennes et Baléares, fièvre étudiée par S. W. Burnett et qu'il a montré être ni palustre ni dothiénentérique mais climatique. C'est elle encore qui prend le nom de *fièvre rouge* ou *fièvre chinoise* à la Réunion [1], et de *fièvre inflammatoire* à Taïti et qui, dans les contrées tropicales, constitue la *fièvre ardente continue* ou *fièvre chaude*.

Ces fièvres sont bien indépendantes du miasme paludéen, car on les voit sur des plateaux élevés, et sur des rochers où on n'observe jamais des fièvres d'accès. D'ailleurs elles se montrent dans les mois les plus chauds et alors que les marais sont desséchés.

Ce qui les produit, c'est une haute température, l'exposi-

[1] Dutrouleau. *Maladies des Européens dans les pays chauds*, 1869, p. 80.

tion au soleil, et comme causes adjuvantes les excès et les fatigues. Une influence qui joue aussi le plus grand rôle, c'est l'arrivée recente dans le pays et une constitution forte et pléthorique. Les indigènes et les acclimatés en sont rarement atteints. Les symptômes sont graves et sont dominés par des phénomènes d'élévation de température, de congestions de divers organes, qui lui ont valu le nom de fièvre ardente.

Invasion soudaine, parfois frissons, face turgescente, peau rouge et brûlante, vertiges, photophobie, céphalalgie, rachialgie; pouls large et fréquent; respiration anxieuse; douleur épigastrique, vomissements bilieux et parfois selles de même nature, urines rares fortement colorées; quelques éruptions à la peau. Parfois délire, coma et mort. Le plus souvent, moiteur de la peau au bout d'une semaine et chute de la température.

A Sétif, où nous avons eu l'occasion d'en observer quelques cas, nous avons employé avec succès le drap mouillé, les bains froids et les purgatifs.

Voilà des fièvres *climatiques*, comme les a appelées Jacquot[1]. L'élément chaleur joue le plus grand rôle et l'appareil gastro-hépatique intervient plus ou moins.

Nous avons cependant montré les symptômes bilieux dans ces embarras gastriques de la fin de l'été de nos pays : dans la rémittente bilieuse de Pringle. Ces symptômes bilieux sont d'autant plus fréquents que l'on s'avance vers les régions où croît l'intensité de la chaleur. C'est la fièvre rémittente bilieuse. Elle n'est pas d'origine palustre, et tient à une intervention plus active de l'appareil hépatique sous l'influence de conditions météorologiques plus accusées.

Mais dans ces pays brûlés par le soleil, « ce superbe dominateur des tropiques » comme l'appelle Buffon, une nature luxuriante et riche donne à la végétation toute sa puissance, la chaleur n'intervient pas seule. La vie est plus active, les phénomènes de composition accélérés mais non plus rapides que ceux de décomposition. La putréfaction va

[1] *De l'endémo-épidémie annuelle des pays chauds* (*Ann. d'hygiène*, 1857, t. I, p. 8 et 9.

vite, et les miasmes acquièrent là toute leur puissance.

Cette insalubrité du sol vient s'ajouter à l'influence de la chaleur et ces deux éléments combinés s'associent et se combinent pour créer des entités morbides graves. Celles-ci ne se montrent pas sous toutes les latitudes des tropiques. Il est donc bien certain qu'elles ne sont pas sous la dépendance absolue des éléments météorologiques caractérisant les climats torrides et qui d'après Dutrouleau seraient : une moyenne thermométrique de plus de 20°, une pression barométrique à peu près constante, beaucoup d'humidité (celle-ci dépassant en moyenne 80°), un hivernage avec chaleur, humidité et électricité développées.

Ces fièvres graves varient avec le degré d'intensité de chaque cause et probablement avec la nature du poison tellurique qui change avec chaque localité. C'est ainsi qu'on s'expliquera la grande endémique des climats intertropicaux, les fièvres bilieuses graves de Madagascar, du Sénégal, des Antilles, la fièvre bilieuse hématurique de la Pointe-à-Pitre, la fièvre typhoïde bilieuse d'Égypte, la fièvre jaune.

Dutrouleau [1] admet l'influence de ces deux facteurs : « Ce n'est pas seulement à la cause palustre qu'elles doivent leur caractère de fièvre bilieuse. L'état bilieux n'est pas une phénoménisation morbide particulière aux localités marécageuses, il se rencontre un peu partout indépendamment de la constitution du sol ; partout au contraire il se place sous la dépendance des mêmes conditions de saison ou de météorologie. L'été et l'automne dans les climats tempérés, l'hivernage et l'arrière-saison dans les climats intertropicaux, l'exagération de la chaleur et l'humidité dans tous les climats. Tous les observateurs sont unanimes dans cette étiologie des maladies bilieuses. L'activité des fonctions hépatiques est regardée à juste titre comme un effet de la chaleur humide par tous les hygiénistes et les pathologistes. »

Ce miasme tellurique n'est pas certainement toujours le miasme paludéen. Il faut réagir contre cette insatiable fa-

[1] *Loc. cit.*, p. 329.

mille des fièvres à quinquina qui a absorbé un moment toutes les manifestations pyrétiques des pays chauds. Quoique, nés du sol, ces miasmes produisent des effets différents : ils doivent donc provenir de causes variées. Sont-ce des miasmes végétaux ou végéto-animal? Quelle part revient au climat, au sol, à la flore, à la faune ? Nous l'ignorons encore aujourd'hui, mais ce que nous savons bien, c'est que les causes qui produisent des manifestations morbides si différentes ne doivent pas être les mêmes : à Madagascar, ce sont des fièvres bilieuses graves ; à la Pointe-à-Pitre, c'est une fièvre bilieuse hématurique. Dans le Delta du Mississipi, la fièvre jaune est en permanence ; la peste a régné sur les bords du Nil, et l'embouchure du Gange a été le berceau du choléra.

Voilà presque toute la pathologie des pays chauds. Ce que nous avons dit dans le chapitre précédent sur les causes de la mort par la chaleur explique suffisamment le mécanisme des *insolations*, des *apoplexies de chaleur*. Il reste à en faire connaître les symptômes.

Les médecins anglais, aux Indes, les ont bien étudiées et leur ont donné différents noms : heat apoplexie, heat asphyxie, sun fever, erethismus tropicus. Morehead en a décrit trois formes :

1° *Forme cérébro-spinale.* — Céphalalgie violente, délire, turgescence de la face, sécheresse et chaleur de la peau, assoupissement, pouls plein, vite mais dépressible ; soif intense, urines rares. Tels sont les symptômes prémonitoires, puis l'attaque éclate : respiration irrégulière, oppression, assoupissement, pupilles contractées, cœur tumultueux, le pouls devient faible, il y a des convulsions dans les muscles, puis du coma. Alors les battements du cœur perdent de leur force, la face est pâle et livide, les pupilles dilatées, la respiration stertoreuse. La mort arrive en deux ou neuf heures dans le coma.

2° *Forme cardiaque.* — Après une exposition plus ou moins longue sur le soleil, l'individu tombe à terre sans connaissance, il cherche à respirer et meurt aussitôt. Quelquefois il y a des prodromes : faiblesse, vertiges, assoupissement, respiration embarrassée, vomissements, face pâle, pouls petit, des convulsions et la mort par syncope.

3° *Forme mixte.* — C'est un mélange des symptômes spinaux avec affaiblissement du cœur.

Quelques mots encore sur les maladies produites par les variations brusques de température si fréquentes dans les pays chauds.

L'hémorrhagie cérébrale est fréquente. Elle a lieu lors des changements subits dans la température, accompagnés souvent de variations dans la pression atmosphérique. Les vaisseaux sanguins de l'encéphale se dilatent sous l'influence de la chaleur, et si cette dilatation est trop rapide, si en même temps les parois des conduits sont malades, la rupture se produit. C'est pour toutes ces raisons que le printemps est la saison des coups de sang.

Les centres nerveux sont d'ailleurs très-excitables, ils ont une irritabilité maladive. Il se produit ainsi comme une constitution médicale nerveuse. Les attaques d'hystérie, d'éclampsie, d'épilepsie sont plus fréquentes. Les nerfs de sensibilité thermique sont facilement impressionnés, d'où cette fréquence effrayante du tétanos.

Dans nos climats, c'est au printemps, avec les variations de température que nous voyons apparaître des myosalgies et des douleurs de toute sorte. M. Sée n'a-t-il pas montré le rapport de la chorée et du rhumatisme? Ces névralgies sont ou congestives et alors les médicaments vaso-moteurs: quinine et belladone les guérissent ; ou bien anémiques, oligémiques, et l'opium en a raison.

2° Maladies produites par le froid.

Comme pour la chaleur, nous allons d'abord montrer les maladies qui tiennent incontestablement à l'action directe du froid, et en second lieu celles qui sont produites par les conditions diverses des climats froids.

Sous l'influence du froid, les parties périphériques, celles qui physiologiquement ont le moins de chaleur, sont aussi les premières à se refroidir. Les vaisseaux se contractent, moins de sang arrive, il y a diminution des échanges et des combustions; d'où pâleur, refroidissement, anesthésie. En Russie, les voyageurs avertissent obligeamment leurs compagnons de route dont les oreilles et le nez commençent à bleuir. C'est que l'absence de sensibilité empêche en effet l'individu de s'apercevoir de ces accidents.

Dans ces parties largement irriguées comme l'oreille, le nez, et où les vaisseaux sont très-superficiels, aux phénomènes déjà décrits s'en ajoutent bientôt de nouveaux : il y a stase sanguine, exsudat. Si celui-ci est peu abondant, la partie d'un rouge violacée peut devenir d'une dureté ligneuse; mais si l'exsudat augmente, il se produit des phlyctènes remplies de sérosité roussâtre, et les chairs deviennent molles et infiltrées. M. Legouest[1] divise ces différentes lésions en cinq classes, à gravité croissante : l'engelure, la phyctène, l'eschare du tissu cellulaire, celle des muscles, la mort totale du membre.

Plusieurs circonstances favorisent l'action du froid. Larrey signale surtout l'immobilité, le bivouac prolongé, la progression à cheval. Chez l'individu, qui n'exerce que certaines parties, l'engourdissement puis la congélation débutent par celles qui sont dans l'inaction; la main, le bras chez le piéton — le pied, la jambe chez le cavalier. L'agitation de l'air, en facilitant l'évaporation et en renouvelant les couches atmosphériques en contact avec le tégument, contribue aussi à abaisser la température. Alexandre Fisher, chirurgien en second de l'expédition conduite par le capitaine Parry, rapporte que la température étant de—46°,11 C. par un temps calme, il n'était pas plus incommodé par le froid que lorsque le thermomètre marquait — 17°77 et qu'il y avait de la brise.

L'humidité multiplie les effets du froid. Dans la retraite de Constantine, en novembre 1836, la température minima fut de — 0°,5 et cependant il y eut des accidents graves de congélation. Les effets de l'humidité et des vents se montrèrent d'une manière beaucoup plus effrayante dans l'expédition de Sétif au Bou-Thaleb, en 1846. En trois jours, sur

[1] *Traité de chirurgie d'armée.* Paris, 1872.

une colonne composée de 2 800 hommes, 208 périrent par l'action immédiate du froid et plus de 500 furent atteints de congélation. Le thermomètre ne descendit pas à — 2°.

M. Ch. Martins[1] explique très-bien le mode de production de ces accidents : « La neige fondante est encore plus dangereuse que la neige pulvérulente. En effet, en passant de l'état solide à l'état liquide, la neige, comme on le sait, absorbe la chaleur de tous les corps en contact avec elle; cette chaleur de fusion devient latente, et il en résulte un refroidissement continu des pieds du fantassin. La neige fondante a tous les inconvénients du froid humide, elle est bonne conductrice de la chaleur, tandis que la neige pulvérulente ne l'est pas; elle pénètre les chaussures les plus imperméables, et produit tous les fâcheux effets de l'application du froid humide sur les extrémités inférieures. La boue des villes du Nord reproduit en petit ces effets, sauf qu'elle n'agit que par sa température, sa conductibilité, et son humidité propre, tandis que la neige en fusion opère une soustraction incessante et inévitable de calorique aux corps en contact avec elle. »

Tous ces faits prouvent que beaucoup d'accidents occasionnés par le froid sont plutôt dus aux qualités du froid qu'à son intensité.

En voici de nouveaux exemples, mais qui pourront peut-être recevoir une autre explication.

La brusque élévation de température est souvent suivie d'accidents funestes. C'est ce qui s'est vu pendant la retraite de Russie[2]. « Sourds à tous les conseils, ne raisonnant plus, entièrement dominés par la sensation actuelle, officiers, soldats, tous se précipitaient auprès des granges incendiées; mais bientôt frappés d'une apoplexie foudroyante, ils tombaient dans ce même feu auprès duquel ils croyaient trouver leur salut; d'autres, agités de mouvements convulsifs devenus tout à coup furieux, s'y précipitaient eux-mêmes. De tels exemples ne servaient à rien ; ces malheureux étaient

[1] *Conditions subjectives qui modifient la sensation de froid*, in JOURN. DE BROWN-SÉQUARD, 1860; tome III, p. 600.

[2] Jauffret, *loc. cit.*

bientôt remplacés par d'autres; leur sort était même envié. A l'aspect de ces cadavres brûlés, à l'insensibilité, au peu d'étonnement que causaient de pareilles scènes, on aurait cru voir des barbares accoutumés à des sacrifices humains! »

Pendant la campagne d'Eylau, le thermomètre monta rapidement de — 19° C à 6° : beaucoup de soldats qui avaient pendant plusieurs jours supporté impunément ce froid rigoureux furent atteints de congélation. Les plus maltraités furent encore ceux qui s'étaient exposés à l'action du feu des bivouacs. Michel Lévy a observé des faits semblables en Crimée.

Cette transition brusque du froid au chaud détermina la mort du pharmacien en chef de la Grande-Armée, Sureau, qui, épuisé de faim et de froid, voulut, dès son arrivée à Kowno, prendre du repos dans une chambre chaude. Quelques heures après, ses jambes engourdies se tuméfièrent et il expira sans prononcer un seul mot. M. Michel se demande si dans ces conditions, et sous l'influence de la chaleur, les thromboses qu'un froid continu avait produites dans les veines d'un certain calibre, n'ont pas été tout à coup entraînées par la circulation. Parvenues dans les cavités droites du cœur et de là dans les branches de l'artère pulmonaire elles déterminèrent la mort subite par arrêt complet de la circulation. Peut-être pouvait-on penser à des embolies gazeuses?

Mais la circonstance la plus grave, celle dont les effets viennent s'ajouter à ceux du froid, c'est la privation d'aliments. Que de fois, l'hiver, n'entendons-nous pas parler de pauvres ou de vagabonds morts de faim! C'est malheureusement trop vrai. Dans la mort par inanition, il y a refroidissement successif du corps et diminution graduelle de la propriété de faire du calorique. L'animal ne fait plus de recettes, et cependant il a encore à subvenir aux dépenses obligatoires du fonctionnement des organes. C'est surtout par le système musculaire que se font la plupart des dépenses. L'inanition est une usure de l'organisme provenant de ses efforts à entretenir le mouvement : ce n'est plus une machine animale, celle où la transformation des forces n'est plus possible. Les animaux inanitiés par Chossat ne perdaient d'abord que 0,3 par jour en moyenne; mais le dernier jour de la vie le refroidissement s'accélérait avec tant de rapidité qu'ils perdaient en moyenne 1°39 *par heure*. Pendant ce dernier jour, la perte totale s'élevait souvent à 14° et au moment de la mort le thermomètre marquait 24°,9. Les animaux présentaient alors tous les symptômes de la mort par le froid, et un réchauffement artificiel pouvait retarder le terme fatal.

C'est par la faim et le froid (pour ne citer que des faits qui se sont passés loin de nous), que Charles XII a perdu une division entière de son armée dans les forêts de l'Ukraine.

Le capitaine Ross a vu la santé de son équipage varier avec les provisions. Aussi conseille-t-il aux voyageurs des régions polaires de doubler les rations de vivres et de choisir les hommes d'après la vivacité de l'appétit et l'étendue de leurs forces digestives. De tout temps, on a remarqué que la faim est exagérée par le froid. Plutarque[1] raconte que Brutus se trouvant près d'Epidomne, ville de l'Épire, la difficulté de la marche dans de mauvais chemins remplis de neige et la rigueur du froid « lui causèrent la boulimie, maladie qu'éprouvent également les hommes et les animaux quand ils se sont fatigués à marcher dans les neiges, soit que la chaleur naturelle, concentrée dans l'intérieur par le froid et par la densité de l'air, absorbe promptement la nourriture qu'ils ont prise, soit que la vapeur subtile et incisive de la neige, pénétrant le corps, fasse exhaler et dissiper au dehors la chaleur intérieure... »

Larrey a remarqué que le froid a surtout fait périr les individus amaigris par l'abstinence et privés d'aliments nourrissants. Un peu de vin ou de café soutenait momentanément les forces. Mais l'abus des liqueurs alcooliques est dangereux et beaucoup d'individus succombaient à l'ivresse ; ainsi, à Kowno et à Wilna où les troupes affamées pillèrent les magasins de vivres et d'eau-de-vie.

[1] *Vie de Brutus*, tome IV, p. 450, traduction Ricard.

Le capitaine Ross croit s'être préservé des maux d'yeux qui affectaient les hommes de son équipage en s'abstenant de toute liqueur alcoolique.

Notons encore que la neige et l'eau glacée prises pour apaiser la faim ou la soif hâtaient la mort des malheureux soldats de la retraite de Russie. Les chevaux mêmes qui mangaient de la neige périssaient rapidement.

Ce sont là des influences dont nous saisissons l'action; elles frappent avec une égale énergie tous ceux qui s'y sont exposés. Toutefois, il faut faire remarquer avec tous les auteurs que la faculté de résistance n'est pas la même chez tous les peuples et varie pour ainsi dire avec les races. Chose singulière, les populations méridionales semblent moins sensibles au froid que celles du nord. En Algérie, sur les hauts plateaux de la province de Constantine, les hivers sont rigoureux, et cependant beaucoup d'Arabes ne sont pas plus vêtus qu'en été : une chemise et un burnous. Ils bivouaquent en plein air. Les Turcos supportèrent d'ailleurs très-bien les rudes hivers de Crimée.

Dans le Nord, dit Martins, les Russes, les Suédois se couvrent de fourrures par des températures où, en France, on se contente d'un simple pardessus. Le professeur de Montpellier raconte que, dans son voyage en Finlande avec M. A. Bravais, tandis que les paysans se couchaient près des poêles, dans des chambres où la température s'élevait à 20° et 26°, son compagnon de voyage et lui préféraient dormir dans la grange où le thermomètre oscillait autour de 0°.

Larrey avait d'ailleurs observé que les sujets bruns et d'un tempérament bilioso-sanguin, des contrées méridionales de l'Europe résistaient mieux que les sujets blonds et phlegmatiques du nord. Ainsi, du 3me régiment de grenadiers de la garde composé de 1787 Hollandais, il n'en rentra en France que 41; tandis que les deux autres régiments de grenadiers, composés d'hommes du midi de la France, conservèrent la plus grande partie de leur effectif.

« Il semblerait, dit Martins, que la provision de chaleur faite pendant de longues années ne s'épuise que lentement; de même que l'individu qui sort d'un appartement chauffé sent beaucoup moins le froid extérieur que celui qui est resté dans une chambre dont la température est peu différente de celle du dehors. La résistance au froid varie également d'un individu à l'autre, sans que l'apparence extérieure, le tempérament, la constitution, rendent toujours compte de cette réaction. Le célèbre navigateur des mers polaires, sir John Ross me racontait à Stockholm, qu'avant de partir pour ses expéditions, il éprouvait la résistance au froid des matelots, en leur faisant poser un pied nu sur la glace ; ceux qui ne tremblaient ni ne pâlissaient étaient choisis par lui, les autres refusés. »

L'action du froid dont nous venons de constater les effets directs sur l'homme, peut aussi influencer indirectement la pathologie des pays froids. Elle exagère certaines causes qu sont sous sa dépendance et provoque ainsi l'apparition des maladies climatiques.

Le goût prononcé de l'Esquimau et du Groënlandais pour l'alcool, les huiles sont l'expression d'un besoin réel. Lorsque deux Esquimaux se rencontrent, ils se souhaitent un bain d'huile. Mais l'usage ou l'abus de ces aliments, de poissons crus... produit beaucoup de maladies gastro-intestinales : des gastrites chroniques, dyspepsies acides, et surtout des maladies vermineuses, des échinocoques. Celles-ci sont si fréquentes en Islande que Thorstensen [1] pense que le septième de la population en est atteint. Eschricht croit que les chiens et les chats qui vivent avec les Islandais et déposent leurs excréments dans les greniers où on conserve les poissons salés sont les porteurs des tœnias de ces échinocoques.

On attribue à l'usage du poisson avarié la persistance de la lèpre et de la *spedalskead* ou *radesyge* dans la Norvége et dans l'Islande.

A toutes ces maladies qui paraissent se rattacher à un vice alimentaire, ajoutons encore l'alcoolisme et le scorbut. C'est en Suède que l'alcoolisme fait des ravages sérieux, se présente avec toutes ses formes. C'est là que Magnus Huss a

[1] Cité par Hirsch. *Handbuch der historich-geographischen Pathologie*, tome II, p. 322.

recueilli les matériaux de son beau livre. Quant au scorbut, la discussion est encore pendante devant l'Académie de médecine. Jusqu'à ce jour, il avait été considéré exclusivement comme une maladie d'alimentation.

M. Villemin[1] le place dans la famille des maladies miasmatiques, à côté du typhus. Le savant professeur du Val-de-Grâce n'a pas encore converti tous les médecins à cette opinion. Il a même provoqué une réaction opposée et fait affirmer, par ses contradicteurs, les origines si nombreuses données à cette maladie. Nous croyons que M. Villemin a eu le grand mérite d'attirer l'attention médicale sur un point qui paraissait définitivement tranché par le livre magistral de Lind. Sans affirmer la propagation constante de la maladie par contagion, il pourrait très-bien se faire que dans certaines conditions, cette contagion fût possible.

Quoi qu'il en soit, l'influence du froid n'est pas douteuse. « La source étymologique du mot scorbut, l'absence d'une description et même d'une mention suffisante dans les écrits des anciens, son endémicité dans les pays du nord, etc., constituent donc de grandes présomptions en faveur de l'existence d'un berceau primitif situé dans les régions septentrionales de l'Europe, et l'extension progressive de la maladie dans le monde par la navigation ou les autres rapports des peuples. » (Villemin.)

Quant aux maladies typhiques, il semble qu'elles doivent être favorisées par la saleté des vêtements, la fétidité des habitants, la vie commune des bêtes et des hommes dans des huttes enfumées et surchauffées. Il n'en est rien. Les maladies zymotiques ne sont pas des maladies des régions polaires.

Le typhus se montre dans les climats froids, alors que la plupart des circonstances dont nous venons de parler existent, et que la température extérieure n'est pas assez basse pour empêcher tout développement de germe et toute fermentation. Il est endémique en Irlande, en Angleterre, dans la Sibérie, la Pologne. Pas un voyageur ne l'a constaté chez les Lapons, les Samoyèdes, les Esquimaux.

[1] *Causes et nature du scorbut.* Masson, 1874.

Pour Kelsch, il y a plus qu'une influence de température[1] : « La cause du typhus semble pour ainsi dire identifiée avec es conditions sociales de l'Irlande, de la Silésie, de la Pologne, de l'Algérie, dont les habitants indigènes occupent le dernier degré de la civilisation européenne et portent le germe de la maladie partout où ils émigrent. Ce germe s'élabore incessamment dans leurs masures ou leurs huttes, où s'entassent hommes et bêtes, où s'accumulent perpétuellement la crasse, la malpropreté, les détritus organiques de toute nature; tout cela en présence d'une atmosphère le plus souvent chaude, jamais renouvelée, saturée d'humidité, de miasme humain, susceptible d'entretenir dans ce fumier des modifications moléculaires incessantes et d'en faire ressortir les poisons typhiques. Là, l'ignorance, l'indolence, née du fatalisme, font régner en permanence cet état de choses ; car en rendant l'homme réfractaire à toute idée d'amélioration physique et de perfectionnement intellectuel, elles opposent des obstacles insurmontables aux efforts qui ont pour but de réformer l'hygiène et d'élever le niveau social. »

La fièvre typhoïde se montre aussi en Irlande, d'après Thorstensen et Schleimer, en Suède, en Norvége, pour disparaître dans les climats polaires.

Les fièvres éruptives sont aussi fort rares dans le nord de l'Europe, et elles s'y montrent toujours à la suite d'une importation. Les fièvres intermittentes ne dépasseraient pas le 64° de latitude, et le choléra ne serait jamais allé au delà d'Archangel. Des renseignements positifs nous manquent encore pour savoir comment se comportent dans ces pays : la phthisie, la scrofule, les autres maladies constitutionnelles.

Notons enfin, comme produit par des causes bien différentes, des ophthalmies endémiques dans le nord de l'Asie, de l'Europe, de l'Amérique, et qu'il faut rattacher au sable des steppes soulevé dans l'air par le vent et à la réverbération solaire à la surface des neiges. L'amaurose, la cataracte, les blépharites chroniques sont très-fréquentes chez les Lapons.

[1] *Considération sur l'étiologie du typhus exanthématique* (Gaz. hebd., 1872).

Nous avons déjà vu les modifications que subissait l'organisme dans les pays froids et la prédominance presque fatale qu'acquéraient chez l'habitant de ces régions les symptômes formateurs du sang. De là, la fréquence des tempéraments sanguin et lymphatique et le grand nombre des phlegmasies (maladies des poumons et des reins). D'après Wargentin, en Suède, le quart des décès est dû aux inflammations de l'appareil pulmonaire.

Dans les climats tempérés, l'action du froid est subite et passagère et produit les maladies dites *par refroidissement*.

Ces maladies se montrent dans des circonstances que tout le monde connaît. Ainsi, avec les vicissitudes atmosphériques, en automne et surtout au printemps. Les statistiques de Grisolle ont montré que c'était en mars qu'on voyait le plus de pneumonies.

Refroidissements par vents ou courants d'air froid quand le corps est en sueur ou mouillé par la pluie; changements prématurés des vêtements lors du passage d'une saison à une autre; habitations humides; maisons neuves; rez-de-chaussée; professions hygrométriques (marins, bateliers, pêcheurs)... Voilà des causes déterminant les maladies par refroidissement. Le public et les médecins exagèrent peut-être parfois cette influence et cependant on ne peut nier une relation qui souvent est bien évidente.

Les maladies par refroidissement montrent que l'impression du froid a porté sur la peau, les muqueuses ou les organes qui présentent avec le tégument externe ces rapports dont nous avons déjà parlé. Ce sont des rhumatismes toujours douloureux, avec ou sans fièvre (articulations ou muscles); des affections catarrhales du nez, du larynx, des bronches (coryza, toux, enrouement, trachéo-bronchite); des voies biliaires et du gros intestin (ictère, coliques, diarrhée et dysenterie légère). Il y a d'ailleurs un rapport fréquent entre la partie de la peau qui s'est refroidie et la région malade. Cependant, chez un individu affaibli, ou qui présente une partie de son organisme réagissant moins bien, c'est cette partie, *minoris resistentiæ*, qui est atteinte. Au lieu de considérer les maladies *a frigore* comme les suites soit d'un arrêt dans la perspiration cutanée, soit de la rétention des produits de sécrétion, il vaut mieux les expliquer par l'action directe sur les nerfs dans ses branches sensitives et vaso-motrices. Les phénomènes qui succèdent à l'action du froid sont bien différents de ceux que l'on produit chez les animaux qui ont été enduits d'une couche de laque ou de vernis. Dans ce dernier cas, il y a réellement suppression de la sécrétion cutanée et de l'action de la peau, et on voit les accidents qui en sont la conséquence.

Quand, sous l'influence d'une des causes citées plus haut, il y a refroidissement, l'organisme n'a pas réagi d'une façon suffisante. La réaction se produit quand le corps est dans de bonnes conditions de résistance ou qu'il a été habitué à cette impression du froid. S'il n'en est pas ainsi, il y a imminence morbide, c'est-à-dire menace continuelle de maladie. Tels sont les sujets faibles : les vieillards, les enfants, les femmes délicates et les individus appauvris par les maladies antérieures et leur misère corporelle. Ce sont là de bons terrains pour le développement des inflammations.

Ceci nous amène à dire quelques mots de ce que M. le professeur Bouchardat appelle la *misère physiologique*. C'est elle qui produit le froid interne et comme conséquence un appauvrissement général et graduel de l'économie.

Le savant professeur d'hygiène croit qu'il est de nombreuses causes capables de produire cette misère physiologique. Parmi les plus importantes, on peut citer : 1° l'abstinence, soit prolongée ainsi après diète, soit exagérée (jeûnes, privations forcées), soit réitérée ; 2° le mauvais choix des aliments ; 3° les dépenses exagérées occasionnées par les veilles, les travaux excessifs, les fatigues de toute sorte ; 4° les pertes excessives, ainsi en sucre : les diabétiques deviennent souvent phthisiques. Une femme qui a été mère et nourrice quatre fois de suite a de grandes chances d'avoir une maladie de poitrine. De même, les vaches laitières des environs de Paris auxquelles leur propriétaire font produire le plus de lait possible : elles deviennent toutes phthisiques. La sécrétion lactée n'est pas d'ailleurs la seule capable de produire de semblables désordres : des troubles graves se montrent chex ceuz qui abusent de l'onanisme ;

chez les jeunes filles au moment de la puberté, une grande faiblesse accompagne les pertes de sang, les sueurs exagérées; 5° la non utilisation des matériaux organiques. L'individu est bien nourri, mais il est triste ou ne se sért pas de ses muscles de telle sorte qu'il n'emploie pas les éléments dont il pourrait disposer. M. Bouchardat a formulé cette loi : « La continuité dans l'insuffisance d'exhalation de l'Co^2, eu égard aux besoins de l'économie, conduit à l'affection scrofuleuse et à la tuberculisation pulmonaire. »

De l'exposé de ces différentes causes, ressort cette conséquence physiologique que : si on ne répare assez, si l'on dépense trop, ou si on n'utilise pas, on arrive à la faiblesse ou à l'appauvrissement. C'est alors que se montre la misère physiologique. L'appauvri est en général maigre (s'il est gras, c'est l'obésité de l'apathie), il est pâle, sa peau est froide et sèche. Il absorbe peu d'O., exhale peu de Co^2, et rend à peine de l'urée dans ses urines. Ses mouvements sont pénibles, il se refroidit vite et à la moindre cause, il se réchauffe avec peine. Les statistiques de Benoiston de Châteauneuf et de Villermé ont montré que la mortalité est d'autant plus forte que la misère et la pauvreté sont plus grandes. Les couches sociales se distinguent par leur aisance et leur mortalité : plus on mange, moins on meurt.

Il est facile de comprendre maintenant pourquoi cet affaiblissement de l'économie, sans être une maladie définie, a été désignée sous le nom d'imminence morbide. Il y a menace de maladie parce que l'organisme ne peut réagir ni lutter contre les causes morbigènes. Tous ces appauvris sont exposés aux conséquences des maladies par refroidissement et par absorption des miasmes, aux phlegmasies et aux pyrexies.

Parmi toutes ces maladies M. Bouchardat distingue deux maladies de misère par excellence : la scrofule et la phthisie. D'après le savant professeur, elles seraient produites par la même cause et ne différeraient que par le moment de leur apparition. Jusqu'à la puberté, c'est la scrofule : après cet âge, la phthisie.

IV. — RÈGLES D'HYGIÈNE PRIVÉE

Les détails dans lesquels nous venons d'entrer nous permettront d'être plus courts dans l'exposé des règles d'hygiène privée ou sociale. Celles-ci sont tellement en rapport avec la physiologie, découlent si bien des influences climatiques, qu'il suffit de connaître ces diverses conditions pour en déduire les mesures hygiéniques à prendre. Il serait même fastidieux de les énoncer de nouveau, et comme nous l'avons dit au début de ces études, il suffit de chercher les causes précises des maladies pour indiquer par cela même le moyen de les éviter.

Toutefois, on peut ranger sous deux chefs les moyens hygiéniques que l'homme emploie pour favoriser ou neutraliser l'influence du modificateur que nous étudions.

I. — Les premières sont des règles individuelles, destinées à régler le jeu des fonctions. Elles sont en rapport avec la quantité de chaleur qu'il faut produire, elles varient par conséquent avec les conditions suivantes :

1° *L'alimentation*. — Abondante, riche en graisses et en aliments azotés pour résister au froid. D'où nourriture spéciale de l'homme du Nord et régime particulier de l'habitant des climats tempérés pendant l'hiver.

Dans les pays chauds, il faut manger peu, prendre des aliments féculents et sucrés : riz, sucre, tous aliments faisant peu de chaleur. Les Touaregs, dont les tribus errantes parcourent toujours le Sahara « le pays de la Soif» ne connaissent pas le blé. Ils se nourrissent à peu près exclusivement de dattes, de lait de brebis ou de chamelle.

Mais si, sous l'influence des différentes conditions climatériques, l'anémie survient, il faut la combattre par une alimentation appropriée. Un régime trop végétal finit en effet par enlever toute énergie morale. Les brahmanes ont adouci les mœurs, mais ils ont énervé les hommes.

2° *L'exercice musculaire.* — Quand la température extérieure est basse, les exercices musculaires, la locomotion, les mouvements sont indiqués. « La quantité moyenne d'action, dit Coulomb[1], varie selon le climat. J'ai fait exécuter de grands travaux à la Martinique par des troupes ; le thermomètre y était rarement au-dessous de 30° ; j'ai fait exécuter en France les mêmes genres de travaux, par ces mêmes troupes, et je puis assurer que sous le 12e degré de latitude, où les hommes sont presque toujours inondés de transpiration, ils ne sont pas capables de la moitié d'action journalière qu'ils peuvent fournir dans nos climats. »

Si le froid augmente et s'il y a tendance au sommeil, il faut tout faire pour combattre cet assoupissement qui serait mortel. C'est ce que savait très-bien Jacques Balmat (cité par Martins). Le premier il fit, en 1786, l'ascension du mont Blanc. Il fut surpris par la nuit sur un grand plateau où il était parvenu seul, à une hauteur de près de 4,000 mètres. Il était alors aussi impossible, à cause de l'obscurité, de redescendre que de monter au sommet. Jacques Balmat prit vaillamment

[1] *Mémoires de l'Institut*, tome II, p. 429.

son parti, et il se promena de long en large sur la neige jusqu'à ce que l'aube eût paru.

Dans les climats chauds, au contraire, il faut rester immobile pendant les heures chaudes de la journée. Les Indiens regardent l'inaction comme l'état le plus agréable; l'Être souverain a reçu le surnom d'Immobile. La sieste est indiquée, elle est utile. En Algérie[1], pendant les mois les plus chauds de l'été, les militaires rentrent dans leurs casernes de dix heures à trois, et peuvent se reposer.

M. le médecin inspecteur Guyon[2] a décrit les accidents produits par la chaleur dans l'infanterie en marche et il a montré leur aggravation pendant les haltes par la position couchée ou horizontale. L'homme couché reçoit une plus forte somme de calorique que lorsqu'il est debout. Dans la première de ces positions il respire un air plus chaud et moins oxygéné. « C'est l'oiseau expirant, faute d'air dans la machine pneumatique. » Après quelques expériences faites à la hâte, en Algérie, M. Guyon a cru trouver entre les parties supérieures et inférieures du corps une différence de 5 à 7 degrés. Quand l'individu commence à éprouver quelques symptômes il s'affaisse sur le sol, et alors son état s'aggrave, c'est « son coup de grâce, comme c'est celui du voyageur qui, après avoir lutté contre le froid s'arrête, n'en pouvant plus, et s'étend sur le sol... » M. Guyon a remarqué que, si les accidents de chaleur sont plus fréquents pendant les haltes que pendant la marche, c'est que les hommes s'étendent de tout leur long sur le sol. On avait proposé de supprimer les haltes et de les remplacer par un ralentissement de la marche. Le maréchal Bugeaud ne voyait à cette proposition aucun avantage; il aurait au contraire voulu multiplier les haltes, et à Alger, le 17 juillet 1846, il fit un ordre du jour pour que le soldat restât debout pendant la durée de celles-ci. Le cavalier est moins

[1] Marit. *Hygiène de l'Algérie.* Paris, 1862.
[2] *Comptes rendus de l'Acad. des sciences*, t, LXV, 1867, p. 487.

sujet à ces accidents, cela se comprend facilement : il reçoit moins de calorique, n'en dépense pas autant que le fantassin, et en outre il respire un air renfermant plus d'oxygène. M. Guyon propose de ne pas faire arrêter les troupes pendant le moment le plus chaud du jour. S'il est possible, il vaut mieux les faire marcher la nuit ; pendant la journée, repos sous la tente.

3° *La respiration pulmonaire et cutanée.* — Nous avons vu les causes de fonctionnement de la respiration dans les climats extrêmes. Il est bien évident que les phénomènes d'oxydation sont d'autant plus parfaits que l'air atmosphérique est de meilleure composition. Aussi l'air de la campagne est-il préférable aux anémiques et aux convalescents. Dans les pays froids, ou en hiver, la respiration active est nécessaire, et il faut à cause de cela renouveler souvent l'air et entretenir une ventilation convenable dans les appartements. C'est vers la fin de l'automne, lorsque les premiers froids forcent les individus à s'entasser dans les logements dont les portes et les fenêtres sont soigneusement closes, que l'on voit apparaître la fièvre typhoïde et se propager les fièvres éruptives.

L'air froid et sec détermine souvent des congestions pulmonaires par la grande quantité d'eau qu'il enlève au sang. Les vieux catarrheux, toutes les personnes qui ont une grande susceptibilité des voies respiratoires doivent tamiser cet air froid à travers les mailles d'une large cravate en laine, désignée communément sous le nom de cache-nez.

L'air chaud et sec enlève beaucoup de calorique au corps ; il faut donc, dans les pays chauds, ou en été, conserver à la peau toutes ses fonctions. M. Rufz qui a longtemps pratiqué à la Martinique, insiste sur l'utilité des bains froids, « leur usage peut faire ici l'effet de l'hiver et fortifier contre la déperdition cutanée... Je dirais d'eux ce que Sydenham disait de l'opium : je ne voudrais pas exercer ici la médecine, si je n'avais pas les bains froids. » Les peuples du Midi ont instinctivement adopté les frictions, les massages, les bains ; ceux du Nord, la lutte, tous les exercices musculaires violents.

Dans les pays froids, on peut empêcher l'évaporation et mettre la peau à l'abri de l'impression du froid. C'est ce que font les peuples septentrionaux à l'aide de corps gras. Le Lapon et le Samoyède, dit Virey, graissés d'huile rance de poisson, se promènent sans inconvénient, la poitrine débraillée, par des froids de — 40 à — 50°. « En Sibérie, les soldats russes s'enveloppent les oreilles et le nez dans des papillotes de parchemin enduites de graisse d'oie qui reste fluide et ne se gerce pas comme le suif. Ils bravent ainsi les froids les plus violents. »

Xénophon avait recommandé à ses soldats de graisser les parties exposées à l'air (Anabasis, lib. IV). Montaigne (*Essais*, liv., I, chap. xxxv), raconte qu'Annibal combattant les Romains près de Plaisance, fit distribuer de l'huile à ses soldats, « afin que s'oignant, ils rendissent leurs nerfs plus souples et dégourdis, et encroutassent les pores contre les coups de l'air et du vent gelé, qui courait lors. »

Il faut signaler aussi l'influence de l'âge, du sexe, l'état de sommeil ou de veille, de santé ou de maladie.

Tous les appauvris craignent les températures extrêmes et doivent les éviter. Les enfants, les vieillards sont dans le même cas : il faut surtout les préserver du froid et des maladies de refroidissement. Il faut les garantir des changements trop brusques de la température et des variations saisonières. Les femmes font peu de chaleur et ont besoin d'être plus vêtues que l'homme. Pendant le sommeil, au repos complet du système musculaire, l'abaissement de la température du corps implique la nécessité de se préserver des refroidissements.

Toutes les données précédentes peuvent être utilisées dans la question si débattue de l'*acclimatement*. Aussi nous n'en dirons que quelques mots.

La migration est une fonction de l'humanité, dit heureusement M. Rufz. En effet, l'histoire n'est que le récit des déplacements des peuples, la recherche des causes et des conditions de leurs mouvements. M. Bertillon[1] croit que l'étude des mouvements des peuples, de leurs émigrations et de leurs acclimatements montre l'influence des climats présidant au succès ou à la ruine de leur établissement dans un pays. Voici les quatre lois qui résument les idées de ce savant médecin :

1° Tout mouvement migratoire à marche séculaire, résultant plutôt de l'extension des populations de proche en proche, aboutit certainement à l'acclimatement, quelque loin qu'il s'étende (migration indo-européenne).

2° Une migration rapide ne peut constituer une colonie durable et prospère, que si elle a lieu sur la même bande isotherme ou un peu au nord de cette bande. Le succès sera d'autant plus compromis que

[1] Art. *Acclimatement* (DICT. ENCYCLOPÉDIQUE).

l'émigration s'éloignera davantage de cette zone pour se porter vers le Sud.

3° Les croisements avec les races aborigènes, s'ils sont eugénésiques, favorisent et accélèrent sans doute l'acclimatement, tandis que la sélection séculaire qui les suit, le consolide.

4° Et comme corollaire, la race indo-européenne s'est constamment trouvée inacclimatable dans ses nombreuses et persévérantes tentatives, sur les versants méditerranéens de la côte d'Afrique, et plus particulièrement en Égypte.

Changer de climat, c'est obliger ses organes à modifier leurs habitudes et à fonctionner autrement. L'acclimatement a lieu dès que l'économie s'harmonise avec ce nouveau milieu. Ce que nous avons dit des différents climats prouve que l'espèce humaine peut vivre à peu près à tous les degrés de latitude. Mais il n'en est pas ainsi de l'individu. L'homme des climats tempérés n'est pas fait pour les climats extrêmes, et le nègre, le lapon sont organiquement en rapport avec la température de l'équateur, des pôles.

Les auteurs s'accordent d'ailleurs à reconnaître que le passage du Sud au Nord est moins grave pour la santé que celui du Nord au Sud. Les climats chauds et torrides sont plus dangereux par leurs maladies miasmatiques, que par la chaleur qu'on y éprouve. On ne s'acclimate pas aux émanations telluriques et maremmatiques on ne s'habitue pas à l'impaludisme. Des navires, dit Dutroulau, peuvent se transporter sur tous les points des mers tropicales sans voir se modifier leur état sanitaire, à la condition de ne point aborder les terres insalubres.

Il faut cependant constater que les progrès de la civilisation et de l'industrie moderne permettent à l'homme de mieux lutter contre la rigueur des climats froids.

Quand la transition n'est pas trop brusque, le passage d'un climat chaud à un climat froid est profitable à l'organisme. Les digestions devenues plus actives, des contractions musculaires fréquentes, la respiration d'un air plus oxygéné préparent un sang réparateur qui donne plus de ton aux organes. En même temps, la peau devient moins susceptible, le système nerveux s'apaise, les réflexes sont plus difficiles.

C'est ainsi qu'on s'explique l'état sanitaire, satisfaisant de certains voyageurs dans les régions polaires.

Sir John Ross, pendant son deuxième voyage, fut pris et retenu quatre ans dans les glaces. Pendant une période de 656 jours, le thermomètre n'est pas remonté au-dessus de 0°; le mercure, l'huile d'amandes douces se congelaient à l'air. Son équipage composé de 23 personnes eut 3 décès, un par phthisie ayant débuté avant le départ, l'autre de scorbut, un troisième, dit-il, par une complication de maladie. Quelques cas de scorbut mais sans gravité, quelques congélations dont une nécessita l'amputation partielle du pied ; mais l'ophthalmie ne fit grâce à personne.

Michel Lévy, auquel nous empruntons cet exemple, cite encore la dernière expédition envoyée à la recherche de Franklin. Elle comprenait dix navires et trois cents hommes dont les détachements, envoyés à la découverte, passaient des mois entiers sur les glaces sans revenir à bord. Elle n'a compté en trois ans que six morts, attribuées à des maladies du cœur.

La dernière expédition autrichienne est parvenue au 82° de latitude nord sous le commandement des capitaines Payer et Weyprecht. Leur navire, *le Teghetoff*, jaugeait

250 tonneaux, avait 24 hommes d'équipage et était approvisionné pour trois ans. Partis de Brême le 15 juin 1872 pour aller vers le pôle et chercher une route vers le nord-est, on n'entendit parler des voyageurs qu'en août 1874. — *Le Teghetoff* fut dès les premiers jours enveloppé par une banquise de quarante pieds d'épaisseur, et qui, en février 1873, avait élevé le navire de sept pieds au-dessus de sa ligne de flottaison. Les voyageurs, après avoir vu jusqu'au 83° et découvert la terre Petermann, ont abandonné leur navire. Leur retour a été fort pénible, les marches très-difficiles, ils mirent deux mois à parcourir trois lieues. Le thermomètre est descendu jusqu'à — 40° réaumur, et malgré tout cela, un seul homme a succombé : il est mort de phthisie pulmonaire.

II. Le deuxième groupe comprend les moyens employés par l'homme pour se mettre à l'abri de la température extérieure. Ces moyens sont : *le vêtement*, *l'habitation*.

LE VÊTEMENT[1].

Le vêtement est le milieu de la respiration cutanée.

Le corps de l'homme ayant une température presque toujours supérieure à celle de l'air ambiant, tend constamment à se refroidir. C'est par la respiration cutanée et pulmonaire que se font les plus grandes pertes de calorique.

Deux grands moyens interviennent pour protéger

[1] *Thèse* de Ménière, concours pour la chaire d'hygiène; Paris, 1838. — Starck : in ANNALES D'HYGIÈNE, 1834, p. 54. — Coulier : *Expériences sur les propriétés hygiéniques des étoffes*, in JOURNAL DE BROWN-SÉQUARD, 1858, n° 1. — Ch. Blanc : *L'Art dans la parure et dans le vêtement*, 1875. — *Histoire du costume en France*, par J. Quicherat. 1874.

l'homme contre la brutalité des agents atmosphériques et leur facile mobilité. Ils lui constituent des milieux artificiels dans lesquels les secousses et les variations passent inaperçues et où les échanges peuvent se faire avec ce calme et cette tranquillité que la nature emploie dans tous ses actes. Ces deux milieux, le vêtement et l'habitation, servent, le premier, à la respiration cutanée, le deuxième à la respiration pulmonaire ; et tous deux tendent à empêcher l'organisme, comme tout objet chaud et humide, de perdre son calorique par rayonnement, par conductibilité et par évaporation.

L'utilité des vêtements démontrée, il est bien évident que toutes leurs propriétés physiques et chimiques doivent concourir vers le but que nous venons d'indiquer.

Il faut donc étudier successivement les propriétes des différentes matières qui les constituent, leur forme et leur convenance, d'après les conditions individuelles.

Matières du vêtement.

Ce sont des substances végétales ou animales, préparées pour cet usage, par des procédés qu'il serait trop long d'indiquer.

Parmi les substances, nous employons surtout le chanvre, le lin, le coton, le caoutchouc, comme matières vestimentaires générales. On en utilise d'autres pour confectionner des chapeaux, des chaussures, ou pour le couchage, comme la paille, les spathes de maïs, le varech.

Certains peuples se servent des fibres textiles de végétaux que nous n'avons pas encore pu utiliser : ainsi le Phormium tenax ou lin de la Nouvelle-Zélande, le Jute ou chanvre de l'Inde, le Ma des Chinois et l'Abaca des îles Philippines.

Parmi les substances animales on prépare la laine, les poils, les fourrures, les pelleteries, les plumes des oiseaux, les peaux des animaux modifiées par le tannage (cuirs), la soie.

Propriétés physiques de ces substances.

Stark (d'Édimbourg) et M. Coulier, par des expériences minutieuses, sont arrivés à d'importants résultats que nous allons indiquer.

1° *Couleur des vêtements.* — La couleur des vêtements, dit M. Coulier, est sans influence sensible sur la déperdition du calorique. Il n'en est pas de même au point de vue de l'absorption de la chaleur solaire. La couleur des tissus joue alors un rôle très-important, puisqu'il suffit, quelle que soit d'ailleurs la nature des vêtements, de modifier leur surface extérieure avec une étoffe de couleur blanche pour bénéficier de tous les avantages que présentent ces étoffes, quand on se trouve exposé aux ardeurs du soleil.

« Dans l'expérience des étoffes superposées, dit le savant professeur du Val-de-Grâce, il est démontré qu'une même étoffe de coton (à mailles serrées) surajoutée à un vêtement de drap, suffit pour procurer un abaissement de température de 7 degrés. Je ne crains pas trop de m'avancer en disant, qu'en Algérie, dans les fortes chaleurs, la différence eût été de 10 à 12°, puisque cette différence augmente avec la température. Instinctivement, ou peut-être, par l'expérience des siècles, les populations indigènes ont adopté la couleur blanche pour leurs vêtements. On ne peut songer à abandonner, pour la confection de l'uniforme militaire, les lainages colorés ; mais du moins serait-il possible, en temps de marche ou d'expédition, de mettre le soldat à l'abri des ardeurs du soleil, à l'aide d'un simple burnous en cotonade qui serait d'un prix peu élevé et dont le volume serait de peu de chose. »

Le docteur Stark avait déjà montré que la couleur modifie l'absoption du calorique, et gouverne la marche du rayonnement ou du refroidissement du corps, c'est-à-dire, leur pouvoir absorbant ou leur pouvoir émissif.

Si une enveloppe de couleur blanche retient mieux le calorique et donne de la stabilité à la température animale on s'explique ainsi le pelage blanc des animaux des pays froids, et le changement de coloration de quelques-uns aux approches de l'hiver. Rumford était arrivé à des conclusions opposées pour les pays intertropicaux où il conseillait les vêtements noirs. Le nègre exposé au soleil absorbe, il est vrai, plus de calorique et il en rayonne beaucoup ; mais, à l'ombre, cette coloration lui permet de rayonner énormément et de se débarrasser facilement du calorique en excès. Il est, en effet, bien démontré qu'une surface couverte de noir de fumée rayonne le maximum de calorique environ huit fois plus qu'une surface blanche et polie.

Les expériences du docteur Stark ont encore démontré que le pouvoir émissif et rayonnant des surfaces colorées, pour les particules odorantes, sont soumis aux mêmes lois que celles qui règlent le pouvoir émissif et rayonnant de la lumière et du calorique. Ainsi il a trouvé que le noir absorbe le plus, le blanc à peine ; les substances animales plus que les végétales, la soie plus que la laine, celle-ci plus que le coton.

2° *Propriétés hygrométriques des substances vestimentaires.* — Les vêtements peuvent absorber une certaine quantité d'eau qui leur viendra ou de l'enveloppe cutanée par la sueur, ou de l'extérieur par la vapeur d'eau qui se trouve en plus ou en moins grande quantité dans l'atmosphère. Cette eau, en s'évaporant, ou en modifiant les propriétés de conductibilité des étoffes viendra changer les conditions de ce milieu prétégumentaire dont nous avons parlé. Ce sont ces conditions nouvelles et les causes de ce phénomène qu'a très-bien étudiées M. Coulier.

L'eau qui pénètre dans un tissu se partage en deux portions distinctes. L'une est l'eau hygrométrique. Elle peut être absorbée en quantité considérable sans qu'il soit possible au toucher d'apprécier un changement physique dans l'étoffe. Il faut pour constater sa présence employer la balance. D'ailleurs, comparée à l'eau d'interposition, qui est la seconde dont nous avons à parler, elle en diffère encore en ce que la pesanteur ne la rassemble pas dans les parties déclives de l'étoffe, et en ce que dans un milieu non desséché elle ne disparaît jamais complétement. L'eau d'interposition retenue dans une étoffe en change totalement les propriétés physiques. Les pores sont obstrués, la main perçoit la sensation d'humidité, et la pression en extrait une certaine quantité d'eau.

L'eau hygrométrique absorbée par chaque tissu varie suivant sa nature. Ces différences sont en rapport avec l'organisation microscopique et l'usage primitif des fibres textiles. Ainsi, les fibres du coton qui devaient protéger la graine du végétal et lui permettre, une fois mûre, d'être transportée au loin par le vent, sont formées par une substance non hygrométrique, n'augmentant pas de poids par l'absorption de la vapeur d'eau contenue dans l'air. Dans la plante, les fibres du chanvre sont toujours saturées d'eau. Quant à la laine, sans perdre ses propriétés physiques de souplesse, de porosité et de conductibilité, elle préserve l'animal des pluies les plus abondantes.

D'après ces données, au point de vue de l'eau hygrométrique, le coton possède le moindre pouvoir absorbant, la toile de chanvre vient ensuite; quant à la laine, c'est le corps qui en absorbe le plus.

L'eau d'interposition varie aussi avec la nature des étoffes. N'étant pas élastiques, dès qu'elles sont mouillées, les fibres de coton et de chanvre s'accolent les unes aux autres par capillarité; les interstices ne varient pas, retiennent alors plus d'eau. C'est ainsi que, mécaniquement, l'étoffe de laine absorbera une plus grande quantité d'eau d'interposition que les autres étoffes. Aussi leur sera-t-elle préférée par ceux qui se livrent à des exercices violents ou dont le corps se couvre facilement de sueur.

« Il y a dans la manière dont les vêtements absorbent l'humidité une circonstance qui est également digne de fixer l'attention du médecin. Si le corps couvert de sueur est mis sans défense en contact avec l'atmosphère, la sueur s'évaporera en soustrayant directement et brusquement une quantité considérable de calorique latent. Cette soustraction deviendra même excessivement rapide si l'atmosphère est agitée par un courant d'air. Le vêtement, au contraire, se sature d'eau hygrométrique sans qu'il y ait dépression de chaleur puisque l'eau ne passe pas définitivement à l'état gazeux. Il est bien vrai que, dès qu'il est saturé, il cède une portion de son eau à l'atmosphère jusqu'à ce que son équilibre hygrométrique soit rétabli; mais il est facile de voir que le froid qui en résulte se produit à la surface externe du vêtement, et beaucoup plus lentement. Ce froid agit donc sans transition brusque, d'une manière lente et graduée, c'est-à-dire dans les meilleures conditions pour ne point devenir cause morbide. » (Coulier.)

En résumé, et fort heureusement, dans beaucoup de circonstances, nos vêtements se mouillent et se refroidissent pour nous.

Il faut enfin noter que ces matières vestimentaires constituent un véritable dialyseur pour l'air qui sert à la respiration cutanée. L'air circule lentement à travers leurs mailles, et il entraîne avec lui soit des produits des sécrétions cutanées, soit des substances liquides ou gazeuses de l'atmosphère. On comprend qu'il puisse se charger ainsi de principes délétères, et que de la laine, des fourrures recèlent dans leurs interstices une couche d'air, retiennent des particules infectieuses ou morbigènes. Michel Lévy pense que ces agents de contagion viennent parfois de l'homme malade, et que, par exemple, les couvertures de lits dans les hôpitaux sont fréquemment les voies de propagation des fièvres typhoïdes, puerpérales.....

3° *Textures des substances vestimentaires.* — Les vêtements en contact avec la peau exercent sur elle une action mécanique et une action chimique.

La première est produite par la nature même de leur surface dont les aspérités plus ou moins rudes viennent frotter constamment l'épiderme, enlever la transpiration, activer sa circulation. De là, excitation nerveuse, chaleur, picotements et même prurit. Ce sont là des effets que chacun a pu constater avec une chemise ou des bas de laine. Le coton est moins rude. Mais le linge fait avec des fibres molles et douces du chanvre et du lin ne donne que des sensations désagréables La soie est moelleuse. Comme la laine, elle développe de l'électricité par le frottement. Michel Lévy a beaucoup insisté sur le parti que l'on peut tirer des propriétés électriques des étoffes.

La soie, la laine, les fourrures sont idio-électriques ou possèdent la faculté de produire et de conserver le fluide électrique. Au contraire, à cause de leur plus grande hycroscopicité, le chanvre, le lin et le coton conduisent très-bien l'électricité. De son côté, la peau, pourvu qu'elle ne soit pas humide est très-propre à l'électrisation, et on conçoit que son frottement par des vêtements idio-électriques donne un dégagement d'électricité. « Que les fluides électriques developpés de cette manière se distribuent à la périphérie du corps et lui impriment un certain degré de tension, ou qu'ils réagissent en se recomposant, ils exercent une influence peu remarquée mais réelle, qui fait partie des mérites ou des inconvénients des vêtements de laine ou de soie, et qui se traduit par des stimulations circonscrites et répétées sur l'élément vasculaire et nerveux de la peau. » (Michel Lévy.)

La deuxième action ou action chimique provient des produits cutanés acides ou alcalins dont les vêtements s'imprégnent, que la malpropreté laisse parfois s'accumuler, et qui déterminent ainsi de l'érythème, de l'inflammation, des éruptions variées. Il est certain que si de nos jours, les maladies de la peau n'ont plus ce caractère de ténacité et d'intensité qu'elles présentaient au moyen âge, il faut en partie rattacher cette amélioration à l'usage de plus en plus général du linge de corps.

Quelques mots des vêtements, dits *imperméables*. Ils doivent ne pas empêcher les fonctions de la peau, tout en ne laissant pas passer l'eau. On en a surtout fait avec le caoutchouc. Mais ceux-ci entravent la respiration cutanée, ce qui donne bientôt une certaine gêne. Le waterproof des dames réalise de meilleures conditions : mais il ne faut pas qu'il soit longtemps exposé à l'eau. On a cherché à faire des manteaux perméables au dedans, et recouverts au dehors d'un enduit imperméable. La solution de ce problème doit se trouver probablement dans l'action de certaines substances, qui, comme les silicates, sont inoffensives par elles-mêmes et n'altèrent ni la couleur, ni la forme du vêtement. M. Coulier m'a montré des étoffes trempées dans de l'acétate d'alumine et qui paraissaient réunir ces conditions. L'humidité est nocive pour le soldat, et on pourrait peut-être expérimenter, dans l'armée, ce procédé peu coûteux.

Forme des vêtements.

Il n'entre pas dans le plan de ce livre d'étudier chaque partie du vêtement, et de rechercher, si dans la manière de se vêtir, l'homme des climats tempérés obéit aux caprices de la mode ou cherche à avoir le vêtement le plus rationnel. Nous sommes d'ailleurs convaincus de l'inutilité des conseils : on obéit plus aisément à la mode qu'à l'hygiène.

Notre but est d'indiquer des règles scientifiques et logiques. C'est l'idéal que nous montrons, bien peu chercheront à le réaliser.

La constance et la rigueur de la température, dans les climats extrêmes, ont instruit l'homme et lui ont fait apprécier les précautions qu'il devait prendre pour lutter contre un si implacable assaillant. Ce n'est pas là de l'empirisme, mais « l'expression naïve des besoins, » comme le dit si bien Michel Lévy, le résultat de nombreuses réflexions, de tâtonnements infinis, d'innombrables observations.

Peut-on imaginer quelque chose de plus ratinonel

que l'alimentation du Touareg ou du Lapon, que le vêtement de l'Arabe ou du Groënlandais.

L'Arabe a un vêtement ample et large; la grande chemise ou gandoura, et par-dessus le bournous. Telles sont les pièces principales du vêtement. En outre, il est blanc, léger ; l'air le pénètre facilement et vient rafraîchir la peau; non adhérent au corps par des liens, il s'applique à volonté sur le corps et sert à le protéger des fraîcheurs de la nuit.

Muni d'un capuchon, ce large manteau garantit la tête et les yeux de la poussière et des rayons du soleil. On ne peut se figurer la grande quantité d'étoffe que, comme un rempart impénétrable, l'Arabe enroule autour de sa tête pour préserver les centres nerveux de l'élévation de température. Les mahométans ont la tête rasée, sauf une mèche à la partie supérieure du crâne : c'est par là que l'ange doit les prendre pour les enlever au paradis. Je pense que le Prophète a fait adapter ainsi une mesure hygiénique de la plus grande importance. La tête rasée, la transpiration s'y fait mieux, et on évite ainsi cette chaleur humide et constante de la sueur retenue par les cheveux.

L'homme du Nord se met à l'abri du froid par des vêtements de laine et de fourrures de forme étroite et adhérents au corps.

Tout cela est logique et bien compris. La civilisation semble détourner et distraire de toute sollicitude corporelle : une vie nerveuse et fiévreuse absorbe tous les instants. « Dans nos pays où la succession des saisons est rapide et imprime de continuelles fluctuations à l'atmosphère, on se résigne à grelotter en hiver, à étouffer en été, parce qu'on prévoit le terme prochain du froid et de la chaleur. Chaque température étant également instable, on se dispense bien à tort de déployer assez de ressources contre un ennemi passager » (M. Lévy).

Tout ce qui précède s'applique au vêtement de la journée, au costume de la vie de relations. Quelques détails sont indispensables pour le *lit* qui est le vêtement de la nuit. Nous y passons la moitié de notre existence, et cela justifie amplement les renseignements que nous sommes obligés de donner.

La chambre à coucher doit être vaste et cuber de 50 à 60 mètres. Elle doit surtout être bien éclairée et même inondée de lumière, si cela est possible. « Là où le soleil n'entre pas, le médecin entre, dit un proverbe italien. »

Le lit ne doit être qu'un vêtement protecteur contre le refroidissement de la nuit, pendant le repos. Il faut éviter de le transformer en milieu miasmatique et infectieux où viennent s'entasser, couver et germer tous les produits morbides que l'homme transporte avec lui ou qui se trouvent dans le voisinage. Dès lors la plus grande propreté : renouveler aussi souvent que possible le linge de couchage (draps et couvertures). — Pas de lits de plume ou de paillasse, dont le nettoyage si difficile et la propreté apparente donnent une sécurité trompeuse. Pour les matelas, le crin est préférable à la laine. On peut aussi employer quelques substances végétales (balle d'avoine, crin végétal, feuilles de maïs).

Les oreillers de plume sont mauvais pour les causes indiquées et par la chaleur et la congestion qu'ils donnent à la tête et au bulbe. Des apoplexies, des attaques d'asthme, d'épilepsie, toutes ces maladies qui éclatent brusquement la nuit peuvent être rapportées à cette cause. Il vaut mieux des oreillers à air, en crin ou en balle d'avoine.

La paillasse tend à disparaître et est avantageusement remplacée par les sommiers. Il en est de même des lits de fer qui sont de beaucoup préférables à ceux en bois. Ni alcôve, ni rideaux. Les couvertures du lit doivent varier avec les climats et les saisons. Cependant, il faut se rappeler que, d'une manière générale, on s'habitue facilement à trop se couvrir. La transpiration ainsi augmentée, les mouvements respiratoires gênés deviennent une cause de fatigue.

En résumé, le vêtement est bien, comme nous l'avons déjà défini, le milieu de la respiration cutanée. Nous nous refroidirions trop dans l'atmosphère, et nous ne pourrions y vivre longtemps. Par le vêtement, nous nous créons une atmosphère artificielle, un milieu calme où la température oscille entre 25° et 30° c.

De nombreux réflexes partent de la peau et vont stimuler les appareils nerveux, circulatoire et musculaire. Presque toujours, dans les climats tempérés, les adultes prennent la fâcheuse habitude d'être trop couverts. Montaigne dit qu'on demandait à un gueux qui allait en chemise en plein hiver, comment il pouvait prendre patience : « Et vous, monsieur, répondit-il, vous avez bien la face découverte : or moy je suis tout face. »

D'une manière générale, le milieu prétégumentaire est d'autant plus important que l'individu fait moins de chaleur. C'est la vie chez l'enfant nouveau-né et chez le vieillard. Mais là encore, il faut éviter l'abus.

Heureusement qu'on abandonne aujourd'hui l'horrible application du maillot qui consistait à immobiliser l'enfant comme une momie égyptienne. Quand le pauvre petit être, froissé et pelotonné, criait et pleurait des souffrances que lui occasionnait cette torture, les parents trouvaient le tapage tout naturel. Jean-Jacques Rousseau, dans son *Émile*, s'est justement élevé contre ce supplice : « Ils crient du mal que vous leur faites ; ainsi garrottés, vous crieriez plus fort qu'eux. De peur que les corps ne se déforment par des mouvements libres, on se hâte de les déformer en les mettant en presse !..... Leurs premières voix, dites-vous des enfants, sont des pleurs ! Je le crois bien ! vous les contrariez dès leur naissance ; les premiers soins qu'ils reçoivent de vous sont des chaînes ; les premiers traitements qu'ils éprouvent sont des tourments ! n'ayant rien de libre que la voix, comment ne s'en serviraient-ils pas pour se plaindre ! » Ajoutons que l'immobilisation est une cause de refroidissement. Récemment, Manassein (de Saint-Pétersbourg) a montré que le bercement que produit le sommeil détermine en même temps un abaissement de la température du corps.

Les femmes aussi font moins de calorique. D'ailleurs, leurs organes exigent une forme de vêtements où l'air puisse se renouveler souvent, et cette disposition favorise le refroidissement. Mais la partie du costume de la femme sur laquelle on a le plus discuté, est certainement le corset.

Disons de suite qu'il n'est pas coupable de tous les maux qu'on l'a accusé de produire. M. Bouvier[1] a fait son histoire et montré qu'il avait été employé de tout temps.

Nous croyons qu'en comprimant la zone épigastrique, il gêne l'amplification de l'estomac, surtout après le

[1] *Études médicales et historiques sur les corsets* (BULLETIN DE L'ACAD. DE MÉD., Paris, 1853). — Garny, *Thèse de Paris*, 1854.

repas, et est ainsi cause de dyspepsie. Cette action abdominale se propage jusqu'à l'utérus, si mal soutenu comme l'on sait, et elle le déplace, d'où les antéversions et des rétroversions. Bientôt la circulation de cet organe est gênée et il y a en même temps catarrhe.

Le corset donne de la grâce aux jeunes filles et soutient les mamelles des femmes plus âgées. Il ne faut donc pas le supprimer, d'ailleurs son antique usage prouve qu'il répond à un besoin. Il sera peu serré, le cône inférieur ne doit pas présenter un busc long et résistant. Cette dernière indication a été adoptée dans la ceinture-corset, suite du corset-régence.

HABITATION[1].

Comme le vêtement, l'habitation est un milieu artificiel destiné à abriter l'homme et à le protéger. Il y passe la plus grande partie de sa vie, et c'est dans ce milieu qu'il puise les matériaux de sa respiration. La nécessité des échanges gazeux pour l'hématose et les oxydations, les lois d'absorption de l'oxygène et d'exhalation de l'acide carbonique montrent de suite quelles conditions doit réaliser une habitation bien construite.

M. le professeur Fonssagrives, dont les publications sur l'hygiène ont réalisé le problème difficile qu'il s'était proposé : « Vulgariser sans abaisser » a écrit

[1] *Des bâtiments*, François Bacon, in *Œuvres morales* (traduit par Baudouin en 1636), Paris, Desrez, 1856. — *La maison*, par le professeur Fonssagrives, 1871. — Priory, *Des habitations privées*, thèse de concours, Paris, 1857. — *Des habitations des classes ouvrières*, par Henry Roberts. Paris, Baudry, 1850.

avec beaucoup de vérité : « Il y a deux sortes d asphyxie : les unes tragiques, qui suspendent brusquement la vie ; les autres lentes, dont on ne se défie pas et qui tuent à coup sûr. Les dernières ont une cause unique : un mauvais logement. » Cet aphorisme justifie notre définition : l'habitation est le milieu ordinaire de la respiration pulmonaire.

Nous décrirons successivement l'emplacement de l'habitation, les matériaux qui entrent dans sa construction, son étendue et sa distribution, sa ventilation et son chauffage.

Emplacement de l'habitation.

Le chancelier François Bacon l'a parfaitement indiqué : « Les maisons sont bâties pour y voir dedans et non pour les regarder au dehors. C'est pourquoi il faut que l'usage en soit préféré à la symétrie, si ce n'est que l'on puisse avoir l'un et l'autre. Ces curiosités superflues qu'on y apporte pour les rendre agréables à l'œil ne sont bonnes que pour les palais enchantés de nos poëtes, qui les bâtissent à peu de frais. Celui qui entreprend de faire un beau bâtiment en un lieu incommode et mal situé, se met lui-même en prison. Or, vous remarquerez que, par une mauvaise situation, je n'entends pas seulement un lieu où l'air est malsain, mais aussi où il est inégal, comme l'on peut voir en plusieurs belles assiettes jetées sur quelques collines et environnées de hautes montagnes, où la chaleur du soleil aboutit de toutes parts, outre que le vent s'y assemble par tourbillons, ce qui fait que l'on remarque (et cela fort soudainement) d'aussi grandes diversités de chaud et de froid, comme si vous demeuriez en deux lieux différents. »

Il faut donc se créer un climat artificiel qui contrebalance l'influence des conditions générales atmosphériques de la localité et de la latitude.

Pour qu'une maison soit bien située, il faut qu'elle ait une température moyenne en rapport avec le climat. Elle doit être bien éclairée par la lumière solaire et doit renfermer en grande quantité de l'air pur et sec.

Pour cela faire, dans le Nord, on adoptera l'orientation Sud-Est et Nord-Ouest, afin d'éviter les vents froids de l'hiver : ceux du Nord et du Nord-Est. Si on a le choix, on pourra construire dans les vallées, ou sur les versants méridionaux des montagnes.

Dans les pays chauds, au contraire, on choisira les hauteurs, afin d'éviter le voisinage des marais. Et là encore, la direction ordinaire des vents guidera pour l'orientation.

Il faut surtout éviter les vents humides. Leurs effets nuisibles ont été parfaitement montrés par Pettenkofer. Nous empruntons les résultats de ses travaux à l'analyse qui en a été faite par Uhle et Wagner.

Pettenkofer a montré que les murs secs de nos habitations, surtout les murs en briques et même en pierres, maçonnés au mortier, sont facilement perméables à l'air. Cette perméabilité existe malgré la couche de chaux, de plâtre ou d'huile dont on les recouvre. Il passe ainsi plus d'air par tous les pores que par les fentes des portes et des fenêtres ; et chaque coup de vent sur le mur extérieur occasionne un mouvement de l'air qui se trouve dans la maison. Cet échange gazeux à travers les murs est en rapport avec la différence de température de ces deux atmosphères : plus cette différence est grande, dans les temps froids par exemple, et plus le courant est prononcé. La porosité des murs disparaît aussitôt qu'ils deviennent humides; de là, les inconvénients des maisons construites depuis peu ou dont les murs sont souvent battus par un vent chargé de vapeur d'eau.

Des affections rhumatismales ou névralgiques peuvent en être la conséquence. Il faut cependant se tenir en garde contre une exagération à laquelle on se laisse facilement aller pour expliquer l'étiologie des maladies dont nous venons de parler. « On ne peut fixer d'une manière générale, dit M. Piorry, l'époque où les inconvénients qui peuvent tenir à l'habitation dans les constructions nouvelles cessent d'avoir lieu, car tout dépend du mode de construction, de la nature des matériaux employés, du climat, des saisons, de la disposition des lieux, de l'épaisseur des murs, etc... »

On choisira s'il est possible un terrain sec, sinon on drainera le sol. On évitera un sous-sol argileux ou crayeux qui, semblable à une éponge, retiendrait les eaux d'infiltration. Il vaut mieux un sous-sol rocheux, surtout si sa pente permet l'écoulement des eaux. Mais on doit à tout prix s'éloigner des terrains marécageux ou d'alluvion. Ils sont absolument inhabitables, on ne s'habitue pas à la malaria. Les animaux eux-mêmes subissent les influences du miasme, influence que les anciens connaissaient très-bien et qu'ils cherchaient dans les entrailles des victimes, lorsqu'ils voulaient faire choix de l'emplacement d'un côté.

Mais il y a certaines localités, certains emplacements que l'on recherche intentionnellement, et qui réalisent parfois de sérieux avantages.

Il est bien certain que l'air de la campagne, celui qui l'on respire sur les hautes montagnes, dans les forêts de pins résineux ou sur le littoral, a des propriétés spéciales et qui peuvent être utilisées. Les combustions sont plus énergiques à la campagne, il y a plus d'ozone dans l'air, et toutes les fonctions de l'organisme sont augmentées. Sur les montagnes, l'air est frais et stimulant ; le séjour à différentes hauteurs permet pour ainsi dire de changer de climats. Quant à l'influence du bord de la mer, dit M. Fonssagrives, on ne peut contester que par sa pureté, sa vivacité extrême, sa fraîcheur, il n'exerce sur certains valétudinaires, marqués au cachet de l'anémie ou du lymphatisme, une influence des plus heureuses.

Matériaux de construction.

Nous ne nous occuperons pas des différents types de maisons aussi variables que les localités dans lesquelles on les observe, Nous n'aurons en vue que l'habitation de nos climats.

La position du sol déterminée, son incompressibilité assurée, on fait choix de matériaux reconnus en même temps les plus solides, les plus légers, mauvais conducteurs de calorique, non susceptibles d'absorber l'humidité ou de dégager des gaz délétères.

Employer les calcaires des terrains secondaires et tertiaires, la pierre meulière, le grès rouge..... Éviter les pierres gélives, et pour cela ne les utiliser que quelques semaines après leur extraction. Choisir du sable de rivière, de la chaux et du plâtre de bonne qualité. Faire usage de briques sèches et creuses, de bois bien desséchés et mis à l'abri des fermentations (procédé Boucherie).

Telles sont les conditions générales que doivent réunir les plus importants des matériaux à utiliser. Nous ne pouvons entrer dans des détails plus précis, et c'est là une question tout aussi spéciale que celle de l'étendue et de la distribution.

Étendue de l'habitation. Sa distribution.

Ce sont toujours des raisons de convenance ou de fortune qui commandent l'étendue de l'habitation. Rien de plus vrai que cette sentence du professeur Fonssagrives : « Dis-moi ce que tu habites, je te dirai ce que tu es. » Il nous faut cependant donner des préceptes généraux sur les dimensions d'un milieu habitable.

Les Anglais se sont occupés du rapport de la mortalité sur un terrain avec le nombre de ses habitants. Ils ont vu que la mortalité croissait à Londres avec le nombre d'individus qui vivent sur une même surface. En France, le génie, chargé de la construction des bâtiments militaires, pense qu'une superficie de $3^m,75$ par fantassin et 4 mètres carrés par cavalier, suffit pour éviter l'encombrement. En Angleterre, on exige $6^m,20$; la commission spéciale pour le casernement des troupes aux Indes demande au moins 9 mètres. A Paris, un habitant occupe de 10 à 15 mètres carrés.

On s'est surtout préoccupé du volume d'air nécessaire à la consommation d'un individu. Cette question est de la plus haute importance pour l'hygiène des bâtiments qui renferment une population constante : casernes, hôpitaux, colléges.....

Les physiologistes et les hygiénistes sont arrivés à des chiffres bien différents. Les premiers ont apporté une rigueur mathématique dans leurs recherches, les autres ont tenu compte des circonstances accessoires dont l'importance est considérable.

Küss calcule d'après la proportion de CO_2 qui se trouve dans l'air. Il admet que l'homme adulte excrète par 25 heures 850 grammes de CO_2 (en volume à peu près 400 litres), et qu'une proportion de ce gaz de $\frac{4}{1000}$ dans l'air respiré est nuisible. D'après ces chiffres nous rendons par heures 16 litres, c'est-à-dire précisément de quoi vicier 4 mètres cubes $\left(\frac{16}{4000} = \frac{4}{1000}\right)$. Il faut donc au moins 4 mètres cubes par heure pour suffire à notre respiration. Mais ce chiffre, fourni par le calcul, paraît insuffisant à Küss, qui en tenant compte des conditions de voisinage qui peuvent vicier l'air arrive à cette conclusion : un homme doit disposer de 10 mètres cubes d'air par heure. S'il est vrai, que l'acide carbonique a une action prépondérante, nous verrons plus tard, qu'il n'est pas l'agent unique de la viciation de l air.

Péclet a montré le rôle tout aussi important que jouent les produits de la respiration cutanée et pulmonaire, et il a recherché quel était le volume d'air nécessaire pour dissoudre ces différents produits. Ces substances sont entraînées par la vapeur d'eau contenue dans l'atmosphère. Un homme, en 24 heures, produit de 800 à 1000 grammes de vapeur d'eau, en moyenne 38 grammes par heure. Se basant sur ces données, et en tenant compte des circonstances ordinaires, Péclet est arrivé à $5^m,84$ comme volume d'air nécessaire pour dissoudre le poids des vapeurs produites. Donc il y aurait, d'après lui, à fournir par heure et par individu un volume d'air égal à 6 mètres cubes.

Voici les résultats auxquels on est arrivé dans la recherche du volume d'air à allouer à chaque soldat

L'espace occupé par un homme dans une chambre est de 12 mètres cubes pour l'infanterie et de 15 pour la cavalerie. C'est là un chiffre insuffisant qui d'ailleurs n'est pas toujours atteint En Angleterre, ce chiffre est de 17 mètres cubes, en Autriche 15, en Belgique 12, en Prusse 13 à 15, en Russie 14. Toutes ces fixations sont trop faibles, si la ventilation n'est pas très-active, *l'espace cubique alloué à chaque homme devrait être de 30 mètres.*

M. Leblanc[1] admet que l'air est irrespirable quand il contient $\frac{1}{100}$ de C.O.². C'est une fausse appréciation, car il est certain que l'on peut éprouver des vertiges et des maux de tête dès qu'il renferme $\frac{1}{1000}$ de ce gaz. Les Anglais ont admis que l'air n'en doit pas contenir plus de $\frac{6}{10000}$. M. Leblanc ayant trouvé que, dans les casernes, l'air se renouvelait trois ou quatre fois en dix heures avait admis que l'espace assigné aux hommes de troupes était suffisant. Nous ne pouvons adopter cette opinion puisque nous pensons que dès qu'il y a un litre de C.O.² par mètre cube il survient du malaise. L'homme expire à peu près 16 ou 18 litres de C.O.², soit 180 litres en dix heures de chambre. Si on concède à chaque soldat 12 mètres cubes il faut que l'air se renouvelle quinze fois. Le renouvellement n'avait lieu que trois fois dans les expériences de M. Leblanc. Il conviendrait donc d'accorder à chaque homme 20 mètres cubes. Il est vrai que la commission militaire d'aération dont faisait partie Leblanc comptait sur la ventilation accidentelle par les ouvertures des portes et fenêtres, joints..... Il faut, d'après le général Morin, pour que la ventilation se fasse bien que les bouches des ventilateurs aient au moins 50 centimètres carrés, condition très rarement réalisée. Dans les casernes anglaises, on a réussi à donner 32 mètres cubes par homme et par heure. Michel Lévy conclut à une ration de 30 mètres par heure. « Les chambres à coucher, qui n'admettent point de ventilation efficace, doivent être cubées d'après la moyenne de séjour au lit ; celle ci est en général de sept à huit heures ; elles exigent donc une capacité de 30 × 7 ou 8 mètres cubes pour chaque individu. »

Tous les *étages* n'ont pas la même salubrité. Les entre-sols et les rez-de-chaussée sont humides et obscurs. Les règlements de police exigent à Paris que les

[1] *Recherches sur la composition de l'air confiné*, in ANN. DE CHIMIE ET PHYSIQUE, 1842, t. V.

étages aient au moins 2m,60 de hauteur entre le plancher et le plafond. Fleury donne les dimensions suivantes d'une chambre à coucher pour une personne : 3m,50 d'élévation et 4 mètres de longueur et largeur.

Il faut éviter d'employer des peintures ou des papiers de tapisserie qui peuvent répandre dans l'air des poussières toxiques. Le plomb et surtout l'arsenic ont été incriminés.

Des fleurs artificielles à base d'arsenic, et principalement les papiers arsenicaux ont produit des accidents d'intoxication, et l'arsenic a été trouvé dans les urines[1].

Les parquets de bois sont préférables à ceux en pierres ou en briques. Ceux-ci sont froids et ne conviennent que pour les habitations méridionales.

Éviter toute viciation de l'air, aussi suivre le conseil de Londe, surtout pour la chambre à coucher : « Point de lampe, point de feu (si ce n'est dans la cheminée où se produit un utile tirage), point d'animaux, point de fleurs. »

Il ne faut pas oublier, quand il s'agit de l'habitation, que le milieu dans lequel l'homme vit consomme aussi de l'oxygène. Ainsi les livres, les papiers, les étoffes absorbent une certaine quantité de ce gaz.

De toutes les causes de méphitisme de l'habitation, la plus fréquente et la plus importante est celle qui provient des *cabinets d'aisance* Voici, d'après M. Fonssagrives, les améliorations qu'il faudrait généraliser :

1° Abandon complet du système des fosses fixes ;

2° Application générale du système de la *séparation* et de la désinfection préalable ;

[1] Voy. Beaugrand, Ann. d'hygiène, 2e série, 1869, p. 480, t. XXXI.

3° Ventilation des fosses fixes, qu'il faudra bien, dans certaines localités, conserver provisoirement ;

4° Interruption par une valvule mobile de la cuvette et du tuyau de chute ;

5° Irrigation permanente ou facultative.

Pour les *habitations des classes ouvrières*, voici ce que dit Henry Robert, dont le mémoire a été traduit de l'anglais et publié par ordre du président de la République : « Pour assurer la ventilation, ménager des ouvertures en nombre suffisant et de dimensions convenables, et réserver aux chambres une hauteur que je fixerai de 2m,20 à 2m,50 ; dans les villes, je la fixerai à 2m,70 d'un étage à l'autre. Le nombre et la capacité des appartements devraient être en rapport avec le nombre probable des personnes devant les occuper. Pour les familles, règle générale, il ne faut pas moins de trois pièces à lit, ayant chacune une entrée distincte et indépendante ; aucune autre disposition ne peut assurer une séparation convenable des sexes. La chambre commune ne devrait pas avoir moins de 43 à 45 mètres de superficie, et la chambre à coucher des parents devrait en mesurer au moins 30. Dans cette dernière, il est très-important qu'il y ait une cheminée en cas de maladie. Dans chaque pièce, près du plafond, surtout dans les petites chambres des enfants où il n'y a pas de cheminée, il faudrait une ouverture pour servir d'issue à l'air vicié. Dans certains cas, il suffirait pour cela d'un tuyau passant à travers le toit et recourbé à son extrémité ou d'une simple conduite d'air pratiquée dans le mur et s'ouvrant au dehors. » Cette dernière condition de ventilation est défectueuse. Ce n'est pas par le haut mais par le bas qu'il faudrait faire échapper l'air vicié. Voici ce qu'il faudrait réaliser pour avoir en même temps le meilleur système de chauffage et de ventilation : de l'air chauffé arrive par pression à la partie supérieure, l'air vicié est enlevé à la partie inférieure par appel.

Ventilation.

Puisque l'air se vicie fatalement dans les habitations, il faut aider à son renouvellement. C'est l'office de la ventilation. Tel air, tel sang, a dit justement Ramazini. Il faut bien faire respirer sa maison, écrit le savant professeur de Montpellier : « La respiration collective d'une maison est comme la respiration physiologique d'un individu; elle exige qu'on lui fournisse de l'air pur en quantité suffisante et qu'on la débarrasse de l'air qu'elle a vicié en en faisant usage. »

La ventilation de la maison se fait par les cheminées, les couloirs, la cage d'escalier. Il n'est pas nécessaire que les fenêtres interviennent dans cet acte. Des fenêtres étanches ne donnant que de l'air à volonté sont certainement préférables. M. Gallard[1] a montré que l'air contenu dans la cage de l'escalier pouvait en hiver être élevé à une température convenable et de là distribué dans les appartements. Mais la ventilation la plus efficace des habitations ordinaires se fait par la cheminée.

Dans les hôpitaux, les salles de spectacle, etc., on a adopté un système de ventilation qui repose sur l'établissement de calorifères spéciaux[2]. L'appareil de M. Léon Duvoir, le système de MM. Laurens et Thomas, et surtout ceux de Geneste Herscher, sont généralement employés.

M. Coulier[3] a indiqué le système de ventilation, dit

[1] *Ventilation et chauffage* (ANN. D'HYGIÈNE, t. XXX, et in DICTION. DE JACCOUD)

[2] Guérard, *Ventilation et chauffage des édifices publics* (ANN. D'HYGIÈNE, 1844 et 1847).

[3] Mémoire couronné par la Société des sciences de Lille, année 1871.

par appel, procédé qui permet le chauffage et la ventilation économique des cafés, Salles d'asile, etc.

Chauffage.

Cette question a été parfaitement traitée par M. le professeur Coulier[1]. Nous lui empruntons la plupart des détails qui suivent.

Les appareils de chauffage doivent remplir les conditions suivantes :

1° Dégager une quantité de chaleur variable à volonté, de manière à entretenir dans les locaux habités une température constante malgré les influences saisonnières ;

2° Fonctionner pendant la nuit, malgré l'absence ou la négligence des préposés ;

3° Ne pas laisser pénétrer dans l'atmosphère respirable des appartements les produits gazeux de la combustion ;

4° Ne pas modifier l'état hygrométrique de l'air chauffé ;

5° Réaliser toutes ces conditions avec économie et présenter toutes les garanties possibles contre l'incendie.

Ces appareils sont destinés à brûler les substances combustibles. Il y a un grand nombre de combustibles qu'il faut distinguer par leur puissance calorifique, c'est-à-dire par le nombre de calories qu'un kilogramme de combustible est susceptible de développer en brûlant. La puissance calorifique du charbon est 8080 : cela veut dire, qu'en brû-

[1] Art. *Chauffage* du DICTION. ENCYCLOP.

lant un kilogramme de charbon on peut, s'il n'y pas de chaleur perdue, porter à l'ébullition 80 litres 8 décilitres d'eau.

Voici les principaux combustibles, avec le nombre de calories qu'ils produisent :

Bois..........	3000	calories.	Houille.	8000	calories.
Charbon de bois.	7000	—	Coke...	6800	—
Tannée sèche...	3400	—	Gaz....	13000	—
Lignite........	5000	—	Pétrole.	10400	—

Tout combustible qui brûle, dégage de la chaleur sous deux formes différentes : 1° il échauffe les molécules de gaz avec lesquelles il est en contact, et celles-ci devenues plus légères s'élèvent aussitôt et forment un courant ascendant au-dessus de lui ; 2° il émet dans toutes les directions des rayons calorifiques qui se comportent comme les rayons de lumière.

Les nombreux appareils de chauffage que l'industrie perfectionne tous les jours prouvent que Franklin avait bien raison de dire qu'il était plus aisé de bâtir deux maisons que d'en chauffer une. Il faut distinguer les cheminées, les poêles, les calorifères.

1° *Des cheminées*. — On admet que, pendant la combustion du bois, le quart du calorique s'échappe sous forme rayonnante. La proportion des rayons qui pénètrent dans la chambre est pour les cheminées ordinaires environ d'un quart. Il résulte de là que la proportion de chaleur utilisée est $\frac{1}{16}$ ou environ 0,06 de la chaleur totale. On ne peut qu'approuver l'emploi de la bûche économique ; elle s'échauffe au contact du combustible, et comme son pouvoir rayonnant est considérable, elle transforme le calorique qu'elle a reçu par contact en calorique rayonnant, utile pour le chauffage.

Voici d'abord les inconvénients des cheminées : 1° Elles n'utilisent qu'une fraction minime de calorique développé (environ dix centièmes); 2° Il est impossible d'assurer leur fonctionnement pendant la nuit; 3° Elles ne chauffent que par rayonnement, d'où inconvénient d'avoir les pieds chauds et le dos gelé; 4° Elles ventilent avec énergie ce qui est un avantage, mais devient un inconvénient dans le cas beaucoup plus fréquent de ventilation mal faite. La ventilation continue la nuit et est alors la cause de refroidissement; °Elles exposent aux accidents qui résultent de l'inflammation fréquente des vêtements de femmes ou d'enfants.

Elles ont certains avantages: 1° Elles ne modifient que peu l'état hygrométrique de l'air, précisément parce qu'elles ne le chauffent presque pas; 2° elles conviennent aux tempéraments pour lesquels le chauffage trop intense constitue un danger, ainsi les pléthoriques, les individus prédisposés aux congestions cérébrales; 3° la vue du feu est agréable: on tisonne.

On a cherché à perfectionner les cheminées dans le but 1° d'augmenter leur pouvoir rayonnant (inclinaison en dehors et évasement des parois faites de matériaux blancs et polis (faïence, briques vernissées); 2° de mettre l'air extérieur en contact prolongé avec le foyer ou avec les tuyaux d'élimination de la fumée et du calorique: bouches de chaleur qui sont en général beaucoup trop petites, — cheminées à la prussienne, — cheminées des casernes anglaises établies par le capitaine du génie, Douglas Galton. Ces dernières, en ventilant convenablement, échauffent l'air introduit avant qu'il ne soit déversé dans les chambres et peuvent utiliser les $\frac{35}{100}$ du calorique produit.

Lorsque les cheminées fument, on peut rattacher cet inconvénient à une des causes suivantes: 1° Difficulté de l'introduction de l'air extérieur; 2° L'air brûlé s'étant mélangé d'une grande quantité d'air puisé dans la chambre, la température de la colonne ascendante n'est plus suffisante; 3° la cheminée doit avoir une certaine hauteur; 4° il y a action de deux cheminées l'une sur l'autre; 5° le soleil frappe le haut de la cheminée. L'influence des vents s'explique d'elle-même.

M. Viollet-le-Duc[1] indique quelle condition doit remplir une cheminée pour qu'elle ne fume pas: «Tuyau de fumée proportionné au foyer et alimentation de celui-ci par une quantité d'air proportionnée à la combustion.»

2° *Des poêles.* — Le poêle en métal est le plus économique de tous les appareils de chauffage. Dans le tableau suivant on a inscrit les poids de combustible nécessaire pour dégager une même quantité de chaleur dans un appartement:

Ancienne cheminée ordinaire.	100
Cheminée Rumford.	39
— Desarnod.	35
Poêle Curandeau (en tôle).	21
— Desarnod (tôle et fonte).	16

Les poêles en fonte conviennent pour des pièces destinées à être chauffées à des heures indéterminées d'avance et pour peu de temps. Ils ont certains inconvénients que l'on a beaucoup exagérés dans ces derniers temps[2]. M. Coulier a donné de ces accidents l'interprétation qu'ils méritent. Les poêles altèrent l'air qu'ils échauffent en modifiant l'état hygrométrique. L'air extérieur contient ordinairement les trois quarts et plus de la vapeur d'eau qu'il renfermerait, s'il était saturé. C'est cette proportion qui est modifiée. Il est vrai que l'oxyde de carbone peut pénétrer dans la

[1] *Histoire d'une maison*, p. 194.

[2] Carret (de Chambéry), *Mémoire sur l'insalubrité des poêles en fonte.* — Sainte-Claire Deville et Troost, COMPTES RENDUS DE L'ACAD. DES SCIENCES, 13 janvier 1868.

fonte portée au rouge, absolument comme un gaz soluble pénètre dans l'eau. Mais la portion de ce gaz déversée dans ces conditions par un poêle en fonte est très-minime. Les accidents et le malaise observés proviennent surtout de la dessiccation de l'air.

Les poêles en terre sont moins bons conducteurs, à cause des matériaux qui les constituent et de la masse plus grande qu'il faut échauffer. Mais ils ont l'avantage de conserver plus longtemps leur chaleur. C'est le poêle des pays septentrionaux.

Les uns et les autres ont un chauffage très-irrégulier. On a cherché à remédier à cet inconvénient par des bouches de chaleur et par un régulateur de combustion appelé *clef*. C'est une plaque de tôle qui oblitère plus ou moins la lumière du tuyau afin d'empêcher l'air extérieur de pénétrer. Elle a pu devenir une cause d'asphyxie. Les constructeurs devraient échancrer le diaphragme, afin que la fermeture absolue soit impossible.

3° *Les calorifères.* — Ils étaient surtout employés par les anciens sous le nom d'hypocaustes. Dans le plan de l'abbaye de Saint-Gall en Suisse, qui d'après M. de Caumont[1], est une pièce des plus importantes pour l'architecture du neuvième siècle, on voit un foyer que la légende désigne ainsi : *Caminus ad calefaciendum* (foyer pour la chaleur), c'est le fourneau de l'hypocauste. Il aboutit à une autre construction : *Evaporatio fumi.* « Il est évident, dit M. de Caumont, que pour arriver à cette issue la fumée devait passer sous le pavé de la grande salle ; mais, pour que toute espèce de doute cesse à cet égard, on lit dans le plan, au milieu de cette pièce, ces mots : *subtus calefactoria*, que l'on peut traduire : au-dessous du pavé les conduits du calorifère. Je ne serais nullement surpris que quelques hypocaustes eussent encore

[1] *Abécédaire d'archéologie*, 3e édit., p. 20.

existé au douzième siècle, mais je n'en ai pas la preuve. Toujours est-il que les cheminées devinrent communes dans le onzième siècle; qu'elles se multiplièrent au douzième siècle, et qu'alors on dut abandonner complétement le système que nous avaient légué les Romains pour le chauffage des maisons. » Les hypocaustes ne chauffaient donc que par rayonnement.

M. Coulier réserve le nom de calorifères aux appareils dans lesquels le foyer est loin de la pièce à chauffer. Le transport du calorique s'effectue en chauffant un gaz ou un liquide, qu'on fait circuler à l'aide de tubes dans les locaux qu'on veut chauffer. Les gaz sont l'air ou la vapeur d'eau ; le liquide est l'eau. De là plusieurs espèces : calorifère à air, à eau, à vapeur, mixte.

V. — RÈGLES D'HYGIÈNE SOCIALE.

D'une manière générale, il n'entre pas dans le plan de ce livre de donner aux règles d'hygiène sociale le même développement qu'à l'étude de l'hygiène individuelle. Souvent nous ne pourrons qu'indiquer certaines questions, préférant même en donner un simple énoncé que de les écourter.

Pour le modificateur qui nous occupe en ce moment, il faudrait étudier successivement : les *costumes des peuples* et les *vêtements professionnels*, les *climats*, les *localités*, les *bourgs*, les *villages*, les *villes*.

LE COSTUME.

Comme l'architecture d'un pays, le costume permet de juger de l'état social de ses habitants.

Le corps humain ou la figure humaine, dit Ch. Blanc, étant un modèle d'ordre, un exemple de proportion et un type d'harmonie, il est naturel que ces trois qualités distinguent le vêtement de l'homme. Le costume viril, tout en variant avec le climat et les croyances de la nation, change aussi avec les fonctions de l'homme, sa profession, les habitudes de sa vie.

Pour ajouter à une profession une grandeur à la fois optique et morale, le costume prend de l'ampleur, ainsi chez les magistrats, les hommes de robe. Ch. Blanc, auquel nous empruntons tous ces détails, dit que les prêtres ont voulu se grandir, en portant une soutane indivise et d'un seul ton. « La longueur du vêtement est en raison de la gravité du personnage..... Dès que les fonctions, au lieu d'être purement spirituelles, deviennent actives comme elles le sont dans la vie civile, industrielle ou commerciale, le vêtement s'accourcit. »

Le délicat observateur et le brillant écrivain de « l'Art dans la parure et dans le vêtement » remarque que tous les peuples primitifs aiment la couleur, l'homme civilisé l'abandonne aux femmes. Dans toute l'Europe il est habillé de noir. C'est là une convention extérieure qui répond au sentiment d'égalité qui se trouve dans tous les esprits, et qui autrefois n'existait pas, quand la distinction des castes se marquait aussi par une différence dans les vêtements. C'est ce qu'affirme ainsi Ch. Blanc : « La royauté de Louis XIV avait régenté la toilette aussi bien que le commerce, l'industrie, la littérature. Sans parler des justaucorps à brevet, imaginés par le roi, comme pour nuancer la soumission des courtisans qui l'entouraient, le costume des Français fut assujetti alors à des ordonnances qui, sans être écrites nulle part, étaient obéies. On devait porter en hiver le velours, les satins, les ratines, les draps ; au printemps les silésies et les camelots, et les taffetas en été. »

Des lois somptuaires relatives aux vêtements et aux meubles existaient sans doute, et les plus anciennes remontent jusqu'à un capitulaire de 808. Mais M. Viollet-le-Duc a parfaitement prouvé par les textes que, depuis Charlemagne jusqu'à Louis XV, elles n'ont jamais été obéies.

LES VILLES.

Nous nous occuperons seulement des villes en général et des édifices publics. Nous verrons plus tard, et à leur place, comment le sol et l'eau interviennent dans l'hygiène des villes, quelle importance il faut accorder à l'éclairage, aux voieries et aux cimetières.

En se réunissant en société, l'homme a cherché à remplacer la faiblesse individuelle par la force collective. Mais par le fait même de cette agglomération, il s'est formé un milieu spécial, le milieu social, dont les influences fâcheuses retentissent souvent sur l'homme, quand la prévoyance et la sagesse de ceux qui ont mission de le préserver n'interviennent pas d'une façon suffisante.

Ainsi, quelle que soit la nature du sol d'une ville, il est bien démontré que cette réunion humaine exerce une action indéniable sur la durée de la vie[1]. Les Anglais ont publié à ce sujet de nombreux documents

[1] De Freycinet : *Traité d'assainissement municipal.* — Hygiène de la ville : *Étude de salubrité publique*, par le professeur Fonssagrives. — *Les villes, leur hygiène*... (REV. SCIENT., 1874, p. 542. — Maxime du Camp : *Paris, ses organes et ses fonctions.*

que MM. Boudin et Guérard ont fait connaître. M. Fleury les résume ainsi (*loc. cit.*, p, 366) :

Les villes sont plus malsaines que les campagnes. L'insalubrité des villes croît en proportion de l'accumulation de la population sur des points limités.

Cette insalubrité résulte surtout du défaut de circulation de l'air pur, du mauvais état des rues ; de l'absence, de la distribution imparfaite ou du curage défectueux des égouts, enfin de l'insuffisance de l'eau pure.

L'âge moyen des décès est de : 34 ans pour les campagnes salubres du comté de Surrey; 29 ans pour toute l'Angleterre ; 20 à Manchester ; 17 ans à Liverpool. La vie probable au moment de la naissance, est de 40,2 ans pour l'Angleterre et de 24,2 ans pour Manchester.

De nos jours, M. le docteur Bertillon a publié une étude statistique de la population française[1]. Les tableaux géographiques dressés par ce savant donnent des conclusions confirmatives de ce qui précède, et qui en outre montrent la mortalité selon l'âge, le sexe, l'état civil Nous utiliserons les matériaux de ce beau travail qui a une véritable portée sociale. A ce titre, il devrait être consulté par les législateurs et les hygiénistes.

La ville se compose de plusieurs parties : ce sont *les quartiers*[2] qui sont loin d'avoir la même salubrité. Le quartier, comme le dit M. Fonssagrives, est une ville dans la ville, et il faut le choisir avec soin. M. Junod,

[1] *Démographie figurée de la France*, Masson, 1874.

[2] C'est qu'avant Philippe-Auguste, Paris était divisé en quatre parties : la Cité, Saint-Jacques de la Boucherie, la Grève et la Verrerie, qu'on nomma quartiers à cause de leur nombre.

dans un travail présenté en 1858 à l'Académie des sciences, a expliqué cette tendance réelle qu'ont les villes à s'accroître dans la direction de l'Ouest par une salubrité plus grande des quartiers placés à la partie occidentale de la ville. Ces villes forment ainsi de l'hygiène instinctive : les vents d'Ouest étant humides et bas apportent sur les quartiers opposés les miasmes, la fumée et les poussières qu'ils ajoutent à toutes les émanations formées déjà en cet endroit. Les quartiers occidentaux sont, au contraire, peu influencés par les vents d'Est qui sont en général hauts et secs.

Il y a une solidarité bien plus grande entre la maison et les rues, boulevards, places et promenades qui constituent le système circulatoire des villes. Il faut donc distinguer dans la surface d'une ville : la surface couverte de constructions et qui est habitée, et la surface de circulation ou d'aération.

Dans un article sur l'hygiène des villes (*Rev. scient.*), nous trouvons les chiffres suivants que nous nous empressons de reproduire.

Il faut distinguer dans la population d'une ville la population absolue et la population spécifique, c'est-à-dire rapportée à la surface habitée D'après une statistique récente de MM. Behin et Wagner, il y a dans le monde entier :

9	villes de plus de	1	million			d'habitants
12	—	entre	1	million et	500,000	—
20	—	de	5	à	400,000	—
35	—	de	2	à	300.000	—
90	—	de	100	à	200,000	—
164	—	de	plus	de	100,000	—

L'ensemble de ces grandes villes comprend une population de 50 millions d'habitants, c'est-à-dire le vingt-huitième de la population du globe.

En Angleterre, la population moyenne d'une ville est de 47,770 habitants; en France, 32,251; en Prusse, 19,685 en Suède, 5,8·9.

Mais si l'on compare la densité de la population à l'hectare de superficie, on trouve qu'elle est à Paris de 529 habitants, à Londres de 103, à Berlin de 59. Il est bien évident que cette densité varie d'un quartier à l'autre, et est pour ainsi dire en rapport avec l'aisance et le bien-être de ses habitants. On a même recherché la densité moyenne par habitation et on a vu qu'elle était de 52 habitants par maison à Saint-Pétersbourg, à Vienne de 49,4, à Paris de 32, à Berlin de 32, à Londres de 8.

Pour la surface de circulation de l'air, à Paris, on compte aujourd'hui sur une superficie totale de 7,806 hectares, une surface de 3,267 hectares, ainsi répartie : Squares et promenades 1,783 hectares; rues 1,130 hectares; surface de la Seine 714.

« En ne tenant compte, à cause de l'éloignement des bois plantés à sa circonférence, que de la superficie de circulation à l'intérieur de Paris soit 1,939 hectares, la superficie d'aération serait encore de 25 pour 100. Le chiffre que nous venons de déterminer pour Paris, est pour Boston de 26,7; pour Philadelphie de 29,8 ; pour New-York de 33,3 ; pour Washington de 54,15. L'avantage de Paris réside surtout dans la proximité des bois de Vincennes et de Boulogne qui représentent 1,600 hectares de plantations. »

Les arbres ont une grande influence sur l'hygiène des villes dont ils drainent le sol et l'air [1]. Comme ils doivent être éloignés d'au moins 5 mètres des maisons, on ne peut les planter que dans les rues qui ont une largeur supérieure à 20 mètres. Paris comptait en 1872 : 102,154 arbres d'alignement.

[1] Consulter à ce sujet les Mémoires de M. Jeannel, de M. Chevreul (ANN. D'HYG., 1850 ; *idem*, 1853).

La dimension des rues varie avec les climats et surtout avec les conditions sociales de ses habitants. La hauteur des étages et la largeur insignifiante de certaines ruelles constituent, pour les étages inférieurs, des conditions identiques à celles des vallées profondes où l'air et la lumière pénètrent mal. C'est là que s'étiole une population malheureuse avec tous ses vices sociaux et physiques : le crime, l'ivrognerie, la prostitution, la tuberculose, la scrofule et le rachitisme.

La hauteur des maisons ne devrait pas dépasser la largeur de la rue. La loi de 1869 a fixé pour Paris la hauteur des maisons. Celle-ci ne peut dépasser 11m,70 dans les rues ayant moins de 7m,80 de large ; 14m,75 pour les rues au-dessous de 9m,75 ; et 17m,55 dans les rues au-dessus de 9m,75. Sur les boulevards et rues de 20 mètres de large, la hauteur des maisons peut atteindre 20 mètres.

Il faut tenir compte enfin de la forme des chaussées, de leur pente et de leur mode de revêtement. Nous parlerons plus tard de l'éclairage des rues et du drainage du sol.

DES BATIMENTS PUBLICS.

Il faut distinguer les habitations et les édifices publics. Nous appellerons *habitations publiques* celles qui sont toujours habitées et renferment comme la maison une population constante, réservant le nom d'*édifices* aux constructions qui abritent provisoirement les hommes réunis passagèrement par certaines conditions de la vie sociale.

Dans la première catégorie, on range les casernes, les couvents, les lycées et pensions, les prisons, les asiles, les hôpitaux et hospices. Dans la deuxième, les salles d'assemblée, les églises, les théâtres, les amphithéâtres.

Quelques notions générales sur les casernes, les hôpitaux, les théâtres donneront une idée suffisante de l'hygiène des bâtiments publics.

LA CASERNE.

La caserne[1] (de l'espagnol, *caserna*, grande maison) est la principale habitation du soldat. Nous avons déjà parlé de l'espace qu'elle devrait recouvrir par rapport au nombre des habitants, et du volume d'air alloué à chaque soldat.

Les anciennes casernes, modèle de Vauban, se composent de quatre corps de bâtiments à plusieurs étages et circonscrivant une cour On préfère de nos jours, deux corps de logis réunis par des grilles. Il serait préférable que les bâtiments n'eussent qu'un étage, et qu'il n'y eût pas de logis au-dessus des écuries.

Nos casernes monumentales contiennent en général une trop nombreuse population. Morache pose ce principe : que les casernes sont d'autant plus salubres qu'elles renferment moins de soldats. « La caserne Napoléon, placée au centre de Paris, doit contenir 2,250 hommes ; la caserne du Prince-Eugène, à l'entrée du Faubourg-du-Temple, 3,233 ; la caserne Saint-Charles, à Marseille, 2,250 ; la Part-Dieu, à Lyon, 5,000 environ. »

Les salles servant de dortoirs, sont aussi trop vastes ;

[1] Voir *Hygiène militaire de Morache* et art. *Caserne*, par Boisseau, in Dict. encycl. M. Tollet, ingénieur civil, a proposé pour l'armée un nouveau système de logements incombustibles qui mérite de fixer l'attention Ce sont des constructions *ogivales* en *briques* auxquelles une ossature en *fer* donne une grande stabilité

elles renferment souvent 50 lits. C'est un danger à cause des maladies contagieuses, si fréquentes dans l'armée. Les chambrées, en Prusse, sont de 8 à 10 hommes; en Angleterre, elles sont de 25 hommes. Aux Indes, les chambres sont immenses : à Dinapore, il y a une chambre pour 308 hommes ; à Poonamallee, deux salles de 300 hommes chacune ; à Madras, la caserne a deux salles pour loger 1050 hommes.

L'homme prend ses repas, fait certains exercices, passe une grande partie de la journée dans la chambre. En Angleterre et en Allemagne, il n'en est pas ainsi : les hommes ont des dortoirs.

Dans chaque caserne, il y a, il est vrai, deux écoles régimentaires, par régiment ; mais elles ne sont pas suffisantes et l'homme est trop longtemps pendant la journée dans la salle où il sera obligé de passer de longues heures pendant la nuit.

En France, jusqu'en 1824, les lits étaient en bois, et les hommes couchaient à deux. Depuis 1837, la Compagnie Chambry fournit des lits en fer ou des châlis à tréteaux pour un seul homme. Les lits sont espacés de 25 centimètres les uns des autres. En Angleterre, ils sont séparés par un intervalle de 60 centimètres. La tête du lit est adossée au mur. Il faut proscrire, au point de vue sanitaire, l'usage, introduit dans certaines casernes, d'une cloison au milieu de la salle : la ventilation et la propreté en souffrent.

Le soldat est bien couché, trop bien couché même, car la paillasse est dangereuse et inutile. On devrait la supprimer. Le matelas est convenable, la litterie suffisante ; un traversin, une paire de draps, une couverture.

Le lit occupe une certaine place. Des essais sont faits pour le remplacer par un hamac attaché au plafond au moyen de quatre cordes. Dès le matin, la chambre pourrait être bien ventilée.

Mais il reste encore la planche à pain et les crochets auxquels l'homme suspend ses effets. Autrefois, même dans les quartiers de cavalerie, l'homme transportait près de son lit tout le matériel de sellerie ; aujourd'hui il ne garde plus avec lui que la bride et le tapis de selle. L'hygiène verrait d'un bon œil éloigner ces objets trop odorants, la création de réfectoires, les dortoirs ouverts seulement à l'heure du sommeil. Quelques hangars en planche, dans la cour répondraient souvent à ces besoins.

Sous l'influence de cette habitation constante dans la chambre, les planchers et les murs se salissent vite. On lave les premiers et on badigeonne les seconds avec de l'eau de chaux. Un enduit imperméable sur le plancher, du bitume, par exemple, un vernis sur les murs, seraient préférables. Baudens a justement écrit : « Pourquoi la caserne ne serait-elle pas tenue aussi proprement qu'un vaisseau? Pourquoi des parquets cirés et frottés par les soldats ne remplaceraient-ils pas le carrelage si défectueux des chambrées? »

On ne peut employer des ventilateurs spéciaux. Il faut compter sur le chauffage et la ventilation naturelle. Il serait heureux de voir adopter la cheminée de Douglas. Les ventouses devraient être situées vers le plafond et dix fois plus grandes qu'elles ne le sont actuellement.

Les salles de police et les prisons sont plus défectueuses encore au point de vue de l'hygiène. Mais nous n'avons pas à nous en occuper. Nous dirons en terminant qu'il serait indispensable de voir généraliser dans les casernes l'usage des fosses mobiles inodores. Quant à la réunion sous un même pavillon des latrines adossées aux cuisines, il faut avouer que c'est là un étrange rapprochement et personne ne se plaindra de le voir cesser.

L'HÔPITAL.

Les hôpitaux[1] doivent réunir toutes les conditions d'un emplacement convenable qui leur assure ce qui leur est indispensable, le renouvellement d'un air pur. Aussi les grands hôpitaux devraient-ils être éloignés du centre des villes, et ne faudrait-il conserver dans ces conditions que des hôpitaux de premier secours. Les statistiques montrent en effet que la mortalité pour les opérations chirurgicales est plus élevée dans les hôpitaux des grandes villes que dans ceux des villes de province, et supérieure dans ces derniers à celle des hôpitaux ruraux.

L'hôpital aussi simple que possible est le pavillon. Celui-ci ne devrait avoir qu'un étage au-dessus du rez-de-chaussée, qui doit reposer sur des caves. Les blessés sont à la partie inférieure, les fiévreux au premier étage. Il faut au maximum 100 malades par pavillon. On fait des pavillons parallèles (au Val-de-Grâce, par exemple), ou alternes. L'essentiel est que l'air qui a balayé un pavillon ne pénètre pas dans un pavillon opposé. Ils sont en général de forme rectangulaire.

Les malades sont réunis dans des salles. Chaque salle ne devrait pas renfermer plus de 20 lits, d'après la Société de chirurgie. En Angleterre, les salles ont

[1] Voir l'article *Hôpital*, par Sarasin, in DICT. PRATIQUE. — Jacquemet, *Des hôpitaux et hospices*, Paris, 1866. — Bouchardat, in REVUE SCIENT., n°s 24, 25. 1875. — *Note sur les hôpitaux-baraques du Luxembourg*, par Michel Lévy, in ANNALES D'HYGIÈNE. 1870.

12 lits en moyenne. Les grands hôpitaux sont les plus insalubres. M Bouchardat a montré qu'il fallait tenir compte de la nature des maladies traitées. Un hôpital devrait au maximum renfermer 500 lits ; en moyenne, 200 à 250.

Il faut surtout se préoccuper du nombre de mètres cubes d'air que chaque malade recevra par jour. D'après l'ordonnance de 1843, 25 mètres cubes sont nécessaires aux fiévreux ou aux blessés. C'est insuffisant. A Lariboisière, chaque malade a 58 mètres cubes ; à la Clinique, 70 ; les anciens hôpitaux, 45 (en moyenne) ; en Angleterre, 45.

Il ne faut pas, comme cela se pratique dans les hôpitaux militaires, régler le nombre des lits d'après la superficie des salles. On doit calculer d'après le cubage, et déduire les masses solides contenues dans la salle, meubles, lits, piliers, corps des malades. En résumé, on adoptera comme chiffre minima la moyenne de 50 mètres cubes.

Une bonne salle d'hôpital ne doit présenter ni pilastres, ni saillies, ni angles rentrants ; avoir au moins 5 mètres de haut, 30 de long, 10 de large. Dans les hôpitaux militaires, il faut entre deux lits au moins 65 centimètres, entre deux rangées de lits au moins deux mètres. Ces chiffres devraient certainement être plus que doublés.

Les murs lisses et non perméables devraient être couverts d'un vernis, ce qui permettrait de les laver souvent. Le parquet en chêne doit être ciré.

Les fenêtres, percées à l'opposite, très-hautes, doivent descendre à 50 ou 60 centimètres du parquet. Elles auront à leur partie supérieure un châssis mobile qui donnera une aération constante. D'ailleurs, on les tiendra ouvertes le plus longtemps possible. Ce sont les bouches respiratoires de l'hôpital, et il faut tout faire pour assurer le renouvellement fréquent de l'air.

On y arrive encore à l'aide d'un foyer établi dans la chambre à ventiler. Les ventilateurs sont très-coûteux, et une cheminée Douglas-Galton rend de bons services. On peut d'ailleurs atteindre en partie ce résultat à l'aide de ventouses ayant de 15 à 20 centimètres de côté.

L'éclairage peut aussi activer la ventilation, mais à la condition de déverser au dehors les produits de combustion.

Le général Morin, dans ses études sur la ventilation, a montré que chaque bec à huile dépense par nuit, en moyenne, 1 mètre cube 272 litres d'air, un bec de gaz 18 mètres cubes 756 litres. Ces sources de lumière déversent en outre dans l'atmosphère, la première 5 litres de Co^2 et la deuxième 204 litres. Pour que l'air où viennent se mélanger ces produits de combustion continue à être respirable, il faut que la ventilation introduise, pendant la nuit de douze heures, dans le premier cas, 91 mètres cubes, dans le deuxième, 1422 mètres cubes. Ces chiffres montrent l'altération rapide que doit subir l'air dans les salles d'assemblée et dans les théâtres.

Il faut, dans tout hôpital, un pavillon destiné à isoler les malades atteints de maladies contagieuses. Chaque année, dans les hôpitaux de Paris, plus de 800 malades, entrés pour d'autres affections, sont atteints de la variole. Les observations si remarquables, faites par M. le professeur Léon Colin, et consignées dans son livre intéressant sur la variole, montrent que l'on peut réunir les varioleux dans un même local sans craindre une aggravation dans la marche de la maladie.

Michel Lévy a signalé tous les avantages des *hôpitaux temporaires* et montré l'installation des *hôpitaux baraques* : « Je voudrais, dit-il, en finir avec le méphitisme séculaire des hôpitaux monuments ; je voudrais que nos baraques pussent devenir les hôpitaux de l'avenir, avec une durée de dix ans, et, au terme de cette période, détruits et remplacés sur d'autres terrains par des constructions nouvelles, avec les corrections que l'expérience aura suggérées. »

LE THÉATRE.

Le théâtre[1] a une influence non douteuse sur les mœurs des peuples. Les Anciens le savaient bien et les hommes puissants s'en servaient pour gouverner : *panem et circenses.* De nos jours les moralistes disputent encore sur son utilité ou ses dangers.

M. Joly a parfaitement exposé toutes les difficultés de l'aération de ces enceintes closes et où s'entassent momentanément tant de personnes : « Un théâtre se compose, non pas d'une capacité unique, comme tout autre lieu de réunion, mais de trois vastes capacités contiguës : la salle, les corridors, la scène, qui toutes trois, à des moments donnés, sont tantôt séparées, tantôt réunies l'une à l'autre par de vastes ouvertures. A cette première difficulté, il faut ajouter l'action du lustre qui détermine un courant énergique des ondes sonores vers le plafond, au grand détriment de l'acoustique et de l'égalité de la température dans les diverses parties de la salle. La position des spectateurs, étagés de haut en bas, le long des murs et non horizontalement, vient ajouter une difficulté nouvelle pour l'arrivée de l'air et pour

[1] *Traité pratique du chauffage et de la ventilation*, par Joly, et dans le journal *la Nature*, n°s 86, 87, 88, Masson. 1875. — *Le nouvel Opéra*, par Ch. Nuitter, 1875. — *Sur la ventil. et le chauf. des salles de spectacle*, par Tripier (ANN. D'HYGIÈNE, 2e série, tomes X, XII et XVI).

son renouvellement efficace. En outre, les données du problème changent à chaque instant : ainsi, tantôt avant l'entrée du public, le chauffage peut avoir lieu par le bas et par les moyens ordinaires ; mais une fois le public entré et le rideau levé, on a une masse d'air considérable, celle de la scène, en communication avec la salle. Pendant l'entr'acte, cette communication cesse, mais d'un autre côté, il y a mille à quinze cents personnes, c'est à-dire autant de poêles vivants et des centaines de becs de gaz qui chauffent et vicient graduellement l'atmosphère. De là, un changement à apporter à la ventilation ; puis un autre changement encore, quand le rideau se lève : et tout cela est à modifier selon les saisons. Peut-on imaginer un problème plus difficile ? »

Le Nouvel Opéra construit par M. Ch. Garnier a réalisé la plupart de ces désidérata, et jamais l'art de l'architecte n'avait fait appel d'une manière plus intelligente et plus heureuse aux applications de la science.

Cette gigantesque construction, pouvant contenir 2156 spectateurs, est une réunion de plus de 77,000 mètres cubes de pierres et de six millions de kilogrammes de fer.

Les procédés de chauffage et de ventilation nous occuperont seuls en ce moment, plus tard nous étudierons ses moyens d'éclairage.

« Quatorze calorifères établis dans une partie du sous-sol chauffent, les uns par l'eau chaude, l'administration, la scène et les loges des artistes ; les autres, par l'air chaud, la salle, les foyers, les escaliers. » Ces foyers dépensent par jour 10,000 kilogrammes de charbon. L'air ou l'eau chauffés par les calorifères sont distribués par des conduits dans les différentes parties du batiment.

Pour la salle et ses abords, on a employé dix hydrocalorifères ; ces appareils sont desservis par douze foyers dont la puissance représente une machine à vapeur de 120 chevaux. Ils ont pour but d'élever avec rapidité la température d'un espace dont la capacité est au moins de 90,000 mètres. Dans la salle, ils donnent un renouvellement d'air équivalent à 80,000 mètres cubes à l'heure. « Aussi, est-ce par des 6 à 700 mètres carrés qu'il faut compter les surfaces de chauffe des calorifères à air chaud, et par des 12 à 1,300 mètres carrés, celles des hydrocalorifères. »

La ventilation s'opère par des ouvertures pratiquées au-dessus des galeries latérales et par la coupole percée d'œils-de-bœuf. Sous l'appel du lustre, l'air se dirige dans une cheminée de 8 mètres de diamètre et qui surmonte la coupole.

Il faut certainement attendre encore quelque temps avant de pouvoir juger définitivement le système de chauffage et de ventilation employé par M. Garnier.

Malgré toutes les améliorations possibles et toutes les précautions, les accidents inévitables tenant à la profession même des artistes, ou les inconvénients que fait naître cette agglomération d'individus, ont engagé la police à obliger les directeurs de théâtre d'assurer des secours médicaux immédiats. Un arrêté du préfet de police du 12 mai 1851 a établi *le service médical des théâtres* et *l'état du mobilier, des médicaments et objets de pansement qui doivent exister dans les chambres du service médical des théâtres et salles de spectacle.*

2. DE LA LUMIÈRE

L'influence de ce modificateur a été reconnue de tout temps et partout. Le culte dont l'astre du jour a été l'objet est comme l'expression instinctive des nombreuses peuplades qui admiraient la source de la fécondité et de la vie Les livres sacrés, les chants des poëtes, les écrits des philosophes proclament ce sentiment intime, cette affinité de l'homme et de la lumière. Lavoisier le résume bien : « L'organisation, le mouvement spontané, la vie n'existent qu'à la surface de la terre, dans les lieux exposés à la lumière. On dirait que la fable du flambeau de Prométhée était l'expression d'une vérité philosophique qui n'avait pas échappé aux anciens. Sans la lumière, la nature était sans vie : elle était morte et inanimée. Un dieu bienfaisant, en apportant la lumière, a répandu sur la surface de la terre l'organisation, le sentiment et la pensée. »

I. — DE L'AGENT LUMIÈRE COMME MODIFICATEUR.

Cette action du soleil sur les êtres vivants est donc certaine et essentielle. Elle se manifeste sur notre organisme en impressionnant le système nerveux Les rayons du soleil, en agissant sur les nerfs de sensibilité générale, déterminent la sensation de chaleur; par leur action sur le nerf optique, ils produisent la sensation de lumière. La radiation solaire a encore d'autres effets. Elle détermine des modifications profondes dans la composition chimique de certains corps.

La lumière solaire se compose en effet de plusieurs éléments : une radiation calorifique, que nous avons déjà vue, une radiation lumineuse et une radiation électro-chimique, que nous allons maintenant étudier.

Les physiciens[1] ont adopté aujourd'hui la théorie des ondulations, qui explique les phénomènes lumineux, en se basant sur l'existence du mouvement ondulatoire de l'éther. Ils admettent comme démontrée la marche rectiligne des rayons lumineux dans un milieu homogène, et, d'après les expériences de Foucault et celles de Cornu, une vitesse moyenne de 75,000 lieues (300,000 kilom.) par seconde, dans l'air.

La plupart des sources lumineuses émettent des rayons de différente réfrangibilité. L'impression sur l'organe de la vue change avec le degré de réfrangibilité de la lumière reçue, et ce sont ces sensations différentes qui correspondent aux diverses couleurs. Il est facile de séparer ces couleurs à l'aide de la réfraction à travers un prisme. On obtient ainsi la dispersion de la lumière et une image qui est le spectre solaire.

L'œil y distingue sept couleurs principales : violet, indigo, bleu, vert, jaune, orangé, rouge. La première est la plus réfrangible. En réunissant toutes ces couleurs, on reproduit la lumière blanche, mais, si on combine entre elles deux ou plusieurs de ces couleurs, on obtient des *couleurs composées*.

Helmholtz, dans son *Optique physiologique*, donne le tableau suivant, qui permet de trouver, à l'intersection d'une colonne avec une rangée, la couleur résultant du mélange de deux couleurs simples correspondantes.

[1] Voir Edmond Becquerel : *La lumière, ses causes et ses effets*. 2 vol., Didot, 1868.

	VIOLET.	INDIGO.	BLEU.	VERT BLEU.	VERT	JAUNE VERT.	JAUNE.
ROUGE.	Pourpre.	Rose foncé.	Rose clair.	*Blanc.*	Jaune clair.	Jaune d'or.	Orangé.
ORANGE.	Rose foncé.	Rose clair.	*Blanc.*	Jaune clair.	Jaune.	Jaune.	
JAUNE.	Rose clair.	*Blanc.*	Vert clair.	Vert clair.	Jaune verdâtre.		
JAUNE VERT.	*Blanc.*	Vert clair.	Vert clair.	Vert.			
VERT.	Bleu clair.	Bleu.	Bleu verdâtre.				
VERT BLEU.	Bleu.	Bleu.					
BLEU.	Indigo.						

Comme le fait remarquer M. Monoyer, dans ses savantes notes à la *Physique* de Wundt, le mélange de ces couleurs n'en produit qu'une de nouvelle, le pourpre. « Toutes les combinaisons possibles de couleurs physiques simples, caractérisées par leur longueur d'onde, n'engendrent qu'un nombre relativement restreint de sensations colorées différentes. »

Remarquons que le *noir* est l'absence de toute lumière, le *blanc* une couleur composée. Léonard de Vinci écrivait, deux cents ans avant Newton : « Le blanc n'est pas une couleur par lui-même : il est le contenant de toutes les couleurs. »

Deux couleurs qui, en se mélangeant, donnent de la lumière blanche, sont dites *complémentaires*. Dans le tableau d'Helmholtz, nous trouvons quatre groupes de couleurs spectrales complémentaires : le rouge et le vert bleu, — l'orangé et le bleu, — le jaune et l'indigo, — le jaune verdâtre et le violet. Si on veut bien remarquer que le rouge et le violet qui se trouvent à l'extrémité du spectre ont pour complémentaires le vert bleu et le jaune verdâtre, qui sont, au contraire, deux couleurs très-voisines, et dont la combinaison donne le vert, on comprendra que la réunion du *rouge*, du *violet*, du *vert* produise du blanc.

Ces trois couleurs sont dites *fondamentales*, parce qu'avec elles on peut reproduire toutes les autres. « Les trois couleurs n'ont pas une existence objective; leur signification est purement subjective; mais, d'après l'hypothèse de Young, adoptée par M. Helmholtz, elles correspondraient, dans l'œil, à trois sortes de fibres nerveuses, dont l'excitation donnerait respectivement la sensation du rouge, du vert et du violet. Toute lumière objective, simple ou composée, agirait à la fois sur ces trois espèces de fibres nerveuses avec une intensité qui varierait avec la longueur d'onde. Les rayons les moins réfrangibles exciteraient le plus fortement les fibres sensibles en rouge; les rayons de réfrangibilité moyenne ébranleraient davantage les fibres du vert et les vibrations les plus rapides exciteraient, avec le plus d'énergie, les fibres du violet [1]. »

[1] Monoyer, *loc. cit.*, p. 317. Voir aussi l'excellente thèse d'agrégation de Mathias Duval : *Structure et usages de la rétine*. 1873.

Il est facile de voir le but de cette disposition L'idée de couleur provient, comme nous l'avons vu, des impressions différentes et des oppositions que nous pouvons faire. S'il n'y avait qu'une sensation unique, si les ondes lumineuses augmentant ou diminuant en vitesse et en longueur ne faisaient que rendre cette sensation plus ou moins intense, il est évident que nous ne percevrions que des maxima et des minima, une teinte plus ou moins foncée. Les objets seraient perçus tels qu'ils le sont sur une épreuve de photographie, sur un dessin où les différences s'accusent par du blanc et du noir. C'est ce qu'éprouvent les personnes atteintes d'achromatopsie.

Avec les trois sensations élémentaires de couleur, on peut avoir toutes les autres Si elles sont d'égale intensité, nous avons la sensation du blanc. Quant au noir, ce n'est pas une sensation, mais l'absence d'impression. Ajoutons que, depuis longtemps, M Chevreul a ait montré, dans ses travaux, que les couleurs n'ont pas de valeur absolue, mais une valeur relative. Selon leur juxtaposition, elles produisent un effet différent sur l'œil.

Voilà pour la radiation lumineuse. Il reste encore quelques mots à dire de la radiation chimique.

La lumière agit avec assez d'énergie sur certains corps pour déterminer leur décomposition ou leur combinaison avec d'autres substances. Le chlore et l'hydrogène, mélangés dans l'obscurité, se combinent brusquement quand ils sont exposés aux rayons solaires.

On sait que la photographie est une application de l'action de la lumière sur les sels d'argent.

L'activité chimique ou électrique des divers rayons colorés du spectre augmente en même temps que leur réfrangibilité. Les rayons violets ont l'action électro-chimique la plus énergique, tandis que les rouges n'agissent que faiblement. Si on photographie le spectre du soleil, on voit que la partie impressionnée par les rayons violets est beaucoup plus foncée que celle qui correspond aux rayons rouges.

Il y a même une particularité importante : l'image s'étend au delà du violet. Ce qui ferait croire qu'il y a des rayons plus réfrangibles que ceux-ci. Ce sont les rayons *ultra-violets*, qui ont une grande activité électro-chimique. A l'autre extrémité, se trouvent de même des rayons ayant une grande puissance calorique : ce sont les rayons *ultra-rouges*.

Ces données diverses acquises, nous comprendrons mieux l'influence de la lumière, surtout si nous cherchons à nous rendre compte de son action sur les végétaux.

II. — ROLE PHYSIOLOGIQUE DE LA LUMIÈRE.

Les expériences de Cloëtz et de Gratiolet[1], celles de Julius Sachs ont montré que les rayons calorifiques et chimiques (les ultra-rouges et les ultra-violets) n'agissent pas sur les plantes. Ce sont surtout les rayons lumineux, les jaunes et les orangés, qui ont cette propriété. D'après M. Cailletet[2], la lumière verte a la même influence que l'obscurité sur la respiration des végétaux. C'est ce qui explique, d'après lui, l'état languissant des plantes à l'ombre des grands arbres. M. Bert, qui a appuyé l'opinion de M. Cailletet par de nouvelles recherches, a montré que la lumière verte tue le mouvement des sensitives.

De longues et patientes observations ont conduit un habile expérimentateur, M. Prillieux, à admettre que les rayons lumineux, quelle que soit leur réfrangibilité, provoquent la réduction de l'Co^2 par les végétaux proportionnellement à leur pouvoir éclairant. Si les rayons, jaune et orangé, sont plus actifs, c'est qu'ils ont un éclat lumineux plus intense.

Cette action des rayons lumineux détermine aussi la formation du tissu vert et de la matière verte des

[1] Ann. de phys. et de ch., 3e série, t. XXXII, p. 41, 1851.
[2] Comp. rend. de l'Acad. des sci., t. LXV, p. 322, 1867.

végétaux ou chlorophylle. Les jardiniers qui veulent faire blanchir certaines plantes, les élèvent dans l'obscurité : c'est ainsi qu'ils obtiennent des lilas blancs[1]. Ils leur procurent une véritable anémie. La chlorophylle est, en effet, un globule organisé formé de résine et de fer. Sa fonction, fonction chlorophyllienne de M. Cl. Bernard, est de décomposer l'eau et l'acide carbonique, de réduire le carbone et, avec AzH^3, former de l'albumine. Et ainsi, avec ces trois corps binaires et les quatre corps simples, le végétal élabore à l'infini tantôt des sucs savoureux, tantôt des poisons terribles[2].

Les rayons solaires donnent la couleur, et ils la donnent d'autant plus vive que la lumière est plus intense. Voilà pourquoi les fleurs alpines ont tant d'éclat et de beauté, qu'elles perdent fatalement lorsqu'elles descendent dans les vallées. L'*anthylis vulneraria* passe ainsi du blanc au rouge pâle et au pourpre intense. L'*hibiscus mutabilis* a une fleur blanche le matin et qui devient rouge dans la journée[3].

Les feuilles, les fleurs et les fruits sont donc des rayons du soleil transformés. C'est de la lumière vivante.

Chez les animaux, l'action de la lumière est tout aussi certaine. Elle favorise les actes nutritifs qu'elle précipite, d'où exagération des phénomènes d'assimilation et de désassimilation. L'obscurité produit des effets contraires. On sait qu'on engraisse des volailles

[1] Consulter un mémoire de M. Duchartre : COMPTES RENDUS DE L'ACAD. DES SCIENCES, t. LVI, p. 739, 1863.

[2] M. Cl. Bernard a montré que végétaux et animaux respirent continuellement et de la même manière : ils absorbent de l'oxygène, rendent de l'acide carbonique et meurent dans un milieu dépourvu d'oxygène. La fonction chlorophyllienne est indépendante de la respiration et intermittente.

[3] Voir de Candolle : *Physiologie végétale*, t. II, p. 911.

e les élevant dans des cages étroites et non éclairées. On maintient, dans des caves noires, immobiles, et gorgées de maïs, les oies dont on veut obtenir un foie volumineux.

Les animaux s'étiolent comme les plantes, et ceux qui passent leur vie dans un milieu obscur ont tous les caractères de cette anémie, toutes ses faiblesses, tous ses accidents.

W. Edwards[1] a étudié l'influence de la lumière sur le développement des animaux. Deux vases pleins d'eau (l'un transparent, l'autre opaque) reçoivent des œufs de grenouille : ils se développent régulièrement dans le vase transparent, et ne présentent que des rudiments d'embryon dans le vase obscur. D'autres expériences, faites sur des têtards, lui prouvèrent que la présence de la lumière solaire favorise le développement de la forme, et il put ainsi distinguer ce genre de croissance de celui qui consiste dans l'augmentation des dimensions générales du corps.

M. Moleschott[2] a fait, sur les grenouilles, des expériences qui ont montré que l'influence générale de la lumière est plus prononcée quand elle est transmise à la fois par les yeux et par la peau, que lorsqu'elle frappe seulement le tégument externe.

M. J. Béclard[3] a poussé plus loin ces recherches. Il a fait éclore des œufs de mouche ordinaire sous des cloches diversement colorées. Les vers les plus développés se trouvèrent dans les cloches violettes et bleues. Ceux des cloches rouge, jaune et blanche

[1] *Loc. cit.*, chap. XV, p. 391.
[2] ANN. DES SCIENCES NATURELLES, 1855, 4e série, t. IV, p. 209.
[3] COMPTES RENDUS DE L'ACAD. DES SCIENCES, t. XLVI, p. 441, 1858.

l'étaient à peine; quant à ceux qui étaient sous la cloche verte, ils l'étaient beaucoup moins.

De son côté, M. Bert a recherché, par de très-curieuses expériences, quels étaient les rayons lumineux qui paraissaient le mieux convenir aux animaux. Ce savant physiologiste pense que les animaux éprouvent, pour les divers rayons, les mêmes impressions que l'homme. On s'expliquerait ainsi la terreur qu'ils éprouvent lors des éclipses de soleil, et qui est bien comparable à l'effroi que produit ce phénomène sur les peuples enfants.

Comme pour les fleurs et les fruits, la lumière a une action manifeste sur le pelage et les plumes des animaux. Leurs couleurs sont plus vives en été qu'en hiver. Le dos des animaux est toujours plus coloré que le ventre. Le côté qui regarde le fond est blanc chez les pleuronectes. Quelques animaux même s'harmonisent avec les tons du milieu dans lequel ils vivent : les oiseaux de nuit ont tous le plumage sombre, beaucoup de serpents ont la peau verte comme l'herbe.

D'ailleurs, et d'une manière générale, la faune et la flore sont plus riches et plus perfectionnées à mesure qu'on s'avance des pôles vers l'équateur. Les espèces et les variétés sont plus nombreuses, et leur vivacité, leur richesse et leur éclat de tons et de couleurs contrastent, dans les régions baignées par la lumière, avec cette coloration pâle ou blanchâtre que la nature étend, comme un linceul, sur les contrées froides et glacées.

Cette influence si nette et si précise, que la lumière exerce sur les plantes et sur les animaux, doit se manifester aussi sur l'homme [1].

[1] Les animaux sont des agents d'oxydation, les plantes des agents de réduction : l'oxygène consommé par les uns est restitué

Les nombreux détails dans lesquels nous venons d'entrer serviront à prouver que si l'action de ce modificateur sur l'homme est encore peu connue dans ses procédés de manifestation, elle doit exister cependant, et c'est là un sujet d'études digne de fixer l'attention des savants [1].

La lumière agit particulièrement sur l'organe de la vue et, par l'intermédiaire de celui-ci, sur les centres nerveux. On pense aussi que son action porte sur le tégument externe, et qu'elle influence la nutrition et le développement de l'organisme. Il est certain que les individus qui vivent en plein air, les marins, les montagnards, les habitants du désert, ont une vue excellente et que sous l'influence soit de son excitant naturel, soit de son fonctionnement, l'appareil de la vision acquiert une grande délicatesse

Toutes les impressions du dehors, la connaissance des choses du monde extérieur nous sont révélées par notre œil. Nous avons déjà appris à connaître comment notre rétine pouvait être influencée par la couleur des objets.

Lorsque l'œil ne perçoit plus que peu de lumière et

par les autres sous l'influence de la lumière, et l'acide carbonique des animaux est décomposé par les végétaux ; actuellement, c'est ainsi que l'équilibre se maintient dans l'atmosphère. D'après Becquerel (*loc. cit.*, p. 292, tome II), pendant l'année, mois de végétation ou de non végétation compris, sous nos climats, un hectare de forêt fixe par jour (de 24 heures) 5 kilogrammes de carbone. Un homme en moyenne, pendant ce temps, fournit une quantité de Co^2 égale à celle donnée par la combustion de 216 grammes de carbone. « Il résulte de là que vingt-trois personnes produisent en 24 heures, par l'acte de respiration, la quantité de carbone qui est fixée en moyenne pendant l'année, par la végétation d'un hectare de forêt. »

[1] M. Radau, à cause de cette influence de la lumière sur les animaux et les végétaux distingue un *climat chimique*.

qu'il est, pendant quelque temps, habitué à une certaine obscurité, sa sensibilité s'exagère ou disparaît. Lavoisier, appréciant difficilement les différences d'intensité des diverses flammes, lors des expériences qu'il fit, en 1766, pour le concours sur l'éclairage de Paris, résolut de rendre sa rétine plus sensible par un repos prolongé. Il eut la patience de rester six semaines dans une chambre noire. Au bout de ce temps, il distinguait les plus petites différences On sait que les prisonniers enfermés dans de sombres cachots parviennent à distinguer très-bien les objets. Il est certain qu'il existe des individus doués de cette propriété de voir dans l'obscurité sans y être nullement préparés. Tibère, dit-on, possédait cette faculté, qui est l'apanage de beaucoup de félins.

L'influence sur les centres nerveux est tout aussi accusée. L'obscurité favorise le sommeil. Les ténèbres donnent de la tristesse, mettent du noir dans l'âme, selon une expression consacrée. Si les journées claires et transparentes du printemps font voir tout en rose; le ciel gris, la terre dénudée, les feuilles jaunies, donnent aux journées d'automne un caractère de mélancolie et de tristesse qui nous envahit involontairement.

L'action de la lumière sur la peau de l'homme est manifeste. Le tégument externe devient plus foncé en couleur. Il survient, du hâle, une pigmentation plus accusée, et, parfois, ce qu'on a appelé *le coup de soleil.* Il ne faut pas attribuer ces phénomènes à une élévation de la température. Jamais ils ne se montrent chez les individus que leurs professions rapprochent d'énormes foyers de chaleur : les fondeurs, les verriers, les chaufourniers. Ces phénomènes sont produits par les rayons chimiques, les violets et les ultra-violets. Aussi les masques en verre d'urane, qui absorbent ces rayons, préservent-ils les expérimentateurs qui manient la lumière électrique. M. Charcot a observé, dans ces conditions [1], un érythème produit par la lumière électrique.

Les nègres se trouvent surtout aux environs de la zone torride, et, en s'éloignant de l'équateur, on voit cette coloration noire devenir basanée, puis brune, et enfin blanche. Si l'Esquimau et le Groënlendais ont la peau brune, c'est que leur tégument, qui blanchit d'ailleurs pendant les six mois d'obscurité, subit la radiation vive et lumineuse des rayons du soleil réfléchis pendant une journée de six mois, à la surface des neiges et des glaces.

Il semble plus difficile de comprendre l'action plastique de la lumière. Comment peut-elle modeler les formes et assurer leur juste proportion? C'est difficile à expliquer. Il est certain que les peuples méridionaux, vivant dans un bain de lumière et d'air pur, acquièrent des formes sculpturales inconnues aux peuples des pays humides et sombres. Leur squelette est en complète harmonie avec les muscles qu'il supporte, et leur corps présente rarement cette surcharge graisseuse qui efface les lignes, nivelle les saillies et comble les fossettes.

III. — ROLE PATHOLOGIQUE DE LA LUMIÈRE.

Nous avons dit que l'absence de lumière pouvait émousser et éteindre la sensibilité de la rétine. Dans ces cas, la pupille se dilate d'abord, puis la mydriase devient persistante, il y a de l'amblyopie, et enfin de l'amaurose.

[1] Comptes rendus de la Soc. de biologie, 2e série, t. V, p. 65.

Une lumière trop intense, trop prolongée, agit sur les centres nerveux et sur l'organe de la vue. On a cité des cas d'amaurose, survenus chez des personnes qui avaient voulu fixer le soleil ou qui avaient été éblouies par un éclair. Les bergers des Alpes sont souvent atteints de choroïdite atrophique.

Si l'impression est moins forte, la vue se trouble et les objets semblent colorés en rouge. C'est là une action traumatique brusque. Elle est de même nature, mais s'installant lentement, chez les personnes qui travaillent à une lumière vive ou qui font usage d'instruments d'optique et de précision. Leuwenhoëk, Galilée, Cassini sont devenus aveugles.

Il est certain que la couleur de la surface de réflexion a aussi une grande importance. Le bleu et le vert sont bien supportés, le jaune, l'orangé et le rouge le sont moins. C'est le blanc qui produit l'action la plus funeste : les corps blancs, en effet, renvoient toute la lumière qu'ils reçoivent. Cette réverbération de la lumière blanche est d'autant plus nocive qu'elle est plus brusque. On dit que Denys le Tyran introduisait subitement, dans une chambre aux murs blanchis à la chaux et fortement éclairés, les prisonniers enfermés depuis longtemps dans de noirs cachots. Cette brusque transition suffisait pour les rendre aveugles.

La réverbération de la neige donne des ophthalmies, de l'amaurose.

Les soldats de Xénophon, nos troupes en Russie, en Égypte, en Afrique, en furent atteints. Les Lapons y sont sujets En Champagne, il y a beaucoup de cataractés.

Le strabisme des enfants ne doit pas être, comme on l'a si souvent dit, attribué à une influence de la lumière qui engagerait le petit être immobilisé dans son berceau à tourner instinctivement son regard vers le jour. Cette affection est souvent une insuffisance musculaire congénitale semblable à celle du pied bot, par exemple. Beaucoup d'enfants apprennent à loucher en regardant des objets brillants qu'ils placent trop près de leur nez, en s'hypnotisant, pour ainsi dire.

Nous avons parlé de l'action excitante de la lumière sur

les centres nerveux. La chambre noire calme les fous furieux. Et il est bien certain que la lumière trop vive donne une excitation cérébrale pathologique : de la céphalée, de l'insomnie, de l'excitation, des vertiges, et, chez les sujets trop sensibles (les femmes, les enfants), des vomissements, des convulsions et un mouvement fébrile.

Sur la peau, la lumière produit d'abord le hâle, une pigmentation plus accusée, et enfin le coup de soleil et cette affection chronique dont nous avons parlé (page 65).

D'après Sanson[1], les Peaux-Rouges ne présentent cette coloration particulière que sur les parties découvertes. Cet auteur fait encore remarquer que c'est parmi les nègres, et surtout parmi ceux de la zone torride, que l'on rencontre les cas les plus nombreux d'albinisme. On a, en effet, cru pendant longtemps qu'ils constituaient une race distincte. Les *albinos* ou *nègres blancs*, comme on les a appelés, sont d'autant plus rares qu'on s'éloigne de l'équateur, et ils sont exceptionnels dans les climats tempérés. Les animaux eux-mêmes sont sujets à cette anomalie, et l'éléphant blanc de Siam est un éléphant albinos.

L'érythème solaire est constitué par des taches d'un rouge vif, irrégulières et plus ou moins étendues. Elles disparaissent sous la pression du doigt. Rarement il y a un bourrelet limitrophe, comme dans l'érysipèle. Tout cela avec un peu de douleur et de cuisson.

Notons encore l'influence de la lumière sur la marche de la variole et la cicatrisation des pustules.

Lorsque l'homme est soustrait à l'action de la lumière, il se développe toujours des maladies générales qui montrent certainement l'influence nécessaire de ce modificateur.

Mais ce serait se tromper que de lui attribuer un rôle indispensable et rapporter à lui seul des maladies constitutionnelles survenant dans des conditions où on constate en même temps une aération défectueuse et une alimentation souvent insuffisante. L'héméralopie épidémique, par exemple, guérit très-bien sous l'influence d'un régime reconstituant : huile de foie de morue....

[1] *De l'influence de la lumière sur le développement de la santé.* Thèse de concours. Paris, 1852.

Les mineurs, les prisonniers, les concierges qui vivent dans des loges peu éclairées, les marchands habitant les rez-de-chaussée et couchant dans des arrière-boutiques sont sujets à la phthisie, à la scrofule, au rachitisme.

Les gardiens de nuit, les artistes dramatiques, les personnes employées dans les bals, les typographes et correcteurs de journaux quotidiens, les boulangers, enfin tous ceux qui font du jour la nuit, offrent les caractères de l'anémie. Les Italiens disent souvent : Toutes les maladies viennent à l'ombre et se guérissent au soleil.

DE L'ÉCLAIRAGE ARTIFICIEL.

Ce que nous venons de dire précédemment s'applique surtout à la lumière solaire. Il nous reste à donner quelques détails sur les divers procédés d'éclairage, afin de mieux apprécier les diverses conditions hygiéniques qui dépendent du modificateur lumière, quelle qu'en soit l'origine.

D'une manière générale, les appareils à éclairage doivent répondre à deux indications importantes : donner une lumière convenable, brûler les produits de combustion.

L'homme a employé des procédés bien divers pour pourvoir à son éclairage. Ces nombreux moyens, primitifs et grossiers d'abord, se sont successivement perfectionnés avec les connaissances physico-chimiques.

Les Anciens se sont servis de la *résine*. Puis ils ont utilisé les *corps gras*, les suifs. Ils employaient des *candelæ* faites avec de la moelle de jonc recouverte de suif et de poix, et des chandelles de cire semblables à nos cierges. La chandelle de suif a longtemps régné en souveraine, et, sous le roi soleil, au théâtre, elle constituait les feux de la rampe. La chandelle donne une flamme peu éclairante et à combustion incomplète.

La *bougie* est préférable à la chandelle. Elle brûle plus complètement, la mèche s'incinère. Elle donne moins de Co^2 et de corps gras. Il y en a à la cire, au blanc de baleine, à la paraffine.

Voilà pour les substances solides Parmi les liquides propres à l'éclairage, on utilise : les huiles d'origine végétale, animale ou minérale.

Les Anciens employaient les huiles de noix, d'olive; les Égyptiens faisaient usage de l'huile de ricin. Ces liquides brûlaient dans des lampes en terre cuite ou en métal, et en répandant, avec des flots de fumée, une lumière inégale.

En 1784, Argant eut l'idée de changer la mèche pleine en un cylindre entouré par l'air de tous les côtés. Le pharmacien Quinquet rehaussa le tout d'une cheminée en verre, et ce fut là un grand progrès.

Mais le réservoir d'huile placé sur le côté empêchait la lumière de se répandre également. En 1800, Carcel plaça le réservoir dans le pied de la lampe et installa un ressort d'horlogerie qui faisait arriver l'huile jusqu'au bec. Plus près de nous, Franchot a inventé la lampe *modérateur*, qui est moins coûteuse et moins susceptible de se détériorer.

Une plaque formant piston et mue par un ressort en spirale presse sur l'huile. Sur cette plaque, et suivant ses mouvements, est fixé un cylindre. Le modérateur est une tige fixe placée dans l'intérieur du tube d'ascension de l'huile. Celle-ci monte entre le modérateur et les parois du cylindre. Quand la gaîne mobile descend, l'espace d'abord très-étroit s'agrandit de plus en plus, et ainsi l'huile s'élève d'autant plus facilement que le ressort est à la fin de sa course.

Ces lampes donnent une flamme en rapport avec le diamètre de leur bec, qui se compte par lignes. On a des becs de 7, de 9. de 10, de 15. Quand l'huile arrive à la flamme, elle donne du gaz à éclairage (C^4H^4), et c'est lui qui brûle.

Cet éclairage à l'huile est convenable pour les usages de la maison, surtout pour le travail de cabinet. Il est salubre, la combustion du gaz est à peu près complète, la mèche ne charbonne pas, c'est-à-dire peu de Co^2 et d'acroléine.

Pour les salons, on a employé un mélange d'alcool et d'essence de térébenthine. La flamme est plus vive. Cette condition se trouve surtout réalisée par les huiles minérales (schiste ou pétrole). Produits de la distillation souterraine de la houille, ces liquides, très-riches en carbone, éclairent trop vivement pour le travail de bureau, répandent souvent une odeur désagréable et gênante. Mais ils éclairent à bon marché, c'est l'huile du pauvre.

Les autres modes d'éclairage sont employés dans les villes, dans les établissements ou édifices publics, rarement dans l'habitation.

Le gaz à éclairage est de l'hydrogène bicarboné. Sa lumière est intense, ne convient que dans les grands locaux, il produit beaucoup de chaleur. Nous avons déjà dit dans quelles conditions se faisait sa combustion. La belle découverte de Lebon a surtout une grande portée sociale, et les dangers d'asphyxie, d'explosion, d'incendie auxquels ce gaz expose l'ont encore éloigné des usages domestiques.

Nous parlerons, dans un des chapitres suivants, de l'éclairage des villes et des chantiers par le gaz à éclairage et la lumière électrique.

La lumière artificielle fatigue beaucoup plus l'œil que la lumière solaire. Au lieu d'être diffuse, comme l'est celle-ci, elle est vive, éclatante, et les rayons directs et réfléchis qu'elle émet arrivent dans l'œil horizontalement et à une certaine température. On peut remédier à cet inconvénient en plaçant dans les lieux de réunion (salons, théâtres) le système d'éclairage hors de la vue : c'est le système Locatelli, employé dans quelques théâtres de Paris et d'Italie.

Si l'éclat de cette lumière est trop vif, on comprend facilement la fatigue de la rétine. Qui ne sait qu'un individu endormi peut être réveillé par l'éclat subit d'une lumière dans la chambre à coucher. D'une manière générale, il faut ménager les transitions et imiter la nature dans ses gradations successives de l'aube et du crépuscule. Mais les inconvénients sont tout aussi graves quand l'éclairage est insuffisant. Sichel a remarqué que les couturières qui travaillent la nuit à une faible lumière forment le huitième des malades de sa consultation.

La couleur de la lumière émise, celle des surfaces sur lesquelles elle se réfléchit, ont une importance sur laquelle nous avons déjà insisté. La lumière artificielle doit avoir une intensité égale, brûler tranquillement; il faut éviter sa réflexion sur les surfaces blanches. Les papiers à teinte bleue ou chamois sont excellents pour le travail du soir.

La source de lumière est un foyer calorifique, et c'est là un grand inconvénient pour les milieux de l'œil qui sont *thermocroses*, c'est-à-dire absorbent chacun à des degrés divers les rayons calorifiques. D'après M. Janssen [1], une lampe Carcel envoie dix fois plus de ces rayons que des rayons lumineux. Cette radiation obscure s'éteint vite dans les premiers milieux de l'œil. Avec la lampe Carcel, la cornée en absorbe les deux tiers, l'humeur aqueuse les deux tiers du reste. Il en arrive donc très-peu à la rétine. Pour M. Janssen, la cause de cette propriété des milieux de l'œil tient à leur nature aqueuse; leur thermocrose étant identique à celle de l'eau.

Ces divers inconvénients d'éclat dans la lumière et de chaleur émise se trouvent réunis dans l'éclairage au gaz, et tout le monde sait qu'il est insupportable pour les travaux du soir. Nous avons parlé de l'incon-

[1] COMPTES RENDUS DE L'ACAD. DES SCIENCES (23 juillet 1860) et ANN. DE PHYSIQUE ET DE CHIMIE, t. L, 1860.

vénient de la lumière électrique, qui émet beaucoup de rayons électro-chimiques. Pour M. Jules Regnauld[1], ces rayons violets augmentent la fluorescence des tissus de l'œil. Ils provoquent ainsi dans leur état moléculaire des modifications de structure qui nécessairement, en se prolongeant, altèrent leurs fonctions. L'emploi de l'éclairage électrique ne sera donc possible que lorsque cette lumière sera débarrassée de ses rayons ultra-violets.

Il semble donc que les rayons caloriques et chimiques portent leur action sur la cornée et le cristallin ; les rayons lumineux impressionneraient principalement la rétine.

IV. — RÈGLES D'HYGIÈNE PRIVÉE.

Pour ce qui concerne l'hygiène de la vue dans ses variations individuelles, et à cause de la spécialité de cette étude, nous ferons de nombreux emprunts au chapitre que notre ami et collègue Poncet (de Cluny) a rédigé dans la dernière édition du livre de Michel Lévy[2].

Il faut savoir rechercher l'acuité et l'étendue de la vision, sa portée. L'œil a la faculté de s'accommoder aux différentes distances. Quand celle-ci est courte, l'organe est actif ; il reste indifférent pour la vision éloignée.

Les yeux normaux sont dits *emmétropes*. Le sommet du cône oculaire, après avoir traversé des milieux d'une convergence convenable et des surfaces d'une

[1] BULLETIN DE L'ACAD. DE MÉDECINE, 1860, t XXV, p. 268.
[2] Voir aussi Giraud-Teulon, *De l'œil*. Paris, 1867.

courbure appropriée, arrive sur la rétine. Si, par son passage dans ces milieux ou sur ces courbures, le cône est allongé, l'individu est *hypermétrope ;* s'il est raccourci, il est *myope*. Mais myopes et hypermétropes modifient ce cône et cherchent à l'*adapter*. Avec les progrès de l'âge, l'individu perd cette faculté d'adaptation pour les objets rapprochés : il est *presbyte*. L'œil normal, le myope, l'hypermétrope peuvent devenir presbytes. Myopie et presbytie se trouvent parfois combinées.

L'art remédie à ces vices de la vue. Un verre concave ou divergent allonge le cône des rayons oculaires en contre-balançant les courbures et le pouvoir convergent des milieux de l'œil : les myopes emploieront, par conséquent, des lunettes à verres concaves.

Inversement, le verre convexe ou convergent produit des effets opposés ; les hypermétropes, les presbytes (pour voir de très-près), se serviront de lunettes à verres convexes.

L'usage des lunettes chez le presbyte n'empêche pas l'accommodation de se faire dans les limites où elle est possible. Comme le dit Poncet, il ne faut que combler un déficit irréparable, et le verre convexe, justement approprié, est le seul capable de donner à la vision le parcours nécessaire aux occupations de la vie. — Un vice de réfraction différent dans deux méridiens d'un même œil constitue l'*astigmatisme*.

La lumière douce et tranquille des lampes, tamisée par un verre dépoli et réfléchie par un abat-jour verdâtre, est le meilleur éclairage des presbytes. C'est d'ailleurs celui qui convient le mieux à tous les yeux. Le presbyte a de la tendance à éclairer vivement les objets, car alors sa vision est plus nette. « Le travail au crépuscule ou sous un éclairage insuffisant, l'habitation dans les lieux sombres, ne lui conviennent pas; la diminution de l'acuité, le défaut de réfraction dynamique, sont corrigés par l'impression vive des rayons lumineux sur la pupille qui se contracte et sur la rétine affaiblie; aussi l'amblyopie est fréquente chez les concierges de Paris, chez les tailleurs et les cordonniers qui vivent dans ce qu'on appelle des loges, réduits privés d'air et de lumière. » (Poncet)

C'est surtout pour les hypermétropes qu'il faut bien connaître l'état de l'œil avant de donner le numéro des verres convexes. Il ne faut pas craindre de commencer l'usage des lunettes sous le prétexte que, dans un âge plus avancé, on ne pourrait plus trouver de verres neutralisant toute l'hypermétropie. Il est plus dangereux de prendre des verres insuffisants, avec lesquels l'accommodation est toujours exagérée, que des verres appropriés, quoique forts, dont l'usage intermittent permet, au contraire, le repos de cette accommodation. En effet, si le sujet est jeune, il peut se passer de lunettes pour la vision éloignée. Avec l'âge, l'hypermétrope devenant en même temps presbyte doit toujours garder ses lunettes et même en augmenter le numéro, d'après le degré de la presbytie, pour la vision rapprochée.

Le myope a une plus grande longueur du diamètre antéro-postérieur de l'œil : le globe oculaire, au lieu d'avoir pour limite un cercle, a un ovale sur lequel vient s'attacher un muscle droit externe trop court ou prédominant. Cette dernière particularité explique pourquoi l'œil se porte en dehors dès qu'il n'est plus soutenu par le droit interne insuffisant. Il faut donc, comme hygiène et traitement de la myopie, empêcher la vision binoculaire rapprochée, qui donne une trop forte tension oculaire dans la convergence Le myope devra faire usage de verres concaves et s'habituer à les garder dans la vision de près. Pour ne pas trop fatiguer les muscles, on ne doit donner que le verre le plus faible possible.

Poncet insiste avec raison sur la prophylaxie de la myopie Il n'est que trop vrai, l'hygiène des écoles est pitoyable, et nous élevons l'intelligence de l'enfant au détriment de son corps. « Il ne faut pas nous méconnaître, dit Pascal, nous sommes corps autant qu'esprit. »

L'écolier est assis incommodément pendant de longues heures devant un livre imprimé en petits caractères sur de mauvais papier, éclairé presque toujours par une lumière douteuse, et tout cela dans une atmosphère surchauffée et puante. Hermann Cohn a étudié, en Allemagne, sur 10,060 élèves des écoles primaires les conditions de la vue. Il a trouvé que, la proportion des emmétropes étant de 83 pour 100, celle des amétropes reste de 13 pour 100. Sur 1,334 amétropes, il trouve 1,004 myopes. La myopie est donc douze fois plus fréquente que l'hypermétropie simple.

Hermann Cohn conclut que 1° il n'existe pas d'écoles sans myopes ; 2° le nombre de ces derniers diffère beaucoup suivant les diverses catégories d'écoles ; 3° ils sont peu nombreux dans les écoles de village (1.4 pour 100) ; 4° ils le sont huit fois plus dans celles des villes (11.4 pour 100) ; 5° les filles présentent plus de cas de myopie que les garçons, surtout dans les écoles supérieures ; 6° le nombre des staphylômes augmente en raison directe du degré de la myopie Des recherches analogues ont été faites par M. Gayat pour les écoles de

Lyon et par MM. Perrin et Fuzier dans les écoles militaires.

D'après H. Cohn, l'hérédité ne jouerait qu'un rôle accessoire, et voici quelles seraient les causes de la fréquence de la myopie : 1° la construction vicieuse des bancs, qui obligent les enfants à fléchir fortement la tête sur le cou, ce qui a pour effet de gêner la circulation du système vasculaire de l'œil ; 2° l'éclairage insuffisant des classes ; 3° l'usage des lunettes trop fortes ou trop faibles.

Cette dernière cause confirme la juste réclamation de Poncet, qui signale une grave lacune de la police sanitaire. L'art de l'opticien est sans contrôle : on peut voir dans tous les bazars de Paris des vitrines renfermant des verres « pour presbytes, pour myopes. » Des mains ignorantes ne devraient pas les manier. « Cependant l'amétrope, le presbyte, le strabique, l'amblyopique sont des patients, les lunettes un remède ; celui qui les vend est assimilable au pharmacien, et quand il se charge en outre de les ajuster au degré visuel des acheteurs, il usurpe la fonction de l'oculiste ; il expose ses crédules clients à un danger réel. L'abus ou l'emploi vicieux des lunettes entraîne la dégradation rapide, souvent irrémédiable de la vue. Que d'amblyopies, que d'amauroses même ne reconnaissent point d'autre origine ! » Tout cela est malheureusement trop vrai, et il serait indispensable que cet appel fût entendu. Poncet indique, avec beaucoup de jugement, les données générales qui devraient présider à la réglementation de l'industrie des opticiens. Cette mesure devrait satisfaire à ces trois indications : 1° vérification de l'aptitude de ces industriels ; 2° identité et classification exacte des verres qu'ils débitent ;

3° appropriation individuelle des verres laissée au jugement de l'homme de l'art dont l'opticien doit se borner à exécuter les prescriptions.

Ce que nous venons de dire s'applique à l'hygiène de la vue lorsqu'il faut diriger les rayons lumineux ou augmenter leur action sur la rétine. C'est le but des lunettes.

Les *conserves* garantissent l'œil des corps étrangers et d'une lumière trop vive. Les verres neutres ou fumés, ou gris vert de Londres, sont les meilleurs : ils sont d'un bleu noir d'une pureté parfaite ; tous les objets prennent une teinte uniforme, celle d'une épreuve photographique. Ils diminuent l'intensité de tous les rayons, et surtout celle des rayons caloriques.

Dans son *Hygiène navale*, M. Fonssagrives conseille les conserves à teinte gris de lin : « Un opticien qui construirait des conserves athermanes ayant à peu près l'indice de réfraction du crown-glass et son pouvoir dispersif, rendrait un service signalé à l'hygiène des pays chauds. »

Roustan, dans son excellente thèse inaugurale[1], a étudié le spectre lumineux d'absorption des différents verres, la quantité proportionnelle de rayons chimiques et de rayons physiques qu'ils laissent passer. Les verres violets éliminent les rayons les plus nécessaires à la vision et conservent les plus irritants : rayons caloriques et chimiques. Cependant ils préservent mieux la rétine que les bleus. Ceux-ci ne méritent pas la réputation qu'on leur a faite : sans arrêter aucun rayon chimique, ils laissent passer beaucoup de rayons calo-

[1] *Traitement par la lumière des maladies des yeux*, Montpellier, 1874.

riques ; aussi ils ne conviennent pas dans les maladies aiguës de la cornée, de la conjonctive, de l'iris. Dans les maladies de la rétine, les verres violets calment, les verts excitent. Les verres rouges arrêtent tous les rayons chimiques et laissent passer tous les rayons caloriques. Les verres verts laissent passer très-peu des deux rayons ; ils conviennent quand il faut calmer la cornée ou exciter la rétine.

Les peuplades du Midi ont cherché instinctivement à diminuer cette profusion des rayons lumineux. J'ai vu à Biskra des indigènes, hommes et femmes, dont les paupières étaient teintes en bleu foncé avec du sulfure d'antimoine. L'éclat du soleil, la fréquence des ophthalmies (et sans doute la coquetterie aidant) les auraient conduits à ce procédé.

Nous avons montré l'influence de la lumière agissant sur les yeux et sur tout l'organisme. Hippocrate a dit avec raison : « *Ita valet corpus, sicut valent oculi.* » Son intervention est de la plus grande utilité pour le développement Les enfants doivent donc prendre des bains de lumière, en ayant soin de protéger leur tête et leurs yeux. Après l'enfance, il faut ménager les personnes qui en ont été déshabituées pendant quelque temps. Mais on peut affirmer que les personnes dont la vue s'est affaiblie par le travail de cabinet la verront s'améliorer par les voyages, la vie au grand air.

D'une manière générale, le rôle de la lumière diminue à mesure que d'autres conditions, comme l'air, la nourriture, le travail..., y suppléent. Ainsi Samson cite le cas des mineurs de Viedessos, bien nourris, travaillant dans de bonnes conditions, et chez lesquels on ne constate aucun inconvénient de l'absence d'une lumière dont ils sont privés six jours par semaine.

V. — RÈGLES D'HYGIÈNE SOCIALE.

Nous avons donné à l'hygiène scolaire le développement qu'elle méritait, et montré le danger de l'incompétence des opticiens. Ajoutons que la loi devrait étendre sa protection aux jeunes apprentis qui se livrent à un métier ou à une occupation demandant une trop grande activité de l'organe de la vision.

Les municipalités doivent aussi veiller à donner de la lumière solaire aux habitants de tous les étages, et l'hygiéniste ne peut qu'applaudir à l'*haussmannisation* du nouveau Paris. Un écrivain a dit avec raison : « De toutes les fleurs, la fleur humaine est celle qui a le plus besoin de soleil. » Mais les édilités se préoccupent surtout de l'éclairage nocturne, qui dans les grandes villes a pris une importance considérable.

Paris consomme autant de gaz que la France entière[1] : en 1872, 148 millions de mètres cubes, et 157 en 1873, ce qui exige 520,000 tonnes de charbon, soit le trentième de la production des mines de la France. Le gaz circule dans des conduites en tôle bitumée, dont les fuites fréquentes constituent une menace d'explosion et un poison dangereux pour la végétation Il y a ainsi 1,200 kilomètres de conduites, alimentant 36,000 becs de gaz de la ville et 800,000 becs particuliers. « On a calculé que la chaleur produite par la combustion du gaz à Paris, dans une année, était l'équivalent de la combustion complète de 100 tonnes de charbon ; il

[1] Revue scient., *loc. cit.*, p. 544. 1874.

peut y avoir de ce chef une petite augmentation dans la température moyenne de la ville. »

Les édifices publics sont ordinairement éclairés par le gaz.

Il y a pour l'éclairage du nouvel Opéra : 25 kilomètres de conduites, 10 compteurs à gaz alimentant 9,200 becs. La rampe est à flamme renversée. Les 412 becs du lustre et les 244 becs qui entourent la salle doivent appeler l'air vicié vers la coupole à jour. Pour la scène, on a la lumière électrique fournie par 560 éléments de piles Bunsen, rangées dans une salle particulière du rez-de-chaussée. On peut même y ajouter la lumière Drummond.

Il a fallu prendre de grandes précautions pour prévenir les dangers que font courir de pareilles substances. A l'extérieur de l'Opéra, 18 bouches d'eau ; à l'intérieur, une canalisation alimentée par l'eau de l'Ourcq, de la Seine, et une réserve de cent mille litres d'eau.

3. DE L'ÉLECTRICITÉ

Les agents physiques que nous venons d'étudier — la chaleur, la lumière — ont sur les êtres vivants une influence que nous avons fait connaître. Nous avons pu expliquer leur mode d'action dans certaines circonstances, et souvent la méthode expérimentale est venue nous révéler les secrets intimes de leurs rapports. Mais, quelle que soit la patience, l'ingéniosité, la ténacité même du savant pour observer la nature ou pour la faire parler, bien des inconnues existent encore, et certaines de ses manifestations, comme l'électricité, par exemple, semblent vouloir garder encore le voile qui les couvre.

Nous avons déjà vu les transformations de ces forces les unes dans les autres, comme si elles n'étaient que les manifestations diverses d'une force unique. La chaleur animale se produit dans l'intimité des tissus avec accompagnement de phénomènes électriques, et la lumière solaire contient des rayons électro-chimiques dont nous avons montré les propriétés spéciales. Ce qu'il y a de certain, c'est que toutes ces puissances naturelles se mêlent et se combinent dans les êtres vivants avec un accord, un ensemble, une harmonie vraiment admirables. Buffon[1] l'avait bien pressenti :

[1] Édition Lacépède, t. IV, p. 417.

« L'animal réunit toutes les puissances de la nature ; son individu est un centre où tout se rapporte, un point où l'univers entier se réfléchit, un monde en raccourci. »

Les études précédentes nous ont montré l'intervention des phénomènes électriques combinés aux autres modificateurs ; il nous faut dire maintenant comment l'électricité agit quand son action est isolée, en un mot, rechercher si cet agent a une influence particulière.

I. — DE L'ÉLECTRICITÉ COMME MODIFICATEUR

Au point de vue qui nous occupe, il y a deux sources d'électricité pour l'homme : l'électricité atmosphérique et l'électricité animale.

C'est vers le commencement du siècle dernier que les physiciens commencèrent à s'apercevoir des analogies entre le tonnerre et l'électricité. Mais ce n'est que le 7 novembre 1749 que Franklin[1] écrivit sur son livre de laboratoire les propriétés communes au fluide électrique et à la foudre. Quelques mois après, il développait ses idées dans deux lettres adressées à Collinson, et en 1752, il recueillit l'électricité des nuages à l'aide du cerf-volant. Ce n'est que de nos jours et grâce aux travaux de nombreux météorologistes et de savants que l'on commence à se faire une idée de la distribution et des sources de l'électricité atmosphérique. Arago, dans un mémoire resté célèbre[2], a parfaitement résumé nos connaissances à ces divers points de vue.

Produite par le frottement des masses d'air les unes contre les autres, ou par l'évaporation de l'eau, ou par les combustions, ou la végétation..., l'électricité se distribue inégalement d'après les conditions hygrométriques de l'air.

[1] Cité par Gavarret, in *Traité d'électricité*, t. II, p. 535.

[2] *Sur le tonnerre* (in ANNALES DU BUREAU DES LONGITUDES POUR 1838).

La terre et l'atmosphère sont dans deux états électriques contraires, le sol est toujours électrisé négativement. Ces deux fluides se combinent continuellement vers les couches inférieures de l'atmosphère et par l'intermédiaire des corps placés à la surface du sol. Gay-Lussac et Biot ont constaté que la tension électrique augmente à mesure qu'on s'élève dans l'atmosphère.

La température et l'état hygrométrique de l'air, les vents et leur direction la font varier à tel point qu'elle change avec la latitude. Elle diminue de l'équateur au pôle, et on n'en rencontre presque plus au delà du 68° de latitude nord.

Comme la température atmosphérique, elle présente des *variations diurnes* (chaque jour deux maxima et deux minima), des *variations saisonnières* (surtout pendant l'hiver), des *variations annuelles*.

Par un temps serein, le sol est négatif, l'atmosphère est positive. Si la vapeur d'eau répandue en si grande quantité dans l'atmosphère, surtout dans les climats torrides et chauds, vient à se condenser rapidement, ce passage de l'état gazeux à l'état liquide s'accompagne d'un dégagement plus ou moins notable d'électricité.

C'est ainsi que viennent les *orages*. Ceux-ci peuvent aussi provenir des nuages chargés d'électricité contraire et que les vents ont tout à coup rapprochés. Dans nos climats tempérés, quand un orage se produit en été, trois conditions se trouvent réunies : un grand calme de l'atmosphère, un sol plus ou moins humide, un temps serein.

C'est dans les régions équatoriales que les orages se montrent avec leur plus grande fréquence. Vers le pôle, ils deviennent rares. Parry ne vit pas un seul orage pendant les deux saisons d'été qu'il passa entre le 70° et le 75° de latitude nord. Il est aussi certain que l'atmosphère des mers semble moins propre que celle des continents et des îles à produire les orages. Arago dit même qu il croit « qu'au delà d'une certaine distance de toute terre, il ne tonne jamais. »

Certaines circonstances locales influencent la fréquence des orages : les chaînes des montagnes, la nature du terrain (ils seraient plus forts et plus fréquents dans les pays calcaires, rares dans ceux qui possèdent des mines métalliques).

« Quand on réfléchit un instant à la constitution des êtres organisés et aux phénomènes qui se manifestent pendant l'état de vie, il est difficile de se soustraire à cette idée que, dans les êtres vivants, le contact de tant de matières hétérogènes, pressées, frottées les unes contre les autres, inégalement chauffées, et surtout les réactions chimiques si nombreuses, qui accompagnent sous toutes ses formes le grand phénomène de la nutrition, doivent être des causes incessantes de production d'électricité dynamique[1]. »

Il est certain, en effet, que l'électricité joue un rôle dans l'organisation; nous avons vu que la chaleur, la lumière s'accompagnaient de dégagement d'électricité. Celle-ci provient surtout des transformations chimiques. Becquerel[2] a posé ce principe : toute réaction chimique donne lieu à un dégagement d'électricité soumis à des lois telles que, dans les combinaisons, l'acide dégage de l'électricité positive et l'alcali de l'électricité négative; dans les décompositions, c'est le contraire. D'après Wundt, les phénomènes électriques tirent leur origine des forces de résistance moléculaire.

La respiration des plantes, la germination dégagent de l'électricité : M. Pouillet l'a prouvé pour la végétation et M. Becquerel a constaté l'existence de courants dans les racines, les tiges, les feuilles et les fruits.

Mais ces phénomènes sont plus évidents encore chez les animaux; chez ceux qui ont été appelés phosphorescents (infusoires, méduses, des annélides, des insectes, le lampyris ou ver luisant), ce phénomène de combustion lente est produit, d'après M. Becquerel, par la décomposition du fluide électrique neutre et la recomposition des fluides de nom contraire chez des animaux qui sont mauvais conducteurs.

[1] Gavarret, *Lois générales de l'électricité dynamique*, thèse de concours. Paris, 1843.

[2] *Traité de physique*, t. II, p. 458.

Chez certains poissons dits électriques (la torpille [1], le mormyre, la gymnote, la raie), il y a même un appareil spécial, soumis à la volonté de l'animal et capable de produire un fluide semblable à celui de nos machines électriques. Les travaux de Matteucci, de Moreau, de Marey ont montré qu'il fallait rapprocher la fonction de l'appareil électrique de celle d'un muscle. On peut assimiler les nerfs électriques aux nerfs moteurs, la décharge à une secousse musculaire, une succession de décharges à un tétanos. De même que le travail mécanique se produit dans le muscle, l'électricité naît dans un appareil spécial à ces poissons. Ces deux forces sont le résultat d'actions chimiques.

Mais si ces poissons sont seuls doués d'un semblable organe, les autres animaux ne possèdent pas moins une certaine quantité d'électricite, développée dans l'intérieur de leur corps. Les expériences de Nobili, de Matteucci, de Du Bois-Reymond, Cl. Bernard ont montré ce fluide produit par les muscles et les nerfs. Celles de M. Becquerel prouvent la grande influence des phénomènes électro-capillaires dans la vie animale : il y aurait des courants entre la face interne et la face externe de la peau, dans les appareils glandulaires et de sécrétion, dans le liquide sanguin (où le sang artériel et le sang veineux formeraient un couple).

II. — ROLE PHYSIOLOGIQUE ET PATHOGÉNIQUE

Nous n'avons pas à faire le récit des faits, aussi curieux que variés, qui ont été produits par l'électricité atmosphérique. Les effets de la foudre attendent encore une explication convenable. Quant à l'influence sur l'organisme de la tension électrique qui se trouve dans l'air, les auteurs ont varié leurs interprétations.

[1] On écrivait au dix-huitième siècle : « Ce poisson, lorsqu'on le touche, lance un venin qui paralyse et endort la main du pêcheur. » (Marey.)

La circulation capillaire, les sécrétions, les fonctions musculaires seraient activées ou favorisées par une électricité atmosphérique vitrée; ce serait le contraire avec l'électricité résineuse. On a cherché ainsi à expliquer l'état de prostration morale et physique qui survient chez certaines personnes pendant les temps d'orage, ou, au contraire, l'excitation. Des douleurs rhumatismales ou névralgiques, des accès d'asthme, l'aggravation de l'état fébrile ou de quelques phénomènes morbides se montrent aussi lors de l'état électrique de l'atmosphère.

Mais il faut, en outre, tenir compte de la température, de l'état hygrométrique, de la pression barométrique. « Que l'électricité, dit M. Gavarret, joue un rôle soit dans la production, soit dans la manifestation des maladies, c'est là une chose qui nous paraît probable; mais à quel titre? C'est là ce que nous ne connaissons pas encore. »

On a encore prétendu que les orages avaient une influence sur la production ou la disparition des maladies épidémiques. Nous en reparlerons plus tard en nous occupant de l'ozone. D'après M l'inspecteur Laveran[1], « les orages, les vents chauds signalent les journées les plus néfastes des épidémies cholériques. Celle du 9 juin 1849 fut remarquable par un violent orage et marqua le point le plus élevé de l'épidémie. » L'épidémie de Marseille, en 1865, ne prit toute sa violence qu'après un orage[2].

Les recherches si intéressantes de Pflüger, Remak, Du Bois Reymond en Allemagne, de Duchenne (de Boulogne), Legros et Onimus, Becquerel en France, ont cherché une explication de ces phénomènes dans l'action sur l'organisme de l'électricité statique et de l'électricité d'induction. Les études de ces divers savants ont surtout conduit à des applications thérapeutiques consignées dans les ouvrages de M. Duchenne et

[1] Article *Choléra* (Diction. encyclop., p. 786).

[2] Didiot, *Le choléra à Marseille en* 1865. Paris, 1866.

dans le *Traité d'électricité médicale* de Legros et Onimus. Ces derniers observateurs, en étudiant les courants continus, ont montré l'action de l'électricité dans les phénomènes les plus intimes. Ainsi l'électricité peut renverser les lois ordinaires de l'endosmose : elle décompose les sels, coagule les substances albuminoïdes du sang et des tissus. Étant admis que le courant circule du pôle positif au pôle négatif, que le courant est dit *ascendant* lorsque le pôle positif est appliqué à la partie inférieure et le pôle négatif à la partie supérieure de la moelle, *descendant* quand les pôles sont intervertis, Legros et Onimus montrent que les courants continus ascendants accélèrent le double mouvement d'assimilation et de désassimilation. Si les courants interrompus ou d'induction rétrécissent toujours les vaisseaux, le courant continu les dilate s'il est descendant, les resserre s'il est ascendant.

L'électricité exagère les fonctions des organes des sens, mais elle a une action plus compliquée sur le système nerveux. D'après Onimus et Legros, sur la moelle, le courant ascendant augmente l'excitabilité de cet organe et exagère sa réflectivité ; le courant descendant produit des effets opposés. Voici maintenant l'action sur les nerfs : sur les nerfs moteurs, action plus énergique du courant direct ou descendant ; effet inverse pour les nerfs sensitifs. Avec les courants d'induction, il y a douleur et contraction du muscle.

Tous ces faits peuvent avoir leur application thérapeutique, mais ne nous seront pas d'une grande utilité au point de vue hygiénique[1].

[1] Consulter : *Traité de géographie médicale*, etc., par Boudin, t. Ier, p. 420.

III. — RÈGLES D'HYGIÈNE PRIVÉE ET SOCIALE

S'il faut en croire Suétone, les empereurs Auguste et Tibère prenaient une foule de précautions pour se mettre à l'abri des effets de la foudre. Auguste se retirait dans un lieu bas et voûté ; il portait toujours sur lui une peau de veau marin qui passait pour être un préservatif efficace de la foudre. Le laurier jouissait d'une réputation semblable ; on en plantait autour des palais des Césars et des Pontifes, et Tibère en portait une couronne les jours d'orage.

Arago a montré l'influence préservatrice de certaines étoffes à cause de leurs propriétés isolantes. La foudre tombe sur l'église de Châteauneuf-les-Moustiers : trois prêtres sont à l autel, deux sont gravement frappés, le troisième revêtu d'ornements en soie est préservé. Le taffetas ciré, la soie, la laine, seraient ainsi préférables aux toiles de lin ou de chanvre. Nous avons parlé (page 98) des propriétés électriques de certaines matières textiles.

Au contraire, les pièces métalliques des vêtements ou situées dans le voisinage conduisent très-bien le fluide. Le 21 juillet 1829, le tonnerre tomba sur la prison de Riberac (Souabe) ; il alla frapper dans une grande salle, au milieu de vingt détenus, un chef de brigands qui était enchaîné par la ceinture.

Contrairement à une opinion très-répandue, rien ne prouve que la foudre soit influencée dans sa direction par un courant d'air. Le danger n'est donc pas augmenté pour un homme qui court pendant un orage, pour celui qui laisse les croisées de son appartement ouvertes.

Il est bien certain que toutes les personnes susceptibles, les névropathes surtout, doivent éviter le séjour dans les pays où la tension électrique est trop exagérée. Les climats froids apaisent le système nerveux.

Quant aux *règles d'hygiène sociale*, signalons pour les villes la nécessité de placer des paratonnerres en nombre suffisant sur les édifices et monuments publics. Les gouvernements, les administrateurs des départements doivent s'opposer le plus possible au déboisement. Outre le bénéfice réel produit par cette culture et de nombreux avantages au point de vue de la santé publique, le déboisement a encore une influence spéciale. « Le déboisement d'une montagne, dit Arago, c'est la destruction d'un nombre de paratonnerres égal au nombre d'arbres que l'on abat ; c'est la modification de l'état électrique de tout un pays. »

4. DU SON

L'étude de l'acoustique, si importante pour le physicien, présente moins d'intérêt à l'hygiéniste. Ce modificateur a une influence qui ne se montre pas aussi nettement, et à peine si son rôle est signalé dans la plupart des traités d'hygiène.

I. — CARACTÈRES PHYSIQUES DU MODIFICATEUR

Tout mouvement qui détermine dans notre oreille une sensation auditive produit un son. Il est ordinairement produit par les vibrations de l'air. Nos sensations auditives nous font percevoir des *sons musicaux* ou des *bruits*. « Le bruit, dit Wundt, est un mélange de sons musicaux discordants. De toutes les sources sonores, la voix humaine est celle qui tient au plus haut degré le milieu entre le son musical et le bruit : les consonnes sont des bruits ; les voyelles ont, au contraire, un caractère musical ; ce qui domine dans la parole, ce sont les bruits ; les sons musicaux ont le rôle prépondérant dans le chant. » A l'aide de la sirène acoustique, les physiciens ont trouvé que les limites de perceptibilité des sons musicaux sont comprises entre 16 et 38.000 vibrations par seconde. La hauteur du son n'est nettement distinguée que dans l'intervalle de 30 à 4.000 vibrations ; les sons en usage dans la musique sont compris dans ces limites.

Les mouvements vibratoires, donnant naissance au son,

se produisent sous forme d'ondes longitudinales et transversales. « Mais, comme les vibrations de l'air produisent toujours des ondes condensantes et dilatantes, nos sensations auditives reconnaissent, en définitive, pour cause immédiate des vibrations longitudinales... Le mouvement vibratoire des corps solides, qu'il soit longitudinal ou transversal, excite dans l'air ambiant des ondes condensantes et dilatantes qui se propagent dans toutes les directions ; chaque fois que ces ondes rencontrent une oreille humaine, elles impriment à la membrane du tympan des vibrations transversales qui sont transmises, par l'intermédiaire de la chaîne des osselets, au liquide du labyrinthe, et s'y propagent de nouveau sous forme d'ondes longitudinales; du liquide du labyrinthe le mouvement vibratoire se communique aux terminaisons du nerf acoustique connues sous le nom de fibres de Corti, et y subit sans doute une seconde fois la transformation en vibrations transversales. » (Wundt.)

Le son se transmet dans l'air avec une vitesse de 333 mètres par seconde à la température de zéro, et de 340 mètres quand celle-ci est de 15°. Son intensité est en raison inverse du carré de la distance du corps sonore. Elle est aussi en rapport avec la densité de l'air. Le son s'affaiblit quand l'air se raréfie : un coup de pistolet est à peine entendu sur le sommet du Mont-Blanc. Des aéronautes, dans les hautes régions de l'atmosphère, s entendaient à peine parler. Dans l'air comprimé, quelques individus ont éprouvé une exagération de l'ouïe.

De même que la lumière, le son a différentes qualités. Les physiciens distinguent celles des sons musicaux et les principales formes de bruit. L'*intensité* d'un son est en rapport avec l'amplitude des vibrations sonores. La hauteur du son, le *ton* dépend du nombre de ces vibrations dans l'unité de temps : les sons aigus étant produits par les vibrations les plus rapides. Le *timbre* est ce caractère particulier du son qui permet d'en reconnaître l'origine : c'est la « saveur des sons, » comme dit heureusement Mathias Duval. La *hauteur* d'un son ne dépend pas de la forme, mais du nombre des vibrations isochrones accomplies pendant un temps donné. Aussi, à des rapports égaux entre les hauteurs des deux sons, correspondent des rapports égaux entre le nombre de vibrations de ces deux sons : ceux-ci sont dits alors à l'*unisson*.

II. — ROLE PHYSIOLOGIQUE

Wundt fait remarquer que l'organe de l'ouïe perçoit les mouvements vibratoires par un mécanisme tout différent de celui qui préside aux sensations lumineuses. L'œil est toujours impressionné par une résultante de vibrations, et il ne peut décomposer cette résultante en ses éléments primitifs.

L'œil procède, pour ainsi dire, par synthèse. L'organe auditif, au contraire, analyse le son : une vibration complexe est décomposée en vibrations simples, et chacune de celles-ci, individuellement et séparément, agit sur le nerf auditif. C'est la réunion de ces sensations particulières qui produit le son. Il y a dans l'oreille, prêts à vibrer pour différentes notes, des corps résonnants. Ce sont les dernières expansions du nerf auditif, les fibres de Corti, qui sont au nombre de plus de trois mille. Cela fait trois cents fibres pour chaque octave, puisque la gamme des sons perceptibles ne compte pas plus de dix octaves.

Si le son est très-intense, l'amplitude des vibrations sonores est considérable, et alors l'ébranlement des corps, qui peut aller jusqu'à la rupture s'ils ne sont pas élastiques, peut se communiquer à l'organisme. Si, au contraire, les vibrations sont faibles, l'ouïe acquiert plus de délicatesse.

Il peut se passer dans cet organe ce que nous avons vu pour l'œil : la privation passagère du stimulus naturel excite d'abord la fonction qui se repose, puis celle-ci disparaît si l'absence de l'excitant vient à se prolonger outre mesure. L'absence de tout bruit facilite le recueillement et la méditation ; mais ces vibrations, si elles ne sont pas trop intenses, finissent par ne plus éveiller le sens de l'ouïe, qui paraît alors ne plus compter avec ces impressions monotones. Des savants travaillent au sein des villes les plus bruyantes ; le meunier s'endort, inconscient du bruit de la chute d'eau et du tic-tac de son moulin.

« Les sons intenses, dit Michel Lévy, déterminent des successions générales analogues à celles du massage, des frictions, de la flagellation. Léopold Deslandes se demande si les roulements prolongés du tambour dans une salle bien disposée pour réfléchir les rayons sonores ne pourraient pas servir chez certains malades à exciter les fonctions moléculaires ; les organes les plus immédiatement soumis au contact de l'air et ceux qui sont situés dans les cavités ne ressentiraient-ils pas cette action ? »

Il est certain que cet ébranlement du corps par de trop fortes détonations a produit de véritables accidents. L'organe de l'ouïe, dont la fonction s'exécute d'une manière si délicate, souffre beaucoup d'une pareille brutalité. Ce qui convient à cet organe, véritable instrument de musique, ce sont les sons rhythmés et cadencés. La musique des peuples sauvages se distingue par ces qualités et trahit ainsi ce besoin instinctif. « La musique la plus caractéristique, dit Kalkbrenner (cité par Fleury), est celle qui est le plus fortement rhythmée : c'est aussi celle qui produit le plus d'effet sur le public C'est par la réunion de ces conditions que se distinguent les principaux airs populaires et ceux qui, comme la *Marseillaise*, le *God save the king* et quelques autres, exercent une influence puissante sur les masses. » Sans aucun doute, le fonctionnement de l'audition exerce une certaine action sur les centres nerveux. Ordinairement la voix change de timbre, la parole s'altère chez les individus qui perdent l'ouïe. Itard a remarqué chez les sourds une diminution de la sensibilité dans quelques organes. Qui ne sait qu'ils sont plus tristes que les aveugles. Acariâtres, méfiants, ils fuient toute société et évitent toute relation.

III. — ROLE PATHOGÉNIQUE

Les fortes détonations, les bruits violents ont autant d'effet sur le moral que sur le physique. D'après Michel Lévy, on les a vus faire périr des poissons au fond des lacs et des rivières et donner la mort à des fœtus. Leur action sur l'organe de l'ouïe est manifeste : on a constaté chez de jeunes canonniers des hémorrhagies, de l'inflammation, une surdité plus ou moins longue, une rupture du tympan. Percy ne choisissait pour l'arme de l'artillerie que les hommes qui ne semblaient point disposés aux affections de cœur et de poitrine.

Dans les grandes usines bruyantes, chez les ouvriers des laminoirs, les gens d'équipage des bombardes et des navires qui servent d'école d'artillerie (Fonssagrives), il y a de nombreux cas de surdité. « Les coups de sifflet aigus et très-fréquents de la locomotive ont un effet marqué sur l'ouïe des mécaniciens. Il leur semble, au moment où ils ouvrent le sifflet de leur machine, qu'ils font une chute; quelques-uns sont alors forcés de plier sur leurs jarrets[1]. »

Il y a des bruits qui sont pour l'oreille ce que certaines impressions lumineuses sont pour l'œil : insupportables et

[1] Duchesne, *Des chemins de fer et de leur influence sur la santé*. Paris, 1857.

agaçants, ils agissent beaucoup plus par leur timbre que par leur intensité; ainsi le glissement d'un objet métallique sur du marbre, le grincement de la scie sur la pierre, le repassage d'un couteau, la section d'un bouchon de liége...

Sous l'influence de causes assez difficiles à préciser, il survient des troubles dans l'audition. Celle-ci est double (*diplacousie*), dépravée (*paracousie*), exagérée (*hyperacousie*). Sauvages[1] cite un homme qui, lorsqu'il entendait parler, avait l'oreille frappée par deux sons, l'un à l'octave plus haut que l'autre. Willis a connu un homme qui ne pouvait causer avec sa femme que lorsque le domestique battait du tambour. Stahl a vu de même une personne qui, pour la conversation, se faisait accompagner par les sons aigus d'une flûte. C'est d'ailleurs ce que faisaient les orateurs anciens qui prétendaient ainsi se faire mieux entendre par la foule. Il y a des personnes dures d'oreille ou qui ont l'habitude de vivre dans un milieu bruyant (moulins, fonderies, usines...), qui prennent mieux part à une conversation quand elles sont assises en chemin de fer, dans une voiture roulant sur le pavé, ou quand les cloches sonnent à toutes volées. Les sourds entendent mieux quand ils ont la fièvre.

On appelle désécée la faiblesse acquise ou congénitale de l'ouïe. Les sons de la voix humaine sont plus ou moins perçus. Quand ils ne sont plus entendus que comme bruits, il y a surdité. On comprend que si la désécée se montre dans les premières périodes de la vie, alors que l'activité des organes des sens est indispensable pour l'éducation, le jeune enfant se trouve parfois complétement privé d'un des instruments nécessaires à son développement intellectuel. « Un léger degré de désécée peut amener la surdi-mutité, abrutir la voix par l'absence de la parole, frapper de torpeur l'âme et l'intelligence par l'isolement de l'individu. Sur 162 sourds-muets, Itard en a trouvé 86 affectés de simple désécée et qui lui ont dû le bienfait de leur séparation d'avec le commun des sourds-muets, moins perfectibles qu'eux. » (Michel Lévy).

[1] Cité par Spring, *Symptomatologie*, t. II, p. 235.

IV. — RÈGLES D'HYGIÈNE PRIVÉE

Les personnes nerveuses, les névropathes, les femmes, les enfants, doivent éviter les fortes détonations, fuir les quartiers bruyants, éloigner leur chambre à coucher du tapage de la rue.

Les malades (maladies du cerveau, migraine), les individus menacés d'hémoptysies, les femmes enceintes prédisposées à l'avortement, les accouchées, les blessés, les opérés, doivent rechercher le calme et, par conséquent, éviter surtout les ébranlements qui se transmettent à l'organisme et sont provoqués par l'excessive amplitude des vibrations. Percy a vu des sourds-muets éprouver du malaise et de la douleur pendant le bruit de la canonnade.

Les sons musicaux, le rhythme, la cadence, l'harmonie peuvent, au contraire, avoir les effets les plus heureux sur l'homme sain ou malade. Les sons de la harpe de David calmaient l'agitation du roi Saül, et Sapho fut, dit-on, rappelée à la vie par le charme de la musique.

L'organe de l'ouïe doit être soustrait aux influences pathologiques et aux déformations. Il faut éviter de comprimer le pavillon contre la tête ; c'est une coutume qui le déforme et en même temps abaisse et rétrécit le méat.

Des conséquences semblables surviennent, à un âge avancé, lorsque, sous l'influence de la perte des dents incisives, le menton bascule en avant et déforme l'ouverture du conduit. Il est, dans ce cas, facile de remettre tout en ordre en faisant remplacer les dents absentes.

A tout âge les soins de propreté sont indispensables pour prévenir l'accumulation du cérumen. Les bouchons de cérumen sont parfaitement ramollis par des injections d'eau tiède, d'huile, d'eau éthérée qui dissout la graisse et rend instantanément l'ouïe. On a aussi, dans des cas d'obstruction du conduit, employé les bains d'air comprimé.

Il faut surtout habituer l'oreille ou la préserver des trop brusques changements de température et même de pression atmosphérique. C'est ainsi que les maladies de cet organe sont fréquentes, d'après Ménière, chez les boulangers, les chauffeurs de machines, les teinturiers, les plongeurs.

Quand l'affaiblissement de l'ouïe survient, il faut recommander de grands ménagements pour cet organe. D'après Ménière (cité par Michel Lévy), les demi-sourds ont le tort de vouloir trop entendre : ils demandent à leur oreille affaiblie un travail qui n'est pas en rapport avec l'énergie fonctionnelle qu'elle a conservée. Un fonctionnement trop actif et trop continu l'affaiblit davantage et l'épuise,

Comme moyens palliatifs on conseille des cornets acoustiques qui ont pour but de renforcer le son. Mais en augmentant l'intensité de celui-ci, ces instruments lui font perdre de sa netteté, et souvent alors il n'est perçu qu'un bruit confus. Le meilleur des instruments, celui qui peut être employé le plus longtemps, d'après Deleau, Ménière, serait un long tube en caoutchouc, de 1 à 2 mètres, terminé par un bout d'ivoire qui rentre dans l'oreille du sourd. De cette façon, les sons ne sont pas dénaturés, et le nerf acoustique n'est pas trop ébranlé. Mais, comme le fait remarquer M. Lévy, « l'auxiliaire le plus utile, le plus innocent, le plus efficace, est la main placée derrière le pavillon. En le portant un peu en avant, elle agrandit le récipient des ondes sonores et rend l'ouïe facile sans nuire à l'organe nerveux. »

V. — RÈGLES D'HYGIÈNE SOCIALE

Les municipalités se préoccupent des bruits de la rue, et le revêtement des chaussées est choisi dans le voisinage des édifices ou monuments qui réclament le silence et doivent éviter tout ébranlement et toute trépidation. Ainsi les abords des églises, des hôpitaux, des théâtres, des tribunaux, des écoles publiques.

L'administration accorde même l'autorisation de couvrir de paille une partie de la rue dans laquelle se trouvent certains malades.

Une ordonnance du préfet de police a interdit aux marchands l'usage de la trompette, de la crecelle et de tout instrument indicateur. Les établissements industriels (batteurs de métaux, forges de grosses œuvres et à bras) où il se produit trop de bruit ne peuvent être construits dans les villes, à proximité des habitations. On sait qu'il n'est pas permis de sonner de la trompe ou de jouer d'un instrument bruyant après une certaine heure. Il est très-naturel que la société cherche à se garantir des caprices ou des fantaisies particulières : la liberté d'un chacun finit là où elle commence à gêner les autres.

Les gouvernements ont compris l'influence bienfaisante de la musique sur les mœurs. Elle procure une excellente occupation, éloigne l'ouvrier du cabaret, donne des habitudes d'ordre, d'harmonie, de discipline. On ne saurait trop encourager les orphéons et les sociétés de musique. Une circulaire du ministre de l'instruction publique aux recteurs (4 mai 1872) recommande dans les écoles normales primaires l'étude de la musique, « qui n'est pas pour les élèves un accroissement de travail, mais une source de nobles plaisirs. »

5. DE LA PESANTEUR

Les études qui précèdent ont suffisamment montré la transformation des forces. Rien ne se perd, rien ne se crée, tout se transforme. Ce qui est vrai pour le mouvement l'est aussi pour la matière. Elle est immuable et inerte, et cependant on dit que deux corps s'attirent en proportion directe de leur masse et en raison inverse du carré de leur distance. Il semblerait, d'après cela, que la matière est active et qu'elle possède en elle-même un principe d'action. La contradiction n'est qu'apparente. En formulant ainsi la loi de la gravitation, trouvée par Newton, on exprime les résultats et non les causes du phénomène. Ce n'est pas dans l'intérieur des corps, mais en dehors d'eux, qu'il faut chercher les causes de leur mouvement, de cette attraction. Helmholtz [1] montre très-bien comment il faut envisager encore les rapports entre la force et la matière : « C'est un contre-sens de considérer la matière comme réelle, et la force comme une simple conception; la matière et la force sont plutôt deux attributs de la réalité, deux abstractions formées par le même procédé intellectuel. Nous ne connaissons et ne pouvons connaître que la matière active. »

[1] *Mémoire sur la conservation de la force*, traduct. Perard, p. 59. Paris, 1869.

Nous avons vu que la chaleur, la lumière, l'électricité étaient une transformation du mouvement. Les corps graves subissent cette loi commune. Ce n'est pas d'eux-mêmes qu'ils tirent cette force particulière, la gravité. Elle provient de la pression du milieu dans lequel ils sont plongés; c'est une transformation des mouvements de l'éther.

Tous les phénomènes physiques sont donc des mouvements qui se transforment les uns dans les autres. Une force qui se manifeste à un moment donné n'est pas créée, mais seulement rendue sensible de latente qu'elle était. Et ainsi se présente dans sa simplicité l'unité des forces physiques, l'une des plus imposantes conceptions de l'esprit humain.

Tous ces phénomènes peuvent être divisés en deux grandes classes. Dans l'une nous constatons ou faisons naître certains changements dans les propriétés d'un corps, changements qui peuvent laisser au repos l'ensemble de ce corps. Dans l'autre, le corps n'éprouve pas de modifications dans sa substance, mais sa masse se déplace. Les phénomènes de chaleur, de lumière, d'électricité, d'acoustique font partie de la première série; nous les avons étudiés. Dans la deuxième se trouvent les phénomènes de pesanteur, de mouvement; ce sont ceux qui vont nous occuper.

Les physiciens divisent l'étude des phénomènes de la pesanteur en trois parties, correspondant aux trois états de la matière : solide, liquide et gazeux ; à l'exemple de Wundt, nous joindrons à l'étude de la pesanteur celle de la force musculaire, qui détermine aussi des mouvements de totalité du corps, « effets semblables à ceux de la pesanteur, en ce sens qu'on peut toujours remplacer la force musculaire par un poids d'une grandeur déterminée, agissant dans une direction donnée et pendant un temps suffisant. »

1. — CARACTÈRES PHYSIQUES DU MODIFICATEUR

Ce modificateur est oublié par la plupart des auteurs, ou confondu par quelques autres avec la pression atmosphérique.

La pesanteur est cette force qui précipite vers le centre de la terre tout corps qui n'est pas soutenu. Wundt appelle *poids* d'un corps « la résultante de toutes les attractions élémentaires que la pesanteur exerce sur les molécules du corps considéré. »

Le poids sert de mesure à la masse; le poids d'un corps augmente avec le nombre de molécules qu'il contient.

Les physiciens démontrent que, dans le vide, quel que soit leur volume et leur masse, les corps tombent également vite. Ils appellent *centre de gravité* le point d'application de la résultante des actions de la pesanteur. Borrelli plaçait le centre de gravité du corps de l'homme en un point idéal situé *inter nates et pubim*. Ed. Weber a trouvé expérimentalement qu'il est dans l'intérieur du canal médullaire de la colonne vertébrale, à peu près au niveau du bord supérieur de la deuxième vertèbre lombaire. Marey[1] fait remarquer qu'il est très-variable et change dès que le corps exécute un mouvement. Dans ses ingénieuses expériences, il choisit le pubis et en étudie les déplacements pendant la marche.

L'intensité de la pesanteur n'est pas la même partout. Elle varie surtout avec la latitude et augmente à mesure qu'on se rapproche du pôle. Cela tient à deux causes : au pôle, un point est situé plus près du centre de la terre, puisque celle-ci est aplatie en cet endroit. A l'équateur, la force centrifuge est $\frac{1}{289}$ de l'intensité de la pesanteur et

[1] *La machine animale*, p. 121. Paris, 1873. (BIBLIOT. SCIENT. INTERNAT.)

s'oppose à son action. Si la terre tournait 17 fois plus vite, la force centrifuge à l'équateur équilibrerait l'attraction terrestre et le poids des corps y serait nul.

II. — ROLE PHYSIOLOGIQUE

C'est surtout sur le cadavre qu'il est facile de constater cette action de la pesanteur ; tous les liquides s'accumulent dans les parties les plus déclives. Chez le malade, chez l'individu affaibli, nous constatons les effets de l'hypostase ; chez l'homme bien portant, les mouvements, l'activité vitale du cœur et des vaisseaux luttent et contrebalancent dans les conditions ordinaires cette action de la pesanteur. Mais celle-ci manifeste toujours son influence.

La circulation veineuse est bien différente dans les membres inférieurs et dans la tête, le cou. Si le bras reste longtemps pendant le long du corps, il se congestionne ; s'il est maintenu longtemps élevé, il s'arrête et s'engourdit faute d'excitant. D'après Gerdy[1], l'élévation d'une partie déclive est plus active pour en dériver le sang que la saignée même. Les saltimbanques qui marchent sur les mains ont bientôt la tête congestionnée, et Gerdy remarque « que les vignerons ou les hommes qui travaillent comme eux se relèvent souvent pour débarrasser la tête du sang qui remplit ses vaisseaux. » Les individus qui sont restés longtemps dans une position complétement horizontale éprouvent souvent des douleurs de tête, des *pesanteurs*. C'est ce qui arrive fréquemment aux gens plé-

[1] Gerdy jeune, *De l'influence de la pesanteur sur la circulation* (ARCH. GÉNÉR. DE MÉDECINE, 1835)

thoriques quand ils ont un peu trop dormi. Il s'est produit une stase sanguine qui engourdit le cerveau ; plus on dort, plus on a envie de dormir.

Chez les anémiques, au contraire, la position horizontale facilite le travail intellectuel. Beaucoup d'auteurs ne travaillent que couchés. On conseille d'allonger les individus qui ont une syncope, ceux qui doivent subir une opération quelconque.

Dans ses leçons cliniques, Graves montre l'influence de la position sur la fréquence du pouls, même à l'état de santé. Il y a six à quinze battements en plus dans la position droite que dans l'horizontale. Knox attribue cette différence aux contractions des muscles.

La forme plus ou moins ovale de l'œuf des oiseaux l'empêche de prendre dans le nid une position qui serait fatale au fœtus qu'il renferme si l'œuf était placé verticalement. De Baër, dans son livre sur le développement des animaux, dit que si on place les œufs de telle façon qu'ils reposent sur l'une ou l'autre des extrémités, le poulet ne tarde pas à mourir. Cependant les œufs de reptile sont ronds ; il est vrai aussi que, dans l'utérus, le fœtus humain a une attitude renversée bien différente de celle de l'homme adulte.

Dans les cavités ordinaires (la vessie, par exemple) ou pathologiques, les liquides occupent la partie la plus déclive. Ils changent de place avec la position donnée au corps, ce que l'on utilise quand on fait le diagnostic de l'ascite et des épanchements pleurétiques.

III. — ROLE PATHOGÉNIQUE

Sous l'action de la pesanteur, il survient des enchiffrènements ou engorgements indolores de la pituitaire qui empêchent la respiration nasale et obstruent l'une ou l'autre narine suivant qu'on est couché de tel ou tel côté. M. Piorry attribue à l'habitude du décubitus latéral droit pendant la nuit la plus grande fréquence de ce côté de l'épistaxis, de la pneumonie, de l'hémorrhagie cérébrale, de l'ophthalmie. Nous avons parlé du mode de formation des congestions et des pneumonies hypostatiques.

Sydney Ringer a montré que, au cœur, les bruits de souffle sont plus éclatants, plus rudes et d'une tonalité moins élevée dans la position horizontale que dans la position assise ou droite.

L'influence de la pesanteur est plus évidente encore dans certains organes. Par leur poids, les mamelles tombent et cet affaissement contribue à leur flétrissure. C'est la déclivité qui est cause de la fréquence des engorgements et déplacements de l'utérus, de l'orchite, des hernies[1], de l'état variqueux des veines du rectum et des membres inférieurs, du varicocèle et du cirsocèle. Ces maladies s'exagèrent par toutes les circonstances qui augmentent l'action de la pesanteur : la chaleur, la fatigue, les exercices prolongés.

Les infiltrations de pus, d'urine, la marche des ecchymoses sont influencées. Les ouvertures, les fistules spontanées se font à la partie la plus déclive et souvent le chirurgien imite la nature. Les inflammations, l'érysipèle, le phlegmon, le panaris, l'œdème, les ulcères, sont aggravées par la déclivité. Gerdy résume ainsi l'influence de la pesanteur dans les maladies : « Quand elle continue d'agir sur les organes qu'elle a rendu malades, ou qu'elle porte son action sur les organes devenus malades par d'autres causes, constamment elle augmente les accidents qu'elle a produits, constamment elle aggrave les autres affections. Quand celles-ci peuvent être aggravées par la congestion sanguine, qu'elle tient pour ainsi dire en ses mains; partout où elle trouve à sa portée un principe d'irritation, elle le stimule, elle le féconde malheureusement et lui fait produire de funestes fruits. »

[1] Dans une statistique de Malgaigne, sur 247 hernieux, 187 travaillaient debout.

IV. — RÈGLES D'HYGIÈNE

Le médecin doit se préoccuper de mettre les sujets lymphatiques, les anémiés, les cachectiques, les vieillards dans un état de résistance vitale tel qu'ils puissent lutter avec avantage contre cette action de la pesanteur. Une alimentation convenable, de l'exercice musculaire modéré, une hydrothérapie méthodique sont les meilleurs moyens.

Il faudra régler pour les malades ou infirmes l'attitude, la position ou l'élévation, pour diminuer ou anéantir cette influence dans une partie du corps. Les matelas à air rendent des services. On a employé le décubitus horizontal sur des planches dans des cas de déformation du rachis.

Les variqueux, les hernieux, tous les individus enfin à stase sanguine inférieure, ou ayant un déplacement d'organe, devront éviter la station droite prolongée, toute profession qui nécessite cette attitude. Hunter dit même avoir guéri un anévrysme variqueux du pli du bras à un cordonnier qui, sur ses conseils, embrassa la profession de perruquier, afin d'avoir le bras ordinairement levé.

Dans les professions à station prolongée, M. Bouchardat conseille de limiter les heures de travail, prendre des individus jeunes et non variqueux. Il recommande surtout aux ouvriers d'éviter toute compression, toute ligature des membres inférieurs.

6. LE MOUVEMENT

Le mouvement est un des caractères de la vie, comme la nutrition et la reproduction. La plupart des actes de *la vie organique* s'accomplissent dans l'intimité des tissus par des mouvements non soumis à notre volonté; nous commandons au contraire aux mouvements de *la vie de relation*. Ce sont ces derniers qui doivent seuls nous occuper.

I. — CONDITIONS PHYSIQUES DU MOUVEMENT

Plusieurs éléments interviennent : le nerf qui détermine l'apparition du mouvement, la fibre musculaire qui l'exécute, les vaisseaux sanguins qui en apportent les matériaux chimiques.

Le nerf détermine dans la fibre un dégagement de chaleur et une partie de celle-ci se transforme en mouvement.

Quel que soit l'excitant employé (électricité, caustiques, pincement...), il y a dans le nerf production de mouvement, transport d'un agent qui lui est spécial. Quelle est sa nature? Nous ne la connaissons pas. Les travaux de quelques physiologistes, ceux de Du Bois Reymond, ont voulu l'assimiler au fluide électrique. On sait seulement qu'il y a production de phénomènes électriques se propageant avec une vitesse qui serait celle de l'agent nerveux lui-même.

On connaît mieux la *contraction* et le *travail* des muscles. Pour Marey[1], si on applique une excitation unique à un nerf, le muscle répond par un mouvement unique. C'est la *secousse*. Pendant une contraction musculaire volontaire, le nerf provoque une série de secousses assez rapprochées pour se fusionner et s'ajouter à cause de la rapidité même de leur succession. En résumé, dit Marey, « pendant la contraction volontaire, les nerfs moteurs sont le siége d'actes successifs dont chacun produit une excitation du muscle. Celui-ci, à son tour, effectue une série d'actes dont chacun donne naissance à une onde musculaire produisant une secousse. C'est dans l'*élasticité* du muscle qu'il faut chercher la cause de la fusion de ces secousses multiples : elles s'éteignent, comme les saccades des coups de piston d'une pompe à incendie disparaissent par l'élasticité de son réservoir d'air. » C'est encore cette élasticité qui permet d'utiliser les chocs de l'onde musculaire durant à peine quelques centièmes de seconde et de les transformer en une tension graduelle et continue. Pendant le travail musculaire, la chaleur a produit du mouvement, et la transformation a été possible. Mais si cette chaleur n'est pas ainsi utilisée, elle s'emmagasine dans le muscle et le surchauffe. Dans le tétanos, qui est pour M. Marey une tension permanente des muscles, ceux-ci produisent beaucoup de chaleur et il y a élévation générale de la température du corps.

De même qu'une machine est construite en vue de la forme du travail qu'elle doit exécuter, on peut, d'après le volume et la forme, estimer quelle force le muscle possède, de quel travail il est susceptible. C'est ce que fait M. Marey. D'après cet habile expérimentateur, le travail d'un muscle est proportionnel à son volume et à son poids. S'il est gros et court, il produira un grand effort sur un faible parcours, s'il est long et grêle, son parcours sera très-étendu, mais l'effort sera peu énergique. Ce travail se ferait avec une pression supérieure à celle d'une atmosphère.

L'organisme se sert du levier pour utiliser la force mécanique produite et l'adapter au travail qu'il veut faire. D'après M. Marey, presque tous les leviers du corps appartiennent au

[1] *Loc. cit.*, p. 44.

troisième genre : la force musculaire leur est appliquée entre le point d'appui et la résistance. « Dans ces conditions, l'effort que peut développer l'extrémité du levier contre lequel agit la résistance est moindre que celle du muscle ; mais le chemin que parcourt cette extrémité du levier est accru proportionnellement, de sorte que le produit de la force par son parcours, autrement dit le travail, reste le même. »

La succession des mouvements de contraction et de relâchement est nécessaire : « Pour qu'une pièce pesante lancée avec vitesse soit ramenée en sens contraire, il faut d'abord détruire le travail qu'elle contient, pour ainsi dire, sous forme de force vive. De même un membre brusquement étendu a besoin, pour être rapidement fléchi, que sa vitesse acquise soit d'abord détruite, ce qui exige une dépense de travail. » (Marey.)

Tous ces exemples montrent qu'il y a, dans l'organisme, de nombreux mécanismes semblables à ceux imaginés par l'homme dans l'industrie. Dans son livre si intéressant « *La machine animale* », M. Marey fait de nombreux rapprochements, il montre très-bien l'harmonie qui existe entre l'organe et la fonction, chaque muscle du corps ayant une forme en rapport avec les actes à exécuter. Le squelette lui-même, dont la dureté de pierre semble le mettre à l'abri de toute transformation, subit aussi des changements. Cette charpente osseuse est malléable, pendant la vie, sous l'influence des plus légères pressions, si elles sont assez longtemps prolongées. Les saillies, les dépressions, les coulisses, les fossettes, les apophyses, les cavités articulaires elles-mêmes proviennent de l'influence des parties molles voisines, des muscles qui, par leur traction, leur passage, leur pression, façonnent les os « comme une cire molle. »

Les espèces animales ont des squelettes différents, parce que leur système musculaire n'est pas le même. Les muscles varient en longueur et en volume, les rapports changent entre la fibre contractile et le tendon, et toutes ces modifications sont soumises aux lois dynamiques de la fonction musculaire, car le muscle s'adapte par sa forme aux besoins de la fonction qu'il doit exécuter.

Par le repos le muscle diminue, s'atrophie et s'altère. Par l'exercice il exagère sa nutrition et augmente son volume. Si sa fonction est limitée dans son étendue, les fibres rouges diminuent, le tendon s'allonge : c'est la transformation fibreuse partielle.

On a dit qu'on n'avait que l'âge de ses artères. Les muscles sont moins impressionnables et ils suivent avec plus de docilité et de régularité l'âge de l'état civil. Chez l'enfant, il y a surtout des fibres contractiles ou rouges. C'est en vieillissant, peu à peu, que les muscles prennent des fibres blanches, nacrées, que le tendon augmente et que la puissance musculaire diminue.

Toutes ces notions étaient indispensables pour bien comprendre la locomotion, c'est-à-dire la marche et les différentes allures.

La méthode graphique employée par MM. Carlet [1] et Marey a analysé avec précision ces mouvements si compliqués qui avaient déjà été étudiés incomplétement par Borelli, les frères Weber et Maissiat [2].

Dans la marche, le corps ne quitte jamais le sol, il s'en détache entièrement dans la course et dans le saut. Pour se aire une bonne idée de la marche, il faut étudier le rôle du corps, l'action des muscles qui interviennent, le sol qui est le point d'appui, la propulsion en avant qui est le résultat, c'est-à-dire, comme dans toute machine, la force motrice, la résistance et le but.

Le membre inférieur, par la multiplicité de ses articulations et leur disposition, est comparable, ainsi que le dit M. Marey, à une colonne brisée dont tous les angles s'effacent par la contraction des extenseurs de la cuisse, de la jambe et du pied. Ce redressement produit, quand le sol résiste, une élévation ou ascension verticale du corps. Si, comme du sable, de la vase, la surface si trompeuse de quelques étangs appelée « blouse, » le sol qui doit servir de point d'appui est mobile ou non résistant, une partie de l'effet produit par la force motrice est perdue pour la pro-

[1] *Étude de la marche* (ANNALES DES SCIENCES NATURELLES, 1872).
[2] *Mémoires de physique animale*, Paris, 1843.

gression en avant et employée à lutter contre l'abaissement du corps. Si le sol eût résisté, le tronc aurait, par exemple, été soulevé de 3 centimètres, mais le sol s'étant affaissé de 2 centimètres, le corps n'est plus élevé qu'à une hauteur de 1 centimètre, et ainsi se perdent les deux tiers du travail utile.

Grâce à des chaussures exploratrices dont on trouvera la description dans son ouvrage, M. Marey a étudié la pression sur le sol dans sa durée, ses phases et son intensité. Il montre que la pression d'un pied commence au moment où celle de l'autre pied décroît et qu'il y a alternance entre les appuis des deux pieds. Ces appuis ont même durée et le poids du corps se fait également sentir sur l'un et l'autre pied. Le sol est pressé par le pied qui supporte le poids du corps et par l'effort musculaire que nécessite le mouvement en haut et en avant.

M. Marey appelle « *réactions* » ces mouvements complexes, s'exécutant dans tous les sens et que l'action des jambes imprime à la masse du corps. Comme le centre de gravité change avec la position, le savant professeur choisit le pubis pour constater ses déplacements pendant la marche : il éprouve des oscillations verticales et horizontales. « Le pubis s'élève pendant le milieu de l'appui de chacun des pieds et s'abaisse à l'instant ou le poids du corps passe d'un pied sur l'autre. » Il y a deux fois moins d'oscillations dans le sens horizontal que dans le sens vertical. Au milieu de l'appui, soit du pied droit, soit du pied gauche, le corps est porté, soit vers la droite, soit vers la gauche. « En somme, d'après la formule de M. Carlet, la trajectoire du pubis est inscrite dans un demi-cylindre creux, à concavité supérieure, au fond duquel se trouvent les minima et sur les bords duquel viennent se terminer tangentiellement les maxima. »

Le corps se porte d'arrière en avant, mais ce mouvement n'a pas toujours la même vitesse. Dès que le pied touche le sol, il le presse avec une force croissante et le corps subit ainsi une impulsion à vitesse également croissante.

M. Marey a cherché à classer les différentes allures d'après le rhythme des appuis des pieds. On sait, en effet, que les battues sur le sol donnent une bonne idée du caractère de l'allure. Voici un tableau synoptique qui, d'après le savant professeur, permet d'établir la comparaison entre ces rhythmes variés. Les deux pieds agissent tour à tour : le pied droit est représenté par les traits blancs, le pied gauche par les traits noirs. La longueur des traits indique la durée de l'appui.

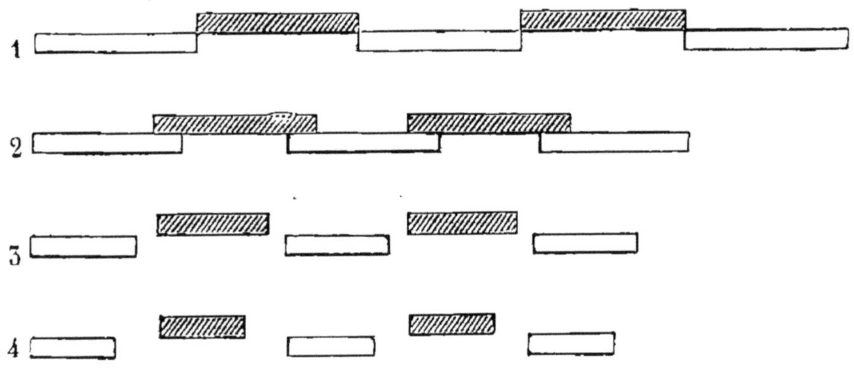

La ligne 1 est la *notation du rhythme du pas* : l'appui d'un pas succède à celui de l'autre, il n'y a pas d'intervalle entre les deux.

La ligne 2 correspond à l'*ascension d'un escalier* : les foulées empiétent l'une sur l'autre. Pendant un moment le corps repose sur les deux pieds.

La ligne 3 est le *rhythme de la course*. La foulée du pied droit est plus brève que dans le pas, il y a un intervalle ou suspension, une courte battue du pied gauche et une nouvelle suspension. Dans la ligne 4, la *course est plus rapide*.

II. — PHYSIOLOGIE DU MOUVEMENT

Nous venons d'étudier les conditions physiques du mouvement. Il nous faut maintenant bien apprécier celles qui président à la nutrition et à l'innervation des muscles.

Nous avons cherché à mettre en lumière deux propriétés opposées du muscle, et montré comment il passait par ces deux états distincts : la contraction et le relâchement. Ajoutons de suite qu'entre ces deux extrêmes se trouve un état moyen qui est un intermédiaire entre les deux et que l'on a appelé l'état tonique, le tonus musculaire.

Ainsi, même à l'état de repos, alors que la pesanteur seule devrait manifester son influence, on voit les muscles de la colonne vertébrale, des membres et d'autres parties, déterminer une position et une attitude particulières qui ne se manifestent plus si les muscles sont altérés ou paralysés. On a encore remarqué que l'attitude du repos est une résultante de l'action simultanée et opposée des muscles antagonistes, suivant que les extenseurs ou les fléchisseurs sont paralysés, il y a prédominance dans le sens de la flexion ou de l'extension. On savait d'ailleurs que les sphincters, par exemple, ceux de l'anus et de la vessie étaient toujours contractés et ne se relâchaient complètement que lorsque l'influence nerveuse leur faisait défaut depuis longtemps.

La fibre musculaire n'arrive jamais à l'état de relâchement complet. Elle reste dans un état de contraction moyenne qui augmente ou diminue suivant que la fibre a à intervenir dans un travail plus actif ou à se relâcher comme fibre antagoniste. Tel est le tonus musculaire.

Les uns le rattachent à « l'élasticité du muscle mis en jeu par ses insertions, dont l'éloignement l'empêche de réaliser parfaitement sa forme ; la tonicité n'est que la tendance à réaliser cette forme. » (Küss.) D'après le professeur de Strasbourg, les extenseurs sont plus puissants que leurs antagonistes, et si, dans le repos ou après la mort, les membres sont dans une demi-flexion, c'est que les fléchisseurs sont plus courts que les extenseurs.

D'autres, et c'est le plus grand nombre, voient dans le tonus musculaire un effet d'innervation. Pour M. Vulpian, le tonus est une action reflexe : les nerfs sensitifs, la substance grise, les nerfs moteurs sont en jeu ; toutes ces parties sont en activité constante. Spring le considère « comme un phénomène complexe, déterminé et influencé par tous les actes créateurs, modificateurs et régulateurs de l'innervation. »

Tout ceci nous prouve que, si la contraction musculaire naît sous l'influence du nerf, une action nerveuse doit aussi la faire cesser. Le tonus n'est pas un mouvement, mais le relâchement est un acte aussi positif que la contractiou. D'ailleurs le repos complet, le relâchement absolu du système musculaire ne se montre pas. L'influence nerveuse est constante, elle va d'un groupe de muscles à un autre ; à une position, à une attitude active succèdent de nouvelles positions et de nouvelles attitudes actives.

Ces trois états du muscle sont tellement distincts qu'ils influencent la composition du sang qui traverse le muscle. Il résulte des expériences de M. Cl. Bernard [1] que, si le muscle est à l'état de ton musculaire, le sang en sort avec une couleur noire modérée. S'il se contracte, tout l'oxygène est consommé, le sang veineux est tout à fait noir. Au contraire, si en coupant le nerf on paralyse le muscle, on le voit s'allonger ; il

[1] *Propriétés des tissus vivants*, p. 372.

n'y a plus de ton musculaire, et le sang veineux sort parfaitement rouge.

Ces expériences montrent bien l'influence du système nerveux sur la combustion respiratoire et consécutivement sur la composition du sang. Or, cette combustion se fait partout, mais son siége principal est le muscle. Dans celui-ci elle s'exécutera d'autant mieux que la contraction sera plus active. Il est certain que ceux qui font travailler leur système musculaire, les hommes de grande fatigue, ont le sang plus noir; et on comprend la prétention des grandes familles de Venise qui se distinguaient, disaient-elles, par leur sang bleu.

Quand l'action nerveuse n'existe plus (dans la syncope, par exemple), le sang veineux est rouge, ainsi que l'avait remarqué Hunter. C'est qu'alors les muscles sont relâchés, il n'y a plus de ton musculaire; les vaisseaux étant élargis, la circulation est plus active, les matériaux ne font que passer devant les éléments anatomiques, et la combustion respiratoire ne se fait pas. Comme la masse musculaire forme les dix-neuf vingtièmes du volume total du corps humain, il est facile d'apprécier l'importance de l'exercice qui, en modifiant le sang, réagit par suite sur tout l'organisme.

Ces phénomènes de respiration ne sont pas les seuls qui se passent dans les muscles. Le travail musculaire change aussi les propriétés du suc musculaire et des diverses substances qu'il renferme (syntonine et myosine). Les résultats de ces combustions dans le muscle pendant et par le travail sont, d'une part, des dérivés azotés (la créatine, la créatinine, l'acide urique, la sarkine); d'autre part, des dérivés hydrocarbonés (sucre et acide lactique); puis des produits ultimes, de l'acide carbonique. En même temps la partie soluble du muscle augmente d'une manière sensible. Sur 100 parties, Helmholtz trouve 0 65 de soluble dans l'eau pour le muscle normal, et 0.75 pour le muscle fatigué. La contraction a donc favorisé la transformation de matières qui ainsi sont devenues solubles.

Tous ces phénomènes se montrent surtout quand le muscle a produit un travail excessif de contraction. L'élimination de tous ces produits se fait difficilement, ils engorgent alors le tissu musculaire, gênent plus ou moins la circulation, et, comme dans la crampe, la contractilité s'affaiblit, une douleur survient, c'est la *fatigue*. Par le repos, les tissus se débarrassent de ces produits, la réaction alcaline du suc musculaire revient, il n'y a plus de fatigue, et la contractilité reparaît. Il est difficile d'admettre qu'il y a usure de la fibre contractile, qu'un court espace de temps suffit à réparer. Il est plus simple de comprendre l'influence de l'accumulation des produits et de l'acidification du suc musculaire. D'ailleurs Ranke a montré que, pour déterminer tous les effets de la fatigue, il suffit d'injecter de l'acide lactique dans le tissu musculaire.

La circulation du sang a donc la plus grande influence sur les oxydations intra-musculaires et sur la quantité de travail que le muscle peut produire. C'est là une question de la plus haute importance, puisqu'elle nous permettra de comprendre les rapports de la qualité du sang avec les forces musculaires, par conséquent de l'alimentation avec le travail mécanique.

Comme les nerfs, les muscles ne fonctionnent que par le sang. La ligature de l'aorte rend un animal paraplégique. Ne recevant plus de sang, c'est-à-dire les matériaux de sa respiration, le muscle s'asphyxie et meurt. Au contraire, par l'exercice, même très-modéré, il brûle les matières grasses du sang ou celles qui sont emmagasinées dans les tissus. C'est pour cela que la fonction respiratoire s'accélère toujours afin de fournir l'oxygène nécessaire, et que les combustions internes sont d'autant plus actives que le travail musculaire est plus considérable.

Pendant l'accomplissement d'un travail (ainsi une course, l'action de soulever un fardeau), l'homme se couvre de sueur et s'échauffe. Mais cet excès de chaleur, à-peine sensible, n'est pas en rapport avec l'excès des combustions effectuées de tous les côtés. John Davy a montré que, dans ces conditions, il y a à peine un degré d'élévation des parties centrales. L'exercice violent, en activant la circulation du sang, distribue régulièrement la chaleur et donne aux parties périphériques une température à peu près égale à celle des parties internes. Aussi les liquides vont pleuvoir, pour ainsi dire, sur les surfaces cutanée et pulmonaire, et, par leur évaporation, faire disparaître cet excès de chaleur.

Les expériences de M. Béclard, celles de M. Hirn (de Colmar) ont montré la relation de la chaleur produite avec le travail accompli. C'est encore un des résultats de la mécanique animale. Comme dans une machine, le muscle ou moteur animé se sert de la chaleur pour produire du travail. Que ce soit un *travail positif* (soulèvement de poids, traction de fardeau, etc.) ou un *travail négatif* (simple pression, descente d'une rampe ou d'un escalier), l'organisme fait la même dépense de calorique, mais il ne l'utilise pas de la même façon. Dans le second cas, le calorique se manifeste comme chaleur sensible ; dans le premier cas, une partie se montre aussi comme chaleur sensible (ration d'entretien), une autre partie se *transforme* en travail mécanique (ration d'activité). Dans les deux circonstances, toutes ces manifestations sont l'équivalent du travail des combustions internes. « La contraction, dit M. Gavarret, nous apparaît comme une modalité dynamique soumise aux mêmes lois que toutes les autres et rattachée, par le principe de la transformation par voie d'équivalence, aux grands agents du monde extérieur. »

D'après les expériences et les calculs de MM. Hirn et Helmoltz, on admet que l'homme n'utilise en *travail extérieur utile* que le cinquième de la chaleur produite dans l'organisme. Le rendement du système musculaire, considéré comme moteur, est supérieur aux machines les mieux construites par la science et l'industrie, qui n'utilisent au maximum que les douze centièmes de la force disponible.

L'homme aura donc tout profit à utiliser complétement le rendement de son appareil musculaire. C'est ce qu'il fait, par exemple, dans la marche ou dans les exercices que l'habitude lui a rendus familiers. Alors les muscles seuls qui doivent concourir au but désiré entrent en jeu, et il n'y a pas de pertes inutiles. Toute la force disponible est utilisée. « C'est un fait général, dit Helmholtz[1], que les mouvements compliqués qui exigent le concours d'un grand nombre de muscles se font avec beaucoup moins d'efforts quand l'exercice nous a perfectionnés dans leur exécution. Qu'on se rappelle la violence des efforts auxquels se livrent un

[1] *Optique physiologique*, p. 616.

nageur ou un patineur inexpérimentés, et l'aisance que mettent dans ces exercices les personnes qui en ont une grande habitude. »

De tout ce que nous venons de dire, il résulte que la chaleur précède le mouvement. C'est la combustion des matériaux apportés par le sang qui détermine la contractilité. Il nous faut donc connaître ceux de ces matériaux qui servent à faire fonctionner le système musculaire. Après avoir dit comment fonctionne la machine, quel est son rendement, il faut savoir ce qui l'entretient.

Nous avons en partie traité cette question (p. 20 et 21) à propos de l'influence calorifique du système musculaire. Nous disions que le muscle n'est pas un organe qui se brûle, mais l'appareil, le foyer où se produit la transformation des forces. Les matières alimentaires, préparées par la digestion, sont apportées par le sang, et toutes reçoivent l'influence de l'oxygène, c'est-à-dire sont combustibles. Mais elles le sont plus ou moins, d'après leur composition chimique. Ce sont surtout les substances ternaires qui brûlent et fournissent de suite beaucoup de calorique. Les matériaux albuminoïdes sont en partie brûlés avec les précédents, en partie employés à réparer les tissus. Voilà l'origine des rations d'activité et d'entretien. Les recherches de Frankland montrent que les matières grasses fournissent plus de chaleur que les sucres, ceux-ci plus que les viandes de bœuf, de veau, de porc et de poisson.

Entraînés par les théories de Liebig et croyant au rôle absolument plastique des albuminoïdes qui, transformées en fibres musculaires, venaient brûler au moment de la contraction, les hygiénistes cherchèrent à modifier le régime des classes ouvrières en leur donnant un régime aussi azoté que possible. L'expérience faite dans une usine du département du Tarn, l'essai sur les ouvriers du chemin de fer de Rouen montrèrent l'influence d'une alimentation contenant des matières azotées, au point de vue du rendement ou du travail produit. C'est qu'en effet une nourriture exclusivement végétale est peu réparatrice. L'expérience de MM. Fick et Wislicenus a montré que la force mécanique développée pendant le travail ne provient pas de l'oxydation de la fibre musculaire, mais de la combustion des matériaux organiques du sang. Les substances albuminoïdes servent seules à développer et entretenir le muscle, et quand l'homme est bien nourri, le travail ne produit pas l'usure de la fibre. Ce sont les matières ternaires (sucres, amylacés, huiles, graisses) qui brûlent complétement et donnent de suite de la chaleur disponible. Le travailleur doit en ingérer énormément (au point même que l'absorption par les voies digestives devient presque impossible) s'il veut, par une nourriture non azotée, fournir à son système musculaire tous les matériaux dont il a besoin. Voilà pourquoi, quand il en est ainsi, l'ouvrier dépérit si vite. Toute machine qui travaille sans réparer ses pertes s'use nécessairement.

La conclusion de ces données pour le régime alimentaire des populations ouvrières est la suivante : le travailleur doit avoir une alimentation mixte ; il doit absorber assez de substances ternaires pour donner de suite de la chaleur se transformant en travail extérieur, et une certaine proportion de substances azotées servant à entretenir et réparer un système musculaire que l'exercice a énormément développé.

Quel est le rôle de l'innervation ?

Nous avons déjà fait voir que le système nerveux est le véritable régulateur des combustions et de la température.

Tous les nerfs qui se trouvent dans un muscle ne sont pas de même nature ; il y en a de trois ou quatre espèces différentes, concourant ensemble à la production des mouvements reflexes divers dont les muscles sont le théâtre. D'abord des nerfs moteurs se terminant par contiguité ; des nerfs de sensibilité donnant naissance à une sensibilité plus obtuse que celle de la peau et produisant un sens spécial qui donne le sentiment de l'effort accompli ; des nerfs vaso-moteurs et des filets du grand-sympathique.

Ce sens musculaire nous fait connaître les mouvements exécutés. Il est assez difficile de fixer son mécanisme, la terminaison des nerfs sensitifs dans les muscles étant peu connue. Mais cependant son existence est indéniable.

C'est lui qui, devenant l'auxiliaire des sens spéciaux, guide les muscles sur la quantité et la direction du mouvement. La grandeur, la position relative des objets sont mieux appréciées ; la notion du poids, du volume des corps sont estimées.

C'est l'impression donnée par la peau de la plante du pied, et surtout la sensation de résistance ou de travail musculaire qui nous indique la nature du sol dans l'obscurité, nous avertit si nous sommes sur un terrain dur ou mobile. C'est grâce à cette propriété que l'aveugle sent s'il monte ou descend un plan incliné; et, comme ce sens est chez lui très-développé, l'homme privé de la vue acquiert une délicatesse incroyable du toucher.

C'est le sens musculaire qui, à chaque moment, nous avertit de la position de l'ensemble du corps et de ses parties. Chaque attitude donne une sensation différente. Nous avons ainsi le sentiment de l'équilibre, ce que Barthez appelait « la force de situation fixe. »

L'équilibre, le sentiment de l'équilibration est un besoin pour l'appareil locomoteur, et c'est un instinct que nous cherchons invinciblement à satisfaire. S'il est satisfait, il y a bien-être; sinon, il y a inquiétude, malaise et vertige. Les sens spéciaux, surtout la vue, l'ouïe, le toucher prêtent au sens de la musculation un concours important et dont presque toujours nous n'avons pas conscience.

Comment se fait la coordination normale des mouvements volontaires? Le stimulus de la volonté se transmettrait aux corps striés, et de là aux cellules de la moelle, après avoir subi pendant ce trajet l'influence des couches optiques et de l'innervation cérébelleuse. Les couches optiques pourraient bien être le centre ou le ganglion de la musculation; le cervelet, comme une vaste commissure, augmenterait l'action médullaire et faciliterait l'équilibration stable dans la station et la progression. Quant à la moelle, elle est l'organe de l'association et de la coordination des mouvements. Les deux moyens dont elle dispose sont les irradiations spinales et les mouvements réflexes.

M. Jaccoud[1] a brillamment exposé les conditions physiologiques de la coordination motrice. Il les résume ainsi : « Les variations de force, de vitesse, d'étendue, de direction par lesquelles les actes moteurs sont adaptés à la détermination intentionnelle, sont le ré-

[1] *Les paraplégies et l'ataxie du mouvement.* Paris, 1864, p. 581.

sultat de variations parallèles et volontaires dans l'incitation motrice; l'enchaînement et l'harmonie des mouvements partiels qui concourent à la résultante voulue sont des actes mécaniques résultant fatalement de l'action de la moelle. La volonté veut le but final et excite à cet effet, avec une intensité convenable, une région déterminée de l'axe spinal; mais les phases intermédiaires entre cette excitation première et le but accompli, le mécanisme au moyen duquel l'acte voulu est réalisé échappent complétement à son contrôle, et la coordination complexe des mouvements fonctionnels composés n'est pas moins automatique que celle des mouvements isolés. Là comme ici, la coordination automatique appartient tout entière à la moelle; elle résulte d'une association organique préétablie. »

La coordination motrice résulte donc de deux opérations distinctes : coordination volontaire ou encéphalique, coordination mécanique ou spinale. Comment l'une et l'autre interviennent-elles?

Le sens musculaire et la vue indiquent l'effort qui a été fait et les résultats produits. Pour apprendre un mouvement nouveau, ainsi la marche chez l'enfant, le jeu des mains ou des pieds chez le joueur de piano ou le danseur, la vue rend de grands services et elle intervient jusqu'à ce que l'organisme se le soit assimilé. Cela fait, le mouvement est acquis, il devient automatique et dépend du sens musculaire.

Celui-ci joue le plus grand rôle dans les mouvements naturels de la locomotion et de la préhension. Son intervention n'est efficace que quand l'exercice et l'habitude ont, pour ainsi dire, fait son éducation. Le sensorium doit savoir non-seulement quelle force il doit employer pour tel ou tel mouvement, mais encore quelle force il produit dès que le mouvement commence. « Quand cette éducation préliminaire est achevée, le sensorium trouve dans la mémoire des faits acquis les éléments d'une appréciation non moins exacte que rapide. » Les perversions des sens musculaires et du toucher doivent forcément retentir sur la coordination volontaire ; leur suppression n'en détermine pas l'impossibilité mais la modification : on sait que les ataxiques sont obligés de regarder leurs pieds pour bien diriger leurs mouvements.

III. — ROLE PATHOGÉNIQUE

Nous avons parlé, dans le précédent chapitre, des maladies déterminées par l'exercice musculaire exagéré. Nous avons fait connaître les causes de la fatigue, des crampes, de la lassitude. . parlé des dégénérescences graisseuses ou fibreuses, et signalé la déchéance certaine de l'organisme lorsqu'un travail musculaire exagéré n'est pas réparé par une alimentation convenable.

Ajoutons qu'une contraction musculaire trop brusque peut amener la rupture de leurs fibres ou des apophyses osseuses qui leur servent d'insertion, ainsi des muscles dorso-lombaires, du tendon d'Achille, du plantaire grêle, de la rotule, de l'olécrane. D'une manière générale, les luxations et même la plupart des fractures qui surviennent après certaines chutes sont plutôt produites par des contractions musculaires énergiques et intempestives que par la chute elle-même sur l'os déplacé et fracturé. Les enfants insouciants et inconscients du danger en sont plus rarement atteints que les adultes; les individus pris de boisson se trouvent dans des conditions cérébrales semblables, et c'est sans doute ce qui a fait dire qu'il y avait un Dieu pour les ivrognes.

Il y a quelques mots à ajouter sur les amyotrophies de cause centrale et les désordres dans le mouvement.

La coordination des mouvements volontaires est une fonction physiologique comme nous l'avons démontré. L'abolition de cette fonction constitue l'ataxie. Le système spinal postérieur était considéré, il n'y a pas longtemps, comme l'organe de l'ataxie du mouvement. Les récents travaux de M. Charcot ont précisé ce siége : la sclérose des bandelettes latérales des faisceaux postérieurs (sclérose des bandelettes externes) est la seule lésion constante dans l'ataxie locomotive progressive. La sclérose des cordons médians (sclérose des cordons de Goll) n'est qu'un fait accessoire et probablement consécutif.

L'école de la Salpétrière a surtout mis en lumière le rapport de certaines lésions centrales avec les amyotrophies de cause spinale. Auguste Comte, bien avant Samuel, avait eu l'idée de l'existence des nerfs trophiques. La nutrition était un phénomène aussi indépendant que la sensation et le mouvement, et comme ceux-ci, disait-il, elle avait des nerfs spéciaux. De nos jours, leur existence est encore problématique, et généralement on n'y croit pas. Toutefois, on peut faire observer que le rôle des nerfs sécréteurs et dilatateurs qu'admettent beaucoup de physiologistes semble alors bien particulier à quelques éléments anatomiques.

M. Charcot pense que certains troubles trophiques consécutifs aux lésions du système nerveux sont la conséquence d'une irritation pathologique, soit sur les nerfs, soit dans les centres.

Parmi les troubles de nutrition d'origine spinale, ceux qui se montrent sur la peau proviennent de lésions irritatives occupant, soit les parties centrales et postérieures de la substance grise, soit encore les faisceaux blancs postérieurs; ceux qui siégent dans les muscles et les articulations ont pour point de départ des altérations de la substance grise des cornes antérieures (processus aigu et chronique, paralysie infantide spinale, atrophie musculaire progressive) ou des lésions intéressant, dans une grande étendue en hauteur, la substance blanche et surtout la substance grise (myélite aiguë centrale, hémato-myélie).

Tout cela prouve que la lésion des cellules nerveuses motrices détermine la déchéance des fibres musculaires, tandis que les altérations irritatives, même les plus profondes, des faisceaux blancs, n'ont aucune influence directe sur la nutrition des muscles.

IV. — RÈGLES D'HYGIÈNE PRIVÉE

Les longs développements physiologiques dans lesquels nous sommes entrés abrégeront de beaucoup ce chapitre d'hygiène. C'est surtout ici que l'on peut dire avec M. Cl. Bernard : l'hygiène n'est que de la physiologie appliquée.

Pour les règles d'hygiène concernant le mouvement, il faut faire deux distinctions bien nettes et qui se présentent aussitôt à l'esprit. Le travail musculaire est obligatoire, nécessaire, le corps est l'instrument professionnel : — ou bien il est facultatif, secondaire, ou prescrit par le médecin : c'est alors un exercice du corps.

Pour avoir une idée exacte de la quantité de mouvement que doivent faire les ouvriers sans altérer leur santé, il faut, après avoir établi une distinction entre les professions dans lesquelles le corps entier intervient et celles dans lesquelles il n'y a qu'un groupe de muscles, tenir compte du milieu dans lequel l'ouvrier travaille et de son alimentation. En un mot, il faut connaître, pour bien apprécier le fonctionnement de la machine, le siége et les moyens de combustion employés, la quantité et la qualité des matériaux qui doivent brûler et les forces que ces combustions devront mettre en jeu.

Quand nous étudierons l'air, nous montrerons les inconvénients et les dangers que présente ce modificateur variant en quantité et en qualité. Les études précédentes de physiologie ont fait voir la nécessité d'une respiration exécutée dans des conditions convenables afin que l'apport de l'oxygène soit suffisant pour oxyder les matériaux introduits par l'alimentation.

Aussi les professions exercées à la campagne, au grand air, sous de vastes hangars ou dans d'immenses ateliers bien aérés, sont-elles préférables. Les agriculteurs, l'homme des champs, les marins, les charpentiers, etc., se trouvent très-bien de cette prise d'un air pur et constamment renouvelé.

On doit donc proscrire les ateliers trop étroits, où sont entassés les ouvriers, ces chambres de travail où les individus sont tellement nombreux qu'ils y éprouvent même de la gêne pour l'exécution de leurs mouvements professionnels.

L'ouvrier lui-même doit concourir à ce but et faciliter l'entrée de l'air dans les voies respiratoires. Ne pas fumer ou chiquer, avoir le cou libre, sans constriction, pas de vêtements amenant un obstacle ou produisant de la gêne.

La peau doit pouvoir exécuter ses fonctions spéciales. On ne saurait trop insister auprès de l'ouvrier sur ces soins de propreté corporelle. Si, pour une raison ou pour une autre, les grands bains ne sont pas employés, il faut au moins faire usage de l'éponge ou du linge mouillé, promenés rapidement à la surface de tout le corps.

Nous avons parlé de la nature de l'alimentation, plus tard nous indiquerons, à propos des aliments, la ration approximative. Celle ci varie naturellement avec les dépenses, et on conçoit qu'il soit bien difficile d'en fixer le chiffre exact. D'une manière générale, nous avons montré qu'en utilisant promptement les matériaux, l'exercice précipite les mouvements d'assimilation et de désassimilation des tissus ; l'appétit s'exagère, les digestions se font bien, la nutrition générale de toutes les parties augmente.

Lorsque la plupart des muscles interviennent dans la production du travail, il se produit ainsi un équilibre, une juste pondération qui généralise les effets en faisant intervenir toutes les parties. Si le travail, la fatigue même sont également répartis, la nutrition se généralise à son tour et toutes les parties bénéficient de ce surcroît d'activité.

Au contraire, si un groupe isolé de muscles intervient seul dans le travail, il attire, pour ainsi dire, à lui le mouvement nutritif, et il ne tarde pas à s'hypertrophier. Une augmentation de volume d'abord, et plus tard des difformités choquantes peuvent en être la conséquence. Il faut alors conseiller des mouvements des parties opposées pour équilibrer et compenser ce surcroît d'activité locale. D'une manière générale, ce sont les professions mal choisies et qui ne conviennent pas à la constitution physique de l'ouvrier qui font le plus de victimes.

Quant aux professions sédentaires, dans lesquelles les mouvements sont peu limités et qui déterminent même des attitudes vicieuses, un exercice bien entendu est indispensable. Ce n'est pas là un surcroît de travail à imposer à l'ouvrier, une fatigue inutile à ajouter à la peine qu'il est obligé de prendre pour sa profession. Il faut qu'il utilise ainsi la médiocrité de son alimentation, et que, par un usage bien entendu des matériaux, leur rapide renouvellement, il se procure un bénéfice relatif. Le devoir du médecin est d'insister auprès des classes ouvrières pour leur démontrer ces vérités. Il faut leur faire comprendre l'utilité, la nécessité même du travail corporel au point de vue de la santé générale. Riche ou pauvre, on arrive fatalement à la dégradation physique par l'oisiveté corporelle. C'est une rouille, comme l'a dit si bien Franklin, elle use beaucoup plus que le travail, « la clef dont on se sert est toujours claire. »

L'ouvrier bien nourri, qui fait travailler son système musculaire dans un milieu convenable, n'est pas un homme de peine, comme il se plaît à le répéter. C'est un homme d'activité, chez lequel les phénomènes mécaniques prédominent. Mais ceux qui restent péniblement assis toute la journée, l'ouvrier immobilisé par sa profession, le philosophe qui médite, l'homme de lettres qui écrit, tous les pionniers de l'industrie ou de l'intelligence sont encore des travailleurs. Ils se fatiguent et s'usent aussi ; c'est moins apparent, voilà tout.

Il nous faut fixer maintenant les règles de l'exercice, indiquer l'emploi méthodique du travail musculaire quand il devient nécessaire d'activer le mouvement nutritif, d'équilibrer et de pondérer judicieusement les recettes et les dépenses d'un organisme.

Le système musculaire est le plus puissant régénérateur de l'organisme. Par son influence immédiate sur la composition du sang, il retentit sur toutes les parties du corps où le liquide nourricier apporte les éléments d'entretien. Un exercice musculaire général, fait dans de bonnes conditions, produit les effets d'une transfusion de sang.

Aussi existe-t-il une gymnastique thérapeutique basée exclusivement sur l'exercice fait d'une façon méthodique. Le médecin suédois Ling a créé la kinesothérapie, et il a eu des résultats réellement surprenants. Il n'est pas douteux que, pour combattre la surexcitation du système nerveux, l'obésité, pour dériver surtout ces fluxions passives de l'abdomen, si fréquentes dans un âge avancé, il n'y a pas de moyen plus sûr.

Mais c'est le côté thérapeutique de la question ; nous devons surtout nous occuper de la gymnastique, qui contribue au maintien de la santé.

La gymnastique hygiénique a été parfaitement étudiée par Ling, Georgii[1] ; et on trouvera de nombreux renseignements dans les traités de gymnastique de Londe, Amoros, Clias, Laisné. Mais l'ouvrage le plus intéressant est celui du docteur Schreber[2]. C'est un traité de « *Gymnastique de chambre médicale et hygiénique*, ou représentation et description de mouvements gymnastiques n'exigeant aucun appareil ni aide, et pouvant s'exécuter en tout temps et en tout lieu. » Nous nous proposons de dire quelques mots de cette méthode essentiellement pratique et commode, que chacun peut employer et qui mérite d'être vulgarisée.

Les meilleurs esprits ont de tout temps attaché la plus grande importance à l'exercice et au mouvement. Le mouvement, dit Plutarque, est le plus grand ressort de la santé, et celui qui croirait se la procurer par l'inaction serait aussi peu sensé que celui qui se condamnerait au silence pour perfectionner sa voix. Montaigne, dans son admirable chapitre *De l'institution des enfants*, a parfaitement indiqué la nécessité de soigner l'esprit tout en exerçant le corps : « Ce n'est pas assez

[1] *Kinésothérapie, etc.*, Paris, 1847.

[2] Masson, 1872, 3e édit. traduite sur la 13e édit. allemande.

de lui roidir l'âme, il lui faut aussi roidir les muscles ; elle est trop pressée, si elle n'est secondée, et a trop à faire de seule fournir à deux offices. Je sçay combien ahanne la mienne en compagnie d'un corps si tendre, si sensible, et qui se laisse si fort aller sur elle. Et apperçoy souvent en ma leçon, qu'en leurs escripts, mes maîtres font valoir pour magnanimité et force de couraige, des exemples, qui tiennent volontiers plus de l'espessissure de la peau et de la dureté des os. » Et plus loin : « Ce n'est pas une âme, ce n'est pas un corps qu'on dresse, c'est un homme, il n'en faut pas faire à deux. Et, comme dict Platon, il ne faut pas les dresser l'un sans l'aultre, mais les conduire également, comme une couple de chevaulx attelez à même timon. » Toute la pédagogie est résumée en ces quelques lignes.

Il faut chercher à se procurer une certaine activité corporelle et faire contribuer à ce travail la généralité des muscles. Ceux-ci peuvent être considérés comme formant plusieurs groupes. Chacun de ces groupes intervient plus particulièrement pour certains exercices spéciaux.

Ainsi il est certain que les muscles des membres inférieurs sont les plus intéressés dans l'acte de la marche, le premier des plaisirs insipides, comme l'a appelée Voltaire. C'est, en effet, l'exercice banal, conseillé ou employé par les hommes à vie sédentaire. Comme le fait remarquer judicieusement Schreber, « celui qui applique seulement ses forces musculaires à la marche peut être comparé à un cultivateur qui possède cinq champs dont il ne cultive qu'un seul, mais en laisse quatre en friche et les abandonne à l'action dévorante des mauvaises herbes. Chez lui la mise en œuvre des muscles du bras, du thorax, de l'abdomen et du dos, qui présente une importance si grande pour les principales fonctions organiques, fait précisément défaut. »

Les muscles des épaules et des bras contribuent au mécanisme de la respiration. Par un exercice méthodique et continu de ces muscles, on arrive à donner plus d'ampleur au thorax, à faciliter l'entrée et la sortie de l'air dans les voies aériennes. M. Talbot, de la Comédie-Française, a très-bien étudié toutes les conditions qui favorisent le mécanisme respiratoire. Il habitue ses élèves à respirer surtout par le diaphragme et à donner à ce muscle le plus de mobilité possible. En très-peu de temps, sous l'influence d'une gymnastique pulmonaire méthodique, la respiration s'exécute avec un rhythme et une précision remarquables, et M. Talbot voit tous les jours disparaître peu à peu tous les désordres des mouvements respiratoires qui sont un obstacle insurmontable à la prononciation des mots ou à l'émission des sons.

Les muscles de l'abdomen peuvent, par leur contraction, venir en aide et faciliter le fonctionnement des organes contenus dans le bas ventre. Fortifiés, ces muscles maintiennent comme des barrières infranchissables les viscères, et facilitent par conséquent les mouvements violents et tous les efforts. En outre, ils interviennent aussi dans les mouvements du thorax, aident à l'expiration et facilitent ainsi la parole, le chant, le cri, etc.

Les muscles du dos, en maintenant à la colonne vertébrale sa rigidité et sa direction naturelles, facilitent aussi les mouvements respiratoires, aident à la station debout, favorisent enfin la conservation de l'attitude normale.

La marche donc, comme nous le disions, ne suffit pas. Il ne s'agit pas seulement d'irriguer par l'exercice et de fortifier par le travail une partie du corps ; il faut que ce bénéfice soit étendu à tout l'organisme, et pour cela il faut surtout faciliter les mouvements respiratoires qui introduisent l'oxygène.

On n'arrive pas à ce but en exécutant des mouvements quelconques. Ce serait une erreur de croire que, par une fatigue musculaire promptement acquise, on arrive à un effet thérapeutique ou hygiénique plus certain. Non. Comme le dit si bien Rabelais, « nature ne endure mutations soubdaines sans grande violence. » La durée et la direction des mouvements doivent être fixées. Il faut trouver le moment des occupations de la journée qui permet de donner vingt ou trente minutes à l'exercice musculaire. L'homme est nécessairement éloigné des affaires de la vie sociale pour la satisfaction de ses besoins naturels, pendant les heures consacrées aux repas et au sommeil. Pourquoi ne consacrerait-il pas un moment insignifiant, une demi-heure à peine, à une occupation qui facilite les digestions, rend le sommeil plus réparateur, calme le système nerveux ! C'est que nous n'obéissons qu'à des instincts ou des besoins. La faim et la fatigue commandent sans réplique et procurent aussitôt la satisfaction et le bien-être. Et cependant la rouille arrête le fonctionnement et le jeu d'une machine aussi bien que le manque de combustibles, la déchirure d'une soupape, la rupture d'un ressort. C'est seulement moins brusque, moins subit.

Si nous insistons si longuement, c'est qu'il nous semble que c'est là de la véritable hygiène. Il faut répandre et faire connaître des principes dont l'application est si facile et le résultat si avantageux.

Voici, d'après Schreber, quelles qualités et quelles directions il faut donner à ces mouvements : « Les exercices doivent être exécutés avec lenteur, sans hâte, avec des intervalles de repos convenables, mais aussi avec vigueur, avec la plénitude de la force de tension des muscles.

Chaque mouvement doit être net et plein, résultat que l'on n'obtient que peu à peu par l'habitude.

Il faut : 1° qu'il se fasse bien sentir une fatigue momentanée, mais que cette fatigue disparaisse complétement par le temps de repos qui suit l'exercice ; 2° que l'on ne ressente pas de douleur musculaire vive, persistante.

On doit procéder par transitions graduées, bien pondérées, et se maintenir toujours dans une juste mesure. »

Cet auteur donne plusieurs descriptions réglant les mouvements, — dans certaines maladies, pour venir en aide au développement normal de tout le corps, — coordonnant un ensemble d'exercices que les personnes infirmes ou paralysées peuvent exécuter lorsqu'elles sont assises ou couchées.

Voici, par exemple, ce qu'il conseille à un homme adulte : « Dans le cas où l'on n'a pas en vue un but local, mais où l'on veut agir sur l'ensemble de la constitution d'une manière simplement préventive afin de conserver la santé... pour réagir contre l'atonie générale des muscles et des nerfs, anémie, scrofule, goutte, obésité... contre le manque d'exercice chez les personnes sédentaires. »

Exécuter avec le bras un mouvement circulaire (20 fois). Ce chiffre indique le nombre maximum et auquel on doit arriver graduellement. — Étendre les bras en avant (30), — en dehors (30), — en hauteur (12) ; — huit à dix respirations fortes et profondes.

Exécuter un mouvement circulaire avec le tronc (30), — se frotter les mains (80), — redresser le tronc (12), — élever la jambe latéralement (18), — 8 à 10 respirations.

Rapprocher les jambes (8), — étendre et fléchir le pied (40), — exécuter un mouvement analogue à celui de scier (30), — élever le genou en avant (12), — 8 à 10 respirations.

Lancer les bras en avant et en arrière (10), — s'accroupir (24), — lancer les deux bras latéralement (100), — 8 à 10 respirations.

Exécuter le mouvement analogue à celui de fendre du bois (20), — de faucher (24), — trotter sur place (300), — 8 à 10 respirations.

Lancer la jambe en avant et en arrière (24), — latéralement (24).

L'exécution de tous ces mouvements réclame environ une demi-heure. L'activité musculaire développée est égale à l'exercice que produit une marche de quatre à cinq heures : il y a donc économie de temps, et cependant moins de fatigue, à cause de la répartition générale de tous les mouvements.

Ce qui précède s'applique surtout à l'adulte ; mais il est bien évident que, si ces exercices ont pour lui tant d'avantages, ils conviennent aussi à toutes les périodes de la vie.

Nous avons parlé ailleurs de l'importance qu'il fallait donner à l'éducation physique des enfants. Dans les pays du Nord, en Suède, en Allemagne, en Hollande, on s'est vivement préoccupé de la gymnastique scolaire, et on lira à ce sujet un mémoire intéressant de MM. Braun, Brouwers et Doux[1].

La jeune fille peut aussi trouver dans un exercice musculaire convenable un apaisement certain à une trop grande susceptibilité nerveuse et un des meilleurs remèdes contre la chlorose. Hahnemann a dit avec beaucoup de raison : « Avec la faiblesse des mères commence celle de l'homme. »

L'homme mûr, en occupant son système musculaire, en retarde la déchéance, entretient partout l'activité et la chaleur, recule le moment où ses membres seront engourdis par le froid de la vieillesse. Voilà pourquoi les cas de vieillesse avancée s'observent plus souvent dans le Nord.

C'est une erreur préjudiciable aux vieillards que de leur recommander le repos prolongé. Il ne s'est jamais élevé que la voix d'un fou, de Jérôme Cardan, pour faire l'éloge de la goutte et soutenir que la longue durée des arbres devait être attribuée à leur immobilité.

V. — RÈGLES D'HYGIÈNE SOCIALE

Il n'est pas douteux que la force musculaire de l'homme intervient pour une large part dans l'agriculture, l'industrie, les principales conditions de la vie sociale. Mais les progrès réalisés par la science ont aussi leur influence, et ce sont eux surtout qui ont contribué

[1] In Ann. d'hygiène, tome XLI, p. 241. consulter aussi Riant : *Hygiène scolaire.*

à la marche constamment progressive de l'humanité. Quels qu'en soient l'origine et les moyens, le travail est fatalement imposé à toute société :

« Qu'il soit permis de déférer aux tribunaux l'homme qui ne travaille pas, » disait Solon. M. Louis Blanc a ajouté d'une manière plus sévère : « Celui qui ne travaille pas est un voleur. » Dans son livre si intéressant *Sur le travail*, M. Bouchardat a abordé franchement cette question sociale, et, après avoir donné l'opinion des économistes ou des politiques, il conclut judicieusement en médecin : « L'oisif de corps et d'esprit est un pauvre insensé autant à plaindre qu'à blâmer. »

Le savant professeur pose en principe que « la nécessité du travail croît pour l'homme en marchant de l'équateur vers les pôles, » et, pour bien montrer l'influence générale du travail sur le sort des nations, il compare l'Espagne du dix-septième siècle et ce petit royaume de Hollande avec ses puissantes et riches colonies.

Mais on peut aussi se demander si notre organisation corporelle actuelle est bien en rapport avec la civilisation. Il est certain que le système nerveux est surexcité ; pour la thérapeutique, c'est le moment des calmants et des antispasmodiques. Les uns sont rêveurs ou dégoûtés de la vie, d'autres utopistes ou hallucinés ; on dit que le nombre des aliénés augmente. A notre époque, l'esprit est orné, l'instruction complète, mais l'individu n'a pas de vigueur. Montaigne a finement écrit : « La force et les nerfs ne s'empruntent point ; les atours et le manteau s'empruntent. »

Les gouvernements doivent donc s'efforcer de développer la force musculaire et encourager les exercices du corps. Il est positif que les peuples du Nord ont cultivé avec plus de soin et d'attention la force physique. L'entraînement des pugilistes, si bien décrit par M. Bouchardat[1], la création de gymnases par l'État, en Suède, en sont certainement les meilleures preuves. La danse, ce plaisir dont ne peuvent même pas se passer les tribus sauvages des régions équatoriales, montre qu'à toutes les latitudes le jeu des fonctions musculaires est un besoin que instinctivement l'homme cherche à satisfaire.

En France, les gymnases s'installent et fonctionnent sans protection et sans contrôle. Dans nos lycées, la gymnastique a été déclarée obligatoire par un arrêté du ministre de l'instruction publique, en date du 15 mars 1854. On a cherché plus tard à en étendre le bénéfice aux écoles primaires et aux colléges communaux. Enfin il semble que, depuis 1872, on entre dans une voie nouvelle. Les circulaires aux recteurs, du 4 mai et du 8 juin 1872, font ressortir l'utilité de cet enseignement, indiquent la facilité d'exécution et les avantages de la gymnastique dite des *mouvements*. Ces exercices peuvent d'ailleurs être exécutés partout et dans tous les établissements.

On a eu tort de croire pendant longtemps que l'on ne pouvait faire de la gymnastique utile qu'à la condition de posséder une foule d'appareils ou d'agrès très-coûteux, tels que portique, échelles, barres parallèles, etc. Ce sont, il faut bien l'avouer, engins plus capables d'effrayer l'enfant que de lui donner le goût des exercices du corps. M. Gallard dit qu'il ne peut

[1] Consulter Jacquemet, *De l'entraînement chez l'homme*, Paris, 1868.

s'empêcher de leur reconnaître quelque chose d'artificiel et de faux : « Je les admets au même titre, mais avec la même répugnance que j'admets le biberon pour les enfants qui se trouvent privés du sein maternel. »

Les exercices musculaires faits en commun, avec ensemble et harmonie, amusent l'enfant sans lui causer les craintes inévitables que provoquent les tours de force ou d'adresse exécutés au trapèze, à la poutre, ou autre appareil semblable. Il faut bien le dire, c'est là un travail d'acrobate. On doit chercher à être plus pratique et donner à l'enfant l'habitude de l'exercice musculaire par des moyens qu'il pourra toujours employer.

Faire travailler chaque groupe musculaire de l'enfant, habituer sa respiration à être ample et profonde, le perfectionner dans les différents modes de marche au point de vue de la durée et de la vitesse : voilà des exercices profitables pour le corps.

Ces exercices doivent *toujours* être exécutés au grand air : une construction légère, comme celle des marchés couverts par exemple, protégerait contre la pluie ou les rayons du soleil. Rappelons, pour terminer, la nécessité du fonctionnement de la peau, l'utilité des lotions et des lavages fréquents ; de grands bassins, des piscines répondraient à cette indication.

Voilà sans doute de grandes dépenses pour les municipalités. Mais, peut-être, cette installation étant plus durable, coûterait-elle moins que tous les appareils et agrès de gymnases. Quoi qu'il en soit, ce serait de l'argent bien employé.

MODIFICATEURS CHIMIQUES

1. DE L'AIR ATMOSPHÉRIQUE

« Tout sur notre globe serait la mort et le silence éternels sans l'atmosphère, enveloppe extérieure de la planète. Cette masse gazeuse, transparente, invisible parfois, et qui semble à peine faire partie de la terre, en est cependant le principal élément; car il en est le plus mobile, et c'est en lui surtout que circule la vie. Nous reposons sur le sol; mais c'est de l'air et dans l'air que nous vivons, hommes, animaux et plantes. Sans voler comme les oiseaux, tous les êtres qui marchent, rampent, ou fixent leurs racines dans la terre végétale, n'en sont pas moins des fils de l'atmosphère. »

C'est ainsi que M. Élisée Reclus, avec ce style coloré et brillant qui lui est spécial, peint dans son livre si instructif le rôle général de l'atmosphère. Cet auteur groupe très-bien tous les faits qui montrent que l'air est l'agent de la circulation vitale sur notre planète.

Celle-ci se compose d'un noyau solide, dont les reliefs et les saillies se montrent entre les innombrables lacets que les fleuves, les rivières et la nappe des mers dessinent à sa surface. Après cette couche liquide, une enveloppe gazeuse, « vaste appareil dont les courants et les contre-courants circulent incessamment du pôle à l'équateur et de l'équateur au pôle avec la régularité des poumons de l'homme, tour à tour emplis et désenflés. L'atmosphère est vraiment le souffle de la planète. »

C'est, en effet, dans cette mer atmosphérique que se déversent les produits de la respiration des végétaux et des animaux, et que tous les êtres puisent les matériaux de leur entretien et de leur oxydation. « Les fleuves de l'air, qui se tordent en puissantes spirales sur la surface de la terre, mêlent uniformément tous les gaz qu'ils entraînent, et distribuent ainsi la vie sur tous les points de leur parcours. Aux régions tempérées, qui sont principalement le domaine de l'homme, ils apportent l'oxygène qu'ont exhalé les immenses forêts de la zone tropicale; à ces mêmes forêts ils donnent le carbone, qui est la vie des arbres et qui serait la mort de l'homme. Bien plus, ils animent le globe lui-même, en charriant d'immenses quantités de vapeurs aux montagnes où s'élabore le filet des sources, puis en faisant circuler sur les mers un air sec et toujours avide de l'eau qui s'évapore à la surface. Comparable au cœur dans un organisme vivant, la zone productrice de courants atmosphériques occupe la région centrale de l'océan des airs, et se déplace alternativement vers le nord et le sud; c'est ainsi que se produit dans toute la masse aérienne un mouvement de systole et de diastole, imprimant la vitesse initiale aux courants artériels qui vont porter la fécondité sur tous les points de la planète. »

Vivre et respirer sont synonymes dans toutes les langues. De tout temps et partout, l'homme a apprécié l'importance d'un agent qui semble être la vie elle-même.

Il faut donc avoir une idée bien nette des changements brusques ou lents, des modifications passagères ou persistantes qui peuvent survenir dans ce milieu. Les matériaux que présente cette étude sont nombreux, et il importe de bien les classer. Ils apporteront de nouvelles données à la climatologie que nous avons en partie déjà étudiée, et permettront de mieux apprécier l'influence générale de ce modificateur sur l'organisme humain.

L'air atmosphérique est un modificateur d'ordre chimique, et dont l'action se passe dans l'intimité des tissus ; mais il est en même temps un milieu, et alors il agit surtout par ses propriétés physiques. Les changements, les mouvements qui se produisent dans l'atmosphère et déterminent les vents, les nuages, les pluies, les orages, nous impressionnent aussi, soit en agissant directement sur l'organisme, soit en modifiant les conditions climatériques du lieu où l'homme est destiné à vivre.

Deux divisions se présentent alors naturellement, l'étude du milieu et l'étude de l'aliment respiratoire. Les conditions de la pression atmosphérique et ses conséquences serviront de transition naturelle à ces deux chapitres.

DU MILIEU ATMOSPHÉRIQUE

I. — CARACTÈRES PHYSIQUES

Il n'y a pas longtemps que l'on s'occupe de météorologie, les observateurs sont peu nombreux, les stations rares, et cependant, grâce aux patientes recherches de quelques savants, on est déjà arrivé à des résultats importants. C'est que pour bien connaître un phénomène se passant à la surface de notre planète, il ne suffit pas de l'observer avec soin en un point donné, on peut ainsi n'en voir qu'une partie, le commencement ou la fin; il faut que des savants, doués d'instruments et de méthodes semblables, l'étudient à tous les moments de son évolution. On arrivera ainsi à connaître les causes, prévoir les conséquences de ces grands phénomènes physiques qui eux aussi obéissent à des lois.

Grâce aux travaux des savants modernes de Maury, Fitz-Roy, Dove, Piddington, Quetelet, Le Verrier, Marié-Davy[1], l'on a appris à connaître les courants marins et les courants atmosphériques, leurs causes et leurs directions, l'on a pu expliquer les cyclones et donner la loi des tempêtes. Tous ces résultats ont été utilisés par la science générale : la navigation en a profité, et les météorologistes ont pu indiquer aux marins la conduite qu'ils doivent tenir pour échapper à l'ouragan ou éviter en partie ses funestes effets.

a. — Des vents

Quand nous nous sommes occupés de la chaleur cosmique et des climats, nous avons montré l'influence de la chaleur

[1] *Les mouvements de l'atmosphère et des mers*, V. Masson. Paris, 1866.

comme force capable d'imprimer de grands mouvements à l'atmosphère.

La terre, refroidie aujourd'hui, modifie à peine sa température. Celle-ci provient surtout de la chaleur solaire. M. Pouillet a montré que les espaces planétaires avaient une température d'environ 140 degrés au-dessous du point de fusion de la glace. Emportée au milieu de ces espaces, la terre n'aurait pas vu naître à sa surface la vie dans ses formes variées à l'infini, si comme un vêtement protecteur l'atmosphère ne lui servait d'abri.

C'est elle, en effet, qui par sa constitution moléculaire permet facilement aux rayons du soleil de la traverser, mais les empêche ensuite de revenir dans les espaces célestes. Comme un vêtement, elle se réchauffe et se refroidit pour notre planète. C'est une véritable serre autour de la terre, ainsi que le dit très-bien Marié-Davy.

Nous avons encore vu que la température d'un lieu dépendait de causes générales et particulières (p. 27) il y a des points du globe qui s'échauffent plus les uns que les autres. Comme l'atmosphère est un gaz très-dilatable par la chaleur et d'une très-grande mobilité, que les plus petites différences de température peuvent mettre en mouvement, il s'établit constamment des courants entre ces points inégalement chauffés. Des phénomènes de même ordre se produisent dans le sein des mers.

Les courants d'eau ou d'air échauffés à l'équateur se dirigent vers les pôles et inversement des courants semblables se rendent des pôles vers les régions équatoriales. Les premiers sont chauds, les seconds sont froids.

Ces transitions subites de température à une autre, ce rayonnement énorme des surfaces liquides amènent la formation des nuages et des pluies qui viennent à leur tour brasser l'atmosphère, lui donner une composition plus uniforme; parfois même des typhons, des ouragans, des cyclones apparaissent, et comme de puissants agitateurs, après de terribles secousses, servent peut-être à rétablir un équilibre compromis.

Martins a justement dit: Les vents sont les grands arbitres des changements atmosphériques.

Il y a des vents permanents, des vents périodiques, des vents accidentels.

Deux masses d'air, d'inégale température, étant mises en contact, l'air froid vient se mélanger par le bas avec l'air chaud, tandis que celui-ci plus dilaté se répand par le haut sur l'air froid. Tel est le principe avec lequel on cherche à expliquer les différents vents.

La température du globe est à son maximum vers les régions équatoriales, c'est là que l'air s'échauffe le plus et s'élève vers les hautes régions atmosphériques ; après avoir atteint une hauteur de plusieurs kilomètres, le courant ascendant se divise en deux nappes qui se dirigent dans la direction des pôles. Cette ascension d'air donne lieu à une espèce d'appel des deux côtés de l'équateur thermal et des couches d'air, à la surface du sol, sont ainsi attirées des régions polaires. Ces courants descendants du pôle vers l'équateur portent le nom de *vents alizés ;* les courants contraires qui, dans la partie supérieure de l'atmosphère, vont de l'équateur vers les pôles sont dits *contre-alizés*.

L'air qui environne la planète l'accompagne dans ses mouvements, et comme elle, exécute par conséquent une révolution complète en vingt-quatre heures dans le sens de l'Ouest à l'Est. Mais on sait que la vitesse diminue de l'équateur aux pôles ; là elle est nulle, tandis qu'à l'équateur, elle est de 416 lieues par heure. De même, l'air a des vitesses différentes suivant les parallèles au-dessus desquels il est situé, et il est facile de comprendre que ces masses atmosphériques brusquement déplacées, éprouveront forcément des changements dans leur propre vitesse. C'est ainsi que la rotation de la terre modifie la direction des alizés. Les alizés de l'hémisphère Nord soufflent par suite du N.-E. au S.-O. ; ceux de l'hémisphère Sud, du S.-E. vers le N.-O. : tous deux symétriquement placés des deux côtés de l'équateur, sont parfaitement comparables si on les observe en pleine mer. Les océans éprouvent à peine l'influence des saisons et des autres causes qui font si souvent varier la température d'un continent.

Notre hémisphère subit surtout l'influence du courant équatorial qui a suivi la direction du Gulf-Stream. En s'avançant vers le Nord, il appuie vers l'Est, puis devient un vent d'ouest à la hauteur de la Suède et de la Finlande. Étant alors très-refroidi, il redescend vers l'équateur en devenant courant polaire et souffle du Nord-Est sur l'Europe orientale et sur une partie de l'Asie. Clavé, dans son *Étude de Météorologie forestière*, en tire les enseignements suivants sur le caractère d'une saison : « Lorsque le courant équatorial passe sur l'Europe, on peut prédire que l'hiver y sera tiède et humide, l'été froid et pluvieux; lorsqu'au contraire, nous nous trouvons sur le chemin du courant polaire, l'hiver sera froid et sec, l'été sec et chaud; enfin, lorsque nous sommes sur la limite des deux courants, nous subissons des alternatives de pluie et de beau temps. » Parmi les circonstances qui peuvent troubler ces résultats, la plus importante est l'action de la lune. Celle-ci détermine certainement des marées atmosphériques, lorsqu'elle passe au-dessus de l'équateur, lors des syzygies : « Si elle coupe cet anneau au-dessus d'un continent où l'atmosphère renferme peu d'humidité, elle entraîne avec elle vers le Nord un courant d'air sec qui amène le beau temps; si, au contraire, elle coupe l'anneau au-dessus d'un océan, l'air humide entraîné vers nos régions, y occasionne de la pluie. » Mais comme cet effet ne se constate en Europe que trois ou quatre jours après, on peut considérer le temps qu'il fait le 5e ou le 6e jour de la lune, comme celui qu'il fera pendant la lune entière.

De même que les alizés sont une conséquence de la distribution de la chaleur à la surface de la terre, *les moussons*, *les brises* sont produits par des courants établis entre deux lieux inégalement chauffés.

Le mot *mousson* vient de l'arabe *mausim*, qui veut dire saison; c'est qu'en effet ces vents réguliers changent de direction avec les saisons : ils soufflent six mois dans un sens, six mois dans le sens opposé. Dans notre hémisphère, en avril commence la mousson du printemps, en octobre, celle d'automne. C'est le contraire pour l'hémisphère sud, où les saisons ont lieu inversement. Comme d'ailleurs pour tous les vents, c'est dans la zone torride qu'il faut observer les moussons. Elles se montrent dans les mers qui forment de vastes golfes, par exemple, dans la mer des Indes.

Les anciens avaient observé des moussons dans la partie orientale de la Méditerranée et ils les appelaient *vents Etésiens* (de Etos, saison).

Les brises sont des vents qui soufflent sur les côtes maritimes pendant la journée, de la mer vers la terre; pendant la nuit, de la terre vers la mer. Dans les régions équatoriales, elles existent toute l'année, mais dans les zones tempérées, les causes qui les produisent ne peuvent les faire naître qu'en été. La brise du matin ou *vent de mer*, plus forte que la brise du soir, commence quelques heures après le lever du soleil; elle cesse vers 4 ou 5 heures du soir. Le *vent de terre* se fait sentir pendant toute la nuit.

M. Fournet (*Annales de physique et de chimie*, LXXIV, p. 337, 1840) a montré que des phénomènes semblables se produisaient dans le voisinage des montagnes. Les grandes saillies de terrain, les vallées profondes déterminent tous les jours de véritables marées atmosphériques, des brises alternativement ascendantes et descendantes. Elles sont surtout modifiées par les vents généraux et par la forme des montagnes et des dépressions. *Les brises des montagnes* emportent avec elles les corps qui flottent dans l'air, poussières, miasmes: « C'est ainsi, dit Marié-Davy, que suivant les périodes du jour et de la nuit, les fumées et surtout les vapeurs vont se concentrer durant le jour autour des hautes cimes ou sont ramenées durant la nuit vers les concavités. L'air, sur ces hauteurs, se dessèche la nuit, et redevient plus humide pendant le jour, tandis que l'effet inverse a lieu dans les vallées. L'air chaud des plaines, transporté par les brises diurnes, tend à échauffer les sommités des montagnes, tandis que la brise nocturne tend à refroidir leurs concavités en y portant l'air des régions supérieures. De là résultent la fraîcheur subite occasionnée par l'aloup du vent, les congélations de vapeur d'eau par le pontias, les congélations printanières qui, à rayonnement égal, atteignent plus particulièrement les végétaux des vallées[1]. »

[1] Les *aloups du vent*, *pontias*, *rebats*, sont des brises de montagnes parcourant les vallées de la Savoie.

b. — Des nuages, des pluies, de l'humidité

L'atmosphère est comprise entre les froids les plus rigoureux des espaces planétaires et la surface terrestre dont la température est très-variable. Traversée par les rayons solaires qui l'échauffent, en contact avec des corps solides ou liquides qui prennent de la chaleur ou en rendent, elle est toujours agitée par les mouvements que produisent ces incessants changements.

La vapeur d'eau est, par ses propriétés physiques spéciales, une des principales causes des modifications que présente l'atmosphère.

L'eau chauffée ou exposée au contact de l'air se réduit en vapeur. Celle-ci est élastique, il s'en forme à toutes les températures, pourvu que sa densité et sa pression soient renfermées dans certaines limites. Si, dans un milieu, la pression devient plus forte, la température restant la même, une certaine quantité de vapeur redevient liquide, se précipite, le milieu dans lequel la vapeur est à son maximum de densité ou de force élastique est dit alors saturé de vapeur.

M. Saigey qui, sous un titre modeste, *Petite physique du globe,* a écrit un livre plein d'intérêt sur tous ces phénomènes, a donné le tableau suivant qui fait connaître les pressions maximum pour les températures ordinaires. Ces pressions indiquent de combien de millimètres est soulevée la colonne de mercure.

Températures.	Pressions maximum.	Températures.	Pressions maximum.
—20°	1,5mm	30°	30,6mm
—10	2,6	40	53,0
0	5,1	50	88,7
5	6,9	60	144,7
10	9,5	70	229,1
15	12,8	80	352,1
20	17,5	90	525,5
25	23,1	100	760,0

Ce tableau montre que la glace donne de la vapeur; que jusque vers 30°, les pressions sont en rapport avec le chiffre de la température; mais qu'à partir de ce point, elles augmentent rapidement et qu'à 100° la pression égale 760 millimètres, c'est-à-dire la pression atmosphérique : aussi l'eau bouillante soulève-t-elle l'air qui est au-dessus d'elle.

La vapeur mélangée à l'air augmente nécessairement le volume de celui-ci, mais diminue son poids : elle occupe, en effet, la place d'un gaz dont elle ne pèse que les $\frac{5}{8}$. Un litre d'air humide pèse moins qu'un litre d'air sec, la température et la pression restant les mêmes; la différence est d'autant plus marquée qu'il est plus chaud et plus humide. Il est facile de voir là une des grandes causes des mouvements de l'atmosphère. Ainsi, d'après ce que nous avons vu, un mètre cube d'air saturé de vapeur à 25° en contient à peu près 23 grammes. Si sa température descend à 5°, elle n'en renferme que 6g,9. Pour que le volume d'air soit resté le même, il faut qu'il ait perdu à peu près 16 grammes de vapeur changée en eau. Et ainsi, nous pouvons comprendre qu'un phénomène semblable se produisant dans des milliers de mètres cubes d'air, il en résulte d'abondantes pluies.

Cette transformation de l'eau en vapeur ne se fait pas sans une grande consommation de chaleur. Pour réduire en vapeur un litre d'eau, il faut autant de chaleur que pour élever d'un degré 537 litres. Mais toute cette chaleur ainsi acquise par cette vapeur est intégralement restituée quand celle-ci repasse à l'état liquide. Voilà pourquoi cette chaleur est dite latente ou cachée : « L'évaporation des eaux à la surface du globe et dans les régions chaudes, où elle a le plus d'activité, est donc une cause permanente de rafraîchissement pour ces régions. La condensation de cette vapeur dans les régions froides les réchauffe au contraire. » (Marié-Davy.)

Nous avons dit, que d'après sa température, l'air renfermait une certaine quantité de vapeurs. Quand une masse d'air en est saturée, s'il survient un refroidissement, la vapeur se liquéfie et il se produit alors, selon les circonstances, de la rosée ou de la gelée blanche, des brouillards ou des nuages, de la pluie ou de la neige, du grésil ou de la grêle.

Il est rare que l'air soit absolument sec ou complétement saturé. En général, il ne renferme que les $\frac{3}{5}$ de la vapeur à la pression maximum. Aussi, plus l'air contiendra de vapeur et plus faible sera la tendance à s'en former de nouvelle; la rapidité de l'évaporation pourra donc permettre de reconnaître le degré d'humidité de l'air. Il faut en effet chercher à apprécier l'humidité relative ou l'état hygrométrique qui est le rapport entre la quantité de vapeur d'eau que l'air contient et celle qu'il contiendrait s'il était saturé à cette même température; ou bien c'est encore le rapport entre la tension actuelle de la vapeur d'eau contenue dans l'air et la tension maximum correspondante à cette température. « Le mot humidité, dit M. Gavarret (art. *Atmosphère du* DICTIONNAIRE ENCYCLOPÉDIQUE), n'est donc pas synonyme de vapeur d'eau; il ne traduit, en réalité, que la tendance de cette vapeur à se précipiter. La tension maximum de la vapeur d'eau augmente très-rapidement avec la température et comme il faut d'autant plus de vapeur d'eau pour saturer l'air que sa température est plus élevée, l'atmosphère par les temps froids peut être très-humide avec très-peu de vapeur d'eau, et au contraire très-sèche par les saisons chaudes, quoiqu'elle renferme beaucoup de vapeur d'eau. »

On apprécie le degré d'humidité de l'air à l'aide d'instruments dits *hygromètres*. On emploie surtout ceux de Saussure et de Daniel. Voici un tableau qui donne de 10 en 10 degrés, d'après Gay-Lussac, l'état hygrométrique de l'air correspondant aux degrés de l'hygromètre de Saussure.

Degrés de l'hygromètre.	État hygrométrique.	Degrés de l'hygromètre.	État hygrométrique.
10°	0,07	70°	0,47
20	0,12	72	0,50
30	0,14	80	0,61
40	0,20	90	0,79
50	0,27	100	1,00
60	0,36		

Quand l'hygromètre marque 50 degrés, il y a dans l'air les 27 centièmes de la vapeur qu'il contiendrait s'il était saturé à la même température. Quand il marque 72 degrés, il y a demi-saturation de l'air par la vapeur.

Puisque la tension de la vapeur d'eau augmente avec la température il est bien évident que les couches atmosphériques en contact avec le sol doivent en contenir une plus grande quantité que celles qui sont situées plus haut dans l'atmosphère. Dans son ascension, Gay-Lussac constata en effet que la vapeur atmosphérique était disposée par couches de densité décroissante de bas en haut. Il est facile de montrer qu'une couche atmosphérique quelconque ayant une température plus élevée que les autres, sa vapeur a une force élastique supérieure à la pression supportée; elle tend alors à s'élever, l'équilibre n'est pas possible et elle arrive ainsi dans des régions de plus en plus froides. C'est alors que ses vapeurs se condensent. c'est le point de saturation ou de rosée comme on dit encore. Ainsi se forment les nuages et les brouillards : « Ce jeu d'évaporation, d'ascension et de liquéfaction est continuel, dit Saigey. La terre est comme une vaste chaudière, la surface des continents et des mers en compose le fond, les hautes régions de l'air le couvercle et c'est contre ce couvercle, vrai réfrigérant naturel, que la vapeur élevée du fond vient repasser à l'état liquide. »

Cette vapeur se liquéfie en petites gouttes excessivement fines; leur réunion rend l'air opaque et on dit qu'il y a *brouillard*. Si elles se tassent davantage, s'agglomèrent de différentes manières et à une plus grande hauteur, elles constituent alors les *nuages*.

Un nuage indique dans l'atmosphère une hauteur où la vapeur a atteint son maximum de force élastique. Il est en état d'équilibre mobile, comme disent les physiciens; l'ensemble du nuage est en équilibre, mais les parties sont constamment en mouvement. Celles-ci en effet devenues liquides, descendent dans l'atmosphère, mais rencontrant des couches plus chaudes et d'un état hygrométrique différent, elles se réduisent de nouveau en vapeur et remontent vers le nuage. Suivant l'expression de Tyndall, chaque nuage est le sommet visible d'une colonne ascendante de vapeur se dressant dans la transparente atmosphère.

Quand ces gouttelettes sont très-petites, elles sont comme la poussière emportées par les courants aériens. Mais si elles viennent à grossir, si elles ne se vaporisent plus dans leur chute, elles tombent sur le sol. L'état de la température, des vents, l'épaisseur des nuages donnent aux pluies leurs caractères différents et produisent ainsi des pluies fines ou *bruines*, des *averses* ou de véritables *déluges*. Le 25 octobre 1822, près de Genève, il tomba 82 centimètres d'eau, c'est-à-dire la quantité qu'il tombe à Paris en dix-huit mois.

Pendant la journée, la quantité de vapeur que renferme l'atmosphère, est en rapport avec la température ; il n'en est pas ainsi pour l'humidité. Au lever du soleil, la température étant basse, la vapeur d'eau est en très-petite quantité, tandis qu'il y a maximum d'humidité. L'air s'échauffant, facilite l'évaporation et se remplit de vapeur d'eau tout en reculant le point de saturation. L'humidité est alors à son minimum : vers deux heures de l'après-midi, au moment où l'atmosphère étant plus chaude ne peut se saturer que par une plus grande quantité de vapeur.

Il en est de même pour les variations mensuelles. En hiver, il y a dans l'air moins de vapeur d'eau qu'en été, mais l'humidité est plus grande en janvier qu'en juillet. Dans ce mois, en effet, pour nos climats, la quantité de pluie est supérieure à celle de la saison froide.

Pour M. Belgrand (*La Seine, études hydrologiques*, 1872), les pluies de mai à octobre influencent peu le régime des cours d'eaux, tandis que celles des mois froids, en pénétrant dans les couches profondes du sol, alimentent les rivières. Donc, même quand l'été aura été sec, si la saison froide est pluvieuse, on peut être sûr qu'il y aura abondamment de l'eau dans les rivières pendant toute l'année ; au contraire, les cours d'eau seront bas, si l'hiver a été sec, même avec l'été pluvieux. — D'après M. Jules Maistre (*De l'influence des forêts sur le climat et le régime des sources*, 1875), les plus fortes pluies tombent en été dans les pays déboisés, en automne et en hiver, dans les régions boisées.

Les déboisements augmentent la sécheresse d'un pays. M. Mathieu, sous-directeur à l'École forestière de Nancy, estime que la quantité de pluie qui tombe dans une région boisée, est de 6 pour 100 supérieure à celle qui tombe dans une région dénudée.

Pour les contrées voisines de l'Atlantique, de la Méditerranée, les pluies d'automne sont plus abondantes que celles d'été. Sous les tropiques, quand les vents viennent à changer de direction et soufflent de la mer à la terre, les pluies deviennent plus fréquentes.

Dans la zone des calmes équatoriaux, les alizés entassent toute la vapeur qu'ils ont recueillie à la surface des mers, des nuages énormes et noirs obscurcissent le ciel et laissent tomber des pluies torrentielles. C'est le Pôt-au-Noir, comme l'appellent nos marins. Les averses sont telles que souvent les matelots ont pu puiser à la surface de l'Océan l'eau douce dont ils avaient besoin.

D'une manière générale, la quantité de pluie varie avec la latitude. Plus un lieu est chaud, plus l'eau s'y vaporise facilement et donne lieu à des pluies. C'est ce qu'indique le tableau suivant.

Latitude.	Pluie annuelle.	Latitude.	Pluie annuelle.
—	—	—	—
0°	500 centim.	50°	71 centim.
10	285	60	54
20	241	70	41
30	152	80	32
40	90	90	25

Il ne faut pas oublier cependant que les causes locales ont aussi la plus grande influence ; les reliefs du sol, l'éloignement des mers, par exemple. En pénétrant dans l'intérieur des continents, on constate que l'humidité diminue.

Il est cependant des régions sans pluies. Sur le littoral du Pérou, la sécheresse de l'atmosphère est due aux hautes montagnes voisines arrêtant les vents pluvieux. Le ciel y est implacablement bleu et la population s'assemble étonnée, quand il lui arrive de pouvoir contempler un nuage. En Égypte, il pleut très-rarement, c'est à peine s'il tombe quelques centimètres d'eau à Alexandrie.

II. — CONSÉQUENCES PHYSIOLOGIQUES

Les vents agissent sur nous de trois manières : par leur action mécanique, leurs qualités météorologiques, les matières qu'ils transportent.

Les vents modérés et légèrement froids exercent sur la peau une action tonique. Ils en activent la circulation, et favorisent ainsi ses fonctions ; mais si la percussion est trop forte, si les couches d'air, comme des vagues atmosphériques, viennent trop vivement impressionner le tégument externe, elles perturbent son fonctionnement.

C'est surtout quand l'air déplacé est froid ou sec qu'il agit plus vivement sur l'organisme. Nous avons déjà montré (p. 24 et 72) l'influence de l'évaporation rapide sur l'abaissement de la température. Dans un milieu calme et humide, la transpiration devient de 5 à 10 fois moins abondante que dans un air sec et agité. Voilà pourquoi en été on supporte bien mieux la chaleur quand le vent souffle.

Sur les continents, quand les vents persistent, ils prennent certaines propriétés caractéristiques. En France, les vents qui soufflent du nord-est sont froids et secs ; ceux qui viennent de l'Afrique et de la Méditerranée sont chauds et humides ; ceux d'ouest, chargés des vapeurs de l'Océan, amènent souvent la pluie.

En Algérie, sur les côtes de la Méditerranée, on redoute surtout le *siroco*, qui embrase l'atmosphère, à faire croire qu'on est placé devant la gueule d'un four. Les échanges gazeux dans le poumon sont entravés, et nous croyons que le sang, moins riche en oxygène, se surcharge d'acide carbonique. Mathieu et Urbain ont montré que dans un milieu chaud l'oxygène se dissout moins, et qu'il y en a en moins grande quantité dans le sang artériel. Dans le Sahara, on l'appelle le *simoun* ou « l'empoisonné. » En Provence, souffle souvent avec une vitesse effroyable ce vent froid qui, dit-on, fit fuir les Cimbres : c'est un « maître vent », le *mistral*.

La présence de l'eau dans l'air respiré est indispensable pour l'exécution des fonctions chez tous les êtres organisés. Il n'existe qu'une différence de quantité d'après les conditions physiques du milieu dans lequel ils vivent. L'homme, un animal quelconque, une plante, succomberaient dans une atmosphère complétement sèche aussi sûrement qu'un poisson placé dans de l'eau distillée.

Si on fait respirer un animal dans une atmosphère saturée d'humidité, les respirations cutanée et pulmonaire se réduisent au minimum. W. Edwards a fait des expériences à ce sujet, et il a trouvé que les animaux tout en absorbant une certaine quantité de vapeur aqueuse éprouvaient une diminution de poids. On se rappelle, sur le même sujet, les expériences de Berger et Delaroche (p. 25). Quand les fonctions de la peau sont gênées ou supprimées, il y a activité des organes qui ont avec elle une solidarité fonctionnelle : les reins et les muqueuses.

Comme l'a dit très-originalement M. Bouchardat : la peau est le vicaire du rein. Le tégument externe aide, en effet, le rein dans l'élimination des produits devenus inutiles ou même toxiques pour l'organisme. La suppression de cette fonction exagère par conséquent celles de l'organe qui le remplace.

Les muqueuses, qui sont une véritable peau interne, secrètent davantage. Si l'action de l'air humide se prolonge, elles se congestionnent et s'enflamment. C'est dans les pays humides que les nosographes ont classé un certain nombre de maladies sous le nom de flux muqueux, maladies guéries toujours par un changement de climat.

Dans un pareil milieu, l'organisme subit une action lente, mais continue, qui le conduit à une déchéance générale.

Mathieu et Urbain ont montré que sous l'influence du froid il y a diminution de la respiration et de la quantité d'oxygène absorbée, ralentissement des combustions.

On dit des habitants des contrées humides qu'ils ont la chair molle ; il y a apparence musculaire, mais peu de résistance vitale. Le système lymphatique est hypertrophié, les ganglions énormes; il existe une certaine exsudation lymphatique que l'on doit attribuer, avec M. Claude Bernard, à une absence d'action des vaso-moteurs lymphatiques. Cette perte du tonus vasculaire coïncide d'ailleurs avec l'atonie du système nerveux, la faiblesse des réactions. Tout cela produit comme une asphyxie lente, arrête les différentes combustions qui sont pour ainsi dire étouffées par l'hypertrophie lymphatique; l'organisme s'use à fabriquer des globules sanguins qui ne peuvent suivre leur évolution ordinaire, et moins on a de globules, moins on absorbe de l'oxygène. Ainsi se comprend la fréquence des maladies adynamiques, cet aspect infantile si remarquable, ces nombreux cas de scrofule, de phthisie, de rachitisme.

III. — ROLE PATHOGÉNIQUE

Les exemples qui précèdent montrent comment le milieu arrive peu à peu à modifier l'organisme. Il crée ainsi une imminence morbide et la disposition à certaines affections. Nous allons voir maintenant quel e influence il a sur le développement et l'évolution des maladies.

Les vents chauds et secs, en desséchant les surfaces, gênent les échanges gazeux. On éprouve les effets semblables à ceux que l'on ressent dans une chambre où un poële en fonte a enlevé une partie de la vapeur d'eau. Il y a malaise, inaptitude aux travaux intellectuels, et à l'exercice musculaire, de la soif, de l'inappétence.

Nous avons parlé (p. 80) des refroidissements par vents ou courants d'air froid. Ajoutons que les épidémies catarrhales ont souvent été la suite de variations atmosphériques.

D'une manière générale, et surtout pour les personnes nerveuses, les vents secs excitent, les vents humides dépriment. A Londres, on a constaté que le nombre des suicides augmente lorsque souffle le vent d'Est.

Tous les courants atmosphériques peuvent charrier et transporter parfois de bien loin de la poussière, des cendres, des sables, des germes de maladies, des miasmes. Les pluies de poussière rouge, près de l'Atlantique et de la Méditerranée, sont, d'après l'examen fait par Ehrenberg, des amas d'animalcules siliceux provenant des Llanos de l'Amérique du Sud. Les cendres du Vésuve ont été transportées à Venise et jusqu'en Grèce : il y en a qui parcourent ainsi jusqu'à 1,500 kilomètres. Dans le désert, des caravanes sont fréquemment ensevelies par des trombes de sable et c'est ainsi que Cambyse perdit une armée de 50,000 hommes.

Les ophthalmies sont fréquentes et graves en Egypte. « A Buenos-Ayres, dit Elisée Reclus, les trombes de poussière de 1805 et de mars 1866 ont été assez puissantes pour rendre l'atmosphère aussi noire que la nuit et pour étouffer des piétons dans les rues ; après le passage du météore, la pluie qui tombait versait de la boue sur le sol. »

Michel Lévy raconte que toutes les fois que le vent soufflait dans la direction des marais de la Djalowa, à deux lieues de Navarin (Morée), les fièvres intermittentes et rémittentes apparaissaient parmi les troupes françaises qui occupaient le fort de cette ville. On peut de même expliquer beaucoup de cas d'impaludisme qui se montrent parfois à des altitudes élevées et qui sont apportés par des brises de montagnes.

A côté de ces inconvénients, il est juste de signaler les avantages consécutifs à ces mouvements atmosphériques.

Fourcault[1], en 1841, a montré l'influence de l'air stagnant et humide sur le développement de quelques maladies et spécialement la scrofule, la phthisie, le rachitisme, les déformations de la taille. C'est dans les grandes villes, dans les quartiers bas, dans les habitations humides que ces maladies font le plus de victimes. Dans les localités élevées et bien ventilées, la phthisie n'enlève que le soixantième ou le quatre-vingtième de la population, tandis que dans les vallées profondes et humides la mortalité est de $\frac{1}{10}$ ou $\frac{1}{8}$. Ces maladies se montrent partout où l'air est peu renouvelé, chez les individus à profession sédentaire et faisant peu d'exercice musculaire. Les animaux eux-mêmes attachés dans des endroits humides, ceux des ménageries deviennent tuberculeux.

M. Pauly, dans un livre que nous avons eu déjà l'occasion de citer, a insisté de nouveau sur les avantages de la circulation de l'air. Il montre que c'est à l'énergie des vents de l'hémisphère austral qu'il faut attribuer la salubrité de la plupart des contrées de cet hémisphère : l'Australie, la Plata, la Nouvelle-Zélande et la Nouvelle-Calédonie, terres privilégiées et sur lesquelles la malaria disparaît en beaucoup d'endroits.

L'action de l'air froid et humide n'est pas douteuse et c'est à cause de ces deux propriétés si distinctes que les

[1] Comptes rendus de l'Académie des sciences, p. 890, 1841.

Égyptiens, d'après Sénèque (*Questions naturelles*, liv. III, ch. XIV), attribuaient à l'air deux sexes différents. Depuis Lind, on s'accorde pour voir là une des causes les plus fréquentes du scorbut, mais on discute encore pour le goître et le crétinisme. L'air froid et humide, à température égale, enlève à l'organisme plus de chaleur que le froid sec. La vapeur d'eau qu'il renferme le rend en effet meilleur conducteur de la chaleur. En outre, ne produisant pas les effets toniques du froid sec, il y a moins de tendance à la réaction. Le sang refoulé de la périphérie congestionne les organes profonds. L'air froid et humide, l'hiver, l'automne et le vent du nord continuel disposent à l'apoplexie (Hippocrate, sect. III, aph. 25). « L'impression du froid et de l'humidité, dit Rayer, est la cause la plus fréquente de la néphrite albumineuse. » Nous en avons observé en effet de nombreux cas chez nos malheureux soldats qui, à la fin de la campagne, revinrent du fond de la Prusse en France, dans des wagons à bestiaux ; sans aucun doute, l'immobilité avait aussi ajouté son influence.

Disons enfin que les médecins militaires ont eu souvent l'occasion de constater l'influence du froid humide sur le développement de la dysenterie, et qu'ils rattachent à la même cause la fréquence des ophthalmies en Egypte et en Belgique.

IV. — RÈGLES D'HYGIÈNE PRIVÉE ET SOCIALE

M. Jourdanet, dans la préface de son dernier ouvrage[1], donne cet axiome : la vraie nature des influences extérieures se juge bien mieux par les maladies qu'elles causent à l'homme que par la santé dont elles le favorisent. C'est surtout vrai pour le milieu que nous étudions en ce moment.

Il est bien certain que les règles d'hygiène doivent

[1] *Influence de la pression de l'air sur la vie de l'homme, etc.*, Paris, Masson, 1875.

découler des conditions diverses de ces modificateurs. Mais puisqu'ils nous impressionnent surtout par leur action physique, et que souvent nous sommes forcés de les subir, ne pouvant agir sur leurs causes, il faudra leur opposer une hygiène de précaution. « On ne triomphe de la nature, dit Bacon, qu'en obéissant à ses lois. »

Nous avons signalé, à propos des poëles, les inconvénients d'une atmosphère très-pauvre en vapeur d'eau ; il est facile de prévenir ces accidents.

Les individus qui sont obligés de vivre dans les contrées humides, doivent s'efforcer de réaliser les conditions indiquées plus haut à propos du vêtement, de l'habitation et surtout du mouvement. Par une alimentation convenable et un exercice musculaire bien fait, l'habitant de ces pays peut lutter avantageusement contre l'attaque continue de ces influences extérieures.

Toutefois, les gouvernements ou les édilités peuvent, dans beaucoup de circonstances, heureusement modifier quelques-unes de ces fâcheuses conditions. Une forêt, un bouquet d'arbres, mettent quelquefois des habitations à l'abri d'un courant atmosphérique.

Fourcault a montré que dans les grandes villes la phthisie augmente avec le nombre des professions sédentaires. Il a aussi prouvé l'influence favorable des lieux élevés et secs sur le développement des mêmes maladies chroniques. On ne doit pas l'oublier quand on a à faire camper des troupes ou indiquer l'assiette d'un village, ainsi qu'il arrive souvent dans les centres de colonisation.

Comme le sol, les eaux d'un pays influent sur son humidité. Là où existe une température élevée, l'évaporation est, il est vrai, très-grande, mais l'atmosphère est rarement saturée. C'est ce qui arrive, par exemple, pour les îles baignées par le Pacifique. Dans les Pays-Bas, en Angleterre, des conditions contraires se présentent, aussi ces pays sont très-humides.

De même près des rivières, des fleuves, il faut de libres courants d'air, d'où l'indication de quais larges et non de hautes maisons encaissant l'air de la rivière. C'est ainsi que les constructions nombreuses près des cours d'eau, des manufactures, par exemple, deviennent une cause d'humidité pour le voisinage.

Les municipalités doivent aussi veiller à la direction et à la largeur des rues ; la façon dont sont tracées les rues d'une ville ou d'un village, la hauteur des maisons, contribuent encore à augmenter ou diminuer l'humidité. Toutes les rues de Paris étroites, à maisons élevées, ne recevant que le soleil levant ou couchant sont très-humides.

Il n'est pas douteux que lorsque de pareilles influences agissent sur la santé publique, elles doivent fatalement retentir sur la prospérité des États. On n'a qu'à comparer à ce point de vue l'Égypte et la Hollande.

L'Égypte, autrefois canalisée, drainée, était riche, florissante, et avait le goût des sciences et des arts. Aujourd'hui les canaux sont détruits, l'eau séjourne partout, les habitations sont malsaines ; après l'humidité, la maladie, le découragement, le fatalisme et la misère. La Hollande est propre et active, partout l'eau a été encaissée et maintenue, et dans le Nouveau Monde ce petit peuple a la plus belle des colonies.

DE LA PRESSION ATMOSPHÉRIQUE

Un fontainier de Florence fit un jour remarquer à Galilée que l'eau, malgré tous les efforts possibles, ne pouvait monter dans les pompes aspirantes plus haut que 32 pieds. Galilée comprit aussitôt la valeur de cette observation ; et pour expliquer un pareil phénomène, il pensa que l'horreur que la nature avait pour le vide ne suffisait pas, et qu'il valait mieux supposer la pesanteur de l'atmosphère. Son élève Toricelli, pour contrôler cette assertion, se dit que la force qui poussait l'eau à cette hauteur devrait faire monter un liquide d'une densité plus forte à une hauteur proportionnellement plus basse. Le mercure pesant 13 fois plus que l'eau, la colonne de ce liquide devrait donc s'élever à un treizième de 32 pieds. L'expérience fut faite, et elle démontra complétement ses prévisions. C'était en 1643.

Quelques années plus tard, Pascal appliqua cette découverte à la mesure des hauteurs; et, en 1650, Otto de Guéricke put, avec la machine pneumatique, trouver expérimentalement le poids de l'air.

Depuis cette époque, les nombreux travaux des physiciens et des chimistes, les recherches expérimentales des physiologistes, ont vivement éclairé une question qui a le plus grand intérêt pour l'hygiéniste.

I. — CARACTÈRES PHYSIQUES DU MODIFICATEUR

Cette masse d'air, d'une hauteur inconnue, peut-être de 40 à 50 lieues, qui entoure la terre, est retenue par la pesanteur. Étant attirée, comme tous les corps pesants, vers le centre de la terre, elle pèse sur les surfaces avec lesquelles elle est en contact. D'après les physiciens, le poids total de l'atmosphère est égal à celui d'une sphère de cuivre de 500 kilomètres de circonférence. Chaque litre d'air à zéro, alors que le baromètre marque 760 millimètres, pèse à peu près 1g,3, c'est-à-dire 770 fois moins qu'un litre d'eau.

D'après ces données, il a été facile de calculer qu'un homme de taille moyenne supporte un poids d'air de 14 à 15 mille kilogrammes : cette pression, également répartie de tous les côtés, s'exerçant dans toutes les directions, est par cela même neutralisée.

L'air est un gaz. Mariotte a montré qu'il était élastique et variait de volume d'après cette loi : l'espace occupé par un gaz est en raison inverse des poids qui le compriment. Quoique ce ne soit pas, pour l'air, un principe absolument vrai, on peut cependant conclure à une décroissance graduelle de densité des couches d'air, à mesure qu'on s'élève plus haut dans l'atmosphère.

Précisons bien, comme le fait M. Jourdanet, les termes de poids et de pression. Sans une distinction convenable, on est exposé à ne pas bien comprendre cette question.

Les poids des gaz, comme celui de tout corps pesant, résultent de leur attraction vers le centre de la terre : c'est le produit du volume par la densité.

La pression est l'effort que font les gaz pour acquérir un volume plus grand. Elle s'exerce dans toutes les directions. Comme l'atmosphère est composée de plusieurs gaz, la pression exercée par chacun d'eux est en rapport avec la densité qu'il a dans le mélange. Dans l'air ordinaire, il y a $\frac{1}{5}$ d'oxygène ; si nous en comprimons un certain volume, de façon à le réduire à un volume cinq fois plus petit, le poids restera le même, mais l'oxygène aura une pression ou une densité cinq fois plus forte. La densité des gaz d'une couche d'air augmentera donc, quand elle aura à supporter un plus grand poids, c'est-à-dire quand elle sera située plus près du sol.

Au contraire, dans les régions élevées, les gaz peuvent

prendre une plus grande force élastique ; ils s'étalent pour ainsi dire et par conséquent leur densité diminue. On s'explique ainsi qu'il y ait des hauteurs où les échanges respiratoires deviennent impossibles.

Dalton, en effet, a démontré ce principe : la quantité absolue d'un gaz qui se dissout est toujours en rapport avec la pression que le gaz exerce à la surface du liquide dissolvant.

Dans le chapitre précédent, en étudiant les mouvements de l'atmosphère, nous avons expliqué les nombreux changements qui surviennent dans sa densité et par suite sa grande mobilité. Le baromètre traduit aussitôt ces variations. Et comme le fait remarquer Reclus, puisqu'un volume quelconque de mercure est 10 500 fois plus lourd qu'un égal volume d'air pris au niveau de la mer, il est certain que chaque oscillation de la colonne barométrique indique un changement 10 500 fois plus fort dans les espaces aériens.

Quand l'air s'échauffe et que ses gaz se dilatent, aussitôt la pression devient moins forte et le baromètre baisse. Si au contraire l'air se condense par le refroidissement, son poids augmente et la colonne mercurielle s'élève. Le baromètre et le thermomètre marchent donc en sens inverse, si on ne tient pas compte de l'influence de la vapeur d'eau.

M. Ch. Sainte-Claire Deville a remarqué qu'il y a toujours un abaissement relatif de température du 9 au 14 de chaque mois. Cette observation a été confirmée par M. Sartiaux. D'après cet ingénieur, les variations barométriques précèdent de deux à cinq jours les variations thermométriques, à chaque maximum ou minimum de pression, succède quelques jours après un minimum ou maximum de température.

De nombreuses observations ont démontré que le baromètre est un peu plus haut dans l'hémisphère boréal que dans l'hémisphère austral, comme s'il y avait plus d'air au-dessus de la moitié de la terre où se trouvent situés les grands continents. C'est à égale distance entre le pôle et l'équateur que la pression de l'air est la plus forte. Chaque jour, il y a comme des marées atmosphériques et cet océan gazeux qui nous entoure semble se condenser et se dilater. Vers quatre heures du matin, il y a un premier minimum de la hauteur barométrique, puis la colonne s'élève jusqu'à 10 heures, diminue jusqu'à 4 heures du soir, pour remonter jusqu'à 10 heures de la nuit.

Ces périodes, dites heures « *tropiques,* » sont produites, d'après Dove, par l'influence de la chaleur du jour et la pression de la vapeur d'eau.

Il y a de même des *variations annuelles* qui prouvent que l'atmosphère est en plus ou moins grande quantité sur chaque hémisphère d'après les périodes de froid ou de chaleur.

En réunissant par des lignes tous les points qui ont la même variation mensuelle barométrique, on a les lignes *isobarométriques,* assez semblables aux lignes isothermes et qui indiquent la position d'un lieu pour les mouvements généraux de l'atmosphère.

Quant aux variations irrégulières, elles sont produites par les tempêtes atmosphériques, les trombes, les cyclones, les ouragans : le baromètre les indique aussitôt par de nombreuses oscillations.

En résumé, il ne faut pas exagérer l'effet de la pression de l'air marquée par le baromètre et se rappeller que cette pression est encore sous la dépendance des phénomènes de chaleur, d'hygrométrie et d'électricité qui ont aussi l'atmosphère pour théâtre.

II. — ROLE PHYSIOLOGIQUE

Les effets de la pression atmosphérique sur l'organisme n'ont été bien étudiés que de nos jours. Les physiologistes s'étaient autrefois surtout occupés de son action mécanique. C'est ainsi que Haller, Magendie, Poiseuille et Bérard étudièrent l'aspiration veineuse pendant l'inspiration, et que les frères Weber montrèrent, dans une expérience restée célèbre, le rôle de la pression atmosphérique, qui maintient en rapport la cavité cotyloïde et la tête du fémur[1].

Les premiers écrits de M. Jourdanet permirent d'agrandir la question, en faisant connaître l'influence des altitudes. Ses travaux furent, dès le début, attaqués avec une passion et une violence que ne justifiaient pas les recherches d'un médecin savant et distingué. Cet observateur consciencieux n'en a pas moins continué ses études, et a réuni ainsi les matériaux du beau livre qu'il vient de publier.

Les applications industrielles qui, dans le fonçage des piles de pont, le forage des puits, les diverses pêches sous-marines, soumettent des ouvriers à de fortes compressions d'air, permirent aussi de remarquer l'influence de l'augmentation de pression. Ces effets étaient d'ailleurs observés par les médecins qui, avec Junod, Pravaz, Tabarié, préconisaient l'air comprimé comme méthode thérapeutique.

Les recherches hématologiques donnaient en même temps de magnifiques résultats, grâce aux travaux de M. Cl. Bernard[2], Fernet[3], Bert[4], Gréhant[5], Mathieu et Urbain[6], en France; de Setschenow, Ludwig et Pflüger en Allemagne.

Dans ces dernières années, M. Bert a recherché expé-

[1] Voir Küss (*loc. cit.*), p. 119; et Masse, *Recherches expérimentales sur les variations des articulations, etc.*, in MONTPELLIER MÉDICAL, 1875.

[2] *Les liquides de l'organisme.*

[3] *Du rôle des principaux éléments du sang, etc.* (ANNALES DES SCIENCES NATURELLES, t. VIII 1857).

[4] *Leçons sur la physiologie comparée de la respiration*, 1870, et Mémoire in ANNALES DES SCIENCES NATURELLES, t. XX, 1874.

[5] REVUE SCIENTIFIQUE, 1871.

[6] *Loc. cit.* — Pour les auteurs allemands, consulter une excellente revue critique de Strauss (ARCH. DE MÉD., 1875).

rimentalement l'influence que les modifications dans la pression barométrique exercent sur les phénomènes de la vie. Les résultats importants auxquels le savant professeur est arrivé, ont été réunis dans un Mémoire, dont nous aurons à présenter les principales conclusions.

M. Bert résume ainsi les conséquences générales qui découlent de ses expériences : les modifications dans la pression barométrique n'ont d'influence sur la vie animale et sur la vie végétale que par les changements qu'elles apportent dans la tension de l'oxygène ambiant, et les changements qui en résultent dans les processus chimiques de la nutrition.

Cette proposition sera mieux comprise, si on veut bien se rappeler ce que la physiologie nous enseigne sur les gaz du sang et les échanges respiratoires.

Il résulte des recherches de Fernet que l'acide carbonique n'obéit pas absolument à la loi de Dalton : Un tiers se dissout dans le sérum, les deux autres tiers sont fixés par les sels du sérum en formant des bicarbonates alcalins et un phospho-carbonate de soude, ou sels de Fernet, que Preyer a pu isoler.

L'azote, au contraire, se dissout dans le sérum d'après la loi de Dalton.

Quant à l'oxygène : une très-faible partie est dissoute dans le sérum, la plus forte proportion est combinée avec l'hémoglobine du globule rouge. Quelques physiologistes ont pensé que le globule ainsi oxygéné joue le rôle d'acide et met en liberté l'acide carbonique des sels alcalins du sérum.

Tel est le liquide sanguin. La muqueuse pulmonaire toujours humide, sur une surface de 200 mètres carrés, le sépare de l'atmosphère gazeuse. Cette grande surface est aux trois quarts composée par les capillaires qui contiennent à peu près deux litres de sang. Celui-ci se renouvelle constamment, puisqu'on a calculé qu'en vingt-quatre heures, il en passe au moins vingt mille litres.

Comment vont se faire les échanges? L'oxygène se dissout d'abord dans le sérum, quelle que soit la pression, et aussitôt l'hémoglobine s'en empare. Qu'il y ait en même temps production d'acide ou non, la tension du gaz carbonique augmente dans le sang et il se dégage.

Les globules sont donc des agents de transport de l'oxygène. Il nous souvient que notre maître Küss les comparait à des commis-voyageurs et faisait voir comme ils étaient bien constitués pour les déplacements. Le nombre de ces globules, les conditions qui font varier la circulation et l'endosmose gazeuse, ont la plus grande influence sur le mécanisme d'une fonction qui a pour but d'apporter dans tous les recoins de l'organisme la source de chaleur, l'étincelle qui allume et alimente toutes les combustions. Mathieu et Urbain ont particulièrement insisté sur les différentes conditions d'absorption de ce gaz. Ces habiles expérimentateurs ont montré que l'endosmose de l'oxygène est activée par le froid et modérée par la chaleur. L'ampleur des respirations, plus encore que leur rapidité, augmente la quantité d'oxygène absorbé ; plus la circulation est rapide et moins le sang s'artérialise à la surface pulmonaire. La quantité d'oxygène absorbé est aussi en rapport avec le nombre d'éléments fixateurs, c'est-à-dire de globules. Ce sont là autant de causes qui s'influencent réciproquement de manière à se compenser et à équilibrer pour ainsi dire les pertes et les recettes.

L'acide carbonique reste en dissolution dans le sang artériel, alors que la mort est produite par l'asphyxie ou par le refroidissement. Quand la température animale s'élève, quoique les combustions soient excessives, le sang artériel en contient très-peu. Plus le sang qui va aux tissus est riche en oxygène, plus les combustions sont actives. Ce n'est pas immédiatement après le travail musculaire ou après l'accroissement de la température que l'on voit augmenter la proportion de cet acide C'est une demi-heure, une heure après, disent Mathieu et Urbain.

L'acide carbonique n'est pas en effet un produit immédiat :

c'est le degré d'oxydation le plus avancé des substances carburées de l'organisme. Aussi, quand la respiration est très-fréquente, le sang artériel devient bientôt pauvre en acide carbonique ; le liquide sanguin se surcharge au contraire de ce gaz, quand la respiration se ralentit.

Dans un mémoire très-important[1], Mathieu et Urbain établissent que l'acide carbonique est l'agent de la coagulation spontanée du sang. D'après ces habiles expérimentateurs, le gaz qui transforme la fibrine en un composé insoluble, se trouve à l'état de combinaison dans le sang des êtres vivants, et il en détermine la coagulation au moment même où il est mis en liberté, par quelque circonstance extérieure ou pathologique. Ils arrivent, en effet, à démontrer qu'aucun gaz n'est en simple dissolution dans le sang; que le plasma normal contient une très-faible quantité de CO^2 ou même n'en contient pas; que les globules sanguins peuvent absorber une quantité considérable de CO^2; que l'hemoglobine montre autant d'affinité pour le gaz acide du sang, que pour l'oxygène; que l'on observe des accidents de coagulation, lorsque l'acide carbonique cesse d'être exhalé par ses voies naturelles d'élimination.

Ces données physiologiques, qu'il est d'ailleurs important d'avoir présentes à l'esprit pour l'étude du modificateur qui nous occupe en ce moment, permettront de mieux apprécier les belles recherches de M. Bert. Le savant professeur de la Sorbonne fait les expériences suivantes sur trois animaux. L'un épuise par sa respiration un espace clos, plein d'air; le second respire dans un courant d'air de moins en moins riche en oxygène; le troisième est soumis à une diminution graduelle de pression. Ces trois animaux sont pris des mêmes accidents, et succombent à la même mort, c'est-à-dire à la privation d'oxygène ou à l'asphyxie.

[1] *Causes et mécanisme de la coagulation du sang, etc.*, Masson, 1875.

Un animal respirant dans un courant d'air de plus en plus riche en oxygène, est placé dans des conditions identiques à celui qui est soumis à une pression barométrique croissant de 1 à 5 atmosphères. La respiration de l'oxygène par 2, 3, 4 atmosphères de pression provoque les mêmes accidents que celle qui a lieu dans un milieu où l'air pur se trouve à 10, 15, 20 atmosphères. Dans les deux cas, la mort arrive par excès d'oxygène. C'est un empoisonnement d'une espèce particulière.

« Pas assez d'oxygène en pression, ou trop d'oxygène, toute l'influence que les modifications de la pression barométrique exercent sur les êtres vivants, se résume en ces termes. » Qu'un voyageur s'élève au sommet d'une montagne, ou qu'il descende en Bretagne dans ces mines de pyrite dont parle Leblanc, et dans lesquelles l'air ne contient plus que 10 à 12 pour 100, ou demi-proportion d'oxygène, il éprouvera des accidents semblables. « La tension de l'oxygène est tout ; la pression barométrique ne fait rien ou presque rien. »

Voici, d'après M. Bert, comment se comportent les gaz du sang des animaux soumis à diverses pressions barométriques :

« Quand la pression diminue, le sang s'appauvrit en O et en CO^2, la perte en O suit de plus près la loi de Dalton que celle en CO^2, mais elles sont toutes deux différentes à ce qu'exigerait cette loi.

« Quand la pression augmente, le sang devient plus riche en O, ce qui est dû exclusivement (comme le montrent les expériences comparatives faites à la pression normale avec de l'air suroxygéné) à la tension augmentée de ce gaz dans l'air comprimé. Cette augmentation, dans la proportion de l'O, marche avec une grande lenteur, au moins jusqu'à 10 atmosphères, après quoi elle a paru suivre une marche plus rapide. — L'acide carbonique n'est pas augmenté par la pression, mais diminué tout au contraire.

« L'azote augmente considérablement, mais moins rapidement que ne l'exigerait la loi de Dalton. »

Quant aux phénomènes présentés par les animaux, M. Bert les explique ainsi : « Pour les faibles dépressions, en l'absence d'efforts musculaires considérables, la moindre proportion de l'oxygène contenu dans le sang artériel est compensée, soit par un épuisement plus considérable de l'oxygène du sang veineux, soit par une accélération des mouvements respiratoires et circulatoires. Plus bas, lorsque l'animal s'agite, des troubles plus importants arrivent par suite des altérations nutritives des tissus en présence d'un sang trop peu hématosé. Les muscles se contractent faiblement, la respiration et le cœur se ralentissent, la température s'abaisse, la pression cardiaque diminue; l'acide carbonique, produit en moins grande quantité, diminue dans le sang. » Quand il y a augmentation de pression ou oxygénation trop forte, les oxydations interstitielles deviennent moindres, et par suite il y a moins d'acide carbonique produit : c'est ce qui explique l'abaissement énorme de la température. Ce n'est pas à la masse totale d'oxygène existant dans le sang que l'on peut attribuer les convulsions; celles-ci persistent bien après que cet excès d'oxygène est sorti du sang. Peut-être faut-il les attribuer à une action sur le système nerveux : « L'augmentation d'oxygène dans le sang, au-dessus de la proportion habituelle, devient rapidement défavorable, redoutable, mortelle; mais rien ne prouve qu'il n'y ait pas, au début, un certain avantage à augmenter faiblement cette proportion, et c'est ce que semblent indiquer ou, pour mieux dire, ce qu'indiquent clairement les applications médicales de l'air comprimé. »

Pour vérifier les résultats précédents, M. Bert les a appliqués à l'étude de l'asphyxie en vases clos. Il a vu que l'acide carbonique ne joue aucun rôle, et que la mort doit être attribuée à la privation d'oxygène. Ce sont là des conclusions que l'on peut généraliser à l'asphyxie par strangulation, par submersion, par obstacle quelconque à l'entrée de l'air dans les voies aériennes, car dans tous ces cas « le vase clos, c'est le poumon, » ainsi que M. Bert l'avait déjà fait remarquer dans ses Leçons sur la Respiration.

Les expériences dont nous venons de donner les conséquences, ont été exécutées avec une certaine lenteur. Mais des accidents sont parfois produits par de trop rapides changements de pression. La catastrophe du *Zénith* vient de prouver le danger des ascensions brusques, et depuis longtemps les médecins avaient signalé les accidents qui surviennent chez les ouvriers travaillant sous pression, accidents qui se montrent toujours au *moment de la décompression.*

Ce sont de vives douleurs, des tumeurs emphysémateuses sous-cutanées (les ouvriers leur donnent le nom de *puces* ou de *moutons*), des paraplégies, des paralysies nombreuses, et même la mort subite. Pendant une année, une compagnie anglaise qui employait 24 plongeurs en a perdu 10 : 3 moururent subitement; les 7 autres, devenus paralytiques, succombèrent quelques mois après.

De nombreuses explications ont été données de ces

phénomènes. M. le professeur Rameaux[1], qui observa ces accidents à Strasbourg, lors de la construction du pont de Kehl, en 1861, pense que les gaz dissous, à ces hautes pressions, en plus grande quantité dans le sang, repassant tout à coup à l'état gazeux, quand la pression n'est plus que d'une atmosphère, obstruent le calibre des vaisseaux sanguins. C'est comme si l'on avait fait à l'individu une injection d'air dans les veines.

Cette hypothèse de M. Rameaux a été confirmée par les expériences de M. Bert. L'augmentation subite de la pression ne paraît exercer aucune action notable sur les animaux. Mais la décompression brusque les rend paraplégiques ou les tue. On voit alors dans le sang des bulles très-petites de gaz, ou même des collections gazeuses. Dans un cas, M. Bert a pu en extraire une quantité suffisante pour en faire l'analyse : il y avait de 70 à 90 pour 100 d'azote, le reste était de l' CO^2. Si, d'après la valeur de la pression et la rapidité de la décomposition, les gaz se dégagent tout à coup en grande quantité, la circulation s'arrête, il y a quelques convulsions et la mort survient aussitôt. Dans le cœur droit et les veines surtout, dans tous les vaisseaux, il y a un liquide mousseux. Si les phénomènes précédents se passent avec assez de lenteur pour ne produire que quelques bulbes de gaz, les accidents sont alors en rapport avec les points de l'organisme, où les bulbes interrompent la circulation comme un véritable barrage. Le plus souvent, il y a des troubles locomoteurs et parfois même des paraplégies. Les

[1] Voir Bucquoy, *Action de l'air comprimé, etc.*, thèse de Strasbourg, 1851, n° 546, et François, *Des effets de l'air comprimé* in ANN. D'HYGIÈNE, t. XIV, 1860.

paralysies présentent souvent une marche ascendante jusqu'à la mort, et à l'autopsie on trouve souvent la moelle malade en plusieurs points; les ramollissements portent surtout sur la région dorso-lombaire. Disons, en passant, que M. Bert croit que la physiologie pathologique pourra trouver dans ces rapides ramollissements par arrêt circulatoire une source d'enseignements précieux.

Pour les chiens, les chats et les lapins, quand la pression ne dépasse pas 5 atmosphères, on peut sans accidents faire la décompression en deux ou trois minutes. Mais à partir de 6 atmosphères, plus la pression est forte, plus la décompression doit être lente, au moins douze minutes par atmosphère. Il est certain qu'on voit des bulbes de gaz apparaître aux environs de 5 atmosphères dans le sang des chiens soumis à des pressions constantes, et cependant les accidents ne se montrent que vers 7 atmosphères. Ces gaz, devenus libres, peuvent se rencontrer dans tous les liquides de l'organisme. Après toutes ces expériences de M. Bert, il est facile d'expliquer avec lui les insupportables démangeaisons des ouvriers des tubes (*puces*), les gonflements musculaires (*moutons*) : ce sont des infiltrations gazeuses du tissu cellulaire. On peut comprendre comment ces mêmes ouvriers ou des plongeurs à scaphandre sont paralysés et même tués par des décompressions qu'ils ont un jour impunément subies, ou qui sont supportées par d'autres. Il est probable que, pour ces ouvriers, jusqu'à 5 atmosphères, la décompression brusque ne présente pas d'accidents, mais les dangers augmentent très-rapidement à partir de 5 atmosphères.

Nous avons vu que quand la mort arrive, des bulbes

d'azote apparaissent dans le sang, qui est d'ailleurs saturé d'azote; l'air des alvéoles renferme en même temps plus de 4/5 de ce gaz. M. Bert a supposé, et l'expérience a démontré, qu'il fallait alors faire respirer un gaz ne contenant pas d'azote, de l'oxygène à peu près pur, par exemple. Aussi conseille-t-il d'en faire inhaler aux hommes qui, après la décompression, éprouvent un malaise inquiétant.

Maissiat et, plus tard, M. Bouchard ont pensé qu'il fallait attribuer ces congestions diverses à la brusque dilatation des gaz de l'intestin, chassant le sang de l'abdomen et paralysant le diaphragme.

M. Bert croit que ces phénomènes ont lieu réellement, mais qu'ils ne sont pas capables de produire des hémorrhagies ou d'occasionner la mort.

III. — ROLE PATHOGÉNIQUE

Les accidents auxquels sont sujets les hommes qui s'élèvent dans les hautes régions de l'atmosphère ont été parfaitement décrits par les voyageurs en montagnes ou par les aéronautes.

C'est au quinzième siècle que Da Costa désigna sous le nom de *mal des montagnes* l'ensemble des phénomènes éprouvés par les individus qui gravissent les montagnes élevées.

La fatigue musculaire, des douleurs articulaires se montrent bientôt, parce que les muscles respirent mal et non, comme on l'a dit, parce qu'ils interviennent d'une façon plus active pour rapprocher les surfaces articulaires.

Il y a palpitations et fréquence du pouls; les vaisseaux sont moins soutenus, ils se dilatent et la tension artérielle diminue. Les individus nerveux, ceux qui ont des hypertrophies cardiaques éprouvent surtout ces phénomènes et les ascensions leur sont très-défavorables. Les vaisseaux distendus donnent des hypérémies locales : ainsi, au cerveau, d'où une céphalalgie douloureuse, la sensation de vertige, des éblouissements, une marche chancelante, de l'exaltation mentale.

L'hypérémie pulmonaire accélère la respiration, puis la rend laborieuse ; il y a dyspnée par congestion, et augmentation de la sécrétion bronchique. C'est ce qui a valu à cette maladie le non d'*asthme des montagnes*. D'ailleurs tous les individus à maladie chronique du poumon supportent mal ces hauteurs : les catarrhes et les maladies chroniques s'aggravent. La soif devient vive, la langue se dessèche, il y a des nausées.

Si cet ensemble de phénomènes s'exagère, les accidents augmentent de gravité. Les parois des vaisseaux finissent par se rompre et on constate des hémorrhagies. On comprend ainsi que, dans les voyages difficiles des montagnes, l'hémorrhagie cérébrale puisse être l'occasion de chutes. Il y a des hémoptysies ; dans les Cordillères, d'Orbigny fut atteint d'épistaxis. Mais ces hémorrhagies diverses, d'ailleurs fort rares, peuvent ne pas être attribuées à l'abaissement de pression, mais à la sécheresse de l'air, aux vents et au froid. L'air des régions supérieures est en effet très-sec, il favorise ainsi l'évaporation, ce qui refroidit beaucoup. En même temps, la respiration de plus en plus insuffisante, donne une hématose imparfaite, la température s'abaisse et il y a une diminution de plus en plus marquée des forces physiques et morales. La volonté s'affaiblit, les perceptions sont lentes, le dégoût ou l'indifférence surviennent et ainsi disparaissent peu à peu, même chez les plus vaillants, l'idée de lutte et l'espoir du succès. Certes, ils étaient courageux et d'une énergie peu commune, ces aéronautes du *Zenith*, mais que pouvaient ces nobles cœurs contre une innervation cérébrale si brusquement et si longtemps compromise.

A mesure que les aéronautes s'élèvent, dit Bert, leur sang s'appauvrit en oxygène. A 2,000 mètres, la perte est en moyenne de 15 pour 100 ; à 5,000, elle est de 21 ; à 6,500, elle est de 45. Vers 8,600 mètres, Crocé-Spinelli et

Sivel avaient certainement perdu la moitié de l'oxygène de leur sang; c'est-à-dire que leur sang artériel renfermait alors une quantité d'oxygène inférieure à celle du sang veineux qui sort d'un muscle en contraction. Les oxydations ne peuvent se prolonger longtemps dans ces conditions, et l'asphyxie survient.

Dans le mal des montagnes, la pathogénie est semblable, c'est encore le défaut d'oxygène qui produit les accidents. Mais la désoxygénation du sang se produit par un autre mécanisme. Le voyageur en montagnes dépense des forces pour s'élever à une certaine hauteur. Ce travail mécanique provient des transformations chimiques, c'est-à-dire, comme nous avons eu l'occasion de le montrer, de l'oxygène du sang. Voilà pourquoi ce mal se fait sentir à des hauteurs bien inférieures à celles où il survient chez les aéronautes. Ceux-ci pénètrent dans une atmosphère de moins en moins riche en oxygène, tandis que, pour les voyageurs en montagnes, le milieu cosmique et le milieu intérieur s'appauvrissent en même temps. Les accidents commencent à se faire sentir vers 4,000 mètres (45 centimètres de pression): « Presque tout le monde les éprouve au sommet du Mont-Blanc (4,800 mètres; 41 centimètres de pression). Ce n'est qu'au prix des plus vives souffrances que Boussingault a pu atteindre, sur le Chimboraço, la hauteur de 6,000 mètres (36 centimètres), et que les frères Schlagintweit sont arrivés sur le l'Ibi-Gamin à 7,400 mètres (30 centimètres); encore ces courageux voyageurs étaient-ils déjà acclimatés par un assez long séjour sur les hauts lieux. »

M. Leroy de Méricourt croit, avec M. Gavarret, qu'une pareille dépense musculaire entraîne nécessairement une énorme production d'acide carbonique[1]; ce gaz venant à saturer le sang, produit les accidents dont nous venons de parler. M. Bert rejette complètement cette explication. Pour s'élever jusqu'à 2,000 mètres (l'atmosphère continuant à conserver à peu près les gaz dans la même proportion), l'individu fabrique beaucoup de CO^2. Mais, quand l'apport d'oxygène se restreint, la production de CO^2 diminue en

[1] Art. *Altitude*, du DICT. ENCYCLOP.

même temps. Sans cela, il suffirait de monter plusieurs fois de suite au sommet d'une colline, pour éprouver cet ensemble de symptômes si caractéristiques. « Y aurait-il donc plus de CO^2 produit pour grimper 50 mètres sur le Mont-Blanc, que pour grimper sur la butte Montmartre, où jamais, que je sache, on n'eut le mal des montagnes. »

C'est tellement vrai, que toutes les causes qui activent la consommation de l'oxygène, hâtent par cela même l'apparition des accidents. Dans les Alpes glaciales, où la limite des neiges perpétuelles est à 2700 mètres, le voyageur refroidi éprouve ces symptômes à des hauteurs qui sont tout à fait inoffensives dans les Cordillères ; mais dans ces montagnes, les mêmes neiges sont à deux mille mètres plus haut.

Après M. Lombard (de Genève), qui dans une étude sur les climats des montagnes, distingue des climats alpins et alpestres, suivant qu'ils sont situés au-dessus ou au-dessous de 2,000 mètres, M. Jourdannet semble avoir mieux précisé l'influence des altitudes. Dans son dernier livre, ce savant médecin distingue des climats d'altitude et des climats de montagnes : « J'appelle *climats d'altitude* ceux qu'une élévation suffisante combinée avec la distance à l'Equateur, caractérise par les signes certains d'une altération respiratoire, comme conséquence de la diminution de densité de l'air ambiant. Au-dessous de cette limite physiologique, la dépression barométrique n'agissant pas dans un sens nuisible par elle même, et pouvant au contraire produire des résultats heureux sur la santé ; je désigne par la dénomination de *climats de montagne*, les conditions qui se rattachent à des hauteurs modérées et aux basses ondulations du sol des pays montueux. » Dans ses publications précédentes, il avait désigné sous le nom d'*anoxyhémie des altitudes* ou d'*anémie barométrique* l'ensemble des symptômes que nous avons décrits sous le nom de mal de montagnes, et montré que pour chaque individu il existe une hauteur spéciale qui les provoque.

M. Jourdanet pense que ces troubles sérieux qui frappent les voyageurs isolés doivent aussi éprouver, mais d'une façon moins aiguë, les hommes vivant en société aux mêmes altitudes.

Dans le centre du Mexique, sur le plateau de l'Anahuac, à 2000 mètres de hauteur, on peut déjà constater une certaine influence sur les hommes qui viennent brusquement y habiter. Un médecin militaire distingué de notre armée au Mexique, le docteur Coindet[1], sans admettre les idées théoriques de M. Jourdanet, a constaté des conditions spéciales de fonctionnement, mais il pensait que l'acclimatement se faisait bientôt.

Pour M. Jourdanet, l'état pathologique spécial qui est ainsi créé affecte plusieurs formes très-caractérisées. Il y a diminution générale de toute la masse sanguine; l'atteinte sur le système nerveux se manifeste par le vertige, par l'hypocondrie, par des névroses du tube gastro-intestinal (anoxyhémie anémique des altitudes : vertigineuse, hypocondriaque, dyspeptique).

Tous ces individus ont dans leur sang artériel de 10 à 15 pour 100 d'oxygène en moins, et une diminution proportionnelle de l'acide carbonique. Sur les hauteurs médiocres, il n'y a pas une pression suffisamment basse pour désoxygéner le sang, mais elle aide cependant à sa décarbonisation, ce qui est avantageux pour la santé. Les montagnards ont un sang moins oxygéné que les habitants des bords de la mer, mais ils utilisent mieux leur oxygène que ces derniers : « Ils sont, dit Bert, par rapport à ceux-ci, dans la même situation que les paysans robustes à qui une faible quantité d'aliments permet d'exécuter un travail considérable, qui imposerait au citadin la nécessité d'une nourriture beaucoup plus réparatrice. »

Toutes ces conditions établissent une constitution médicale spéciale. Sur les hauts plateaux du Mexique, au delà de 2000 mètres, la phthisie est rare; les phthisies contractées ailleurs sont favorablement influencées; le poumon et le foie se congestionnent facilement, d'où des pneumonies et des hépatites souvent mortelles. D'après Ehrman, médecin en chef de notre corps expéditionnaire, le typhus y est endé-

[1] Lettres à M. Lévy (Gaz. hebd., 1863-1864).

mique. La fièvre jaune y est impossible ; les fièvres de marais rares et moins graves.

On a certainement exagéré l'influence de « l'air vivifiant des montagnes ». L'action excitante et tonique que l'on constate sur les voyageurs, sur les nouveaux venus, ne s'observe pas chez les résidents habituels des pays montagneux. Leur mortalité ne paraît pas inférieure à celle des plaines. D'après Bertillon, les vingt et quelques départements montagneux de France sont rangés parmi ceux dans lesquels la mortalité est assez forte.

Quant aux maladies ou aux accidents produits par l'augmentation de pression, nous les avons déjà fait connaître. Nous attirons de nouveau l'attention sur les effets de la décompression qu'il ne faut pas confondre avec ceux de la compression.

Celle-ci, d'après M. Bert, introduit dans le sang de l'azote, ce qui est sans importance, et de l'oxygène, ce qui peut devenir très-grave. La mort peut survenir par action sur le système nerveux, comme dans les poisons convulsivants, alors que la proportion d'oxygène n'est pas double de celle qui s'y trouve ordinairement. Cette hyperoxygination du sang pourrait produire les phénomènes anémiques et dyspeptiques, et cette cachexie que présentent après un certain temps les ouvriers des tubes (Bert). Mais aussi, d'après le même auteur, beaucoup d'entre eux voient s'améliorer certaines inflammations de la muqueuse respiratoire. Pour ce qui est de l'emploi et des effets des bains d'air comprimé, dans le traitement des maladies de poitrine et autres, je renvoie à l'excellent ouvrage de mon distingué collègue Bertin.

IV. — RÈGLES D'HYGIÈNE PRIVÉE

Les expériences de M. Bert ont parfaitement montré le moyen de combattre les effets de la diminution ou de l'augmentation de pression. Les voyageurs en montagne, les aéronautes doivent emporter de l'oxygène pour combattre l'asphyxie qui les menace : « J'ai la persuasion que Crocé-Spinelli et Sivel vivraient encore, malgré leur séjour si prolongé dans les hautes régions, s'ils avaient pu respirer l'oxygène. Ils auront, comme moi, subitement perdu la faculté de se mouvoir. Les tubes abducteurs de l'air vital auront échappé de leurs mains paralysées [1]. » Ces infortunés ont, en effet, passé près de deux heures consécutives dans un milieu très-sec, très-froid, et à une pression de $0^m,26$ à $0^m,36$.

Les études précédentes devront aussi mettre en garde contre le climat des montagnes, et nous croyons qu'on peut éprouver de grandes déceptions en comptant trop sur leur atmosphère vivifiante. C'est là une expression banale dont tout le monde se sert; à force de la répéter, on a fini par y croire.

La vie au grand air, les exercices du corps, l'habitude de résister aux intempéries, aguerrissent aussi bien le montagnard que le marin, ceux qui chassent les buffles dans les plaines d'Amérique ou ceux qui poursuivent les chamois sur les cimes élevées. Leroy de Méricourt fait observer que c'est d'ailleurs dans cet air vivifiant des montagnes que l'on rencontre, sur divers points du globe et à différentes hauteurs, des crétins, ces êtres si profondément dégénérés.

Nous avons expliqué pourquoi les maladies du cœur, du cerveau, du poumon sont aggravées. Notre excellent maître, M. le professeur Hirtz [2] a traité récemment, avec sa grande autorité, cette question du séjour des phthisiques dans les montagnes : « Quant

[1] G. Tissandier, *Ascension du ballon le Zénith* (journ. LA NATURE, 1er mai 1875).

[2] JOURNAL DE THÉRAPEUTIQUE, 10 et 15 juin 1874.

au séjour des malades sur les hautes montagnes en hiver, notre opinion n'est point absolue quant à présent. Cette pratique extrême est évidemment une réaction contre l'abus de la pratique opposée qui ne trouvait pas de climat assez chaud et d'hiver assez doux et la température assez égale pour abriter les malades. Cette réaction, si elle devient une mode ou une vogue, peut conduire à des résultats désastreux et abréger, dans plus d'une circonstance, par une pleuro-pneumonie intercurrente, la vie de plus d'un malade qui eût pu durer encore. » Le savant professeur croit que l'on peut envoyer dans ces stations de montagnes deux sortes de malades : 1° les individus menacés par diathèses (constitution ou hérédité), les lymphatiques, les gens énervés par une cause ou par une autre, les jeunes femmes à poitrine délicate, débilitées par les couches ou l'anémie ; 2° les phthisiques dont la maladie paraît rester stationnaire. Il faut en éloigner les phthisies aiguës ou subaiguës avec lésions diffuses : « En résumé, une nouvelle voie est ouverte depuis quelques années pour l'hygiène de la phthisie : sur cette voie peut se rencontrer un progrès ; il ne faut ni la fermer sans examen, ni l'élargir outre mesure. Il faut examiner. En attendant, nous ne renonçons pas aux ressources traditionnelles qu'offrent pour l'hivernage, à tant de personnes valétudinaires, délicates de poitrine ou déjà atteintes du poumon, ces belles stations d'hiver, assises au bord de la Méditerranée, ou perchées sur les flancs des Pyrénées, mais qui ne pouvant guérir tous les maux, les soulagent souvent et les font oublier quelquefois. Nous demandons seulement à ceux qui président à ces installations et aux décisions des malades de ne pas faire de la chaleur

leur principale préoccupation, ni de l'égalité et de l'élévation de l'air leur véritable ennemi, ni du thermomètre le seul critérium du choix de la cure. Ajoutons enfin un dernier conseil aux malades : c'est, en automne, de rester dans les montagnes le plus longtemps et le plus haut possible, et d'y retourner au printemps le plus tôt qu'ils pourront. »

On a dit avec raison que les montagnes étaient des climats superposés ; et, en effet, on peut utiliser les hauteurs pour la prophylaxie ou la cure de certaines maladies.

Dans les pays chauds et marécageux, en s'élevant sur les montagnes, on fuit la malaria, la fièvre jaune. C'est ainsi que les Anglais, aux Indes, ont établi de nombreuses stations sous le nom de *sanatorium*. A la Guadeloupe, nous envoyons nos convalescents au camp Jacob. Malheureusement, dans ces pays tropicaux, les montagnes reçoivent beaucoup de pluies ou de brouillards, les nuits y sont très-fraîches, et les affections intestinales deviennent si fréquentes que les médecins anglais croient que la *diarrhée des montagnes* est une transformation de la malaria. D'après Leroy de Méricourt, les enquêtes et les statistiques anglaises ont montré que ces stations étaient des abris contre les fièvres et les fortes chaleurs, qu'elles ne favorisaient pas beaucoup la guérison des maladies contractées dans les plaines, et qu'elles aggravaient les affections intestinales.

En résumé, nous croyons que les climats des montagues peuvent avoir une certaine influence sur la marche de quelques maladies chroniques. Ils mettent à l'abri des miasmes et de l'atmosphère empestée des villes, et c'est pour cela sans doute que les temples d'Esculape étaient toujours placés sur des hauteurs.

Les individus qui se trouvent passagèrement à des altitudes modérées sont peu influencés par la pression atmosphérique; ce qui les impressionne surtout, c'est le changement d'air, de milieu, une vie souvent plus active, de nouvelles habitudes pour l'organisme. Le séjour au bord de la mer produit souvent des résultats aussi satisfaisants.

V. — RÈGLES D'HYGIÈNE SOCIALE

Mühry a fait observer qu'en Europe il y a tout au plus 20000 individus vivant à une altitude de plus de 1200 mètres; après 2000 mètres, les habitations permanentes deviennent de plus en plus rares. L'hospice de Saint-Gothard est à 2075 mètres; celui du Petit-Saint-Bernard, à 2250 mètres. Cette anoxémie produit assez vite de la misère physiologique et engendre la phthisie : les religieux du Saint-Gothard, après deux ou trois ans, succombent à cette maladie.

En Asie et en Amérique, il n'en est pas ainsi; et, comme le fait remarquer M. Jourdanet, on doit compter avec la latitude. De Humboldt, M. Boussingault, ont vu des populations florissantes à des altitudes de 2600 à 4000 mètres. Potosi, en Bolivie (4060 mètres), est la ville la plus élevée du globe, elle a plus de 20000 habitants; Puno (Pérou) a 8000 habitants, sur les bords du lac Titicaca, espèce de Méditerrannée, située à 3914 mètres d'altitude; Quito, la république de l'équateur (2908 mètres), en a 80000; et Mexico (2393 mètres) compte plus de 200 000 habitants.

C'est Hanle, un monastère boudhique du Tibet Oriental, qui est le point du globe le plus élevé, habité par l'homme d'une manière permanente (4593 mètres).

En Afrique et en Océanie, les villes sont sur des collines, et leur altitude varie entre 300 et 50 mètres.

Pour M. Fonssagrives (*loc. cit.*, p. 82), ce sont les villes de colline ou de falaise, qui, toutes choses égales d'ailleurs, sont les plus salubres, surtout quand elles se rapprochent de la limite maxima de 300 mètres : « Elles échappent, en effet, à l'inclémence climatérique des villes des hauts plateaux et des villes alpestres, et, de plus, elles n'ont pas le danger des villes de vallée. Largement aérées, abondant en lumière, reposant sur un sol d'ordinaire rocheux et d'une déclivité qui ne permet pas aux eaux de stagner, elles ont de plus l'avantage, si elles n'occupent pas le sommet de la colline et si elles ont une bonne orientation, d'avoir dans la colline elle-même un abri efficace contre certaines conditions agressives de température. »

Il y aurait un certain intérêt à comparer l'état sanitaire des villes, d'après leur altitude. M. Fonssagrives donne le nom de villes *isorométriques* à celles qui sont situées à peu près à la même hauteur ou n'en différant que par une cinquantaine de mètres.

Casper (cité par Uhle et Wagner) avait avancé que la mortalité augmentait avec la pression. C'est vrai pour Berlin et Dresde. Il n'en est pas toujours ainsi à Paris; et à Hambourg (de même qu'à Berlin pour les phthisiques), l'ascension du baromètre a toujours été plus favorable que la descente. On aurait constaté, à New-York, que c'était au moment des dépressions barométriques qu'il survenait une plus grande fréquence des hémorrhagies utérines et des hémoptysies.

Disons enfin, pour terminer, que, d'après M. Jourdanet, ces différences de niveaux dans un même pays, en créant des climats variés et des hommes de mœurs différentes, offrent par cela même de grandes difficultés à une organisation sociale uniforme.

DE L'AIR RESPIRÉ

Dans l'étude qui nous reste encore à faire de l'air atmosphérique s'introduisant dans les poumons, nous devons établir, au point de vue de l'hygiène, deux distinctions très-importantes : 1° le mélange ne renferme que les gaz qui doivent entrer dans sa constitution (O — CO^2 — Az — vapeur d'eau); 2° il renferme des principes étrangers, il y a viciation de l'air atmosphérique.

DE L'ALIMENT RESPIRATOIRE ET DES VARIATIONS DANS LA PROPORTION DE SES ÉLÉMENTS CONSTITUANTS.

« Quant aux matières que le corps vivant absorbe pour en faire son propre, nous ne serons pas démentis, en assurant que l'air travaillé dans le poumon est un de ces matériaux, soit qu'il entre lui-même dans le sang, soit qu'il lui envoie quelque substance ignée, éthérée, connue des anciens sous le nom d'esprits vitaux. Il n'est point d'animal qui n'imite Prométhée, en volant et attirant à lui le feu céleste répandu dans l'atmosphère. Le sang se vivifie de cette manière; il vit d'air : le feu qui l'anime a besoin de cette ventilation, de ce renouvellement, comme celui de nos foyers. »

Ces lignes de Bordeu [1], écrites il y a juste un siècle, peuvent servir à justifier le titre de ce chapitre.

I. — CARACTÈRES PHYSIQUES DU MODIFICATEUR

L'air que nous respirons est un mélange d'oxygène, d'azote, d'acide carbonique et de vapeur d'eau.

Les belles recherches de Boussingault et Dumas ont montré que 100 parties d'air renferment :

En poids :	23,01	O	En volume :	20,81	O
—	76,99	Az	—	79,19	Az
	100,00			100,00	

Nous n'avons plus à nous occuper de la vapeur d'eau qui a été étudiée précédemment.

L'acide carbonique s'y trouve toujours, mais en très-faible quantité, en moyenne $\frac{4}{10,000}$.

M. Chatin a trouvé, qu'à Paris, l'air contenait $\frac{1}{500}$ de milligramme d'iode pour 4,000 litres d'air.

Il renfermerait encore des produits hydrogénés, de l'hydrogène protocarboné, de l'ammoniaque, de l'ozone et beaucoup de produits accidentels constituant cette fine poussière qui devient visible quand un rayon de soleil pénètre dans une chambre obscure.

Ce mélange de $\frac{1}{5}$ d'oxygène et de $\frac{4}{5}$ d'azote uniforme à toutes les latitudes et à toutes les hauteurs serait un peu modifié par certaines conditions. Ainsi, d'après Lewy et Doyère, l'air à la surface de la mer contient plus d'oxygène que l'air continental ; d'après de Saussure et M. Boussingault, il y a plus de $C.O.^2$ pendant la nuit, pendant l'hiver.

Les études précédentes ont indiqué les modifications que subit l'oxygène en s'élevant dans l'atmosphère.

[1] *Analyse médicinale du sang* (1775), *loc. cit.*, p. 938.

Les analyses d'air faites par M. Moyle dans les mines du duché de Cornouailles et celles de Leblanc dans les mines d'Huelgoat, ont montré que sous certaines influences locales, l'oxygène peut éprouver une notable diminution. C'est encore ce qui se produit dans les gaz irrespirables qui se dégagent des cuves vinaires, ainsi que l'a montré Saint-Pierre.

L'ozone est de l'oxygène sous un état particulier. Son odeur spéciale qui avait déjà été remarquée par Van-Marum en 1785, lui valut le nom qui lui fut donné par Schonbein, en 1840. Frémy et Edm. Becquerel ont montré que c'était de l'oxygène électrisé, d'une densité quatre fois plus grande que l'oxygène et plus oxydant que lui, car il se combine à froid avec l'antimoine, le mercure et l'argent.

Il paraîtrait que l'oxygène dissous dans l'eau est de l'ozone. Les corps qui le renferment attaquent les bouchons de liége, blanchissent les matières colorantes et colorent en bleu la teinture de résine de gaïac. Le phosphore abandonné au contact de l'air ou placé dans de l'O. donne une odeur alliacée qui est de l'ozone : c'est sous cet état que le phosphore peut brûler. Il n'en est pas ainsi avec le phosphore rouge, aussi ce corps ne brûle pas dans des conditions semblables. Parmi les substances ozonifères ou mettant de l'ozone en liberté, on peut encore citer le noir de platine, le protoxyde de fer, les globules rouges ou l'hémoglobine. Il est probable, mais non certain, que l'oxygène fixé sur les globules est de l'oxygène actif. D'après Schmidt, l'hémoglobine a les réactions de l'ozone : si on fait évaporer une solution de gaïac sur une feuille de papier, puis qu'on ajoute une solution concentrée d'hémoglobine, on obtient une coloration bleue.

Dans les forêts de pins et de sapins, dans les bois l'air est ozonizé. L'ozone est en effet exhalé par la partie verte des plantes. Aussi les forêts ont une odeur spéciale, surtout après la pluie ou pendant qu'elles reçoivent les rayons du soleil.

On révèle la présence de l'ozone et on mesure son intensité avec du papier blanc trempé dans une solution d'iodure de potassium. L'ozone oxyde le potassium et met en liberté l'iode qui alors colore l'amidon. C'est par ce procédé qu'on fait des observations ozonométriques[1]. Le papier mouillé est laissé à l'air pendant vingt-quatre heures ; la coloration obtenue est rapportée à une échelle comparative. L'ozone oxyde l'acide sulfhydrique ou l'ammoniaque qui proviennent des matières en putréfaction et produit de l'eau. C'est ce qui explique son absence dans les villes, et l'emploi qu'on a voulu en faire comme désinfectant dans les hôpitaux. Notre collègue Saint-Pierre a montré que l'action mécanique des appareils de ventilation produisait de l'oxygène ozonisé.

Il faut ajouter que les recherches de l'amiral Fitz-Roy ont montré que si en pleine mer on constate le maximum d'ozone, il y en a encore une grande quantité sur le littoral.

Quant à l'acide carbonique, après les dosages exécutés à bord du ballon le *Zénith*, lors de sa première ascension, M. G. Tissandier et M. Hervé-Mangon, supposent que la proportion de ce gaz contenu dans l'air décroît avec l'altitude.

Des causes locales ou générales peuvent faire varier la proportion d'acide carbonique ; parfois il s'exhale du sol, ainsi dans la grotte du Chien, dans certaines caves du Marais à Paris. Il est produit par tous les foyers de calorique et on peut avoir à constater son influence dans toutes les professions à charbon (chaufourniers, blanchisseuses........) ; aussi est-il plus abondant dans l'air des villes que dans celui des campagnes, d'après Boussingault.

Il se dégage lors de la fermentation alcoolique : dédoublement du sucre en alcool et $C.O.^2$; il provient de la respiration des plantes dans l'obscurité, d'où son existence dans les serres, les fruitiers, les appartements qui contiennent des végétaux. On le trouve enfin dans les locaux dans lesquels il y a encombrement.

[1] Consulter à ce sujet les travaux de Scoutetten, Bœckel (THÈSE DE STRASBOURG ,1856), et Grellois, in RECUEIL DE MÉD. MILIT., 1865.

II. — ROLE PHYSIOLOGIQUE

Ce serait faire double emploi que de répéter ici ce que nous avons déjà exposé (page 249) des échanges gazeux et du rôle des gaz du sang. Nous devons compléter ces données, en montrant la différence de composition de l'air inspiré et de l'air expiré, la consommation d'oxygène et la production d'acide carbonique.

Lavoisier, dans un Mémoire sur la respiration des animaux, présenté à l'Académie des sciences en 1777, s'exprime ainsi : « La respiration n'a d'action que sur la portion d'air pur, d'air éminemment respirable, contenu dans l'air de l'atmosphère ; le surplus, c'est-à-dire la partie méphitique (c'est l'azote), est un milieu purement passif qui entre dans le poumon, et en ressort à peu près comme il y était entré, c'est-à-dire sans changement et sans altération. Si l'on enferme des animaux dans une quantité donnée d'air, ils y périssent lorsqu'ils ont absorbé ou converti en acide crayeux aériforme ($C.O.^2$) la majeure partie de la portion respirable de l'air.

« Pour ramener à l'état d'air commun et respirable l'air qui a été vicié par la respiration, il faut opérer deux effets : 1° enlever à cet air, par la chaux ou par un alcali caustique, la portion d'acide crayeux aériforme qu'il contient ; 2° lui rendre une quantité d'air éminemment respirable égale à celle qu'il a perdue. » Toute la théorie de la respiration est dans ces quelques lignes, et les travaux de notre époque n'y ont rien changé.

Les savants modernes se sont efforcés de rechercher les masses d'air et de sang qui sont mises en présence et les échanges qui résultent de ce rapprochement. Nous allons faire connaître ces résultats parfaitement résumés dans Küss et Duval, Budge et Vincent[1].

Les poumons forment un réservoir d'air d'une capacité maximum de 4 à 5 litres. Après une forte expiration, comme ces organes ne peuvent complétement revenir sur eux-mêmes, ils en renferment encore 1 litre à 1 litre 1/2. La capacité vitale, ou mieux la capacité respiratoire, est la quantité d'air qu'on peut introduire dans la poitrine et en faire sortir, en faisant les mouvements respiratoires les plus énergiques : elle est, d'après Hutchinson, chez les adultes, égale à 3 litres 1/2. Moindre chez la femme, dans les deux sexes, après l'âge de 40 ans ; son abaissement (de 16 pour 100) se rencontre principalement dans la phthisie.

Les chiffres de Hutchinson sont extrêmes, et celui de la respiration ordinaire n'est pas aussi élevé : pendant une respiration calme et ordinaire, 1/2 litre d'air entre puis sort du poumon. Hermann, dans sa *Physiologie*, distingue ainsi les différentes quantités d'air qui peuvent se trouver dans les poumons : *l'air résidual* (*a*), qui est la quantité d'air que l'expiration même la plus énergique ne peut faire sortir du poumon ; *l'air de réserve* (*b*), qui est la différence entre une expiration ordinaire et une expiration maximum ; *l'air de la respiration* (*c*), ou la quantité inspirée et expirée normalement ; *l'air complémentaire* (*d*), qui est la différence entre une inspiration ordinaire et une inspiration maximum.

[1] *Compendium de physiologie humaine*, par Budge, traduit et annoté par E. Vincent, de la collection G. Masson.

Dans des expériences remarquables, Gréhant[1] a donné d'ingénieuses méthodes pour apprécier successivement les diverses quantités *a*, *b*, *c*, *d*.

En admettant que nous respirons 13 à 14 fois par minute, c'est 20000 inspirations que nous faisons en vingt-quatre heures; à un 1/2 litre par inspiration, c'est 10000 litres d'air que nous respirons par jour. « Le chiffre du sang mis au contact de cet air est avec celui-ci dans un rapport numérique très-simple, puisqu'il s'élève à 20000 litres ou mieux encore à 10000 litres de globules (1 litre de sang = 1/2 litre de globules ou cruor + 1/2 litre de liquor). » (Küss.)

Ces 10,000 litres d'air se composent de 2000 litres d'O et de 8000 litres d'azote. L'homme consomme 500 litres d'oxygène, ce qui en poids équivaut à 750 grammes. Aussi la quantité d'air expiré est-elle un peu inférieure à celle de l'inspiration ($\frac{1}{40}$ ou $\frac{1}{50}$ a été retenu); et si le volume de ces deux quantités paraît cependant le même, c'est que l'air expiré renferme de la vapeur qui occupe un très-grand volume.

Le changement le plus important dans l'air expiré est l'acide carbonique qu'il contient. Il n'y en a que quelques dix-millièmes dans l'air atmosphérique, et cependant un adulte en produit de 16 à 17 litres (31 à 32 grammes) à l'heure, ou 400 litres (850 grammes) par jour. Les 500 litres d'O absorbés peuvent être rapprochés des 400 de Co^2 exhalé pour comprendre la différence de volume entre l'air inspiré et l'air expiré.

Il faut ajouter que de l'CO^2 s'exhale aussi par la peau et par tous les organes glandulaires. La sueur, les uri-

[1] REVUE DES COURS SCIENTIFIQUES, août 1871.

nes, la salive, la bile..... en renferment beaucoup; et, il est par conséquent bien difficile, dans les conditions normales, que ce gaz s'accumule dans le sang, où, d'après Mathieu et Urbain, il produirait des coagulations.

Pour l'azote, les opinions contradictoires des physiologistes, qui ne savent pas si ce gaz est absorbé ou exhalé, démontrent qu'il n'éprouve pas de grandes modifications.

Avec Lavoisier, on peut reconnaître à l'eau de l'air expiré deux origines : une s'exhale dans les bronches, c'est l'eau de la transpiration pulmonaire proprement dite; la seconde est le résultat de la combinaison de l'O de l'air avec l'H du sang, c'est l'eau de la respiration. Il se produit ainsi de 20 à 29 grammes d'eau par heure, de 500 à 700 grammes par jour. Cette vapeur a la température de l'air expiré, soit 35°, et non celle du corps qui est un peu plus élevée.

« En somme, dit E. Vincent, le rôle du sang dans la respiration n'est que celui d'un véhicule des agents et des produits des oxydations; il sert d'intermédiaire entre les tissus et l'air. Les combustions se passent dans les tissus, dans les éléments anatomiques et non dans le poumon seul. Le rôle de celui-ci, chez les animaux supérieurs, est de fournir un vaste théâtre aux échanges entre les gaz que le sang a reçus des tissus et l'O de l'air que les tissus réclament pour leur fonctionnement... « Le sang circulant dans le corps peut être considéré comme une rivière arrosant par mille canaux une cité populeuse, et fournissant non-seulement aux besoins de ses habitants, mais emportant loin d'eux toutes les impuretés qui tombent dans son lit... Les corpuscules sanguins reçoivent de l'oxygène dans le poumon, et sont chassés dans tout l'organisme pour y répandre cet O, qui doit se combiner avec le C et autres éléments chimiques des tissus. » (John Benett, 1872.) Il en résulte la formation de CO^2, d'eau..., et par conséquent de la chaleur et des forces, ce qui est la même chose. »

D'après Morache, Pettenkofer a démontré qu'un air provenant de la respiration, et contenant un centième de CO^2, est intolérable, tandis que le même mélange n'impressionne pas si l'acide carbonique est un produit artificiel. Il y a donc une action réelle provenant des matières organiques, et dont l'analyse chimique démontre la présence. Wiederhold a montré que l'air expiré contenait du chlorure de sodium, du sulfate d'ammoniaque, de l'acide urique, des urates de soude et d'ammoniaque, tous produits que le sang a abandonnés à l'épithélium pulmonaire, et qui sont entraînés par l'expiration.

Si dans un lieu habité on produit de l'eau en condensant des vapeurs, ce liquide ne tarde pas à se putréfier. Tout cela fait comprendre que le corps de l'homme ou des animaux exhalent certains principes qui, dans des enceintes closes, dans des endroits à air confiné, produisent des accidents. « C'est ainsi, dit Gavarret, que nous avons vu mourir des animaux dans une atmosphère non renouvelée, bien que nous eussions soin d'absorber l'CO^2 à mesure qu'il se formait, et de restituer l'O à mesure qu'il était consommé. »

Les travaux de nombreux savants, et surtout ceux de M. Bert[1], ont vivement éclairé cette question de l'asphyxie expérimentale.

Dans une atmosphère qui ne se renouvelle pas, les

[1] *Loc. cit.*, leçons XXVII et XXVIII, p. 499 et 517.

animaux meurent quand ils ont épuisé la plus grande partie de l'oxygène, pourvu qu'on ait soin de débarrasser le milieu de l' CO^2 formé.

Si, au contraire, dans un espace clos, on laisse s'accumuler l'acide carbonique provenant de la respiration, mais qu'on introduise toujours une quantité suffisante d'O, les animaux meurent quand la proportion de l' CO^2 est devenue trop considérable. La trop grande pression de ce gaz dans le milieu *ambiant* empêche la sortie de celui qui est contenu dans le sang, et par suite il y a arrêt dans les combustions internes ou dans la respiration des tissus. Ce n'est pas alors une asphyxie, mais un véritable empoisonnement par l'acide carbonique.

Les deux causes que nous venons de voir interviennent dans l'asphyxie, dans une atmosphère confinée : l'oxygène diminue, l'acide carbonique augmente. Dans un vase étroit, la mort survient rapidement et avec des convulsions ; dans une vaste enceinte, elle est lente et sans secousses. D'après cela, les convulsions ne dépendraient pas de la proportion des gaz contenus dans le sang, mais du degré d'irritabilité des tissus nerveux centraux ; un phénomène semblable se produirait dans les hémorrhagies.

D'après Bert, dans ces conditions, la mort est produite chez les animaux à sang chaud par le manque d'oxygène ; chez les animaux à sang froid par l'excès de CO^2. Pour ce professeur, la mort naturelle est toujours une asphyxie.

MM. Mathieu et Urbain, dans leur remarquable mémoire sur la coagulation du sang, ont expliqué le mécanisme de l'asphyxie. D'après ces physiologistes, lorsque le sang d'un animal vivant a dissous les trois quarts de son volume d'acide carbonique, des accidents d'asphyxie sont prêts à se produire, c'est-à-dire, que de l'acide libre peut passer dans le plasma et y déterminer des coagulums.

Tous les auteurs ont constaté ces coagulums, mais à MM. Mathieu et Urbain revient le mérite d'avoir montré que la mort par rétention d'acide carbonique et coagulation spontanée du sang, pouvait être consécutive à l'asphyxie pulmonaire ou à la suppression de la transpiration cutanée. La cause de l'arrêt du cœur est due à une action mécanique. Le sang qui revient des tissus saturés de CO^2 se coagule partiellement, ce gaz ne pouvant être éliminé. Les petits caillots, entraînés par la circulation, s'arrêtent dans les capillaires des poumons, et l'oblitération de ces derniers produit d'abord une gêne de la petite circulation, ensuite l'interruption du cours du sang, et la suspension des mouvements du cœur.

Pour être complet dans une question aussi importante que celle-ci, il faut dire quelques mots de la respiration cutanée. C'est que la peau respire comme le poumon ; il y a absorption d'eau et sortie de CO^2 : sur 1,000 grammes de CO^2 provenant de l'exhalation pulmonaire, 9 sont dégagés par la peau. D'après Scharling, l'exhalation par la surface cutanée serait 38 fois moindre que celle qui s'effectue par les poumons. En vingt-quatre heures, elle serait de 12 litres, d'après Huxley, de 3 litres, d'après Regnault et Reisset. D'ailleurs, cette respiration cutanée varie avec les régions. Quoi qu'il en soit, le tégument externe a de grandes relations avec le centre respiratoire. Dans les brûlures graves, dans la scarlatine, quand la peau vient à se desquamer, chez les animaux dont le tégument a été recouvert d'un vernis, on voit souvent des troubles graves. L'endosmose gazeuse s'affaiblit, la respiration diminue, le froid survient, il y a albuminurie. Il existe donc une certaine relation entre les fonctions de la peau et l'état de la nutrition. M. le professeur Bouchardat insiste beaucoup sur ce rapport, et il recommande vivement les lotions, les ablutions, tout ce qui entretient ou active les fonctions cutanées.

III. — ROLE PATHOGÉNIQUE

Dans un précédent chapitre, nous avons étudié les maladies qui étaient produites par l'augmentation ou la diminution de l'oxygène. Quant à l'influence de l'ozone, on a fait beaucoup d'hypothèses.

L'excès d'ozone engendrerait les maladies des voies respiratoires, les affections catarrhales et surtout la grippe qui est plus qu'un catarrhe. Mais on a vu des épidémies exister, l'ozonomètre marquant soit le maximum, soit le minimum. On expliquait cette action de l'ozone en disant que ce corps qui est très-oxydant, produit sur les muqueuses des combustions plus intenses, d'où la fièvre, l'excitation nerveuse, et les partisans de cette théorie faisaient remarquer que ces affections naissaient dans le voisinage des bois ; que les individus de laboratoire maniant l'ammoniaque avaient rarement des bronchites ; que les phthisiques, dans les étables, respirant une atmosphère plus douce, éprouvaient une diminution des phénomènes congestifs.

La diminution d'ozone favoriserait l'intensité et le développement des maladies miasmatiques. Bœkel et Simonin (de Nancy) ont cru observer que les épidémies de choléra suivaient une marche inverse de la proportion d'ozone contenue dans l'air. Mais d'autres observateurs ont constaté le contraire. Il en est de même pour les rapports que l'on avait vus entre l'ozone et la malaria. Puisqu'il est certain que l'ozone empêche la putréfaction, on peut supposer que lorsqu'il existe en grande quantité dans l'air, il n'est pas favorable au développement des miasmes. C'est ce qui expliquerait peut-être la croyance du vulgaire qui pense que les orages purifient l'air.

Le rôle pathogénique de l'acide carbonique est facile à comprendre après les expériences physiologiques que nous avons rapportées plus haut. Il faut distinguer les effets immédiats de l'air confiné et l'influence de l'encombrement. Nous admettons une asphyxie aiguë, brusque, tragique, c'est celle surtout qui est bien connue dans ses causes et ses effets; mais nous reconnaissons aussi une asphyxie chronique, à échéance plus ou moins longue, mais fatale; très-souvent, comme le dit M. Fonssagrives, elle est produite par un mauvais logement.

Voici les symptômes qui surviennent dans un air confiné et qui produisent l'asphyxie aiguë : du malaise général, de la céphalalgie, des vertiges, de l'anxiété, de la dyspnée, la soif d'air, et parfois du coma ou du délire furieux. Pendant la guerre des Anglais dans l'Indoustan, 146 prisonniers furent enfermés dans une chambre de 20 pieds carrés, aérée seulement par deux petites fenêtres : au bout de quatre heures il y avait 96 morts, après six heures 123 individus avaient succombé. 300 Autrichiens faits prisonniers à Austerlitz furent enfermés dans une cave, peu de temps après 260 étaient morts.

On a accusé l'encombrement de produire les maladies typhiques[1], Guillemin a bien étudié cette question. Pour lui, l'encombrement est le séjour dans l'air confiné ; les effets de l'encombrement ne provenant pas de l'insuffisance de l'O. mais de la présence dans l'air de matières organiques de nature animale. « Pour constituer l'encombrement, il n'est pas nécessaire que le nombre des personnes rassemblées dans le même local soit considérable, il suffit, qu'il y ait disproportion entre le nombre de ces personnes et la quantité d'air pur dont elles peuvent disposer. » Guillemin pense que les grandes agglomérations humaines, les

[1] *Les origines et la propagation du typhus* (RECUEIL DE MÉD. MILIT., 3e série, 1871.

armées en campagne, par exemple, ne sont pas directement causes du typhus, mais elles produisent l'encombrement : celui-ci fait naître des foyers typhiques et alors le typhus éclate. Il serait certain que le séjour dans un air confiné, alors même qu'il n'y a pas de malades, pourrait produire le typhus. On doit toujours bien distinguer, au point de vue des résultats, le séjour permanent de celui qui est passager ou intermittent.

« S'il est incontestable que l'encombrement peut à lui seul faire naître le typhus parmi des hommes malades, il n'en résulte pas qu'il le fasse toujours naître, et ses effets peuvent être nuisibles longtemps avant qu'il soit porté à un assez haut degré pour que le typhus en soit le résultat ; on voit d'abord les maladies communes devenir plus nombreuses et prendre de plus en plus le cachet typhique, à mesure que l'encombrement devient plus prononcé et plus général, ensuite apparaissent des états morbides variés se rapprochant du typhus, puis un moment arrive, où l'encombrement ayant persisté à un haut degré pendant un temps suffisamment long, le typhus complet, le vrai typhus des camps fait son apparition. Si au contraire, l'encombrement est porté d'emblée à un très-haut degré, le typhus se montre immédiatement sous la forme la plus grave, comme il est arrivé, par exemple, à la suite des assises d'Old-Bailey. »

Les faits que j'ai observés pendant le siége de Strasbourg, confirment complétement les opinions précédentes de Guillemin. Deux semaines après l'investissement de la place, quelques malades (14 sur 345 que je reçus dans mon service) présentaient un caractère spécial : Aspect typhoïde, grande prostration, soif vive, insomnie et parfois délire, température très-élevée et fièvre remittente influencée par la quinine. Cette fièvre *remittente obsidionale* était certainement une conséquence des conditions particulières dans lesquelles nous nous trouvions.

En résumé, pour apprécier l'encombrement, il faut toujours compter avec la dimension des locaux et leur ventilation, le nombre d'individus renfermés, et la durée de leur séjour dans cet air confiné.

Dans la pathogénie de ces affections, ce n'est pas, comme nous l'avons vu, l'acide carbonique qu'il faut accuser. La vapeur d'eau provenant de la respiration ne tarde pas à produire, dans un milieu confiné, un excès d'humidité de l'air et des troubles dont nous avons parlé dans un autre chapitre, mais la viciation de l'atmosphère est surtout le résultat des matières organiques.

Ces matières sont en suspension dans la vapeur d'eau qui provient de la respiration pulmonaire et cutanée. Les accidents qu'elles déterminent ont fait supposer qu'elles renfermaient des germes morbides. Ce sont des miasmes putrides d'après Gavarret; pour M. Bouchardat, c'est le miasme physiologique ou non spécifique, c'est-à-dire qu'il ne fait pas espèce comme celui de la variole, par exemple, qui donne toujours la variole; M. Fonssagrives l'appelle miasme zoohémique.

Les recherches de M. Lemaire[1] ont apporté quelque lumière sur la nature des miasmes fournis par le corps de l'homme en santé. Au fort de l'Est, près de Saint-Denis, cet expérimentateur condense, à l'aide du froid, la vapeur d'eau de l'atmosphère des chambrées qui pendant la nuit avaient une odeur très-désagréable. L'examen de cette eau, deux heures après sa condensation, montre de nombreux petits corps diaphanes sphériques ou cylindriques (microphytes et microzoaires en voie de développement), six heures plus tard, ces petits corps sont encore plus nombreux: il y a aussi des infusoires, des bacteries et des vibrions, des monadiens et des spores. De la vapeur d'eau condensée, à l'air libre, dans la cour voisine et à la même hauteur que la chambrée, ne présentait que quarante-huit heures après quelques microphytes, mais pas de microzoaires.

S'il est vrai, comme l'ont avancé quelques auteurs, et comme nous avons cherché à le prouver autre part, que ces vibroniens jouent le rôle de ferments, on s'explique la fréquence des symptômes spéciaux que les anciens rattachaient à la putridité et que de nos jours nous appe-

[1] COMPTES RENDUS DE L'ACAD. DES SCIENCES, 1867.

lons septiques. « Pour nous[1], putridité morbide est un syndrome clinique ; à la fièvre s'ajoutent de la stupeur et de l'adynamie, des hémorrhagies diverses, une suffusion ictérique, des gangrènes ; comme altérations nécropsiques, l'imbibition hémorrhagique, le ramollissement, la fonte granulo-vitreuse ou graisseuse de tous les parenchymes. Pendant la vie et après la mort, l'examen microscopique du sang, des humeurs, etc..., révèle la présence des *bactéries*, dont le nombre et les dimensions sont en rapport avec l'acuité du processus.

Pour comprendre la relation de ces faits étiologiques, symptomatiques et anatomiques, il faut assigner une place en pathologie à ces infusoires. Tout prouve que ce sont les éléments de la fermentation putride, dont les germes sont répandus partout (panspermie) ; car il n'y a rien de plus fréquent que l'altération de la substance organisée : la putréfaction. Ces infusoires ne sont pas les agents spéciaux de diverses maladies spécifiques, mais bien les agents communs des mêmes phénomènes morbides qui se passent au sein de l'économie dans des conditions diverses. Ils ne sont ni le miasme, ni le virus ; ils ne sont que l'agent de la putridité.

Les autres conditions du sujet (éléments individuels, débilitation, système nerveux déprimé, fièvre) ne constituent qu'un état prédisposant ou préparatoire qui facilite la reproduction de ces germes.

Leur absorption peut se faire par la peau, les voies respiratoires et digestives. Quant à leur transport, depuis leur lieu d'application jusque dans tous les tissus, il se fait par l'intermédiaire des vaisseaux sanguins ou des lymphatiques.»

Ces idées sont confirmées par les faits nombreux que Guillemin a réunis pour rechercher les origines et la propagation du typhus : « En résumé, dit-il, toutes les maladies qui préparent et accompagnent les épidémies de typhus se font remarquer par la grande quantité de détritus organiques ou d'exhalaisons miasmatiques qu'elles fournissent ;

[1] *De la putridité morbide au point de vue des théories anciennes et modernes*, Lacassagne, p. 132. — *Thèse de concours pour l'agrégation*, Montpellier, 1872 (Coulet et Delahaye).

telles sont les affections traumatiques qui s'accompagnent de vastes suppurations, les dyssenteries, les diarrhées chroniques, la variole, les plaies gangréneuses, les ulcères sordides, les cachexies scorbutique et famélique, etc... Les différents états morbides n'ont pas pour effet, comme on l'a prétendu, de constituer, pour les individus qui en sont atteints, une prédisposition à contracter le typhus ; leur véritable rôle est en réalité de produire les miasmes qui créent le typhus de toutes pièces chez les individus qui les ont absorbées en quantité suffisante. »

Voilà donc la viciation de l'air agissant brusquement sur l'organisme, mais il n'en est pas toujours ainsi, et dans ma thèse d'agrégation, j'ai fait plusieurs groupes distincts montrant de la différence dans les symptômes cliniques ou anatomo-pathologiques. Je range sous quatre chefs toutes les causes qui peuvent donner lieu à des symptômes putrides : pyrogènes, phlogènes dyscrasiques et névrolytiques.

Le premier groupe est celui dont nous nous occupons en ce moment, c'est la véritable putridité morbide, la septicémie aiguë. Les lésions sont caractéristiques. Dans un deuxième groupe se trouvent les mêmes intoxications septicémiques et miasmatiques, mais à l'état chronique. Le tableau clinique change aussitôt et l'anatomie pathologique est bien différente. Les altérations des solides, au lieu d'être caractérisées par la rapide dissolution ou la désagrégation de la substance organisée, présentent la marque d'un processus irritatif, à la fois néoplasique et dystrophique. Ainsi on constate dans le système musculaire : un amaigrissement considérable; le volume de la fibre est diminué et elle présente l'altération granulo-graisseuse ou vitreuse, sans tendance à la liquéfaction. Il y a prolifération active des noyaux musculaires et des noyaux du sarcolemme. Dans les poumons : des pneumonies lobulaires à tendance caséeuse, ou des pneumonies scléreuses. Dans le foie et les reins, une stéatose des épithéliums. Dans la rate, il y a hypertrophie et pigmentation ; le ramollissement est moins prononcé. Les infarctus des divers organes sont de même ordre que dans la septicémie aiguë et se présentent dans les mêmes circonstances.

C'est dans ce groupe que je placerai certaines phthisies pulmonaires et c'est ainsi que je les rapprocherai des maladies zymotiques.

Il y a sans doute des différences bien tranchées entre les maladies du premier groupe et celles du second, mais ces différences peuvent s'expliquer. Dans les deux cas, il y a matière morbifique, c'est vrai; mais, dans le premier, l'action a été rapide, dans le second, plus lente.

Deux lapins sont inoculés avec des matières putrides; l'un va succomber avec tous les accidents et toutes les lésions de la putridité; l'autre mourra en trois mois avec le cortége des lésions néoplasiques. Dans le premier groupe, la scène morbide se passe dans les liquides; dans le deuxième, les solides ont été le théâtre des modifications.

Ces développements étaient indispensables pour apprécier l'action lente de l'air confiné. Or, tous les pathologistes, et surtout les médecins anglais et français, voient là une des causes les plus importantes de la phthisie pulmonaire. Si nous disons de suite que cette maladie est réellement le fléau de l'humanité, celle qui fait certainement le plus de victimes, on comprendra l'importance donnée à cette question.

Morache résume ainsi l'opinion des médecins anglais : « Les Anglais regardent la phthisie pulmonaire comme directement causée par la respiration d'un air confiné, sans affirmer cependant que telle en est la cause unique. A l'appui de cette opinion que soutiennent, Henry Mac-Cormac dans un travail spécial sur l'étiologie de la phthisie, Greenhow dans ses comptes-rendus sur la santé du peuple en Angleterre, Parkes dans son remarquable traité d'hygiène militaire, les écrivains anglais font valoir tout d'abord ce fait, que la phthisie pulmonaire est la principale cause de décès dans toutes les armées européennes; d'autre part, ils constatent la diminution de cette grave maladie dans les garnisons où le casernement a subi des modifications radicales. En raison de la variété des lieux où se trouvent dispersés leurs régiments, dans des climats et sous des latitudes essentiellement différents, il n'est guère, dit Parkes, de condition, partout existante, autre que le casernement, qui puisse produire de tels effets. C'est à cette même cause qu'il faudrait attribuer également la fréquence de la phthisie pulmonaire dans la marine de guerre, aussi bien que dans la marine marchande, fréquence qui sur certains bâtiments prend les proportions d'une épidémie, la maladie semblant se transmettre d'individu à individu. »

Les médecins français ont des opinions tout à fait semblables. Laënnec considérait une mauvaise habitation comme cause de phthisie. Tholozan, dans ses études sur l'excès de mortalité dû à la profession militaire, établit que la fréquence de la phthisie dans l'armée doit être imputée à l'encombrement. Pour Boudin, la principale cause de mortalité est le casernement, c'est-à-dire l'agglomération. MM. Ely et Vallin sont d'accord pour admettre que le séjour des garnisons et des villes diminue d'une façon certaine les chances de vie du soldat.

Cette action de l'air confiné, dit Damaschino[1], est signalée par la plupart des médecins hygiénistes et par la plupart des observateurs. « Baudelocque, Rilliet et Barthez, Hérard et Cornil, et Munch, dans un travail récent, ont particulièrement insisté sur ce point, et montré qu'un bon nombre de tuberculeux avaient vécu pendant un temps plus ou moins long dans un air renfermé. »

Les travaux de notre savant maître, M. le professeur Villemin, ont porté la question sur un autre terrain. Si le tubercule est un agent virulent, spécifique, s'il est transmissible et inoculable, il est facile de comprendre que dans un milieu où l'air se renouvelle peu, ce germe morbide se trouvant dans l'atmosphère, s'absorbe et reproduise fréquemment cette maladie. C'est dans les lieux où on respire un air confiné, les casernes, les prisons, les ateliers que la propagation se fait facilement.

L'inoculabilité de la granulation tuberculeuse est un fait incontestable. Pour la matière caséeuse, les inoculations ne sont pas toujours suivies de succès, mais en général, elle donne et des lésions tuberculeuses et la granulation grise. Il en serait de même pour les crachats, d'après les expé-

[1] *Étiologie de la tuberculose.* Thèse de concours, 1872.

riences de Marcet, mais les résultats sont moins probants ; ajoutons qu'ils le sont encore moins pour l'inoculation du sang.

De même, il est certain que l'inoculation des substances diverses, pathologiques ou inertes, un simple traumatisme, ont fait naître des produits évoluant et ressemblant à ceux qui sont engendrés par la tuberculose.

Faut-il nier après cela la spécificité de la tuberculose? Évidemment non. Il faut bien se garder d'assimiler complétement des résultats qui paraissent semblables et attendre que la science soit assez avancée pour faire la différence entre les processus inflammatoires simples et ceux qui sont virulents. Malgré les magnifiques expériences de M. Chauveau, sur les matières virulentes et leur dispersion d'après leur état moléculaire, les recherches de MM. Béchamp et Estor sur les mycrozymas, de nombreux travaux sont encore nécessaires pour connaître les corpuscules spécifiques.

En résumé, nous croyons que quelles que soient les idées doctrinales que l'on puisse défendre, au sujet de la spécificité et de la virulence des produits tuberculeux, il n'en faut pas moins admettre que l'agglomération d'individus, la respiration dans un air confiné, favorisera leur absorption et que, si celle-ci a lieu, le germe fructifiera et reproduira le tubercule.

Mais nous pensons aussi qu'il faut admettre que les modifications ordinaires que subissent les matières organiques dans un milieu confiné, alors qu'il y a encombrement, sont capables de déterminer dans l'organisme et particulièrement dans les poumons le processus dont nous avons donné les caractères.

La tuberculose est une maladie virulente, mais la phthisie pulmonaire peut être une maladie zymotique. Dans la première, il y a contagion, dans la seconde, il y a infection. Le virus tuberculeux produit toujours du tubercule; mais le miasme de l'encombrement (miasme physiologique de M. Bouchardat, zoohémique de M. Fonssagrives détermine des effets différents, suivant le terrain qu'il va infecter et l'organe où il va évoluer. Vers l'abdomen, il semble que la maladie se généralise par le sang, elle est à marche aiguë : ce sont les affections typhiques, avec symptômes putrides ou septiques. Sur le poumon, qui est la voie la plus naturelle d'infection, il détermine des accidents de phthisie avec toutes leurs conséquences. Le poumon est en contact avec l'air sur une bien plus grande étendue que la peau, et les qualités de l'air impressionnent ces deux surfaces qui réagissent d'une façon différente. Les maladies pulmonaires peuvent venir du dehors, ou bien elles sont la manifestation d'une diathèse : dans les deux cas, elles évoluent avec un appareil symptomatique assez semblable.

Pour ces pneumonies aiguës, ces fluxions de poitrine, que l'on attribue si commodément au froid, parce qu'elles débutent par un frisson, il serait utile de chercher si leur étiologie ne doit pas les faire entrer dans la classe des fièvres éruptives, avec lesquelles elles ont, d'ailleurs, tant de points communs.

IV. — RÈGLES D'HYGIÈNE PRIVÉE ET SOCIALE

Les développements qui précèdent avaient pour but de montrer l'importance et la nécessité d'un aliment respiratoire convenable. Si nous y avons si longuement insisté, c'est que c'est là une question d'hygiène de premier ordre, et que la nécessité, l'utilité d'une respiration faite dans de bonnes conditions ne paraît généralement pas comprise.

Comme hygiéniste, nous devons même rechercher les causes de ce mépris ou de cette indifférence que l'homme montre à l'égard d'une fonction si importante, qu'elle semble caractériser la vie elle-même. L'ignorance ou la légèreté rendent compte de ce dédain. Les propriétés vivifiantes de l'air sont ignorées ou mal comprises, parce que ses qualités physiques ne sont pas assez perceptibles à nos sens. L'odorat seul nous révèle parfois sa viciation, mais il n'en montre pas toujours l'intensité, et d'ailleurs il s'émousse vite. Mais la vue, le toucher, le goût, qui instinctivement nous donnent des données si précieuses dans le choix des boissons et des aliments, nous font ici complétement défaut. D'ailleurs, il faut l'avouer, nous obéissons surtout aux apparences, et l'aspect extérieur des choses commande souvent à nos goûts. Que de personnes minutieuses et méticuleuses à l'égard des solides et des liquides qu'elles ingèrent, et qui ne se préoccupent jamais de l'air qu'elles respirent! Il serait assez utile cependant de faire naître ce sentiment. On ferait facilement comprendre aux délicats que dans les lieux de réunion mal ventilés, l'air qui est entré et sorti un grand nombre de fois de toutes les poitrines, s'il ne devient pas immédiatement malsain, ne peut tarder à n'être plus très-propre. S'il convient encore à entretenir la fonction respiratoire, la surcharge d'acide carbonique exhalé augmente constamment, et l'organisme est obligé de faire un triage de plus en plus difficile de l'oxygène. C'est ce triage, cette recherche du gaz oxydant parmi tant de produits divers, qu'il serait profitable d'éviter à tous les points de vue.

La respiration est à la fois une fonction de nutrition et une fonction d'excrétion. Toutes les sécrétions font sortir de l'organisme des substances inutiles ou toxiques, et que l'économie ne peut utiliser. Celles qui sont grossières et encombrantes sont recueillies dans les voiries; mais celles qui, par leur état moléculaire, peuvent pénétrer dans nos voies respiratoires nous laissent indifférents. Tout le monde soigne le manteau, quelques-uns pensent au linge de corps et à la peau, très-peu se préoccupent de l'air qui entre dans les poumons. C'est que, comme l'a dit, je crois, Franklin : ce qui nous tient le plus à cœur, ce sont les yeux des autres.

L'oxygène est le principe actif par excellence, c'est lui qui va déterminer les combustions diverses et favoriser les transformations nombreuses de chaleur en mouvements si variés. Sans l'oxygène, la vie s'éteindrait : pas de combustion, pas de flamme.

Il faut donc assurer à nos poumons une quantité suffisante de ce gaz, de ce *pabulum vitæ*, comme disaient les anciens. Nous nous sommes occupé de cette question dans les chapitres consacrés à l'habitation et à la ventilation.

D'ailleurs, comme nous l'avons vu, les qualités de l'air ont aussi de l'importance, et il faut compter avec l'ozone de l'atmosphère.

Les individus qui, comme les scrofuleux, ont besoin d'une nutrition active, les diabétiques, se trouvent bien du séjour dans les bois, au milieu de la verdure. L'air marin leur est favorable.

Ceux, au contraire, qui ont à redouter une excitation circulatoire, des hyperémies locales, les asthmatiques, les choréiques, les hystériques, les phthisies commençantes, doivent éviter les lieux ozonisés : l'atmosphère sédative des grandes villes leur convient parfaitement.

L'atmosphère des villes est, en effet, très-variable, et elle dépend de nombreuses conditions (voir p. 122). Il n'est pas douteux qu'elle renferme de l'acide carbonique, et surtout des matières organiques, en plus grande proportion, et moins d'ozone. Récemment, M. Tamin-Despalles[1] a cru trouver un rapport entre

[1] Comptes rendus de l'Acad. des sciences, t. LXXVI, p. 76, 1873.

les observations ozonométriques et la mortalité de Paris. « Quand les vents passent du sud au nord, on constate qu'à l'ouest l'ozone est au maximum dans l'air, et à l'est au minimum. » L'épidémie de choléra, née sous l'influence des vents d'est en septembre 1865, a été chassée par les vents d'ouest en septembre 1866, pour disparaître complétement à la fin de décembre de la même année. « Ces comparaisons démontrent que la persistance des vents du sud au nord par l'ouest, loin de nuire à la salubrité atmosphérique, agit, au contraire, favorablement sur la santé publique, et nous pensons 1° qu'aucune épidémie ne s'est produite, parce que l'ozone ne permettait pas aux miasmes de se développer; 2° que la mortalité ordinaire a baissé, parce que l'oxydation des aliments et, par suite, les fonctions nutritives se trouvent singulièrement favorisées, soit par la pureté de l'air pendant le vent du nord, en hiver, alors que la température est très-basse, soit par la présence, en toute saison, d'une forte proportion d'ozone; quand les vents sont à l'ouest, les maladies chroniques ont dû nécessairement subir un notable temps d'arrêt. »

M. Fonssagrives a, de son côté, relevé, d'après le *Bulletin de statistique municipale de Paris*, les observations ozonométriques faites sur différents points de la capitale. L'ozone, assez uniformément réparti par saison, l'est très-irrégulièrement par quartier. Vaugirard paraît être celui qui en renferme le plus; le minimum serait dans le quartier de la Fontaine-Molière, la partie de Paris qui a la densité spécifique de population la plus forte.

Quoi qu'il en soit, il est incontestable que les villes doivent être ventilées comme les habitations; et il faut bien admettre, avec M. Pauly, l'influence spéciale des courants atmosphériques.

M. Fonssagrives a aussi parfaitement montré la valeur du séjour dans les villes du littoral ou, comme il les appelle, des villes pélagiennes. « Si l'ozone est un stimulant utile, dans certains cas, pour quelques constitutions, et dans des maladies déterminées, il peut devenir, dans d'autres conditions, une influence agressive, et dont les médecins doivent tenir un compte très-sérieux. De même aussi, la mobilité de l'air, agité dans les villes du littoral par des courants généralement rapides, et se succédant dans des directions diamétralement opposées, le passage rapide d'une humidité extrême à une sécheresse relative, les oscillations brusques et étendues du thermomètre et du baromètre, constituent-ils autant de moyens d'aguerrissement pour les constitutions capables de résister, mais autant d'épreuves critiques pour les organismes chétifs, et qui demandent plutôt à être ménagés qu'endurcis. »

Nous avons assez insisté sur les dangers de l'encombrement et de la viciation des locaux pour montrer la nécessité de la ventilation des hôpitaux, casernes, prisons, ateliers, lieux publics de réunion. *Plus occidit aer quam gladius*, disait Pringle.

Les personnes délicates, les poitrines faibles, les cardiaques se trouvent très-mal du séjour prolongé dans les salles publiques, où les individus entassés élèvent bientôt la température du lieu, et surchargent l'air d'acide carbonique. Cette dernière circonstance est surtout défavorable aux femmes enceintes. Comme l'a montré Brown-Sequard, l'acide carbonique excite les contractions utérines. Aussi, que de jeunes femmes avortent après une soirée de concert ou de théâtre.

En résumé, on doit insister auprès de toutes les classes de la société pour montrer la nécessité d'un air pur et souvent renouvelé; il faut toujours répéter cette phrase de J. J. Rousseau : « L'haleine de l'homme est mortelle à l'homme. »

DES PRINCIPES ÉTRANGERS DANS L'AIR RESPIRÉ

Nous venons d'étudier l'air comme aliment respiratoire et les modifications que subissent ses éléments constituants. Mais nous savons que l'atmosphère peut être aussi le réceptacle d'une foule de principes que leurs formes microscopiques cachent complétement à nos sens ou dont l'extrême petitesse et la suspension permettent l'introduction dans l'organisme. Gaz, poussières, matières animales, végétales ou minérales, miasmes, virus, effluves : ce sont là autant de principes étrangers qui viennent manifester leur influence sur l'homme et d'une façon positive.

Une distinction très-importante peut être faite immédiatement : 1° Ces principes étrangers sont nettement définis ; parfois ce sont des agents mécaniques, et toujours la chimie peut révéler leur nature. — 2° Ces principes se dérobent encore aux procédés d'investigation de la science, mais leurs effets sur l'homme sont incontestables.

INTRODUCTION DANS L'AIR DE PRINCIPES ÉTRANGERS MAIS NETTEMENT DÉFINIS

Ce sont des gaz, des poussières, des matières animales, végétales, minérales.

a. — *Des gaz.*

Becquerel distingue ceux qui se forment naturellement dans certaines circonstances et ceux qui sont le produit de l'industrie humaine.

L'*hydrogène carbonné*, gaz des marais, gaz des houillères, feu grisou, asphyxie comme gaz non respirable : c'est une action toxique particulière. Dans les galeries des mines, il s'enflamme et produit des explosions, heureusement conjurées de nos jours par l'emploi de la lampe de Davy.

MM. Tourdes, Tardieu et Legrand du Saule ont décrit des asphyxies déterminées par le gaz à éclairage, échappé des tuyaux mal joints, et dans lesquelles l'hydrogène carboné pouvait être incriminé.

L'*hydrogène phosphoré* se dégage lors de la décomposition des substances animales. Il est fréquent dans les cimetières où les inhumations sont mal faites : c'est le feu follet qui se montre surtout pendant les soirées d'été.

L'*hydrogène sulfuré* provient de la décomposition des matières végétales ou animales ; à l'état d'hydrosulfate d'ammoniaque il se dégage des fosses d'aisance quand celles-ci sont mal construites ou parfois lors des changements atmosphériques.

M. Daniell a démontré qu'à l'embouchure des fleuves et des rivières, le mélange des eaux douces et salées s'accompagne de dégagement d'hydrogène sulfuré. Les matières organiques sont décomposées par les sulfates que les eaux tiennent en dissolution. On conçoit que l'insalubrité de certaines villes de la côte occidentale d'Afrique, situées dans le voisinage de l'embouchure des fleuves, puisse tenir en partie à la présence de ce gaz qui est toxique, même à très-faible dose. Il produit des maux de tête, des vomissements, des syncopes.

Les vidangeurs sont exposés à deux sortes d'accidents déterminés par la nature des gaz qui se trouvent dans les fosses d'aisance. Il y a une diminution considérable de l'oxygène et production d'acide sulfhydrique et de sulfhydrate d'ammoniaque. *La mitte* est une irritation de la conjonctive et de la muqueuse nasale déterminée par les émanations ammoniacales : les paupières deviennent rouges et se tuméfient, il y a parfois du coryza. D'après la nature de l'écoulement des larmes et du mucus nasal, les ouvriers distinguent la mitte humide ou coulante, la grasse ou sèche. — *Le plomb* sert à désigner des accidents plus graves. S'il y a simplement absence d'oxygène, les ouvriers peuvent alors s'asphyxier, mais au contact de l'air, ils reprennent vite connaissance. Dans l'empoisonnement par l'acide sulfhydrique, il y a des phénomènes nerveux spéciaux, parfois débutant brusquement, et toujours caractérisés par une grande excitation.

Le méphitisme provenant des fosses d'aisance est favorisé par les chaleurs, le séjour prolongé des matières, la mauvaise construction de la fosse, sa profondeur..... Il faut apporter de grandes précautions pour vider une fosse. Elle restera ouverte au moins douze heures avant l'opération ; on constatera qu'une chandelle allumée peut y brûler ; on pourra verser sur les matières de l'eau de chaux, du chlorure de chaux, ou encore des poudres absorbantes, comme des cendres, du charbon en poudre... Comme désinfectant, nous avons vu employer avec succès, en Algérie, la terre végétale. Celle-ci, jetée plusieurs fois par jour dans la fosse, recouvre constamment les matières fécales, et toute mauvaise odeur est évitée.

L'ammoniaque, d'après Fresenius, se trouve dans l'air en assez grande quantité pour fournir aux plantes l'azote dont elles ont besoin. Après les pluies d'orage, il s'est formé de l'azotate d'ammoniaque qui, entraîné dans le sol, a une heureuse influence sur la végétation.

Nous venons de dire que l'ammoniaque combinée avec l'acide sulfhydrique se trouvait dans les gaz des fosses d'aisance. Les gaz ammoniacaux irritent fortement toutes les muqueuses.

Dans les fabriques, les grandes industries, les ouvriers ou les habitants du voisinage peuvent éprouver des accidents dus surtout au chlore, à l'acide chlorhydrique, nitrique, sulfurique et sulfureux, aux gaz phosphorés.

Tous ces gaz déterminent des accidents sur la muqueuse des voies respiratoires, des ophthalmies, des coryzas, des laryngo bronchites et même des hémoptysies (chlore), des congestions pulmonaires (gaz nitreux), une nécrose du maxillaire inférieur (phosphore).

b. — *Des poussières.*

De ces derniers gaz dont l'action irritante est prédominante, on peut rapprocher les *poussières* dures qui agissent aussi mécaniquement.

Le charbon manifeste son action nocive dans différentes professions, chez les houilleurs qui travaillent dans les mines de houille et d'anthracite, chez les charbonniers.....

Sous le nom d'anthracosis ou d'anthracose, de phthisie mélanique ou black phthisis des Anglais, les médecins se sont occupés de ces amas de matières noires qui viennent s'accumuler dans les poumons et dont les débris apparaissent dans l'expectoration. Ce sont des particules charbonneuses; il est probable qu'elles viennent du dehors et cependant des médecins habiles, Vogel et Frerichs, Virchow, Traube n'ont pu s'entendre pour affirmer si c'est du charbon végétal ou animal. Dans certain cas, dit-on, l'individu porterait en lui une source de pigment assez abondante pour produire ces dépôts. Il n'est pas probable qu'il en soit ainsi. Et cet encombrement charbonneux, ainsi que l'appelle Riembault, se présente surtout chez les ouvriers les plus exposés aux poussières. Comme anatomie pathologique deux formes distinctes, le poumon est pris d'une manière continue et à la coupe il a un aspect granitique, ou bien il se forme des noyaux disséminés, évoluant séparément et de grandeur variable.

D'après M. Dechambre qui a très-bien étudié cette question dans le Dictionnaire Encyclopédique, l'anthracose ne se montre pas partout, dans tous les pays, dans tous les milieux à poussière charbonneuse. Riembault l'a vue souvent à Saint-Étienne, mais elle est rare dans l'Allier. Elle est étrangère au Hainault, presque inconnue en Allemagne, peu fréquente en Belgique, commune en Angleterre. Les qualités du charbon influeraient donc sur sa production.

Comment ces particules arrivent-elles dans les poumons? Soit par les voies respiratoires, soit par les voies digestives. Cl. Bernard a montré que du bleu de Prusse, des poussières plus fines et plus ténues que les globules sanguins injectés dans les veines jugulaires, s'arrêtent dans les poumons. Les ganglions bronchiques forment une véritable barrière et communément ils ont une coloration noire. Les cils vibratils interviennent aussi.

Les *aiguilleurs*, les *aiguiseurs* sont sujets à des accidents de même nature. L'empointage des aiguilles, pour éviter la rouille, se fait à sec sur des meules de grès quartzeux. Les ouvriers respirent ainsi une poussière de fer et de grès, qui déterminerait une pneumonie chronique à noyaux disséminés et parfois accompagnée de crachements noirs. Le travail à sec est surtout dangereux, et les ateliers où travaillent les affûteurs, les couteliers, les émouleurs, les armuriers, les piqueurs de meules... doivent être aussi bien ventilés que possible.

c. — *Des matières animales dans l'air des voiries.*

C'est là un chapitre important de l'hygiène urbaine, mais les limites de cet ouvrage ne nous permettant pas de le traiter complétement, nous renvoyons à la thèse de M. Tardieu[1] et à l'ouvrage de M. Fonssagrives.

Les voiries sont des dépôts publics où l'on livre à la putréfaction les nombreuses immondices des villes.

On peut en distinguer quatre variétés :

1° *Les voiries pour les immondices des rues* (boues, débris de boues, cendres...)

2° *Les égouts.* — De leur bonne construction et de leur parfait fonctionnement dépend en grande partie la santé publique. Les travaux faits par les Romains, le culte des déesses Cloacine et Méphitine, prouvent que de tout temps les habitants des villes ont été persuadés de la nécessité de se débarrasser des immondices. De nos jours on cherche à utiliser ces eaux pour fertiliser le sol.

3° *Voiries des matières fécales.* — Nous nous sommes déjà occupés (p. 112) des perfectionnements à introduire dans le système des fosses d'aisance ou latrines. Les matières fécales tirées des fosses sont réu-

[1] Tardieu, *Voiries et cimetières* (THÈSE DE CONCOURS, 1852).

nies en dépôts désignés sous le nom de *gadoues*. Si l'on veut faire disparaître les matières fécales par les égouts, il faut organiser un système d'entraînement continu par l'eau pure et non comme on le fait quelquefois par les eaux ménagères. Il est certain que c'est là un but difficile à atteindre dans les grandes villes à cause de l'énorme quantité d'eau qui devient alors indispensable. Ainsi, quand Paris aura réalisé tous les travaux hydrauliques projetés, cette capitale ne disposera que du cinquième de la quantité d'eau qui était amenée à Rome, dans l'antiquité (en tenant compte, bien entendu, de la surface relative de ces deux villes).

4° *Voiries d'animaux morts.* — *Cimetières.* — Beaucoup d'industries s'occupent des cadavres des animaux, dont les débris sont diversement utilisés. — D'abord les cadavres humains, servant à l'étude dans les amphithéâtres et pouvant occasionner des accidents chez les personnes que leurs occupations retiennent dans ce milieu. Les cimetières, que l'hygiène voit d'un bon œil s'éloigner des villes. Pour les cadavres d'animaux : les abattoirs. Les boucheries même, les charcuteries, les triperies deviennent des voiries dès qu'elles ne sont pas proprement tenues.

Il y a des professions dans lesquelles on travaille la viande et le sang altérés : comme engrais — pour la fabrication des cyanures (potasse et sang calcinés) — les boyauderies (on lave les boyaux, on les fait macérer dans l'eau pour détacher la muqueuse, puis raclage, insuflation, action de SO^2) ; Labarraque a rendu un grand service à ces industriels en utilisant dans l'art de la boyauderie les propriétés désinfectantes des chlorures. Le travail des peaux d'animaux (tanneurs, corroyeurs, chamoiseurs, mégissiers, gantiers — (ces ouvriers sont exposés à des maladies de peau, surtout au charbon) — les fabriques de colle-forte (on prépare ces colles avec des matières animales riches en gélatine) — les fabriques de noir animal, de chandelles, de bougies, de savon.

d. — *Des matières végétales dans l'air.*

Ces substances proviennent des *farines*. Le blé et les graminées, par leur action mécanique dans les voies respiratoires, peuvent irriter les bronches. Les amidoneries, les féculeries sont considérées comme des établissements insalubres.

Les matières textiles végétales peuvent aussi avoir des inconvénients, d'où le danger des rizières, des roussoirs, de l'industrie cotonnière, des manufactures de tabacs, du cardage des matières filamenteuses.

e. — *Des matières minérales dans l'air.*

Nous avons vu les effets déterminés par les poussières et dont l'action était surtout irritante, il nous reste à dire quelques mots des substances minérales toxiques.

Le *plomb*[1] sert à fabriquer des couleurs ; mélangé avec le chrome il détermine chez les ouvriers des pustules aux doigts et une inflammation du nez provoquée par l'introduction des doigts dans les narines. Les fabricants de céruse, les peintres, les broyeurs de couleurs, les ouvriers en minium, tous ceux qui manient le plomb métallique ou les sels de plomb sont sujets à

[1] Consulter l'excellente THÈSE D'AGRÉGAT., de Renaut, *De l'intoxication saturnine chronique*. Paris, 1875.

l'intoxication saturnine (coliques, arthralgies, douleurs diverses, paralysies périphériques et surtout des extenseurs, encéphalopathie).

Le cuivre, qui sous le nom de vert de gris, cause tant d'effroi aux gens du monde, n'est pas un terrible poison pour les ouvriers qui le manient. D'après MM. Chevallier et Boys de Loury, il ne déterminerait chez eux aucun accident.

L'*arsenic* (vert de Scheele, de Schweinfurt, fabriques de papiers peints, fleurs artificielles, empailleurs d'animaux), est plus dangereux. Il provoque des ulcérations et des pustules sur les mains, dans la bouche, dans le nez.

Le mercure, qui donne des vapeurs même à de basses températures, détermine les accidents de l'hydrargirisme aigu ou chronique chez les mineurs, les fabricants de thermomètres et baromètres, les étameurs de glaces, les coloristes (vermillon), les chapeliers (lustrage des poils de lapin pour les chapeaux de soie).

Le phosphore, dans la fabrication des allumettes chimiques, provoque des bronchites, des gastralgies, agit sur la bouche et détermine la nécrose des os maxillaires.

Les intérêts de la santé publique exigent que les fabriques, les ateliers où se manipulent de pareilles substances soient éloignés des habitations d'après les dangers, les inconvénients ou les incommodités qu'elles provoquent.

L'administration a réglementé l'installation de ces divers établissements, et les ordonnances du 15 octobre 1810 et du 14 janvier 1815 les ont divisés en trois classes. L'on exige pour leur exploitation des autorisations spéciales et certaines formalités : demande au préfet, enquête de commodo et incommodo, avis des conseils d'hygiène.

Les établissements de *première classe* doivent être éloignés des habitations particulières et construits vers la périphérie des villes ; ainsi les abattoirs, les boyauderies, les fabriques de poudrette, de gélatine, de noir animal, les amidonneries... qui ont une très-mauvaise odeur ; les établissements qui font beaucoup de fumée ou peuvent occasionner des incendies.

Les établissements de *seconde classe* sont ceux qui peuvent se trouver près des habitations après enquête, et certitude qu'ils ne sont pas nuisibles pour leur voisinage (lavoirs, moulins, tanneries).

Les établissements de *troisième classe* peuvent toujours être construits auprès des habitations, mais ils sont soumis à la surveillance de la police (chantiers de bois, dégraisseurs, savonneries...)

INTRODUCTION DANS L'AIR DES PRINCIPES ÉTRANGERS, SE CARACTÉRISANT SURTOUT PAR LEUR ACTION SUR L'ORGANISME

C'est le moment d'aborder l'étude des maladies infectieuses et contagieuses, des miasmes et des virus, des endémies et des épidémies : toutes questions aussi embrouillées que débattues, aussi importantes que controversées, et dont la solution précise intéresse toutes les sociétés.

Malheureusement un désaccord complet dans les définitions, les mêmes mots servant à désigner des phénomènes différents d'après les théories médicales, ont changé les questions de fait en questions de doctrine, et, à cause des difficultés même du sujet, chacun l'a traité à sa manière, en présentant les arguments qui convenaient à un point de vue spécial.

Il convient donc de fixer exactement la valeur des mots que nous voulons employer, tout en nous rappelant qu'il nous est interdit de nous étendre trop longtemps sur des questions qui relèvent surtout de la pathologie générale.

Nous chercherons d'abord à différencier l'infection et la contagion, afin de pouvoir apprécier les conditions qui favorisent l'action des miasmes et des virus. Nous étudierons ensuite les épidémies, les conditions qui créent les milieux épidémiques, les règles hygiéniques qui peuvent s'opposer à la propagation de ces maladies.

Ce sont là des études difficiles et obscures, mais qui ont été brillamment éclairées par les recherches modernes. Les travaux des épidémiologistes anglais, de Pettenkofer et de l'école de Munich, de MM. Villemin, Chauveau ont porté la question sur un terrain expérimental. M. le professeur Anglada, dans un livre qui est, comme on l'a dit justement, un des monuments remarquables de la littérature médicale contemporaine[1], a depuis longtemps porté la lumière sur ce point controversé. Nous tirerons parti de tous ces matériaux et nous utiliserons surtout les études de MM. Léon Colin[2], Vallin[3], J. Arnoult[4], Morache, A. Laveran[5].

[1] *Traité de la contagion*, 2 vol., 1853 ; et *Leçon*, in MONTPELLIER MÉDICAL, mars 1875.

[2] Art. *Miasmes, Quarantaine*, du DICT. ENCYCL. — *Épidémies et milieux épidémiques*, in ANN. D'HYGIÈNE, 1874-1875. — *Traité des fièvres intermittentes*, 1870.

[3] Art. *Marais*, du DICTIONNAIRE ENCYCLOPÉDIQUE.

[4] *Étiologie de la fièvre typhoïde*, in GAZ. MÉDICALE, 1875.

[5] *Traité des maladies et épidémie des armées*, 1875.

DE L'INFECTION ET DE LA CONTAGION

Dans le chapitre précédent nous avons vu que l'air pouvait renfermer certains principes dont la chimie révélait la présence et qui impressionnaient l'homme d'une façon différente. Il y avait alors viciation de l'air ou méphitisme, mais ce n'était pas de l'infection. Avec Anglada on doit réserver ce nom « à toute action morbifique exercée sur le corps vivant par l'air imprégné d'une matière organique *non virulente.* » La condition essentielle est donc que ces principes soient de nature organique ; leur dissémination dans l'atmosphère pouvant d'ailleurs donner lieu à des maladies endémiques ou épidémiques. D'une manière générale, le propre de ces agents est d'agir plus tôt par leur quantité que par leur qualité. Nous verrons qu'il n'en est pas ainsi pour les principes de la contagion.

Anglada, d'après leur origine, distingue trois sortes d'agents infectieux : les effluves, les émanations putrides, les miasmes.

Les *effluves* sont les exhalaisons qui s'élèvent des marais, des flaques d'eau croupissantes, des terres vierges, des sols bas et humides. Ils proviennent de détritus organiques végétaux ou animaux qui se décomposent dans les marais. M. Colin a surtout insisté sur le rôle du sol, du tellus, et il lui reconnaît la propriété de donner naissance au *miasme tellurique* « lorsqu'un sol, qui pourrait être fertile par la nature de ses éléments, par les conditions de température de la localité, comme la plupart des terres vierges des climats chauds, n'épuise point cependant cette puissance de rendement par une végétation suffisante, il se produit à la surface des émanations fébrifères. Ces effluves ne tiennent pas seulement aux gaz fournis par la putréfaction des matières organiques ; cette putréfaction, s'accomplissant ailleurs qu'à la surface du sol, ne donnera point la fièvre aussi facilement qu'on l'a prétendu... » et plus loin, « ce qui fait le caractère de la *malaria*, et la distingue des autres miasmes, c'est qu'elle naît essentiellement du sol ou d'un milieu analogue ; que le séjour en mer constitue le meilleur moyen prophylactique, comme le prouve l'immunité des équipages naviguant sous les latitudes où l'atterrissement est le plus dangereux. »

Les émanations putrides sont produites par la putréfaction du composé animal. Elles se dégagent des voiries, des égouts, des fosses d'aisance, etc.....

Les miasmes sont les exhalaisons fournies par l'homme *vivant*, qu'il soit sain ou malade. Nous avons déjà étudié les effets du miasme physiologique ou zoohémique se manifestant toutes les fois qu'il y avait ventilation défectueuse, encombrement dans les casernes, les hôpitaux, et se rattachant d'une façon directe à la production de certaines maladies (maladies septiques, typhus, phthisie pulmonaire).

Le cadavre humain fournit des émanations diverses ou des matières de fermentation, produisant de graves maladies infectieuses, qu'Anglada range sous le titre de *méphitisme putride*.

En résumé, la putréfaction est une des causes les plus fréquentes de l'infection, que le foyer soit un marais ou des matières animales en décomposition. Dans ces deux cas, les agents de l'infection ne proviennent pas d'un organisme malade. D'ailleurs les effets de l'infection varient avec les individus; l'habitude, la concentration des miasmes. Une foule de circonstances accidentelles ou individuelles interviennent et modifient leur action.

Mais si ce sont des miasmes, si ces agents proviennent de l'homme sain ou malade, l'infection existe encore. Ces exhalaisons, en sortant de l'organisme, ne portent pas d'avance le germe ou la graine d'une maladie dont on puisse d'avance prédire la nature. On peut tout au plus en prévoir l'évolution symptomatique si ces miasmes sont concentrés, si l'espace est restreint et mal aéré. Ce sont des états typhiques où prédominent toujours et fatalement, en quelque sorte, les symptômes septiques ou putrides, parce que, dans des milieux semblables, les agents de la putridité ou de la septicémie se développent nécessairement. S'il arrive un moment où l'affection semble se reproduire par germe et reproduire la même maladie, le typhus par exemple donnant toujours le typhus, cela ne prouve pas que d'infectieuse la maladie soit devenue contagieuse. — Non, — le terrain est plus favorable, ou les agents de l'infection sont en plus grande quantité. Mais, dans tous les cas, il n'y a pas un acte morbide spécifique, ce n'est pas le résultat d'un organisme, mais le produit d'une collectivité; la propriété de transmissibilité n'est acquise que si le milieu est en opposition avec les conditions les plus élémentaires de l'hygiène.

Il n'en est pas ainsi avec les *virus*, avec les *maladies contagieuses*. Ici les maladies sont bien définies, les principes émis par les sujets qui en sont atteints ont subi une modification moléculaire particulière, une élaboration spécifique, puisque les individus exposés à leur impression prennent une maladie foncièrement identique à celle dont ces germes émanent. C'est donc une semence, une graine qui vient reproduire sur ce nouveau terrain une affection semblable à celle du terrain où elle avait déjà fructifié. Le grain de blé produit du blé, le gland devient un chêne, le noyau de cerise un cerisier, de même la syphilis, la variole, la morve donnent toujours lieu à des accidents syphilitiques, varioleux, morveux. Telle maladie fait éclore telle maladie et non une autre.

Ce sont là des maladies *contagieuses* : la maladie se communique par le contact, que celui-ci ait lieu par le toucher cutané, ou mieux encore, ce qui est plus fréquent, par le toucher muqueux, dans les voies respiratoires, par exemple.

Ce sont les maladies parasitaires (gale, teigne...) qui ont surtout perpétué cette fausse idée de la nécessité d'un contact manuel. Il faut cependant le reconnaître, ce sont là deux espèces de maladies nullement comparables. Les unes dyscrasiques, maladies générales, embrasent immédiatement l'organisme où elles viennent à germer; les autres ne produisent que des troubles locaux, périphériques et sans retentissement sur les tissus voisins. C'est comme si on attachait la même importance au système pileux ou aux systèmes nerveux et circulatoire.

Cette contagion à distance, *contagio distans* des Allemands, est le procédé ordinaire de transmission des maladies contagieuses. Les auteurs qui ne voyant que le phénomène superficiel, et non les conséquences qu'il entraînait, voulaient absolument que l'individu sain ait touché l'individu malade, ont dit alors qu'il y avait infection. C'était vouloir tout embrouiller : « C'est ainsi, dit justement Anglada, qu'on a méconnu ce principe fondamental de la philosophie des sciences qui prescrit de ne jamais séparer les faits identiques par leur nature ou leur fond, quand leurs différences ne sont que superficielles et ne tiennent qu'á quelque circonstance accessoire ou secondaire de leur forme. »

Il faut bien savoir, en effet, que les virus, ces semences de maladies contagieuses, peuvent se trouver sous différents états. Il y en a de solides, d'autres sont liquides, quelques-uns sont gazeux (c'est-à-dire en suspension dans l'air). Le virus varioleux se montre concret dans les croûtes, liquide dans la pustule, vaporeux dans l'atmosphère du malade. Il n'en est pas ainsi pour la syphilis; il faut à ce virus une porte d'entrée pour pénétrer dans l'organisme, une effraction est nécessaire, comme dit Ricord. D'autres sont attachés à un liquide. « La nature fait avec ces agents invisibles ce que l'art opère pour les principes aromatiques : ne pouvant leur donner un corps, il les enchaîne à un liquide. »

De ce que ces principes sont disséminés dans l'air comme les principes infectieux, il n'en résulte pas pour cela qu'il existe des maladies communicables par infection. « C'est un non sens pathologique, dit Anglada. L'infection provoque certains états morbides, en modifie d'autres gravement, ou les surcharge de complications imprévues. Mais l'infection ne communique rien; à la contagion seule appartient cette faculté. Il est très-vrai qu'il y a un certain nombre de maladies, le typhus en tête, dont l'origine infectieuse n'exclut pas l'élaboration consécutive d'un *contagium* propagateur. Mais, dans ces cas, familiers aux praticiens, l'infection et la contagion réservent leurs droits respectifs et chronologiquement distincts. » On se rappelle l'explication que nous en avons donné : les miasmes donnent l'infection, le virus la contagion. Voilà le facteur externe; mais il y en a un second tout aussi important et qu'il ne faut jamais oublier si l'on veut tenir compte de toutes les données, c'est le facteur interne, c'est-à-dire le terrain ou l'organisme.

DES MIASMES ET DES VIRUS

Cette distinction si importante entre les maladies infectieuses et contagieuses deviendra plus évidente encore par l'étude que nous allons faire des miasmes et des virus :

« Les miasmes, d'après M. le professeur Robin, sont des particules des substances organiques altérées, volatiles ou emportées par les liquides volatils lors de leur évaporation, qui proviennent des tissus animaux ou végétaux en voie de décomposition, des déjections, des exhalations pulmonaires ou sudorales d'animaux sains et malades, et déterminent alors des accidents différents. »

Ces miasmes ont certaines propriétés générales qu'il est important de connaître. Si, comme l'a fait M. Colin, on compare leur action à celle des virus, on voit de grandes différences entre ces deux agents. Les miasmes ont une action moins régulière que celle des virus, ils agissent principalement par l'abondance de leurs principes. Aussi l'extension épidémique des maladies contagieuses et infectieuses ne se fait-elle pas de la même façon. Tandis que la variole, la rougeole... s'étendent comme une tache d'huile, autour du point primitivement atteint; les maladies infectieuses, typhus, choléra, fièvre jaune, se dirigent et se propagent avec la marche des armées, des caravanes, de tous les déplacements humains qui forment des milieux si favorables au transport des germes.

D'ailleurs ces germes (sauf pour la malaria) ne semblent pas entraînés au loin par les courants atmosphériques; ils paraissent plus attachés au sol qui les a vu naître. Toutes les maladies infectieuses dont nous venons de parler ont un berceau originel où elles sont endémiques. Mais il faut remarquer, qu'à cause des rapports des peuples, ces germes semblent vouloir s'installer dans de nouveaux foyers morbides, où ils ont trouvé des conditions d'entretien ou de reproduction.

Les virus ne sont pas influencés par ces conditions topographiques. Les qualités même de l'organisme, c'est-à-dire du terrain, n'ont qu'une importance médiocre et on peut dire que les semences des maladies contagieuses se développent partout. Les habitants des beaux quartiers, ou ceux qui vivent dans les taudis, les riches ou les pauvres, quelque soit la position sociale, la santé physique ou l'état moral, tous fournissent des victimes pendant les épidémies de variole, de rougeole, de scarlatine. Quand une de ces maladies contagieuses à semences aériennes arrive dans un pays vierge, ou dans lequel elle n'a pas fait d'apparitions depuis longtemps, tous les habitants sont atteints. En avril 1846, la rougeole se déclare aux îles Feroé : en octobre de la même année, sur 7782 habitants, 6000 avaient été atteints. Cette maladie ne s'était pas montrée dans le pays depuis 65 ans ; Panum, qui a observé cette intéressante épidémie, fait remarquer qu'il n'y a pas eu une seule récidive : quatre-vingt-dix-huit vieillards qui avaient eu la maladie dans leur jeunesse, en furent exempts.

La variole accompagna les Espagnols en Amérique, et elle y fut utilisée comme une arme de guerre des plus meurtrières. Un chef de tribu indienne, attiré sous un prétexte quelconque, était introduit et retenu quelque temps dans un endroit où couchait un varioleux. Le chef retournait ensuite parmi les siens, et au bout de quelques jours la petite vérole avait tué des milliers et des milliers d'Indiens.

Il n'en est pas ainsi avec les miasmes : les malheureux, les misérables sont de préférence atteints par le choléra, la fièvre jaune, le typhus, la peste. C'est dans les quartiers pauvres que ces maladies font le plus de victimes : c'est par de bonnes conditions hygiéniques que l'on prévient leur extension.

Ajoutons encore qu'il semble que l'organisme s'habitue à certains miasmes. C'est un fait bien démontré pour ceux qui vivent dans le foyer originel de la fièvre jaune, où l'on voit le *vomito* frapper de préférence les nouveaux arrivés. On sait très-bien que la fièvre typhoïde atteint surtout les infirmiers, les jeunes gens habitant depuis peu les grandes villes. « Pourquoi les soldats sont-il plus particulièrement prédisposés aux atteintes des foyers miasmatiques? N'est-ce pas parce qu'ils sont si souvent les nouveaux venus au milieu de ces foyers : nouveaux venus : 1° Dans les grandes villes où règne la fièvre typhoïde; 2° Dans les campagnes infectées par la malaria; 3° Dans les localités où sévissent la fièvre jaune et le choléra dont ils raniment si souvent les germes par leur arrivée en masses? » (Colin).

Les races même offrent certaines prédispositions ou immunités : la fièvre jaune atteint de préférence les blancs; les noirs ont la peste; les peuples du nord le typhus; ceux des climats tempérés la fièvre typhoïde. En Afrique, j'ai observé de nombreux cas de fièvre typhoïde chez nos soldats et chez les colons, mais je n'ai pas vu une seule fois cette maladie chez un indigène. Il n'en est pas ainsi avec les maladies contagieuses, et on peut dire que tous les hommes sont égaux devant les virus.

Les effets des miasmes peuvent être modifiés par beaucoup d'influences banales ou sans aucun rapport avec la cause morbide elle-même (température, variation atmosphérique, fatigues), et c'est contre les maladies infectieuses que les mesures hygiéniques ont une action certaine : on comprend ainsi que l'état général de l'individu, les conditions de l'organisme jouent un rôle actif avec lequel il faut compter.

Il est bien évident, d'après tout ce qui précède, que des différences positives existent entre les miasmes et les virus. Nous venons de rechercher spécialement les effets des miasmes, étudions l'action des virus pour mieux préciser cette opposition.

D'après M. Robin, dans ses Leçons sur les humeurs normales et morbides, « les causes de la virulence de ces humeurs sont dues à des modifications isomériques particulières des substances coagulables qui prennent part à la constitution des liquides virulents... Il y a là des modifications matérielles très-réelles; seulement elles ne portent pas sur la quantité des substances, elles portent sur des états moléculaires analogues à ceux que l'on observe quand on compare du phosphore rouge à du phosphore ordinaire. »

Nous avons déjà parlé des granulations moléculaires de M. Chauveau, des microzymas de MM. Béchamp et Estor. Il faut revenir sur les travaux de M. Chauveau qui ont une importance capitale Cet expérimentateur[1], dans diverses notes à l'Académie des sciences, a cherché à établir la physiologie générale des virus et de la contagion virulente. Il a démontré que la propriété contagifère ne réside pas dans les substances dissoutes des humeurs virulentes, mais est fixée sur les particules solides que ces humeurs tiennent en suspension.

Pour expliquer la contagion qu'il appelle miasmatique, Chauveau pense que les sujets atteints rejettent dans l'atmosphère par leur respiration des particules solides contenant le virus. Il est en effet probable que puisque ces éléments virulents ne peuvent se diffuser dans l'eau, ils doivent se comporter de même dans l'air. C'est ce qu'il a démontré expérimentalement en prouvant que les virus, appelés à tort volatils, existent dans l'atmosphère à l'état de particules solides en suspension dans la vapeur d'eau.

Chauveau considère comme maladies virulentes les maladies contagieuses qui n'ont pas le parasitisme pour cause et pour moyens de transmission. Une maladie virulente quelconque se communique à des individus sains parce que l'organisme malade fabrique des quantités plus ou moins considérables de virus, qu'il cède ensuite immédiatement aux organismes sains. Le virus qui produit cette maladie identique se multiplie dans des humeurs qui en sont le véhicule. Dans toutes ces humeurs, composées d'une partie liquide et d'une partie solide, de substances en solution ou de substances en suspension, ce sont ces dernières qui renferment exclusivement la propriété virulente. Quelles sont donc ces substances? Parmi ces divers principes qui se trouvent à l'état solide dans les tumeurs virulentes, il ne faut tenir compte que des éléments constants. Les proto-organismes ferments que l'on y rencontre souvent ne s'y montrent pas quand on prend des précautions suffisantes, et cela seul prouve qu'ils ne sont pas les éléments virulifères.

[1] REVUE SCIENTIFIQUE, 1871, p. 562 et suiv.

Dans les humeurs virulentes, l'activité spécifique est sur les plus fins éléments corpusculaires, dit Chauveau, et il fait judicieusement remarquer que ce n'est pas dans le sang qu'il faut chercher surtout les principes virulents, contrairement à ce qui a lieu pour les agents causes des infections septiques ou septicoïdes.

Ces granulations virulentes font partie du protoplasma cellulaire dans lequel elles naissent et se développent. « Agglomérée en masse granuleuse ou dispersée en fines granulations indépendantes, cette substance est identique, par ses propriétés, sous toutes ses formes. » Ces granules virulents ne sont certainement pas des êtres animés, mais de simples éléments anatomiques, à peine même des éléments anatomiques. Ils ne diffèrent de ceux de l'inflammation ordinaire par aucun caractère physique, mais exclusivement par leurs qualités intimes ou leurs propriétés actives De même, avec nos procédés actuels, il est absolument impossible de distinguer entre eux les différents protoplasmas virulents.

« En somme, les éléments anatomiques, — ceux au moins qui nous intéressent ici, c'est-à-dire, les éléments qui ont pour base fondamentale la matière protoplasmique douée de la faculté génératrice, — se comportent dans leur milieu naturel, l'organisme vivant de façon à rappeler la manière d'être de certains microzoomites. C'est un point de contact dont la physiologie générale tirera peut-être un jour un parti capable de faire revivre les prétentions des partisans des parasites-virus. En ce moment, pour être logiques, nous sommes bien forcés de rejeter ces prétentions aussi loin que possible. » (Chauveau).

Que résulte-t-il de tous ces travaux, et comment les interpréter d'une façon pratique?

Il nous semble que nous en avons assez dit pour donner une idée de l'acte morbide spécifique qui, d'après nous, constitue les maladies contagieuses. Le virus n'est ni un parasite, ni une fermentation, c'est une fécondation. Il y a comme une imprégnation moléculaire de l'organisme qui permet peut-être de comprendre ces deux grandes propriétés essentielles des virus : l'immunité et l'antagonisme.

S'il en est ainsi, quelle différence profonde sépare les maladies infectieuses et les maladies contagieuses.

Dans l'infection, il y a action d'organismes ou de proto-organismes ferments ; c'est, le plus souvent, dans le sang ou dans les liquides que se passe la scène pathologique, la réaction de l'organisme varie d'intensité et de nature.

Dans la contagion, il y a fécondation, c'est une imprégnation moléculaire auquel l'organisme obéit comme passivement C'est, comme le dit Cl. Bernard, une sorte d'impulsion nutritive qui se poursuit toute la vie

Ce ne sont pas les maladies infectieuses qui peuvent jamais devenir virulentes, mais bien au contraire les maladies contagieuses qui peuvent se compliquer et s'accompagner de phénomènes septiques ou infectieux. Qui dit maladie infectieuse dit fermentation, qui dit maladie contagieuse dit fécondation.

En résumé, nous voyons ces maladies infectieuses ou contagieuses être la conséquence de parasites. d'une fermentation ou d'une fécondation. Voilà le terrain étiologique, celui sur lequel, comme hygiéniste, nous devons nous placer. Nous proposerons donc trois grandes classes de maladies : *par parasites*, *par ferments*, *par semences*.

Mais, comme l'a fait remarquer Anglada, il ne faut pas oublier que dans toute maladie il y a deux facteurs : le facteur externe (parasites, ferments, semences), le facteur interne qui est l'organisme. « Trop enclins à exagérer le rôle qui appartient aux modifications externes dans la formation des maladies, les médecins systématiques ont négligé l'autre face du fait morbide et ont faussé ainsi les véritables données de l'observation. » Les conditions de réception et de réaction de l'organisme ont la plus grande importance.

« Faut-il s'étonner, dit Laveran (loc. cit., p. 360), si les virus n'ont pas toujours une action identique, si la question de terrain intervient pour modifier ou empêcher cette action ? Quelques maladies parasitaires des plus contagieuses n'exigent-elles pas aussi une certaine prédisposition de l'organisme ? Un moyen d'éprouver la qualité d'une semence consiste, dit M. Pasteur, à mettre les graines entre deux morceaux de flanelle humide, au bout de quelques jours le nombre des mauvaises graines s'accuse parce qu'elles se recouvrent de moisissures, tandis que les graines saines se gonflent et se préparent à entrer en germination. »

Certainement, pour dire tout ce que nous pensons, il faut faire une grande part à l'organisme, ne pas lui reconnaître un rôle unique de support ou de dépôt, mais il ne faut pas non plus exagérer son intervention et admettre sans réserve sa spontanéité, sa force créatrice qui tout à coup lui permettrait d'engendrer des produits si contraires à sa propre organisation. Trop de spontanéité, a dit avec raison Pidoux, détruit toute étiologie.

Un esprit sévère auquel ses connaissances spéciales en épidémiologie donnent une prudente réserve, M. Colin, a écrit ces lignes, qu'on sera peut-être tenté de nous appliquer : « Les partisans de la préexistence des germes regarderont comme une rêverie la spontanéité morbide qui est cependant, en certaines limites, un des attributs de l'organisme, et qui, dans les maladies infectieuses surtout, joue un rôle incontestable. Il faut aujourd'hui quelque courage pour retenir, sur une pente trop facile, les jeunes générations qui ne demandent naturellement qu'à voir sous forme déterminée, saisissable, ce que nous sommes obligé de considérer encore comme obscur et complexe; les partisans des doctrines parasitaires sont parfois entraînés, par leur aspiration même, vers la vérité, à oublier combien il reste à faire pour transformer en réalités scientifiques ces séduisantes hypothèses. »

ÉPIDÉMIES ET MILIEUX ÉPIDÉMIQUES

C'est une question des plus importantes au point de vue de l'hygiène sociale ou internationale. M. Colin a publié dernièrement sur ce sujet une remarquable étude, à laquelle nous emprunterons ce qui nous intéresse spécialement.

Abandonnant complétement le point de vue doctrinal, qui ne considère comme *épidémies* que les maladies caractérisées par leur extension et leur gravité, leur nouveauté, leur étrangeté et même leur origine mystérieuse, nous donnerons ce nom à toute affection qui à un moment donné devient plus fréquente, se généralise, présente, en un mot, un nombre exceptionnel de cas. Michel Lévy a dit avec raison que l'épidémie était une résultante, mais non la maladie ou la cause morbide.

Ces maladies, qui atteignent ainsi un certain nombre d'individus d'une population, ne frappent pas toujours avec la même intensité, et, comparées entre elles, n'ont pas une gravité semblable. De là, la distinction qu'on a voulu faire en grandes et petites épidémies.

Ce qui différenciait ces deux sortes de maladies épidémiques et donnait surtout aux premières une espèce de caractéristique, c'était plutôt la bizarrerie de leurs allures que leur gravité.

Autrefois la difficulté des relations et des échanges scientifiques, l'impossibilité de contrôler les idées ou les observations de quelques rares savants, avait contribué plus qu'on ne le pense, à éterniser ces opinions ténébreuses et mystiques que beaucoup répétaient de bonne foi, sans avoir jamais eu l'occasion de les vérifier. De nos jours, il n'en est pas ainsi : des enquêtes sévères par de nombreux observateurs permettent parfois de découvrir l'origine et de suivre, étapes par étapes, pour ainsi dire, la marche de ces fléaux. Nous ne pouvons remonter aux causes premières, c'est vrai, mais nous reconnaissons souvent les causes secondes.

Et au lieu d'admettre que ces épidémies sont tenues exclusivement sous la dépendance d'une cause mystérieuse, d'un génie épidémique qui les créerait et viendrait ensuite d'une façon tout à fait fantaisiste et inexplicable présider à leur extension et à leur terminaison, nous croyons beaucoup plus logique et plus vrai de faire jouer un grand rôle aux conditions de milieux dans lesquelles une cause morbide vient à évoluer.

Nous nions absolument l'épidémicité et le génie épidémique considéré comme force isolée ou détachée de la maladie elle-même, et nous admettons sans réserve l'opinion de M. Colin sur l'influence épidémique : « Au lieu de constituer un être immatériel, univoque, agissant envers et contre toutes les circonstances pathogéniques habituelles, j'y vois un groupe d'influences multiples, diverses, difficilement appréciables peut-être, mais parmi lesquelles il en est de dominantes que chaque jour on reconnaît davantage, qui ne sont le plus habituellement que l'infection et la contagion, auxquelles il faut demander le pourquoi non pas surnaturel, immatériel, mais parfaitement matériel de la permanence et de la propagation épidémiques. » M. Fonssagrives est encore plus affirmatif. « Il n'y a d'épidémiques, dit-il, que les maladies contagieuses, l'épidémicité n'est qu'une contagiosité élevée à une puissance considérable. »

Si avec Michel Lévy, Lorain, Colin, Fonssagrives, nous voulons faire jouer un grand rôle à la contagion, ce n'est pas dire pour cela que nous cherchons à remplacer un mot par un autre, et prétendre que là où on voyait l'épidémicité, il faut admettre un principe aussi défini qu'un miasme ou un virus.

La notion des deux facteurs de l'épidémie est encore nécessaire. D'un côté, le parasite, le ferment ou la semence; de l'autre, le milieu dans lequel cette cause morbide va évoluer : une maison, un navire, une ville, une armée, un peuple, un milieu social enfin, et qui sera, d'après de nombreuses circonstances dont il faut saisir l'importance, un terrain plus ou moins favorable à son évolution.

Il est absolument contraire aux faits de vouloir prendre un facteur unique dans les conditions de développement d'une épidémie. Ceux qui, par exemple, ne voient que des causes telluriques se trompent tout autant que ceux qui pensent qu'il y a toujours quelque chose dans l'air. Comment expliquer alors les épidémies alimentaires, rares dans nos pays civilisés, sans doute, mais que nos collègues de l'armée ont observées en Afrique, et qui deviennent pour les Anglais aux Indes l'objet de préoccupations continuelles.

Si l'atmosphère intervient plus souvent, c'est à cause de sa mobilité, de sa constitution physique qui lui permet de transporter partout ces germes morbides microscopiques suspendus ou diffusés dans ses éléments constituants.

Qui sait d'ailleurs si quelques-uns de ces germes morbides ne trouvent pas dans certaines conditions de l'atmosphère un milieu propre à leur reproduction ou à leur reviviscence, de même que dans l'eau sale, saumâtre, mais encore riche en oxygène, éclosent et vivent des productions particulières?

Ce qu'il faut surtout rechercher, ainsi que le fait remarquer M. Colin, c'est le rôle de la contagion. On trouve ainsi une explication longtemps attendue, une filiation incontestable et qui fait disparaître toute idée de propagation mystérieuse. C'est ainsi que, de nos jours, nous expliquons la pellagre, l'ergotisme, la colique des pays chauds, et y voyons une véritable intoxication par des substances végétales ou minérales.

Chauveau a montré que la peste bovine peut être transmise par des chèvres, des moutons ou d'autres animaux réfractaires, il est vrai, à cette maladie, mais qui s'imprégnent des liquides virulents et les transportent à de grandes distances.

Colin cite l'épidémie de Brives-la-Gaillarde, qui, en 1873, causa dans cette ville une grande émotion. Tout était inexplicable : des femmes récemment accouchées étaient atteintes de symptômes exceptionnels d'une maladie particulière, à la suite de laquelle les enfants aussi dépérissaient et succombaient. « Il y avait quelque chose dans l'air, » disait-on, rappelant ainsi par cette phrase banale le dogme occulte de l'épidémicité ; et, grâce aux enquêtes de médecins éclairés, cités dans le rapport de Bardinet, cette étiologie si vague et si mystique se transformait enfin en la constatation, sur le doigt d'une sage-femme, d'un chancre avec lequel elle inoculait, depuis plusieurs mois, à son insu, nombre de ses clientes, absolument comme l'accoucheur inocule, d'une manière bien autrement redoutable, avec le virus puerpéral dont son doigt s'est chargé dans un hôpital infecté. Que de prétendues épidémies syphilitiques n'ont été que le résultat d'une série d'inoculations moins artificielles que la précédente, inoculations résultant d'un coït impur, et dont les conséquences ont pu être naïvement rapportées à des influences supérieures, parfois à des influences divines. »

Si les épidémies ne suivent pas une marche en rapport avec les mouvements de l'atmosphère, s'il n'est pas possible, comme dans ces derniers exemples, de montrer le transport, on les voit alors accompagner les déplacements humains, s'avancer par les chemins les plus fréquentés avec la vitesse que les hommes ont employé pour le voyage. Il n'y a là rien de mystérieux ; et le langage scientifique sera encore plus clair, si adoptant l'acception vulgaire, les épidémiologistes veulent, comme le conseille M. Colin, différencier une petite d'une grande épidémie, suivant que la maladie se montre avec une extension et une gravité plus ou moins forte.

Dans une société, la mort d'un individu n'a qu'une importance relative, mais quand le danger menace la collectivité, l'épidémie est grande ou petite, selon que l'affection sévit plus ou moins complétement, et en même temps, sur toutes les unités du corps social.

D'après nous, en hygiène, il n'est pas nécessaire de trouver une bonne classification des épidémies en se plaçant exclusivement au point de vue du facteur externe : ce serait lui accorder une importance qu'il n'a pas toujours. L'essentiel ici, c'est le milieu avec lequel chaque membre de la collectivité est en rapport et où il peut puiser le germe de cette maladie commune. Nous reconnaîtrons ainsi des *épidémies du milieu atmosphérique* (chaud et froid, lumière, ozone...), des *épidémies du milieu tellurique* (conditions géographiques, sol...), des *épidémies alimentaires* (boissons et aliments), des *épidémies sociales* (race, civilisation, guerre, misères, encombrement).

Nous admettrons aussi qu'une population peut se trouver en même temps en rapport avec plusieurs de ces milieux, chacun d'eux apportant pour son compte, une influence, dont la science n'a pas encore déterminé exclusivement la valeur. On m'objectera que tout ceci n'est pas assez net, que les coupes ne sont pas assez tranchées, les divisions assez distinctes, les causes trop peu spécifiques, qu'en un mot il n'y a pas là une unité méthodique que les savants méticuleux ont dans l'esprit et qu'ils veulent trouver dans les faits. Je répondrai qu'il est impossible de considérer un des deux facteurs indépendamment de l'autre : la cause morbide et l'organisme. Ce serait contraire à la physiologie et à la clinique que de supposer l'organisme inerte et indifférent à toute cause d'excitation, surtout si celle-ci provoque un dérangement dans les fonctions.

Nous venons, dans les considérations précédentes, de distinguer les divers éléments du problème : la cause, le milieu. Il reste à préciser comment se fait la propagation : après avoir pris connaissance du germe morbide et de sa réceptivité, il faut déterminer sa transmissibilité.

La contagion joue un rôle essentiel dans la propagation des virus et nous avons vu comment elle pouvait se faire.

Quant aux parasites ou aux ferments, ils se transmettent de plusieurs manières qu'il est important d'indiquer. Nous avons dit que beaucoup de ces miasmes (sauf celui de la malaria) ne paraissent pas se répandre dans l'atmosphère bien loin du centre de production. La peste, la fièvre jaune, le choléra ont des foyers originels; la diphtérite, la pustule maligne des localités de prédilection.

Pour Pettenkofer, cité par J. Arnoult, la fièvre typhoïde, la fièvre jaune, le choléra, la dysenterie forment une classe de maladies, voisines de la malaria, maladies miasmatiques et transmissibles par infection du malade aux individus sains. Le principe spécifique n'est pas plus régénéré par le malade que l'arsenic ne se trouve multiplié dans le corps alors qu'il empoisonne. L'arsenic ne peut fructifier et se reproduire, tandis que, dans les selles des typhoïdés, le principe infectieux pourrait prospérer et se reproduire, s'il trouvait des conditions favorables. William Budd et l'école anglaise admettent, en effet, qu'il y a régénération du principe infectieux, dans un milieu putride, en dehors de l'homme.

Quoi qu'il en soit, il n'est pas douteux que, pour la fièvre typhoïde, le milieu humain est indispensable. Arnoult fait remarquer que, dans les pays inexplorés, les hardis voyageurs ont trouvé la malaria, mais jamais la fièvre typhoïde.

En résumé, s'il est bien certain qu'il y a des foyers de maladies infectieuses, il n'est pas douteux que les principes de quelques-unes de ces maladies peuvent être transportés par l'homme, les bêtes ou les choses qui l'accompagnent dans ses déplacements, sans que cette cause morbide soit reproduite par l'organisme humain.

PROPHYLAXIE ET HYGIÈNE

S'il y a tant de causes ou d'influences, il ne peut y avoir une méthode unique de prophylaxie.

On peut ranger sous trois chefs les règles d'hygiène, les mesures de prophylaxie à employer pour combattre ou prévenir les maladies qui nous occupent : hygiène internationale, hygiène sociale, hygiène privée.

1° HYGIÈNE INTERNATIONALE

Quel bel exemple de solidarité humaine que cette union des gouvernements pour lutter contre les grands fléaux et se préserver de l'extension des maladies pestilentielles : la peste, la fièvre jaune, le choléra... Il est fâcheux que, dans ces questions humanitaires, les nations civilisées aient aussi à combattre l'indifférence, l'ignorance, le mauvais vouloir inconscient des peuples barbares, et que les efforts de tous ne tendent pas au bien-être de la planète.

L'hygiène internationale cherche à limiter dans leurs foyers originels les maladies qui peuvent devenir épidémiques ; elle prend des précautions contre l'importation des germes morbides.

Les *cordons sanitaires*, applicables aux localités, sont impossibles à maintenir pour les grands pays.. On a mieux à attendre des *quarantaines*[1] et des *lazarets*,

[1] Art. *Quarantaine*, par Colin, in DICTION. ENCYCLOP., et Proust, *Essai d'hygiène internationale*. Masson. 1873.

dont l'action protectrice est favorisée par les *médecins sanitaires* et les *patentes*.

Autrefois, le navire faisait rigoureusement la quarantaine, puis il a fait neuvaine, puis on a compté le temps de la traversée. Enfin, la quarantaine ne fut plus exigée que des navires qui avaient quitté un port contaminé.

Dès 1846, on établit, dans les pays suspects, des médecins sanitaires. Ceux-ci donnent une patente nette, quand il n'y a pas de malades au départ, et alors le navire est admis à la libre franchise. Si, au contraire, l'état sanitaire est peu satisfaisant et s'il y a quelques malades, le médecin sanitaire délivre une patente brute. Au port d'arrivée, le navire est visité pour constater s'il y a eu des décès ou s'il existe des malades, et après vingt-quatre heures le navire a la libre pratique.

Si des malades existent à bord, le navire est isolé et subit une quarantaine de dix jours. Si pendant ce temps, de nouveaux cas se déclarent, on les met dans des lazarets, et une nouvelle quarantaine recommence. Colin fait justement remarquer qu'une épidémie de choléra est plus ou moins grave à bord des navires selon que les individus embarqués ont séjourné ou non dans une localité où existait cette maladie. La gravité est en rapport avec l'inaccoutumance. « Mais, en général, les navires suspects ont un personnel et d'équipage et de passagers ayant résidé plus ou moins longtemps dans un lieu infecté ; telle est sans doute la cause du peu d'intensité de la maladie à bord. »

2° HYGIÈNE SOCIALE

Le germe morbide existe, un milieu épidémique va être constitué, comment empêcher l'extension de la maladie ?

S'il est possible, par une hygiène convenable, de prévenir certaines maladies infectieuses, de se garantir de quelques autres, il n'est pas aussi facile de se mettre à l'abri des maladies contagieuses.

Mais miasmes et virus doivent être attaqués avec la même vigueur et il faut déployer le même zèle pour s'attacher à détruire tout germe morbide.

Il faut éviter de créer des foyers à miasmes, et se préoccuper des dangers qui peuvent survenir en temps d'épidémie, lorsqu'on procède à la construction ou à l'installation des hôpitaux, casernes, prisons ou autres habitations publiques.

On supprimera sans regret les maternités. Les maladies contagieuses seront isolées d'une façon sérieuse : s'il est possible, ces malades seront placés dans des hôpitaux temporaires, sous des baraques destinées à être brûlées à la fin de l'épidémie.

Les salles seront désinfectées avec acide phénique, chlore, ozone (machine électrique de Rumkorff ou appareil de Delahousse[1]), des fumigations aromatiques, l'acide hypoazotique, d'après Ramon de Luna. Comme le fait très-bien remarquer Morache, qui a écrit sur ce sujet un excellent chapitre que l'on consultera avec

[1] GAZETTE DES HÔPITAUX, 1862. — Consultez aussi art. *Désinfectants*, par Roussin, in NOUVEAU DICTION. PRATIQUE.

fruit, il faut distinguer les agents qui, par leur action mécanique ou chimique détruisent les éléments de propagation des maladies, des substances qui masquent seulement l'odeur désagréable de l'atmosphère. Les uns sont des désinfectants, les autres des désodorants.

Il faut désinfecter la literie, les vêtements des malades, les objets à pansement, les instruments de chirurgie. Pour cela il n'est pas de meilleur procédé que la chaleur. Morache décrit une chambre de désinfection qu'il serait facile d'installer dans les hôpitaux. On doit se rappeler que, d'après Pasteur, une température de + 130° est nécessaire pour tuer les organismes inférieurs.

Le flambage des parois intérieures des navires a donné d excellents résultats.

On désinfecte les latrines, les matières fécales, les voiries. Nous avons déjà, à ce sujet, parlé des bons effets de la terre desséchée ; on peut ajouter le charbon, le sulfate de fer, les chlorures et sulfates de zinc et même la poudre de charbon mélangée avec une de ces substances.

D'ailleurs, toutes les déjections et même les cadavres seront enterrés de bonne heure. Pour empêcher toute exhalaison tellurique, le pavage des rues sera surveillé.

3° HYGIÈNE PRIVÉE

Chaque individu, en temps d'épidémie, doit chercher à augmenter sa résistance aux causes morbides. Le moral doit être calme. Ni témérité, ni faiblesse, mais ce sentiment de la dignité humaine que chacun trouve dans les devoirs de la famille, de sa position sociale ou au fond de sa conscience.

L'alimentation doit être corroborante, il faut faire usage de boissons toniques : vins généreux, thés, cafés, éviter les eaux suspectes, et si on ne peut se procurer des eaux minérales, faire bouillir longtemps l'eau qui sert à la boisson.

On évitera de même les indigestions, toutes les pertes qui débilitent (sueurs, pertes séminales, veilles, saignées, purgatifs) — les refroidissements (le choléra débute presque toujours la nuit). M. Colin dit que, dans les pays palustres, le brouillard du soir est éminemment toxique.

Les fonctions de la peau seront entretenues (hydrothérapie, flanelle). On se rappellera que si le séjour dans un foyer morbide est surtout dangereux pendant la nuit, il est imprudent d'y pénétrer étant à jeun[1].

Toutefois, on a proposé des appareils destinés à préserver les individus forcés par la nature de leurs travaux à séjourner longtemps dans les foyers miasmatiques. Les plus avantageux seraient le respirateur en charbon de bois du docteur Stenhouse, celui de Galibert, ou l'appareil respiratoire de Rouquayrol-Denayrouse. Ce dernier permet de transporter une provision d'air respirable dans une atmosphère viciée.

[1] Voir la thèse de Chenaud, *De la Receptivité morbide de l'organisme à jeun*. Paris, 1875.

2. DU SOL

Après les grandes forces physiques, ces puissants agents auxquels l'homme ne peut se soustraire, nous avons commencé par l'air atmosphérique, l'étude des modificateurs chimiques ou de la vie terrestre.

Il est donc naturel, après avoir bien apprécié l'influence de cette enveloppe gazeuse qui entoure notre planète, de rechercher comment le sol intervient et quelle influence il faut lui attribuer. Nous verrons dans le chapitre suivant quel rôle on doit reconnaître à l'eau, et nous aurons ainsi étudié successivement l'influence des trois couches : gazeuse, solide et liquide qui constituent la planète que nous habitons. Si les limites de cet ouvrage n'avaient pas été un obstacle à notre exposition, nous aurions peut-être tracé, dans un chapitre préliminaire, l'étude générale de la terre, afin de donner une idée convenable du grand milieu où se passent tous les phénomènes que nous étudions.

Malgré cela, il aurait fallu recommencer, à propos du sol, une nouvelle étude, car celui-ci est bien réellement un modificateur d'ordre chimique. D'ailleurs, l'eau, le sol, l'air ont entre eux des rapports intimes;

la circulation de la matière se fait entre ces trois éléments, et leur étude ne peut être séparée. La terre, *alma mater*, est le théâtre de toutes les métamorphoses : l'eau et l'air la pénètrent et amènent incessamment à sa surface des modifications et des changements.

Cependant pour ne rien négliger de ce qui nous intéresse, comme hygiéniste, après avoir supposé connus les mouvements de la terre, sa rotation diurne et sa révolution annuelle, nous dirons quelques mots de la distribution générale des continents et des océans : ce sera compléter utilement les connaissances déjà acquises de climatologie. Plus tard, nous montrerons la circulation des eaux et le rôle des fleuves et des mers dans l'équilibre planétaire. Ce sont des données générales que l'hygiéniste doit connaître, s'il veut bien apprécier toutes les influences diverses qui proviennent des milieux dans lesquels l'homme évolue.

I. — CARACTÈRES PHYSIQUES DU MODIFICATEUR

De nos jours, la science de la terre, la géologie fait de rapides progrès. Les savants découvrent les phénomènes qui intéressent la physique du globe, les communications entre les peuples deviennent plus faciles et plus fréquentes, d'intrépides voyageurs explorent de nouveaux pays, et de siècle en siècle, la science comme un conquérant infatigable agrandit et étend le domaine de l'humanité. C'est une loi d'évolution : Le développement scientifique et intellectuel de l'humanité amène comme conséquence le contact des peuples et substitue à l'intérêt local la vie universelle.

a. — *Les continents.*

Les anciens se plaisaient à voir dans la terre un être vivant, mais comme ils ne connaissaient que les rives de la

Méditerranée et les terres voisines, le temple de Delphes était considéré comme l'ombilic du monde et Dicéarque décrivait le diaphragme de la terre allant des colonnes d'Hercule aux montagnes du Taurus.

Cette idée même reparaît dans les travaux des géographes modernes, en tête desquels il faut citer Carl Ritter.

Ces savants se sont aussi attachés à montrer la beauté des formes terrestres, l'harmonie et le contraste qui existent dans la disposition des continents, les rapports du sol de l'homme. E. Reclus a exposé toutes ces connaissances d'une façon aussi scientifique qu'attrayante : nous lui emprunterons les détails qui se rapportent aux sujets que nous allons traiter.

Si l'on a sous les yeux un planisphère ou une mappemonde, on est frappé par l'immense étendue des eaux qui couvrent près des trois quarts de la planète. Ces eaux occupent la plus grande partie de l'hémisphère sud, les continents se trouvent principalement dans l'hémisphère nord. « D'après une hypothèse plausible, ce gonflement, cette turgescence des continents émergés sur un côté du globe et cet afflux des eaux de l'Océan sur l'hémisphère opposé auraient pour cause le poids inégal des roches et des métaux qui constituent la masse du globe et par conséquent le manque de coïncidence entre le centre de figure et le centre de gravité. C'est ainsi qu'il doit en être, si l'intérieur de la planète n'est pas absolument homogène. » (Reclus.)

Les masses continentales peuvent être considérées comme formant trois groupes parallèles au méridien; chaque groupe étant composé de deux continents. Le double continent américain en est le type. L'Europe, qu'il est si naturel de séparer de l'Asie, se rattache facilement à l'Afrique pour former le deuxième groupe. L'Asie se réunit à l'Australie par les îles de la Sonde que Ritter a heureusement comparées aux piles d'un pont écroulé.

Ce ne sont point là des vues de l'esprit ou des divisions factices, la comparaison de ces continents fait ressortir leur autonomie et leur individualité. Chacun d'eux est formé par une masse pyramidale dont la base occupe une grande surface et dont le sommet est situé très-loin du centre de figure. Loin de leurs côtes maritimes ils présentent un ou plusieurs bassins qui reçoivent le système des eaux qui ne vont pas se jeter dans la mer. Tandis que les continents du nord ont des articulations nombreuses, des golfes et des mers intérieures qui viennent apporter bien avant dans les terres et sur une plus grande étendue les avantages d'une température égale, les continents du sud ne sont pas aussi dentelés. L'Amérique méridionale, l'Afrique et l'Australie ont des contours moins festonnés et moins sinueux : leur forme est « d'une régularité et d'une simplicité presque géométrique. » Mais cette disposition est heureusement contrebalancée par leur voisinage des zones torrides. Il y a là, ainsi que le fait remarquer Reclus, un phénomène de pondération des plus remarquables. « Dans le couple de l'Occident, l'Afrique qui est la partie prépondérante par sa masse, se trouve au sud, tandis que la petite Europe s'étend au nord. Dans le couple oriental, c'est le phénomène inverse ; au nord est le grand continent d'Asie, au sud les terres de la Nouvelle-Hollande correspondant à l'Europe. » Il faut ajouter encore qu'il semble très-probable qu'à un moment il a existé trois doubles océans.

C'est ainsi qu'on arrive peu à peu à saisir les causes ou les rapports qui existent entre tous ces reliefs, ces contours ou ces formes, et qu'on comprend l'influence prédominante des courants maritimes ou atmosphériques sur la climatologie d'une contrée.

Ces modifications provoquées par le déplacement des fluides ne sont pas les seules qui interviennent dans cette question, il faut aussi tenir compte, ainsi que nous l'avons prouvé ailleurs, de la longitude, de la latitude et de l'altitude.

Quelques mots encore sur ces parties saillantes du sol qui influencent d'une façon si remarquable le climat et les populations qui les habitent. Les plus hautes montagnes se trouvent en Asie et en Afrique, tandis que l'Europe et l'Australie sont les continents des plaines.

Dans les contrées dont le niveau est peu variable, la végétation est uniforme, l'aspect monotone. Ce sont d'immenses plaines qui, presque toujours, ont besoin d'être transformées par la main de l'homme. Quelques-unes sont sans pluies, d'autres se changent facilement en marais, l'écoulement des eaux étant impossible, ou bien il n'y existe pas de cours d'eau et ces surfaces démesurément étendues deviennent de véritables déserts. C'est ainsi que se montrent les Landes, les plaines du nord de l'Allemagne avec leurs brandes et leurs bruyères, les steppes de la Russie et de la Sibérie; et plus au-dessous, au cœur de ces deux vastes continents, l'Asie et l'Afrique, protégées par de hautes montagnes, mais chauffées par les rayons verticaux du soleil, la zone des véritables « pays de la soif », le Sahara, les déserts de l'Arabie, de la Perse et de la Chine.

Dans le nouveau monde, l'action bienfaisante des vapeurs aqueuses apportées par les vents se fait sentir sur toutes les surfaces quelle que soit leur étendue. Les plaines y sont beaucoup plus grandes et d'une abondante fertilité. Les savanes et les prairies herbeuses de l'Illinois, les pampas de la Plata, les Llanos de la Colombie, sont surtout caractéristiques et leur admirable végétation est le produit de cette rosée bienfaisante que leur apportent constamment des vents humides.

C'est là, d'ailleurs, l'avantage des montagnes et des plateaux, et ce qui permet de comprendre leur influence générale sur une contrée.

Les plaines se distinguent des plateaux par leur rapport avec le continent dont ils font partie. Les plateaux, invariablement situés au-dessus du niveau de la mer, ont leur sol presque toujours plissé, et ils dominent les terres environnantes. Quand les saillies des continents sont assez considérables, on dit que ce sont des montagnes.

Toutes ces parties en relief ont une action puissante sur la météorologie d'un pays et par conséquent sur la santé de ses habitants. C'est ainsi qu'ils arrêtent les vents, condensent l'eau des nuages, recèlent dans leurs fleuves les sources qui apportent dans le voisinage l'humidité et la fraîcheur, la séve et l'abondance. La hauteur des montagnes s'accroît en allant des pôles vers les zones torrides, et c'est ainsi que la diversité des climats est possible partout, même à l'équateur. « Ainsi dans l'économie du globe, dit Reclus, les hautes terres portent le nord au sein même du midi, rapprochent tous les climats de la planète et toutes les saisons de l'année. Les plateaux sont pour ainsi dire des petits continents émergeant du milieu des plaines, et, comme les grands continents limités par la mer, ils offrent dans l'ensemble de leurs phénomènes une espèce de résumé de ceux de la terre entière ». Dans une étude complète de l'influence des montagnes, il ne faudrait pas indiquer uniquement leur hauteur, mais apprécier encore leurs plissements et leurs déclivités, les vallons, les gorges, les défilés étroits et les larges vallées.

Constatons, en terminant, que d'après l'observation de Boué, les chaînes de montagnes parallèles au méridien sont celles qui séparent le moins les peuples; les conditions climatériques se trouvant à peu près les mêmes des deux côtés. Les chaînes perpendiculaires au méridien, comme les Pyrénées, sont de véritables frontières.

b. — *Les localités.*

Nous venons d'étudier d'une façon rapide, et pour ainsi dire à vol d'oiseau cette partie de la géologie qui s'occupe de la surface de la terre et qu'on appelle l'orographie.

Nous avons vu en différents endroits l'influence de la situation géographique d'un lieu, de son altitude, de son exposition aux vents, du voisinage des mers et des eaux. Il faut maintenant étudier le sol lui-même et savoir comment ses éléments constitutifs par leurs propriétés particulières ou leurs rapports avec l'air ou les eaux peuvent agir sur notre organisme.

Sans entrer dans de trop longs développements géologiques, nous sommes obligés de rappeler la composition des différents terrains afin de faire apprécier les différentes qualités du sol On comprendra ainsi son pouvoir calorifique, absorbant ou émissif, son humidité, la nature et la richesse de la végétation qui s'y développe.

Le tableau suivant présente les différents terrains d'après la division adoptée par tous les géologues et reproduite par

Becquerel : nous y avons ajouté les principaux caractères distinctifs de chaque groupe.

Groupe	Caractères	Terrain
ALLUVIONS.	Terres végétales, moraines, tourbes, fossiles appartenant à des espèces existant encore.	Alluvions modernes. Alluvions anciennes.
TERRAINS TERTIAIRES.	Dépôts de la Bresse, collines subapennines, gypse. Fossiles de mammifères qui n'existent plus.	Terrain subapennin.
	Faluns, molasse, gypse d'Aix. Mammifères.	Terrain de molasse.
	Gypse parisien, calcaire grossier, argile plastique. Mammifères.	Terrain parisien.
	Craie blanche, craie marneuse. Fossiles spéciaux, coquilles.	Terrain crétacé supérieur.
	Craie tuffeau, craie verte, grès vert, dépôts néocomiens. Fossiles spéciaux, bélemnites.	Terrain crétacé inférieur.
TERRAINS SECONDAIRES.	Groupe portlandien, groupe corallien, groupe oxfordien, groupe oolithe, lias. Reptiles et mollusques gigantesques, peu de végétaux.	Dépôts jurassiques.
	Marnes irisées, calcaires conchiliens, grès bigarré. Fossiles spéciaux, plantes.	Terrain de trias.
	Grès vosgien, calcaire pénéen, grès rouge. Sauriens.	Terrain pénéen.
TERRAINS DE TRANSITION.	Grès houiller, calcaire carbonifère. Végétaux fossiles, peu de poissons et de mollusques, pas de plantes dicotylédones.	Terrain houiller.
	Vieux grès rouge, grès divers, schiste anthraciteux. Fossiles de végétaux et d'animaux, végétaux et polypiers.	Terrain silurien et cambrien.
	Schistes micacés, calcaires gneiss. Absence de fossiles.	Terrain stratifié et cristallin.

Les plantes (surtout celles à organisation compliquée) ne pouvaient trouver dans ces terrains les éléments de leur nutrition et de leur développement, aussi la végétation n'a été possible que lorsqu'une couche de terre végétale ou d'humus est venue se mélanger et recouvrir ces terrains en leur fournissant des matières organiques fertilisantes. Les principaux éléments des terres arables sont le sable (silice), l'argile (silicate d'alumine), le calcaire (carbonate de chaux), l'humus (substances végétales en décomposition, acide ulmique).

MM. Fonssagrives, Morache ont fait ressortir l'importance de la constitution géologique d'un lieu. C'est ainsi que Fonssagrives divise les villes en cinq catégories : villes rocheuses, sablonneuses, argileuses et alluvionnières, assises sur des terrains artificiels rapportés ou créés par l'industrie, villes sur pilotis. Sur les roches granitiques, dit Morache, les eaux s'écoulent facilement, il y a assez de végétation, l'air est sec, le sol est salubre. Sur les schistes ardoisiens, les conditions générales sont à peu près les mêmes, l'eau est potable. Les terrains calcaires sont aussi inclinés, mais se laissent facilement creuser par les eaux qu'ils conservent, d'où marais. L'eau est moins bonne, trop calcaire. Si les terrains crayeux ne reposent pas sur une couche argileuse, retenant les eaux, ils sont très-salubres.

« Les sables peuvent constituer des terrains fort salubres, s'ils ne contiennent point de matières organiques, et s'ils ont une grande profondeur ; l'air y est pur et de bonne qualité ; quelquefois les sables renferment une forte proportion de sels ferrugineux ; au contraire, les terrains sablonneux peuvent être dangereux s'ils sont constitués, comme ceux des Landes, par des parties de silice, entourées d'une gangue de matière végétale. L'insalubrité des terrains sablonneux peut tenir à la présence de couches argileuses sous-jacentes, formant stratification ; les sables retiennent alors les eaux et laissent passer des effluves fébrigènes ; enfin ils peuvent contenir des substances minérales solubles, comme des carbonates de magnésie et de chaux, les eaux deviennent alors impropres à servir de boissons.

Les terrains argileux, les masses agglomérées, les terrains d'alluvion, doivent *a priori* être regardés comme insalubres. Les eaux s'écoulent difficilement à leur surface et n'y pénètrent point, les marais s'y forment facilement. Dans les terrains d'alluvion, on rencontre fréquemment des couches alternantes de sables agglomérés et d'argiles, avec de fortes proportions de matières organiques.

Les sols en culture sont souvent particulièrement sains, car les principes organiques nuisibles et l'excès d'humidité sont alors entraînés par la végétation » (Morache).

Les couches superficielles du sol, les plantations qui y prennent naissance ont une très-grande importance. Elles agissent d'une façon positive sur le calorique : mais leur absorption pour la chaleur est bien différente de leur pouvoir de radiation. C'est ainsi que les sables qui s'échauffent plus facilement que les argiles conviennent dans les pays froids, mais deviennent très-incommodes dans les régions chaudes. La végétation arrête, comme un écran, les rayons du soleil. Si les terrains boisés entretiennent l'humidité dans les contrées froides, ils produisent, au contraire, une agréable fraîcheur dans les pays chauds.

Ce ne sont pas là les seules conditions de salubrité du sol, il faut connaître encore ses rapports avec l'air et avec l'eau, c'est-à-dire sa respiration et son humidité.

Les expériences de Boussingault, les recherches de Corenwinder[1], de M. Hervé-Mangon[2] ont montré que le sol renferme de très-grandes quantités d'acide carbonique, qui, d'après M. Hervé-Mangon, seraient conservées dans les couches superficielles du sol. Ce gaz est absorbé par les végétaux, ou s'exhale à la surface du sol en se diffusant aussitôt dans l'atmosphère. Boussingault a, en outre, prouvé le dégagement d'autres gaz, tels que l'oxyde de carbone, l'hydrogène carboné, l'acide sulfhydrique.

Les terres argileuses, se saturent facilement de gaz ammoniacaux. D'après le même auteur, ces mêmes terres absorberaient beaucoup d'oxygène, à cause des oxydes de fer qu'elles renferment.

[1] COMPTES RENDUS DE L'ACADÉMIE DES SCIENCES, 30 juillet 1855.

[2] *Idem*, novembre 1869.

C'est grâce à l'eau que l'oxygène dissous pénètre dans le sol. Il est certain que les sols poreux se desséchant facilement, sont, par cela même, les plus sains. Mais ces mêmes terrains peuvent aussi laisser se dégager des émanations telluriques. C'est pour cela qu'il est indispensable de rendre imperméable tout sol sur lequel on veut élever une habitation.

Les recherches de Schübler, citées par M. Lévy, ont démontré que les sables siliceux et calcaires retiennent très-peu d'eau : ce sont surtout les terres riches en humus qui s'imbibent le plus ; d'où leur aptitude à dégager des effluves.

Mais cette eau peut se trouver réunie en nappe continue et former cette nappe d'eau souterraine sur l'influence pathogénique de laquelle Pettenhofer a attiré l'attention dans sa théorie de la « Grandwasserstand. »

D'après le pouvoir qu'ont les éléments constitutifs d'un terrain d'absorber et de retenir l'eau, on distingue l'humidité du sol. On les divise en sols non perméables et en sols perméables. Dans la première catégorie, se trouvent les granits, les roches métamorphiques, les argiles, les calcaires ; dans la deuxième, les sables, les marnes, les sols arables La nature des terrains, leur pente, la rapidité de chute des pluies influent sur la quantité d'eau qui traverse le sol, et on le conçoit aussi, sur la nappe d'eau souterraine située à une profondeur variable (de 1 mètre à 50 mètres). La hauteur est facilement appréciée par l'inspection des puits.

Disons, enfin, que la végétation du sol a aussi une grande influence sur l'hygiène. L'homme cultive cette surface et, par un travail persévérant et souvent opiniâtre, il peut la modifier complétement ; des terres incultes, des landes sont rendues fertiles, des marais sont desséchés, des forêts sont plantées ou défrichées. Rendre la terre productive, c'est agir puissamment sur deux grands modificateurs de la santé, l'alimentation et la respiration. Les forêts surtout interviennent. Elles agissent sur le climat d'un pays[1], par

[1] Clavé, *la Météorologie forestière*. (REVUE DES DEUX MONDES, 1875).

une action chimique, physique, physiologique et mécanique. « L'action chimique résulte de la décomposition par les organes foliacés des arbres, de l'CO^2 amenant la fixation du carbone dans les tissus ligneux et le rejet de l'O dans l'atmosphère. L'action physique des forêts se manifeste par l'accroissement des propriétés hygroscopiques que les détritus végétaux procurent au terrain boisé, par les obstacles que les cimes des arbres mettent à l'évaporation du sol, enfin, par les barrières qu'elles opposent aux mouvements de l'air. L'action physiologique est le résultat de la transpiration des feuilles, qui restituent à l'atmosphère une partie de l'eau que les racines ont puisée dans le sol; enfin, l'action mécanique est produite par les racines qui retiennent les terres en empêchant le ravinement, et facilitent l'infiltration des pluies dans les couches inférieures. »

II. — CONSÉQUENCES PHYSIOLOGIQUES

D'après ce que nous venons de dire, il est facile de voir que l'action du sol tient à des causes multiples, il est par suite impossible de saisir les conséquences physiologiques et d'apprécier les changements qu'elles produisent. D'ailleurs, les forces physiques, les qualités de l'air en mouvement ou en repos interviennent, et nous avons déjà traité ces questions. Toutefois, si nous avons déjà montré le rôle des climats, nous pouvons, afin d'être aussi complets que possible, dire quelques mots des saisons qui, après tout, apportent momentanément aux localités les conditions renouvelées d'un nouveau climat.

Les recherches statistiques de Quetelet, de Villermé ont montré que le maximum des conceptions a lieu au printemps et le minimum en automne. Aussi le plus grand nombre des naissances se trouve-t-il en hiver et le minimum en été.

De même au point de vue de la mortalité. D'après Casper, qui a fait une statistique avec plus de trois millions de décès dans les principales villes d'Europe : le printemps serait la saison la plus meurtrière, et l'été la plus favorisée, si toutefois la localité n'a pas quelque endémie, la malaria, par exemple.

D'après les expériences du docteur E. Smith, la quantité de carbone brûlé varie avec les saisons ; au maximum pendant le printemps, il y aurait un minimum en automne. Ce serait bien là une preuve de cette activité vitale, de cette exubérance de séve que trahissent si bien les conceptions comme nous venons de le voir, et même les crimes ou les attentats contre les personnes et la propriété. D'après Quetelet, on constate que le maximum des crimes contre la propriété a lieu en hiver, contre les personnes en été : « ces différences, dit-il, s'expliquent assez bien en considérant que c'est pendant l'hiver que la misère et le besoin se font sentir, tandis que pendant l'été prédomine la violence des passions. » Pour le même savant, c'est pendant le troisième trimestre qu'on constaterait le plus de suicides. C'est en juin qu'a lieu le maximum des entrées à Charenton.

III. — ROLE PATHOGÉNIQUE

Nous nous sommes déjà occupé des maladies climatiques à propos du rôle pathogénique de la chaleur, il nous reste actuellement à faire connaître les maladies saisonnières et celles qui tiennent au sol et que l'on a désignées sous le nom de maladies telluriques.

La lecture des livres hippocratiques : *Des humeurs*, *des épidémies*, *des airs*, *eaux et lieux* montrent qu'à toute époque les médecins ont été frappés de l'influence du milieu cosmique et des modifications qu'il apporte à la santé de l'homme d'une façon régulière et successive.

Hippocrate a employé le mot κατάστασις ou constitution pour désigner la manière d'être des saisons dont les vicissitudes produisaient des changements dans la santé. Les maladies catastatiques étaient toutes celles qui étaient déterminées par la succession des saisons. Il distinguait autant de constitutions saisonnières que de saisons. Les constitutions étaient régulières ou irrégulières suivant que chaque saison présentait ou non avec ses caractères météorologiques son type ordinaire d'évolution. C'est par la constitution médicale quotidienne qu'il fixait la constitution saisonnière, c'est par l'ensemble de celles-ci qu'il déterminait la constitution annuelle. Par l'examen de ces dernières, il reconnaissait la constitution stationnaire ou fixe. En résumé, le médecin grec a parfaitement établi que les maladies n'étaient pas les mêmes avec les saisons, entre deux années successives, et que même, pendant une certaine période de plusieurs années, les maladies malgré les différences de nature et de siége, présentaient un cachet spécial, revêtaient des formes particulières, étaient, pour ainsi dire, estampillées d'une certaine façon. Toutes ces modifications tenaient à l'influence prolongée de tel ou tel élément cosmique, la chaleur ou le froid, le sec ou l'humide, le vent austral ou boréal.

Ces idées hippocratiques sur les constitutions médicales longtemps admises, acceptées par les médecins de la Renaissance, furent ensuite modifiées par Baillou, Sydenham et Stoll.

Baillou ne considère plus le mot constitution comme représentant la manière d'être de l'atmosphère, il lui fait désigner celle des maladies prédominantes. Au lieu de dire, comme Hippocrate, constitution froide, sèche, chaude, il dit constitution inflammatoire, bilieuse, muqueuse... Il semblait donc admettre un rapport entre les influences cosmiques et la forme des maladies qui se développent, à un moment donné, sur les habitants d'une même contrée.

Sydenham ne niait pas les influences des agents atmosphériques, mais il ne leur reconnaissait pas le pouvoir de produire la constitution stationnaire. Celle-ci serait déterminée par une altération secrète et inexplicable de l'air qui s'est faite dans les entrailles de la terre.

La constitution stationnaire existe, mais l'explication qu'en donne Hippocrate n'est pas meilleure que l'hypothèse de Sydenham. Exagération d'une part, mysticisme de l'autre.

Que faut-il penser de ces constitutions médicales fixes? Forget les niait et se refusait, avec raison, à admettre la théorie de Sydenham. Mais il est un fait non douteux, c'est qu'à certains moments les maladies les plus diverses se présentent avec un certain air de famille. Notre collègue et ami A. Laveran (*loc. cit.*, page 45), en donne la véritable explication. « Les années de disette ou d'abondance, les guerres sanglantes ou les longues périodes de paix, l'abandon de la culture de la terre dans un pays, le dessèchement des marais dans un autre, l'alcoolisme, la syphilis, la vaccine sont autant de causes qui modifient lentement le tempérament des générations entières; ce ne sont pas les maladies qui se modifient, mais le terrain sur lequel elles se développent..... Le mot constitution ne représente plus aujourd'hui aucune idée précise, et le mieux serait de l'abandonner complétement; au lieu de dire : la constitution médicale est caractérisée par telles et telles maladies, ne serait-il pas plus simple de dire : les maladies régnantes sont, etc. Mais on se figure avoir dit quelque chose de plus, quand on a parlé de constitution médicale, et par conséquent on en parlera longtemps encore. »

Il est certain que l'influence des saisons ne se montre d'une façon positive que dans les climats tempérés. Là, la régularité et la persistance d'une cause a le temps de produire des modifications qui ne pourraient se montrer dans les climats extrêmes. Près des pôles ou de l'équateur, les maladies saisonnières se confondent avec les maladies climatiques.

Nous avons vu que les climats chauds produisent des maladies sous-diaphragmatiques, tandis que, dans les climats froids, on constatait des maladies sus-diaphragmatiques.

Les saisons, qui sont des climats dans l'année, en activant le fonctionnement du poumon pendant l'hiver, du système intestinal et de ses annexes en été, provoquent tour à tour, dans un appareil différent, l'activité organique nécessaire à l'entretien de la santé. Ce balancement successif entre deux fonctions importantes, établissant ainsi l'équilibre, n'existe pas dans les climats extrêmes où les saisons sont à peine dessinées.

Quand les saisons ont bien marqué leur influence, elles déterminent des affections parenchymateuses : congestions pulmonaires, bronchites, pleurites en hiver; congestions du foie, dysenteries, entérites en été. Rarement, ces maladies inflammatoires, saisonnières ont les caractères cliniques et pathologiques des maladies semblables dans les pays chauds ou froids. Les causes, pourrait-on dire, ne sont pas assez persistantes pour marquer une profonde empreinte, et l'organisme n'est qu'effleuré.

C'est ce qui arrive encore dans les saisons intermédiaires ou de transition (printemps ou automne), que Sydenham appelait l'entre-deux des saisons : les altérations sont superficielles, limitées à la couche épithéliale, ce sont des inflammations catarhales, des coryza, des angines simples, des diarrhées.....

L'influence des saisons sur le développement des maladies spécifiques est aussi certain. En été se montrent les formes les plus graves de l'intoxication palustre. L'hiver, en obligeant l'homme de rester plus longtemps dans les maisons, facilite l'infection typhique et les épidémies de maladies contagieuses.

Dans cette saison, les muqueuses se trouvant plus souvent atteintes, on observe aussi la fréquence des rougeoles et de la diphtérie. Voici, d'ailleurs, comment se montrent les différentes maladies saisonnières. Vers la fin d'octobre ou le commencement de novembre, les maladies de la fin d'été (f. typhoïdes, éruptives. diarrhées...) diminuent et on voit apparaître les maladies des voies respiratoires. Celles-ci, d'abord catarrhales en novembre (angines, amygdalites, laryngites, trachéites, bronchites, broncho-pneumonies), augmentent en nombre, puis deviennent plus parenchymateuses en décembre. Les séreuses se prennent aussi et on voit alors des pleurites, des rhumatismes. Pendant les mois les plus froids — janvier, février, mars — les congestions pulmonaires, les broncho-pneumonies, les pleuro-pneumonies, les bronchites, les pleurésies. En avril et en mai, ces maladies diminuent, des affections muqueuses se montrent : embarras gastriques, fièvres catarrhales, ictères. L'été arrive, et alors s'ajoutent des fièvres continues, rémittentes, des embarras gastro-intestinaux, des dysenteries, le choléra nostras. En septembre, toutes ces maladies existent, mais elles tendent à diminuer.

Nous ne mentionnons pas la pneumonie lobaire aiguë franche et à évolution cyclique, le rhumatisme articulaire aigu, l'érysipèle de la face : toutes maladies qui, comme les fièvres éruptives, se montrent en toute saison, et dont les causes sont encore à trouver. Il faut attacher plus d'importance à l'étiologie, qu'à la symptomatologie des maladies.

Les maladies spéciales aux localités sont des endémies. Mais celles-ci quittent souvent leurs foyers et deviennent alors épidémiques pour les pays où elles se montrent, c'est ce que l'on voit pour l'endémie pestilentielle de la Basse-Égypte, pour l'endémie cholérique de l'Inde, pour l'endémie de fièvre jaune du golfe de Mexique. Mais, même pour celles de ces maladies qui paraissent plus attachées à la localité, elles ont souvent, parfois chaque année, un moment de recrudescence : l'endémo-épidémie d'Algérie, par exemple, qui commence toujours à s'accuser en juillet.

Tout en évitant de confondre les maladies des localités avec celles qui tiennent au climat, il faut bien admettre que certaines localités semblent favoriser le développement des maladies particulières. Qui n'a été frappé de voir ces effrayantes épidémies : la peste, la fièvre jaune, le choléra, se développer toutes trois près de l'estuaire d'un grand fleuve, dans un climat chaud, dans des milieux sociaux semblables.

Le miasme palustre, ainsi que l'a fait remarquer M. Colin, n'est pas, comme ces fléaux, un danger pour la population des cités. C'est, sous tous les climats, une maladie des campagnes, parfois elle s'approche des faubourgs ; le vomito, au contraire, pénètre au centre même de la ville.

A toutes les époques, on a attribué au sol une influence pathogénique considérable. Autrefois, on croyait sans peine, que des entrailles de la terre (l'expression est de Sydenham), s'échappaient des vapeurs subtiles capables de produire toutes sortes de maladies. De nos jours il y a une certaine tendance à ne considérer le sol que comme un support, un réceptacle où les éléments morbides trouvent parfois les moyens de leur transmissibilité, mais où ils n'acquièrent pas de propriétés particulières.

M. Colin, qui a parfaitement étudié cette question, range les faits dans deux catégories bien distinctes. Le sol sert de substratum à des matières organiques. D'après ses qualités physiques, il étend, diffuse ou bien conserve sur place les émanations, mais il ne change pas leur nature. Dans une fosse d'aisance, une voirie, un récipient quelconque, et avec les mêmes conditions de surface et de putréfaction, l'effet serait le même. Ici le rôle du sol est passif, et ce ne sont pas là des maladies telluriques. Mais d'après le professeur d'épidémiologie du Val-de-Grâce, il n'en est pas ainsi avec le miasme qu'il a appelé *tellurique*. « Lorsqu'un sol, qui pourrait être fertile par la nature de ses éléments, par les conditions de température de la localité, comme la plupart des terres vierges des climats chauds, n'épuise point cependant cette puissance de rendement par une végétation suffisante, il se produit à sa surface des émanations fébrifères. Ces effluves ne tiennent pas seulement au gaz fournis par la putréfaction des matières organiques; cette putréfaction s'accomplissant ailleurs qu'à la surface du sol, ne donnera point la fièvre aussi facilement qu'on l'a prétendu. Dans une récente communication à l'Académie des sciences (9 novembre, 1875), nous avons prouvé, par des faits observés à Paris même, que, pour la production de la fièvre intermittente, il fallait non-seulement des matières végétales, de l'humidité, de la chaleur, mais encore un autre élément, le sol qui nous semble aussi indispensable à la production de la fièvre qu'à la végétation. »

Ce qui caractérise la malaria est la différence des autres

miasmes, c'est qu'il faut le sol ou un milieu analogue (le marais nautique de Fonssagrives, par exemple) pour la produire, et en outre, ces effluves ne sont pas transportables par l'homme ou les différentes choses qui l'entourent, de manière à transmettre plus loin la maladie. En pleine mer, on ne voit jamais se déclarer des fièvres intermittentes; si, après un atterrissement, des individus ont pris ces fièvres, jamais ils n'ont apporté les germes de cette maladie, pour constituer à bord un foyer infectieux du malaria.

Il n'en est pas du tout ainsi, pour d'autres maladies infectieuses qu'on a voulu rapprocher des fièvres des marais : la peste, le choléra, la fièvre jaune. Sans doute, elles ont des foyers où s'élaborent leurs germes morbides spécifiques, mais nous sommes convaincus qu'un navire qui n'a pas été au contact de ces foyers, ne pourra trouver en lui-même les conditions d'éclosion de ces principes particuliers. Dans cette maison flottante et isolée on voit apparaître des maladies d'encombrement, alimentaires ou de misère, et ce sera d'autant plus facile que la vie est commune, le séjour dans le même milieu obligatoire.

Mais nous croyons que si le milieu nautique est incapable de produire les germes de la peste, de la fièvre jaune, du choléra, il est, en revanche, admirablement constitué pour les conserver et les transporter.

Pettenkofer, qui s'est occupé de ces questions, a surtout attiré l'attention sur le rôle que joue le sol dans la généralisation épidémique de certaines maladies et principalement du choléra et de la fièvre typhoïde.

M. Boubée[1], en étudiant l'épidémie cholérique de 1832, avait fait remarquer les relations qui s'étaient montrées entre la répartition de l'épidémie et l'état de porosité du sol. D'après lui, cette perméabilité du sol était la condition indispensable, à laquelle pouvait s'ajouter l'existence d'une couche souterraine imperméable retenant les eaux, et les exposant ainsi à une facile évaporation. Aussi l'abondance des pluies, l'accroissement de la chaleur augmentaient le dégagement des exhalaisons infectieuses.

[1] Comptes rendus de l'Académie des sciences, 1854.

Buhl et Pettenkofer, à Munich, firent de nombreuses observations pour rechercher l'étiologie de la fièvre typhoïde[1]. Rejetant l'idée de contagion, de transmission par l'eau alimentaire (*Trinkwassertheorie*), Pettenkofer admet un miasme tellurique. D'après lui, le principe spécifique n'est pas régénéré par le malade, mais dans les selles des typhoïdés; il peut prospérer et se généraliser, s'il trouve dans le sol des conditions favorables. C'est l'état physique du sol qui fait l'extension épidémique.

L'observateur de Munich a constaté que dans cette ville, la quantité d'eau tombée par mois était dans un rapport constant avec la hauteur de la nappe d'eau souterraine. (*Grandwasserstand.*) Ces deux phénomènes sont en rapport inverse avec la fréquence de la fièvre typhoïde : quand l'eau souterraine s'abaisse, les cas de cette maladie augmentent, et réciproquement. Le principe spécifique est donc attaché aux couches superficielles et perméables du sol, et le niveau de l'eau, comme un rideau imperméable, découvre ou recouvre les manifestations de cet agent infectieux. Cette loi de Pettenkofer, vraie à Munich et à Berlin, n'a pas été vérifiée à Bâle, à Stuttgart; et même, des villes n'ayant pas de nappes souterraines ont vu cependant la maladie. Comme le dit très-bien Arnoult, cette proposition gagnerait de l'importance, en perdant de sa rigueur.

Nous pensons que le sol est pour ces principes morbides un réceptacle favorisant, par sa constitution physique, la généralisation épidémique des maladies qu'ils provoquent. Et s'il est vrai, après les expériences du docteur Thiersch, de Munich, que les liquides intestinaux deviennent plus actifs quelques jours après leur sortie de l'intestin, s'il est certain que les principes du choléra trouvent dans certains sols des conditions favorables d'existence et même de pullulation, on conçoit la facile extension de la maladie. L'homme, ou ce qui l'accompagne, peuvent être de simples porteurs de germes; si ceux-ci rencontrent un terrain favorable, ils se multiplient et possèdent les mêmes propriétés noscives sans qu'il leur soit nécessaire pour cela de subir une élaboration morbide dans un organisme.

[1] Voir J. Arnoult, *loc. cit.*

IV. — RÈGLES D'HYGIÈNE PRIVÉE ET SOCIALE

Ces règles ont déjà été données dans les chapitres spéciaux qui traitent des climats, du vêtement, de l'habitation : ce serait faire double emploi que de les répéter à cette place.

Il vaut mieux connaître les modifications nombreuses qui dépendent de l'intervention humaine et les avantages qui en résultent pour la santé publique.

Les régions marécageuses peuvent être complétement transformées. Des travaux de dessèchement et de drainage rendent le sol propre à la culture et par suite inoffensif pour l'homme. En France, dans la Bresse, la Sologne, la Saintonge, sur les côtes de la Méditerranée, nous avons encore plus de 190,000 hectares d'eaux stagnantes, et qui, certainement, quand on le voudra, pourront devenir productives.

Le drainage, qui a rendu de grands services à l'agriculture, doit aussi être utilisé dans l'hygiène des villes. Toute ville ne reposant pas sur un terrain rocheux doit être drainée; il faut que les eaux et les matières organiques qu'elles renferment ne séjournent pas dans le sol ou ne se déversent pas dans la nappe souterraine.

Les eaux pouvant ainsi s'écouler facilement, il se forme moins de brouillards, l'humidité diminue, et les fièvres et les rhumatismes sont moins nombreux. Pour M. Fonssagrives, si une ville drainée est une ville sèche, c'est à la condition que le drainage ne consiste pas à entraîner l'eau, mais encore à introduire l'air dans le sol pour sécher et brûler les matières organiques. On doit donc, d'après lui, réserver le mot de drainage au seul emploi des tubes perméables qui aèrent le sol, et appliquer celui de canalisation aux égouts, tuyaux de gaz, conduites d'eau.

Le revêtement des chaussées mérite aussi toute l'attention des municipalités. Comme il est impossible de réaliser un revêtement étanche, on doit se guider d'après ce principe d'hygiène urbaine : « La surface de la chaussée doit viser à être aussi peu perméable que possible par la bonne construction du revêtement, et le sous-sol sur lequel reposent les pavés doit être aussi pénétrable que possible. » (Fonssagrives.)

Mais la condition la plus importante, celle qui influe sur le climat de toute une contrée est celle qui tient aux forêts. Celles-ci retiennent l'eau, ralentissent la fonte des neiges, s'opposent aux mouvements atmosphériques, agissent comme abris, ont une action décisive sur la formation de la grêle, empêchent le ravinement des montagnes et par suite la formation des torrents.

Il est certain que les forêts abaissent d'une manière sensible la température des pays chauds, dans les climats tempérés leur action devient insignifiante, elle est nulle dans les pays froids. « C'est surtout dans les pays chauds, dit J. Clavé, qu'il faut conserver les forêts, et qu'il faut en créer de nouvelles quand elles ont disparu, parce que d'une part elles abaissent la température, et que de l'autre, elles provoquent des pluies, sans lesquelles il n'y a pas de végétation possible. Tous ceux qui ont visité l'Algérie disent que le salut de notre colonie est à ce prix. De l'action chimique des forêts dépend aussi la propriété qu'ont certaines essences d'assainir le climat en décomposant les miasmes délétères. On sait que les plantations d'arbres sont une condition de salubrité pour les villes et qu'elles sont indispensables dans les cimetières pour empêcher les émanations putrides. »

Un économiste allemand, M. Pfeil, vient de montrer l'utilité des terrains sabloneux. Il a indiqué quelle influence ce caractère du sol avait sur la population qui l'habite, et les avantages que la Prusse trouve ainsi dans les sables de la Marche de Brandebourg [1]. M. Pfeil établit pour ce pays que : 1° les sables du Nord offrent, en général, à la culture plus de terre que les montagnes du Sud-Ouest; 2° que, dans les sables, l'activité et le capital des habitants ont une carrière plus large et plus facile; 3° qu'on peut y disposer plus librement le sol suivant les besoins locaux; 4° qu'en pays plat les communications sont plus commodes; 5° que la culture, en ces pays, n'a pas atteint le degré qu'elle atteindra sans doute, qu'elle peut du moins atteindre, tandis que, dans la montagne, la nature y oppose des obstacles insurmontables.

[1] Voir *la Prusse expliquée par son sol*, in REVUE POLITIQUE ET LITTÉRAIRE, n° 51, 1875.

3. DE L'EAU

L'étude de l'eau, comme milieu physiologique, a une importance tout aussi grande que celle du sol et de l'air. L'eau et l'air sont deux fluides, et, par leur mobilité, leurs rapports réciproques, leurs déplacements, aussi faciles que fréquents, ils contribuent aux changements qui se passent à la surface de la planète.

L'eau, douée de la propriété de prendre trois états différents, pénètre le sol aussi bien que l'air. Les études modernes, en démontrant que les continents s'étaient formés au sein même des mers, ont ratifié cette opinion des peuples anciens, que la terre est fille de l'Océan.

Pour ne pas scinder cette étude de l'eau, et apprécier complétement son rôle, nous étudierons d'abord les eaux marines et continentales, puis son rôle dans l'organisme, c'est-à-dire son influence dans les phénomènes de la vie terrestre et de la vie humaine.

I. — CARACTÈRES PHYSIQUES

Nous avons déjà vu l'intervention de la vapeur d'eau dans les phénomènes de l'atmosphère, le passage de ce liquide dans le sol, il faut actuellement connaître la circulation des eaux à la surface des terres.

a. — *Les eaux marines.*

Dans l'hémisphère austral, communiquant les unes avec les autres, il semble que les mers n'ont pas cette harmonie de disposition que nous avons constatée dans les continents. Cependant, en y regardant de près, on voit qu'elles ont une distribution inverse des terres. Leur fond n'est pas horizontal. Elles renferment des montagnes, des plateaux, des vallées, des plaines et peut-être des déserts.

L'eau de mer tient en solution des substances chimiques, d'où son poids spécifique qui est de 1,028 pour les océans aux bassins profonds. Donc, un mètre cube d'eau marine pèse 28 kilos de plus qu'un même volume d'eau distillée. Le chlorure de sodium forme les trois quarts de la salinité de ces eaux, qui en contiennent, par conséquent des quantités considérables.

La surface des mers est ordinairement agitée. Les vents constants, comme les alizés, soulèvent des vagues régulières ; mais presque toujours, les déplacements de l'air étant très-faciles, les vagues sont irrégulières. Leur hauteur plus ou moins considérable facilite, on le comprend, l'évaporation des eaux, tout en venant avec une force colossale, se briser contre les rivages dont elles modifient les contours, attaquant les falaises, érodant les dunes, creusant en certains endroits des golfes ramifiés comme les fjords de la Norvége.

D'autres mouvements se passent dans les mers, ils sont moins apparents, mais ont une plus grande importance : ce sont ceux des fleuves océaniques. « Par eux, d'énormes couches liquides, ayant jusqu'à des milliers de kilomètres en largeur, et des centaines de mètres en profondeur, sont entraînées à travers les bassins océaniques ; les eaux des zones polaires s'épanchent vers les régions équatoriales, et, de leur côté, celles-ci envoient leurs flots dans la direction des pôles. » (Reclus.) On comprend combien ces déplacements de fluides transportant avec eux d'énormes masses de chaleur, à divers degrés, influencent la température générale de la terre.

C'est la différence de température des diverses mers et la rotation du globe qui sont les causes premières de ces mouvements. Les eaux marines de l'équateur perdent par évaporation plus d'eau qu'elles n'en reçoivent des nuages, et le vide immense qui se forme ainsi est comblé par des masses liquides venant des régions polaires Ces eaux du Nord, étant plus froides ou plus denses, sont d'ailleurs facilement entraînées vers le Sud. Le contre-courant plus léger se dirige, au contraire, vers le Nord, poussé d'ailleurs par les vents alizés qui soufflent toujours dans cette direction.

Arrivés aux tropiques, ces deux courants obliquent en partie à l'ouest, en sens inverse de la rotation de la terre. Le courant qui se produit ainsi à l'équateur est dit *courant de rotation*, les autres sont appelés *courants thermaux*. Dans chaque bassin océanique se passent d'autres mouvements, mais ils sont déterminés par les grands courants dont nous venons de parler; la forme des continents en changeant leurs cours, forme d'autres fleuves océaniques.

Le plus important de tous, au point de vue de la climatologie, est le *Gulf-Stream*, ainsi nommé parce qu'il se déroule d'abord dans le golfe du Mexique. Maury, dans sa *Géographie de la mer*, l'a décrit d'une façon très-pittoresque. « Il est un fleuve dans l'Océan : dans les plus grandes sécheresses, jamais il ne tarit; dans les plus grandes crues, jamais il ne déborde. Ses rives et son lit sont des couches d'eau froide entre lesquelles coulent à flots pressés des eaux tièdes et bleues. Nulle part sur le globe il n'existe un courant aussi majestueux. Il est plus rapide que l'Amazone, plus impétueux que le Mississipi, et la masse de ces deux fleuves ne représente pas la millième partie du volume d'eau qu'il déplace. »

A sa sortie du canal de la Floride et quand il se dirige vers le Nord, avec une vitesse moyenne de 5 kilomètres et demi à l'heure, le Gulf-Stream a 59 kilomètres de large et

370 mètres d'épaisseur : il débite ainsi quarante ou quarante-cinq millions de mètres cubes par seconde. Dans l'Atlantique, il devient plus large, mais il est moins profond ; il s'étend de plus en plus et finit par recouvrir l'étendue comprise entre les Açores et l'Islande, des bords de l'Espagne aux rivages de Spitzberg.

Ce fleuve, dont la température en sortant du golfe du Mexique est de plus de 30° centigrades, entraîne une énorme quantité de calorique qui peu à peu se fond et se répand dans les couches liquides voisines. Les poissons des tropiques descendent le cours du Guelf-Stream sans changer de zone, et les oiseaux, ainsi que les vents et les tempêtes se dirigent vers le Nord dans la tiède atmosphère qui repose sur le courant. Les animaux des pôles ne peuvent, au contraire, quitter leurs régions et les baleines franches s'arrêtent devant le Gulf-Stream comme « devant une barrière de flammes. » (Maury.) Le courant du golfe exerce cette influence bienfaisante sur le climat de l'Europe. « Grâce à la tiédeur de ses eaux, dit Reclus, les lacs de Feroër et des îles Shettland ne gèlent jamais pendant l'hiver ; la Grande-Bretagne s'enveloppe de brouillards comme d'un immense bain de vapeur, et le myrte croît sur les rivages de l'Irlande, « cette émeraude des mers », sous la même latitude que le Labrador, le pays des glaces. Dans la verte Érin, île privilégiée sous tant de rapports, les côtes occidentales, les premières que le Gulf-Stream rencontre après la traversée de l'Atlantique, jouissent d'une température de deux degrés plus élevée que ne l'est celle des côtes de l'Est. En dépit de la marche du soleil, il fait en moyenne aussi chaud en Irlande sous le 52° de latitude, qu'aux États-Unis, sous le 38e degré, à 1,650 kilomètres de plus dans la direction de l'équateur. »

Ajoutons que ces mouvements des mers se passent de la même manière dans les deux hémisphères.

Le courant équatorial dans le Pacifique, avec le Kuro-Siwo ou « fleuve noir », allant des côtes du Japon aux rivages de l'Amérique du Nord; avec le courant de Humboldt apportant sur la face occidentale de l'Amérique du Sud, aux côtes brûlées du Pérou et du Chili, les eaux froides du pôle antarctique ; avec le courant de Mozambique passant entre l'Afrique et Madagascar.

Tous ces grands fleuves déplacent d'énormes quantités de chaleur, changeant tout sur leur passage, la flore, la faune et les climats.

b. — *Les eaux continentales.*

Les eaux des courants ont des réservoirs qui sont les neiges et les glaciers, les sources et les lacs. Leur circulation se fait par les rivières et les fleuves, « ces routes qui marchent » comme disait Pascal. L'essentiel n'est pas de préciser la limite des neiges, mais de bien reconnaître la moyenne annuelle qui vient recouvrir les montagnes. Peu à peu, cette neige se transforme en glace, le champ de neige devient le névé ; puis ce réservoir d'alimentation se change en glacier et celui-ci se termine par le torrent ou la rivière.

Les glaciers qui sont de véritables fleuves congelés, n'ont, au point de vue du régime des eaux, d'importance sérieuse, que dans les climats de Nord.

Ce sont les eaux de pluie qui alimentent partout. Absorbées par les terrains perméables, elles pénètrent le sol comme une éponge, filtrent ou se saturent des sels qu'elles rencontrent, et, arrivées sur une couche imperméable, elles jaillissent en sources. Aussi les trouve-t-on, surtout, aux pieds des montagnes ou dans les plaines. Leur débit dépend de l'abondance des pluies, de la chaleur, de l'évaporation du sol, etc. Plus une année est humide, plus elles donnent, et si toute cette provision d'eau ne peut s'écouler par l'orifice ordinaire, il se forme de nouvelles portes de sortie désignées sous le nom d'estavelles. C'est pour cela que l'influence des pluies et des saisons se fait bien moins sentir sur les sources thermales dont l'origine est profonde et à l'abri des changements qui se passent à la surface.

Tous les cours d'eaux se distribuent dans un certain ordre et obéissent à des lois, depuis la plus petite rivière jusqu'à ce puissant fleuve des Amazones, véritable mer intérieure, que les navires remontent pendant près de 5,000 kilomètres et qui roule le quart des eaux douces de toute la terre. Tous, « établissent la circulation des solides aussi bien que des fluides; ils sont comme le sang humain, une chair encore coulante. »

Reclus résume ainsi les traits généraux de l'hydrographie de chaque partie du monde :

« L'Asie se distingue par des fleuves simples au Nord, accouplés au Sud et à l'Est, rayonnant autour d'un grand plateau central;

« L'Europe, par deux centres de dispersion des eaux : l'un situé au milieu de vastes plaines, l'autre au cœur des monts les plus hauts du continent.

« L'Amérique septentrionale, par un rayonnement de fleuves autour de trois centres, dont deux, massifs élevés d'une chaîne de montagnes, sont reliés par le troisième, occupant un renflement marécageux des plaines;

L'Amérique méridionale, par le croisement des deux bassins transversaux l'un à l'autre, continue des systèmes de fleuves;

« L'Afrique, par l'indépendance relative de ses cours d'eau et leur pauvreté d'affluents;

« L'Australie, par le petit nombre de ses rivières et la périodicité de leur existence.

« C'est ainsi que la forme de chaque continent et les phénomènes de climat qui leur sont propres, ont déterminé la naissance de fleuves modelés sur un type particulier dans chaque partie du monde. Tous les corps continentaux diffèrent les uns des autres, le système circulatoire de chacun d'eux s'est naturellement harmonisé avec l'ensemble des terres que les eaux courantes avaient à vivifier. »

D'ailleurs, ils produisent des changements incessants à la surface de la terre; ils érodent leurs bords, recouvrent des parties, en laissent d'autres à nu, forment des îles, ont des crues et même des inondations ou des débâcles, des estuaires et des deltas toujours envahissants : conditions importantes à la santé publique.

Comme tous les fluides, les vents, les grands courants marins, les fleuves et les rivières éprouvent aussi un mouvement de déviation à l'Est dans l'hémisphère boréal, à l'Ouest dans l'hémisphère austral. Les cours d'eau qui sont parallèles à l'équateur ne sont pas influencés et ils coulent sans ronger leurs bords. Mais que le sol ne s'y oppose pas, ceux qui sont obliques attaquent dans notre hémisphère leurs rives droites; dans l'hémisphère sud les eaux sont dérivées à gauche. C'est cette loi bien exposée par de Baër qui permet de comprendre les changements de lits de beaucoup de fleuves, et par suite, les variations dans la climatologie des localités.

c. — *L'eau.*

Nous ne nous occuperons que de l'eau employée comme aliment ou comme boisson. L'eau H^2O est du protoxyde d'hydrogène. L'eau des sources, celle qui provient des rivières ou des pluies est composée de gaz et de matières fixes.

Dans un litre d'eau, il y a, en moyenne, de 25 à 35 centimètres cubes de gaz : 13 à 17 d'Az, 7 à 8 d'O, 8 à 10 de CO^2.

Cet acide carbonique tient en dissolution les carbonates et les phosphates à l'état de bicarbonates et de biphosphates. Une eau sera suffisamment aérée, lorsqu'à peine tiède, elle donnera un dégagement gazeux.

Il y a des matières fixes et des matières organiques qui produisent bientôt sa putréfaction, à moins qu'elle ne soit salée. C'est ainsi qu'on conserve l'eau bénite.

Les matières fixes sont des carbonates alcalins et terreux, des traces d'iodures, des phosphates; puis des substances inutiles pour notre organisme : du sulfate de chaux, des nitrates, des silicates.

Le sulfate de chaux, autrefois appelé sélénite, rend les eaux dures ou lourdes. Les eaux séléniteuses se digèrent mal, sont pesantes, ne cuisent pas les légumes et ne blanchissent pas le linge. L'eau cesserait d'être potable lorsqu'elle renfermerait plus de 5 dix-millièmes de matières fixes, plus de 1 dix-millième de sulfate de chaux et plus de cinq dix-millièmes de bicarbonate de chaux.

Voici les réactifs ordinaires qui servent à faire l'analyse

qualitative de l'eau : L'oxalate d'ammoniaque indique les sels de chaux, le phosphate d'ammoniaque les sels de magnésie, le chlorure d'or ou le sublimé les matières organiques; l'acide nitrique et le chloroforme mettent l'iode en liberté. Ajoutons qu'en évaporant à siccité un litre d'eau, on obtient un résidu indiquant la proportion de matières fixes. Si ce résidu est noir, il est certain qu'il y a des matières organiques.

Pour l'analyse quantitative, on emploie le procédé hydrotimétrique dû à MM. Boutron et Boudet.

Dans sa thèse de concours pour la chaire d'hygiène en 1852 (*Choix et distribution des eaux dans une ville*), Guérard énonce ainsi les caractères d'une eau potable : Elle doit être limpide, inodore, d'une saveur agréable, légère, tempérée en hiver, fraîche en été, elle doit dissoudre le savon sans former de grumeaux, cuire les légumes sans les durcir, être exemptes de matières organiques et tenir en dissolution une proportion convenable d'air, d'acide carbonique et de matières minérales.

Elle ne doit pas même renfermer un gramme de principes fixes par litre. L'eau de la Seine en contient 0gr,30.

M. Gérardin, dans un excellent Mémoire[1], en étudiant les eaux communes et spécialement celles qui sont modifiées par leur mélange avec les eaux industrielles et ménagères, a parfaitement montré l'importance de la connaissance des êtres qui vivent dans ces eaux. Nous allons donner les résultats les plus pratiques de ce savant travail.

M. Gérardin emploie trois méthodes différentes pour apprécier le degré d'altération ou d'infection de cours d'eaux : 1° l'observation des poissons, des herbes vertes et des mollusques aquatiques; 2° l'examen microscopique des algues et des infusoires; 3° le dosage de l'oxygène dissous.

Une eau est saine, disait, en 1868, M. Gérardin, au conseil municipal de Saint-Denis, lorsque les animaux et les végétaux doués d'une organisation supérieure peuvent y vivre. Au contraire, une eau est infectée, lorsqu'elle fait

[1] *Rapport sur l'altération et l'assainissement des rivières*, in ARCHIVES DES MISSIONS SCIENTIFIQUES ET LITTÉRAIRES, 1874.

périr les animaux et les végétaux doués d'une organisation supérieure et qu'elle ne peut nourrir que des infusoires et des cryptogames.

La couleur, l'odeur, la saveur, et peut-être même l'analyse chimique ne peuvent servir à bien distinguer les eaux saines des eaux infectées. Le meilleur réactif est l'être vivant.

Dès que les eaux s'altèrent, on remarque que les *poissons* s'agitent et éprouvent un grand malaise, ils montent à la surface, se réunissent par bandes dans les points où arrivent quelques filets d'eau pure, s'engourdissent, puis meurent.

Presque tous les *mollusques* périssent dans des eaux infectées et ne tardent pas à s'y décomposer. Tandis qu'à l'air, ils se dessèchent sans mourir et peuvent revivre plusieurs mois après, dès qu'on les remet dans l'eau. Aussi, dit Gérardin, dès qu'un cours d'eau s'infecte, les mollusques remontent le long des herbes, s'y cachent sous les feuilles et attendent que le danger ait disparu pour redescendre dans l'eau. En juillet 1869, quand les poissons moururent en Seine, les limnées restèrent cinq jours hors de l'eau et ne redescendirent que le sixième jour.

Si l'altération de l'eau augmente, la rivière est moins limpide, sa surface est comme d'un gris ardoisé ou recouverte d'écumes persistantes. Dans le fond, une vase noirâtre, épaisse et puante laisse constamment dégager des bulles de gaz dont l'odeur rappelle celle de l'acide sulfhydrique. Cette odeur n'est pas en ce moment due à des sulfures, puisque M. Gérardin ne lui a trouvé aucune action sur les composés du plomb ni sur l'argent.

Peu de temps après, le doute n'existe plus et les sulfures se montrent avec dégagement d'hydrogène sulfuré. L'argenterie et la batterie des cuisines voisines des bords noircissent en quelques heures. Les murailles des moulins caprennent cette teinte plombée qui recouvre les murs des cabinets d'aisance malpropres. Les vaches et les chevaux qui se contentent souvent de l'eau des mares, la refusent, et ils ont des coliques, si on les force à en boire.

Toutes les *plantes vertes* ne sont pas influencées en

même temps par l'altération de l'eau. La plus sensible et la plus délicate est le *cresson de fontaine*. Tout le monde répète qu'il est la santé du corps, il est plus juste de dire qu'il est la santé des eaux, car sa présence caractérise celles qui sont excellentes. On rencontre les *épis d'eau* et les *véroniques* dans celles qui sont de bonne qualité; dans celles qui sont médiocres, les *roseaux*, les *patiences*, les *ciguës*, les *menthes*, les *salicaires*, les *scirpes*, les *joncs*, les *nénuphars*. Les *carex* vivent encore dans des eaux très-médiocres. La plus robuste des plantes, celle que Gérardin a encore observé dans les plus infectes, est l'*arundo phragmites*.

Parmi les mollusques, la *physa fontinalis* ou *bulla* est propre comme l'hermine, aussi ne la trouve-t-on que dans les eaux très-pures. Dans les eaux saines, la *valvata piscinalis;* dans les eaux ordinaires, la *limnæa ovata* et *stagnalis*, le *planorbis marginatus;* dans les eaux médiocres, la *cyclas cornea*, la *bitinia impura* et le *planorbis corneus*. Gérardin n'a jamais observé de mollusques vivants dans les eaux corrompues.

La nature de l'eau a aussi une grande influence sur les *infusoires*, sur les plantes *cryptogames* et principalement sur les *algues*. L'oxygène, que celles-ci dégagent en grande abondance, oxyde les matières organiques de l'eau et c'est ainsi qu'elles l'assainissent. Quand une eau s'altère par des matières animales en décomposition, on est sûr d'y voir apparaître des *euglènes*, infusoires verts ou rouges de formes très-variables; « leur abondance est proportionnelle à la quantité de matière que l'eau entraîne. C'est ainsi que pendant le siége de Paris, les euglènes de la Bièvre nous ont annoncé l'établissement des boucheries ennemies à Jouy-en-Josas, et nous indiquaient approximativement la quantité de sang qu'on y laissait écouler. »

Les algues des eaux corrompues sont blanches, sans chlorophylle verte. Si l'eau est plus altérée, ces algues blanches sont fort petites, sans ramification et même sans articulation : le terme extrême et constant de cette série est le *beggiatoa alba*, si fréquent dans les eaux de féculerie, mais que l'on observe encore dans les eaux d'égouts. Ce sont des pellicules blanches et sans consistance laissant sur le linge des taches d'un blanc grisâtre et lui communiquant une odeur désagréable[1].

D'une façon générale, tant que les eaux sont saines, les algues sont plus ou moins volumineuses, renferment de la chlorophylle à structure complexe avec des articulations marquées, et souvent les cellules fructifères sont distinctes des cellules végétales. C'est que ces algues, à organisation supérieure, ne naissent que dans des eaux très-aérées, dans les cascades, les châteaux-d'eau, les eaux courantes. « Les algues unicellulaires, au contraire, se trouvent dans les eaux dormantes et dans les eaux dépouillées d'une partie de leur oxygène par les matières organiques en décomposition. »

Les eaux provenant de cartonneries, des féculeries, des vidanges, des mares et des abreuvoirs, des flaques d'eaux stagnantes, des fabriques de poudrette, des fabriques d'engrais, des usines de débrouillage d'os, des tanneries, des routoirs, etc., ne contiennent plus d'oxygène dissous.

Et voici, aussitôt, la conclusion pratique qu'en tire judicieusement Gérardin : « Les matières organiques en voie de décomposition sont essentiellement oxydables. En enlevant l'oxygène dissous dans un cours d'eau, elles y rendent la vie impossible pour les êtres doués d'une organisation supérieure. Elles réduisent les sulfates, les transforment en sulfures, et sont la cause des émanations d'hydrogène sulfuré, d'autant plus abondantes dans le bassin de Saint-Denis

[1] Voici d'après Gérardin, la description du dernier degré d'infection d'un cours d'eau : « De tous les points du lit et des berges de la rivière s'élèvent des crasses noires qui viennent flotter à la surface. Elles s'amoncellent en amont des grilles et des barrages. Cependant on ne peut les y arrêter. Elles se brisent contre les barrages de paille, les traversent et se reforment en aval. Elles forment sur le linge et les étoffes des taches noires adhérentes. Le lavage devient presque impossible. Ces crasses sont surtout abondantes quand le soleil donne sur l'eau. Elles se produisent même dans les baquets lorsque l'eau y est mêlée avec un peu de vase. » Il y a outre les *beggiatoa alba* en décomposition une autre algue, l'*oscillaria natans*.

que, les terres étant gypseuses, les eaux sont naturellement séléniteuses. Si donc, au lieu d'abandonner les eaux industrielles à la fermentation putride dans les fosses de décantation d'une grande profondeur et d'une petite surface, on divise ces eaux pour les exposer à l'action oxydante de l'air sur une grande surface, les matières organiques dissoutes s'oxydent à saturation ; on pourra alors les faire écouler à la rivière, sans qu'elles y produisent les inconvénients qu'elles y causent. »

Si nous avons longuement insisté sur ces travaux de M. Gérardin, c'est qu'ils sont marqués au bon coin de la science, et qu'ils entraînent avec eux des conséquences éminemment pratiques.

II. — RÔLE PHYSIOLOGIQUE

Nous avons déjà vu. dans des chapitres spéciaux, le rôle physiologique de l'eau en suspension dans l'atmosphère ou en circulation sur les continents, il ne nous reste donc plus qu'à nous occuper de son action, quand elle est introduite dans l'organisme.

Les anciens ne se trompaient pas, en considérant l'eau comme un des quatre éléments, ils auraient même pu ajouter que la présence d'une certaine quantité d'eau dans l'organisme, est indispensable à l'entretien de la vie et à l'accomplissement des fonctions.

« L'élément dominant du globule, dit Küss, est l'eau : elle y entre pour les $\frac{4}{5}$, et forme une des conditions de sa vitalité, car elle sert de menstrue aux autres substances. Aussi, l'humidité peut-elle être donnée comme un caractère empirique de la vie d'un globule : les cancers qui ne sont qu'un excès de vie globulaire, sont d'autant plus aigus qu'ils sont composés d'une masse plus humide. »

M. Chevreul, dans un Mémoire où il s'occupait de l'influence de l'eau sur les matières azotées, a montré que les tendons, le tissu jaune élastique, la fibrine, les cartilages, les ligaments, la cornée, le cristallin, doivent leurs propriétés les plus distinctes à l'eau qu'ils renferment.

Tout animal naît et se développe d'abord dans un liquide. Plus il est jeune, plus ses parties constituantes contiennent d'eau. Il semble qu'en vieillissant les organes se dessèchent. Les parties les plus importantes, le cerveau et les muscles, sont en même temps les plus aqueuses.

Le corps humain est composé, d'après Burdach, de plus de deux tiers d'eau. Dans le poids de 75 kilogrammes que pèse un homme, on peut imaginer qu'il y a plus de 50 kilogrammes d'eau.

Cette énorme quantité fait comprendre l'utilité des échanges, des phénomènes physico-chimiques qui ont lieu, grâce à l'eau des aliments et des boissons. Et c'est parce qu'elle devient ainsi une des conditions de la vie, qu'il est possible de comprendre les tourments de la soif, plus difficiles à supporter que ceux de la faim. La plupart des peuples ont exprimé, dans leur langue, par le mot soif ou ses correspondants, tous les désirs immodérés de l'âme.

D'après les expériences de Chossat et de Boussingault qui démontrent que les éléments minéraux des eaux sont absorbés, on peut conclure avec Wurtz, (*Dictionnaire de chimie*), « que toute substance saline qui aura son représentant dans l'économie, doit, par cela même, devenir utile, si non nécessaire; que toute substance, au contraire, qui ne sera pas propre à entrer dans la composition de nos tissus, sera inutile et quelquefois dangereuse. »

Quelle est donc l'influence de quelques-uns de ces sels ?

Le sel marin, en très-faible quantité dans la plupart des eaux potables, ajoute certainement à leur digestibilité.

Le bicarbonate de chaux les rend plus agréables et en même temps d'une digestion plus facile. Arrivé dans l'estomac, ce sel est décomposé par le suc gastrique, l'acide carbonique, devenu libre, stimule les parois.

Les eaux de Saint-Galmier, de Contrexeville, de Condillac, en renferment de très-grandes quantités, et ont été, à cause de cela, adoptées comme eaux de table.

La chaux fournit les matériaux nécessaires au développement ou à l'entretien du squelette.

Le sulfate de chaux et les sels de magnésie irritent et congestionnent l'intestin, provoquent une abondante exudation, d'où coliques et diarrhée.

En favorisant l'échange des matériaux, l'eau est digestive. Les individus qui en prennent très-peu, ne digèrent pas bien, ils sont obligés de sécréter beaucoup plus de suc gastrique. Les vrais gourmands n'agissent pas ainsi, et, à tous leurs repas, on les voit absorber de grandes quantités d'eau.

L'eau est encore un véritable aliment, c'est un type de boisson et dont se contentent les $\frac{9}{10}$ de l'espèce humaine. Tout en aidant à la fonte sécrétoire, elle répare incessamment les pertes qui se font par les excrétions, la respiration pulmonaire et cutanée.

On peut évaluer à un ou deux litres la quantité d'eau

nécessaire aux besoins de l'organisme, en vingt-quatre heures. D'ailleurs, l'économie d'après les conditions de milieux extérieurs ou intérieurs ne prend que ce qui est nécessaire pour conserver intacte la composition des liquides et des solides. Si une trop grande quantité est ingérée, l'organisme cherche à s'en débarrasser par la peau, l'intestin ou les reins; mais en s'éliminant ainsi, elle délaye les liquides normaux, nuit à leur action physiologique et finit par débiliter.

III. — ROLE PATHOGÉNIQUE

L'eau, prise en boisson, peut provoquer des maladies par sa température, la quantité ingérée, ses qualités.

L'*eau froide* peut donner lieu à certains accidents longuement décrits par Guérard[1]. Ils se produisent dans les conditions suivantes : le corps est échauffé, l'estomac vide, la quantité ingérée est assez considérable, et cette eau est à une basse température. Il est facile de comprendre, que, dans ces conditions, la paroi tout à coup en contact avec une masse froide est obligée de se congestionner vivement, il y a afflux sanguin, vomissements, crampes, coliques et parfois syncope mortelle. C'est ainsi que mourut à Vincennes, en 1316, Louis X dit le Hutin.

Si l'individu ne fait pas bien la réaction, il se produit fréquemment des phlegmasies, des pleurésies et des anasarques. Dans l'expédition de Tunis, racontée par de Haën, après une marche forcée suivie de halte dans un endroit humide, beaucoup de soldats de Charles V, qui avaient absorbé une grande quantité d'eau froide, furent atteints d'hydropisies.

L'eau chaude ou tiède fluxionne les parois de l'estomac qu'elle stimule, et excite le système vasculaire, ainsi qu'il

[1] Guérard, *Mémoire sur les effets des boissons froides* (Ann. d'Hygiène, Paris, 1842, t. 27, p. 71).

est facile de le constater chez les personnes qui prennent leur potage ou des breuvages trop chauds.

Les Romains aimaient beaucoup l'eau chaude, ils en abusaient même. Si elle exagère la sécrétion de la sueur, elle ralentit la digestion, car le ferment gastrique n'agit pas après 60°. D'ailleurs, ces fluxions constantes vers cet organe, favorisent l'élection du cancer.

Nous avons déjà dit qu'*en trop grande quantité* elle ralentit les digestions, donne de la dyspepsie et une atonie générale. Chomel croit qu'elle prédispose ainsi à la phthisie, Bouchardat au diabète et à la polydipsie.

S'il en est absorbé une *quantité insuffisante,* au moment des repas, les digestions sont lentes et difficiles, les sécrétions se trouvent diminuées, il y a constipation habituelle; chez les gens prédisposés, des urates se déposent dans les articulations, la gravelle est commune. L'eau est encore le meilleur des lithontriptiques.

Altérée dans sa qualité, et soupçonnée d'être le véhicule de beaucoup de germes morbides, l'eau a depuis longtemps été accusée de produire des maladies spéciales et même de faciliter leur généralisation épidémique.

MM. Colin[1], Arnoult[2], ont bien étudié cette question qui a une grande importance pratique.

Les eaux des fleuves qui alimentent les grandes villes sont vite altérées, et si on n'a soin de les purifier complétement, elles provoquent des coliques et de la diarrhée, bien connues des étrangers arrivant à Paris. Mais c'est plutôt là une indisposition qu'une maladie.

Le goître et les accidents qui l'accompagnent ont été considérés comme produits par une cause se trouvant dans l'eau alimentaire. Les uns, avec Boussingault ont pensé que ces eaux ne contenaient pas assez d'oxygène. M. Chatin voit, dans cette maladie, la conséquence d'une insuffisance d'iode, dans l'air, l'eau et les aliments. La ration quotidienne serait de $\frac{1}{400}$ de milligramme; dans les

[1] *De l'ingestion des eaux marécageuses* (Ann. d'hyg., 1872, t. 38).

[2] *L'eau comme véhicule des miasmes et virus* (Gaz. méd. de Paris, 1874, n° 5 et suivants).

Alpes, il y en aurait quatre fois moins; à Paris, il y en a quatre fois plus qu'il ne faut. M. Grange attache une grande importance à la présence dans l'eau d'un excès de sels magnésiens et séléniteux. M. Martin-Damourette pense que si la richesse de l'eau en sels magnésiens accompagne toujours la pauvreté de cette eau en iode, il faut attribuer cette coïncidence à la nature même des terrains. « Bien que dans l'état actuel de la science, dit M. Baillarger dans son remarquable rapport sur le goître et le crétinisme, il ne paraisse pas possible de formuler une doctrine étiologique définitive; néanmoins l'ensemble des faits recueillis jusqu'ici, tend à démontrer que l'endémie du goître et du crétinisme est due à un agent toxique spécial contenu dans les eaux potables et peut-être aussi dans les plantes alimentaires. Malgré de nombreuses recherches, la nature de cet agent est jusqu'ici restée tout à fait inconnue. » S'il existe un principe toxique, il est facilement annihilé par les effets de l'alimentation, puisque dans l'armée, par exemple, les officiers et les sous-officiers en sont exempts.

Dans certaines épidémies militaires, d'une étiologie compliquée et se présentant avec une physionomie nouvelle, on a cherché dans l'eau de boisson les causes de la maladie[1]. M. Worms a attribué l'épidémie de la caserne de Saint-Cloud à l'usage de l'eau d'une citerne qui contenait des matières en décomposition. Ce réservoir n'avait pas été curé depuis cinq ans. On y trouva des détritus animaux et végétaux, des cadavres de rats. Le curage fait, l'épidémie s'arrêta. M. L. Laveran, qui a observé l'épidémie de la caserne de Lourcine, l'a attribuée à la mauvaise qualité de l'eau, pas de traces de plomb, mais beaucoup de matières organiques et des cadavres de rats. Dans ces deux épidémies, les symptômes étaient comparables à ceux de l'empoisonnement par le phosphore ou l'arsenic à petite dose. D'après notre collègue A. Laveran, les rats dont on cherche à se débarrasser dans les établissements militaires par des

[1] Voir, dans A. Laveran (*loc. cit.*), les épidémies de fièvres bilieuses de Gaillon, Civita-Vecchia, de Saint-Cloud et de Lourcine.

pâtes phosphorées, arsenicales, pourraient avoir ainsi intoxiqué ces eaux. Dans des épidémies semblables, il y aurait à rechercher dans l'eau la présence d'une substance métallique, plomb, arsénic, phosphore.

S'il est facile de comprendre qu'un principe chimique se répande ainsi dans l'eau, et l'intoxique, l'éclosion et la présence dans ce liquide d'un germe spécifique, puis sa pénétration dans l'organisme, sont beaucoup plus sujets à contestation.

Pour les fièvres à malaria, M. Colin démontre parfaitement que l'ingestion des eaux marécageuses n'a jamais donné des fièvres intermittentes. « L'eau marécageuse n'a pas l'action spécifique du miasme palustre atmosphérique et n'agit, dans le développement de cette intoxication, que comme la série des causes banales qui diminuent la résistance de l'organisme aux influences morbides. » C'est aussi l'avis de M. Arnoult.

Ces deux savants médecins s'accordent d'ailleurs, pour reconnaître, à l'usage des eaux riches en matières organiques, les pouvoirs de produire des affections intestinales et spécialement la dysenterie.

MM. Colin et Kelsch ont montré que l'on avait exagéré ou mal compris cette maladie dans ses causes et dans ses lésions. Celle-ci est une maladie qui se montre fréquemment après une alimentation insuffisante ou grossière, aussi l'observe-t-on dans les pays misérables. Les faits sont nombreux pour prouver l'influence étiologique des eaux altérées. Annesley aux Indes, Cambay en Algérie, l'ont démontré dans la dysenterie. En Cochinchine, dans une localité, la dysenterie se montrait ou disparaissait avec l'usage de certaines eaux. A la Guadeloupe, une épidémie de dysenterie chez les soldats, a cessé lorsqu'on a remplacé l'eau de rivière par l'eau de pluie. Les eaux du Cambodge étudiées par M. Foucaut, sont tellement chargées de matières organiques, qu'après trois filtrations, elles précipitent encore par le chlorure d'or ; aussi donnent-elles la dysenterie aux Annamites et aux Européens qui en boivent. Si la dysenterie est plus fréquente dans les pays chauds que sous nos climats, cela tient à la congestion physiologique de l'intestin, ainsi que nous l'avons déjà expliqué en étudiant l'influence de ces latitudes ; cela dépend aussi de cette gangrène ou stéatose aigue si commune dans ces régions. qu'elle a reçu le nom de phagédénisme de la zone tropicale.

« Si dans l'armée, dit M. Colin, la dysenterie est plus fréquente en campagne qu'en garnison, cette différence ne tient pas seulement à une exposition plus complète aux agents atmosphériques, dont l'influence doit être cependant mise en première ligne ; mais il faut se rappeler aussi qu'en garnison le soldat partage avec l'habitant, l'usage d'une eau généralement salubre, tandis que, pendant les marches, il lui faut recourir souvent, pour s'abreuver, aux rivières, aux étangs, aux canaux, dont le niveau s'abaisse à l'époque la plus chaude de l'année, d'où augmentation momentanée en chiffre des matières organiques contenues dans ces eaux. »

Comme le fait remarquer Arnoult, pour les fièvres à malaria, dans les épidémies du typhus ou de fièvre typhoïde, il est fort difficile de trouver l'un sans l'autre, ces deux éléments : l'air ou l'eau. Toutefois, il ne faudrait pas, d'après lui, avoir une opinion trop exclusive, et il cite la remarquable épidémie de l'orphelinat de Halle, et celle tout aussi instructive du laitier de Leeds. Cependant la fièvre typhoïde se montre avec une intensité à peu près égale, sur les soldats et les Parisiens de même âge, et pourtant ils boivent des eaux bien différentes.

Le même doute existe pour le choléra. L'opinion de Blanc est exagérée. Arnoult pense que « le choléra se propage par contagion sur le sol. » Les expériences de Tiersch, celles de Legros et Goujon ne prouvent pas que les accidents produits aient été réellement du choléra.

Comme a dit, M. Bouley, cela ressemble au choléra comme une purgation ressemble à la diarrhée. La commission du choléra de l'empire allemand (août, 1875), composée d'hommes tels que Pettenkofer, Bœger, Hirsch, ne crût pas au transport par l'eau de boisson. L'eau est pure ou souillée, mais les analyses n'isolent pas le principe cholérique dont on ne connaît ni les propriétés physiques ni les propriétés chimiques. Arnoult est convaincu que ce qui favorise le plus la propagation du choléra, c'est la personne même des malades et leur atmosphère; aussi leur isolement est-il indispensable.

Le docteur Cunningham, dans ses études sur le choléra de 1872 aux Indes, en confirmant l'opinion de Pettenkofer, n'admet pas que l'usage des eaux potables corrompues par des déjections cholériques puisse expliquer l'évolution du choléra endémique dans ces pays. Le docteur Decaisne dans un Mémoire communiqué à l'Académie des sciences, explique l'immunité à l'égard du choléra des villes de Lyon, Versailles, et la facilité de la propagation de ce fléau à Paris, par la théorie tellurique[1].

IV. — RÈGLES D'HYGIÈNE PRIVÉE ET SOCIALE

Si nous avons réussi à bien faire apprécier les nombreuses influences que les eaux marines ou continentales apportent dans la climatologie d'une contrée, nous avons fait comprendre l'utilité de l'intervention humaine pour le régime des eaux.

Les côtes aux nombreuses indentations, ou découpées par les mers, comme les Polders de la Zélande ou les Bugors de la mer Caspienne peuvent être régularisées et protégées. Les étangs, les marais, les dunes seront spécialement soignés : un drainage intelligent, des plantations appropriées, pins et eucalyptus, pourront rendre de grands services.

Les forêts seront surveillées, et, des boisements intelligents, des travaux spéciaux, l'endiguement des cours d'eaux préviendront les inondations tout en donnant aux terres l'humidité qu'elles réclament.

[1] Voir *Revue médicale*, du Dr Decaisne, in REV. SCIENTIF., n° 24, 1874; et les publications de M. Pellarin qui a signalé depuis longtemps le danger des déjections cholériques.

Mais on doit s'occuper surtout de procurer aux populations l'eau qui est nécessaire à ses besoins. « S'il est intéressant pour la société, dit Lavoisier[1], de connaître la nature de ces eaux salutaires dont les effets surprenants ont été tant de fois célébrés dans les fastes de la médecine, il ne l'est pas moins de connaître celles qui sont employées tous les jours pour les besoins de la vie. C'est d'elles, en effet, que dépendent la force et la santé des citoyens. L'examen des eaux communes intéresse la société toute entière, et principalement cette partie active dont les bras sont en même temps et la force et la richesse d'un État. »

Cette question des eaux potables comprend l'étude de leur provenance, de leur purification, de leur distribution.

L'eau distillée est peu agréable au goût et en l'exposant à l'air pendant quelque temps, elle devient suffisamment aérée. Les appareils distillatoires perfectionnés de nos jours permettent d'utiliser l'eau de mer pendant les traversées, et c'est là un heureux résultat. L'usage de l'eau distillée devient indispensable dans les localités où il est impossible de se procurer une eau convenable, c'est ainsi qu'elle est employée à Suez, à Schang-Haï, à l'île de la Réunion. Cet exemple devrait être suivi dans tous les endroits dépourvus d'eaux potables.

L'eau des étangs, des marais, des lacs, est, en général, très-riche en matières organiques, renfermant des gaz odorants et parfois de petites sangsues qui se fixent sur les parois de l'arrière-gorge et déterminent des accidents. Les plus mauvaises de ces eaux sont celles des petits étangs, des mares, des fossés. Il ne faut

[1] *Œuvres*, édit. de 1865, t. III, p. 145.

boire de ces eaux stagnantes qu'avec la plus grande modération, et, si c'est possible, en changer les caractères en faisant usage d'infusions chaudes, comme thé, café. Blanc, dans son voyage en Abyssinie, s'est bien trouvé de ne prendre l'eau saumâtre que sous forme de thé. Dans son étude sur Pékin et ses habitants, Morache dit que l'usage si répandu du thé en Chine est né de sa valeur alimentaire et de sa propriété de déguiser le goût de l'eau. Des raisons semblables ont contribué à vulgariser le café parmi les Arabes. On peut aussi filtrer ces eaux, précipiter les matières en suspension par de l'alun (cinq centigrammes par litre) ou du permanganate de potasse, y ajouter du vin ou un peu d'alcool; mais l'ébullition est le moyen par excellence.

Les eaux de neige ou de glace ne sont pas salubres, leur minéralisation et leur aération étant insuffisantes. Elles se digèrent difficilement et provoquent des troubles intestinaux[1]. Les habitants de Terre-Neuve qui s'en servent habituellement sont sujets, dit-on, à des engorgements glanduleux du cou, accidents que Cook aurait vu se développer sur des hommes de son équipage dans des circonstances semblables.

Les eaux de pluie sont des eaux distillées par la radiation solaire. Recueillies avant qu'elles touchent le sol, elles sont assez pures. Celles du commencement de l'ondée renferment beaucoup de matières organiques qui se trouvaient en suspension dans l'air, et surtout de l'ammoniaque dont la proportion est assez forte, principalement dans les grandes villes. Si ces eaux sont lourdes à digérer, il faut y ajouter les sels qui leur manquent. Vienne, Constantinople, Cadix, se

[1] Il faut boire tous les liquides froids à petites gorgées ou à l'aide d'un chalumeau.

servent de ces eaux sans grand inconvénient. On les recueille dans de vastes citernes maçonnées et cimentées avec de la chaux hydraulique. Si elles séjournent trop longtemps dans ces réservoirs, elles peuvent se surcharger des sels calcaires que lui abandonnent les parois. Cette eau peut être une précieuse ressource pour les navigateurs ou les colonnes expéditionnaires. Morache indique les moyens pratiques pour la recueillir : « Au moyen de prélarts, tendus en forme d'entonnoir, à l'aide aussi de la toile des tentes ; il sera quelquefois nécessaire de la filtrer, par suite de son contact avec ces objets, généralement imprégnés de poussière ; on y ajoutera environ 30 à 40 centigrammes de sel marin par litre d'eau, et l'on aura une eau très-salubre. »

Les eaux de puits varient avec leur origine et les couches de terrain qu'elles ont traversées. Elles présentent tous les nombreux inconvénients dont nous avons parlé, en nous occupant du sol. D'une manière générale, elles sont mauvaises ou peuvent le devenir, d'un moment à l'autre. Celle des puits artésiens doit être reçue dans des réservoirs où elle peut se refroidir.

Les eaux de sources sont certainement parfaites, si les couches géologiques qu'elles ont parcourues ne les ont point altérées. C'est dans les terrains secondaires que l'on rencontre les meilleures.

Ces eaux doivent être préférées pour l'approvisionnement des villes. Leur température et leur composition restent constantes, elles s'aèrent suffisamment pendant leur trajet, elles sont moins exposées aux causes d'impuretés qui altèrent l'eau des rivières.

Les eaux de fleuves et de rivières sont excellentes tant qu'elles n'ont pas reçu dans leur lit toutes les impuretés des riverains. « A mesure que l'industrie, dit M. Péligot, prend un plus grand développement, l'eau des rivières qui traversent les grands centres de population devient moins pure ; car sa masse restant la même, les matières qu'on y déverse deviennent chaque jour plus abondantes. » Une commission anglaise présidée par Frankland et qui avait pour mission d'étudier cette pollution des rivières, déclara que l'oxydation des matières organiques se faisait avec une telle lenteur, malgré une forte proportion d'eau pure, qu'un parcours de 300 kilomètres ne suffisait pas pour produire la purification d'une eau souillée.

Cette question est des plus graves, aussi préoccupe-t-elle vivement les administrations et les édilités. Une surveillance des plus rigoureuses devra être rétablie à l'égard des établissements industriels qui déversent dans les cours d'eau ou dans le sol des produits toxiques. Des fabriques de fuchsine, d'aniline qui rejettent des produits arsenicaux, ont pu ainsi empoisonner la nappe souterraine dans une étendue de plus de 200 mètres. Ce sont ces causes qui ont produit le dépeuplement progressif de nos cours d'eaux; la pisciculture est impossible dans de pareilles conditions, et cependant, comme le dit M. Cloüet[1], il ne faut pas oublier, qu'à surface égale, les cours d'eaux doivent rapporter plus que les meilleures terres.

En Prusse, des règlements empêchent les directeurs d'usine de déverser les produits toxiques dans les rivières; un registre spécial constate l'entrée ou la sortie de chaque poison, même sous forme de résidu. Les résidus ou matières dangereuses sont transportés en un endroit désigné par l'administration. Une or-

[1] *Étude sur les eaux courantes*, Rouen, 1875.

donnance, rendue depuis peu de temps en Angleterre, considère comme pouvant altérer les cours d'eaux, les liquides renfermant notamment 0,05 d'arsenic métallique dans cent mille parties d'eau en poids. Nous pourrions prendre des mesures semblables qui intéressent à la fois la santé et la fortune publique.

La purification des eaux se fait par divers moyens que nous allons brièvement indiquer, ne pouvant entrer dans la description, toujours très-longue des appareils.

Les principaux moyens sont l'épuration et la filtration.

L'épuration de l'eau par le repos dans de grands réservoirs (ainsi les eaux de la Durance à Marseille), clarifie un peu les eaux vaseuses et argileuses. Mais si ces eaux restent trop longtemps stagnantes, elles s'altèrent. On a clarifié, en ajoutant dans les bassins cinq centigrammes d'alun par litre : l'argile se dépose à l'état de sous-sulfate d'alumine. Ce procédé quotidiennement employé par les Chinois, doit être surveillé par l'administration.

Le filtrage des eaux est naturel ou artificiel. Sur les bords du fleuve on établit des galeries dites filtrantes, qui sont des tranchées en contre-bas de l'étiage. L'eau s'y rend en traversant le sable fin et les cailloux qui forment le lit du fleuve. Toulouse, Lyon, Vienne, Glascow emploient ce procédé, qui n'est pas réalisable partout, puisqu'il faut une conformation spéciale du sol.

Il y a des filtres mixtes ; celui du quai des Célestins, à Paris, en est un exemple. L'eau passe sur de l'éponge, du gravier, de la brique pilée, de la braise de boulanger. Ils fonctionnent bien et vite, mais leur nettoyage est long et souvent nécessaire.

Nous dirons aussi quelques mots des *filtres portatifs*. Dans les filtres Fonvielle, les matières filtrantes dont nous venons de parler, sont enfermées dans des compartiments séparés. L'eau doit arriver avec une pression assez forte (de 20 mètres au moins au-dessus du niveau du filtre, et c'est là leur seul inconvénient). La pression exagère l'écoulement. Il y a un double courant : un d'eux ne sert qu'au lavage. Ils fonctionnent à l'Hôtel-Dieu et dans plusieurs fontaines de Paris.

Dans les filtres Souchon, on emploie de la laine tontine débarrassée des graisses qu'elle peut contenir, pétrie d'abord avec de l'argile, puis lavée, et enfin serrée contre des claies. L'eau est assez bien filtrée, le nettoyage se fait en quelques minutes. Ces filtres sont employés dans quelques fontaines publiques de Paris.

Morache, après avoir indiqué les filtres de campagne, recommande de petits filtres portatifs de charbon moulé (coke et charbon animal), enfermés dans une boîte de fer blanc cylindrique de 6 centimètres sur 5, contenant un tube de caoutchouc avec embout. Dans l'expédition anglaise de la Côte-d'Or, en 1873-74, chaque soldat en avait été officiellement pourvu.

La distribution des eaux a aussi son importance, et mérite l'attention de l'hygiéniste. Pour élever l'eau d'une rivière ou d'un fleuve à une hauteur convenable et la distribuer dans différents quartiers, on emploie des turbines et des machines à vapeur. Les turbines exigent une chute d'eau que l'on n'obtient souvent que par un barrage. Les machines à vapeur sont coûteuses, nécessitent des frais d'entretien et parfois même de longues réparations qui interrompent le service. Ce sont là autant de considérations sérieuses et qui doivent être bien connues des municipalités.

Si elles le peuvent, elles feront bien de chercher les sources qui se trouvent dans le voisinage et de dériver leurs eaux au profit de la cité. C'était le procédé des Romains, c'est celui qu'a adopté le savant ingénieur de la ville de Paris, M. Belgrand.

Les eaux sont amenées des sources aux réservoirs ou de ceux-ci aux fontaines par plusieurs sortes de conduits.

D'abord les aqueducs en ciment romain, plus grands que le courant et dans lesquels l'eau se dépouille de son acide carbonique. Puis des tuyaux de fonte dont le diamètre est trois fois plus grand que l'eau à contenir. Car les eaux calcaires les encrassent facilement de dépôts, et même celles qui le sont moins, forment des tubercules ferrugineux. Enfin, des tuyaux d'étain qui, bien entendu, devront être en étain presque pur, et ne renfermant pas de plomb.

Après un accident au château de Claremont, sur la famille du roi Louis-Philippe, on a accusé les tuyaux de plomb et pensé qu'ils pouvaient altérer l'eau, d'autres ont proclamé leur innocuité. Voici ce qui se passe dans les différents cas. L'eau de pluie attaque le plomb, il se forme de l'oxyde de plomb hydraté, du bicarbonate de plomb et du carbonate en poussière : ces eaux-là ne doivent donc pas servir à l'alimentation. On a été trop loin dans l'action des eaux de sources qui, disait-on, contenaient des sels calcaires et des chlorures alcalins ne pouvant attaquer ces tuyaux. Quant aux eaux de rivières, l'action est la même qu'avec les eaux de pluies, mais les sels calcaires venant à précipiter les sels de plomb insolubles, ceux-ci se déposent sur les parois comme un vernis protecteur ; c'est à cause de cela qu'elles sont inoffensives.

4. DE L'ALIMENT

« L'être vivant est essentiellement caractérisé par sa *nutrition*. L'édifice organique est le siége d'un perpétuel mouvement nutritif, mouvement intestin qui ne laisse de repos à aucune partie ; chacune, sans cesse ni trêve, s'alimente dans le milieu qui l'entoure et y rejette ses déchets et ses produits. Cette rénovation moléculaire est insaisissable pour le regard direct ; mais, comme nous voyons le début et la fin, l'entrée et la sortie des substances, nous en concevons les phases intermédiaires, et nous nous représentons un courant de matières qui traverse continuellement l'organisme et le renouvelle dans sa substance en le maintenant dans sa forme. Ce mouvement qu'on a appelé le tourbillon vital, le circulus matériel entre le monde organique et le monde inorganique, existe chez la plante, ne s'interrompt jamais et devient la condition et en même temps la cause immédiate de toutes les autres manifestations vitales. L'universalité d'un tel phénomène, la constance qu'il présente, sa nécessité, en font le caractère fondamental de l'être vivant, le signe plus général de la vie. On ne sera donc pas étonné que quelques physiologistes aient été tentés de le prendre pour définir la vie elle-même..... Le mouvement nutritif comprend deux opérations distinctes, mais connexes et inséparables : l'une par laquelle la matière inorganique est fixée ou incorporée aux tissus vivants comme partie intégrante, l'autre par laquelle elle s'en sépare et les abandonne..... C'est une vérité bien remarquable et bien essentielle à saisir, que ces deux phases du circulus nutritif se traduisent si différemment, l'organisation restant latente et la désorganisation ayant pour signe sensible tous les phénomènes de la vie. Ici l'apparence nous trompe, comme presque toujours; ce que nous appelons phénomène de la vie, est, au fond, un phénomène de mort organique. Les deux facteurs de la nutrition sont donc l'assimilation et la désassimilation, autrement dit l'organisation et la désorganisation. » C'est ainsi que M. Cl. Bernard, dans une étude sur la *Définition de la vie*[1] expose magistralement le phénomène qui va nous occuper dans ce chapitre.

La nutrition est une fonction compliquée et à laquelle ne concourent pas seulement les matériaux solides ingérés dans les voies digestives. Nous avons déjà étudié l'aliment respiratoire et le rôle de l'eau, et nous avons pu voir que c'étaient là des fonctions importantes de ce phénomène.

Mais s'il est certain que tous les actes de l'organisme tendent au même but (*consensus unus, concursus unus, conspiratio una*, disait l'ancienne médecine), il n'en est pas moins vrai qu'il faut nécessairement faire des coupes et établir séparément les points principaux.

[1] Revue des Deux-Mondes, 1875.

Aussi pour mettre un peu d'ordre dans les nombreux matériaux qui doivent être étudiés, après avoir montré rapidement les conditions de la nutrition, nous apprécierons le rôle des différents principes alimentaires. Ces préliminaires rendront plus facile l'étude des aliments complexes, ceux que l'homme emploie tous les jours et dont l'hygiéniste doit connaître parfaitement la valeur nutritive pour indiquer le régime des individus ou les besoins des populations.

Tous les auteurs se sont efforcés de traiter cette question avec tous les développements qu'elle mérite. On pourrait même reprocher à quelques-uns d'avoir donné aux expériences physiologiques une trop grande extension : les conséquences qui en résultaient se trouvant en contradiction avec l'usage ou la pratique de tous les jours. Moleschott[1], dans un livre de vulgarisation, Liebig, Payen[2], Bouchardat[3], dans leurs leçons, MM. Fonssagrives[4], Coulier[5], dans le *Dictionnaire encyclopédique*, M. Letheby[6], dans ses conférences, ont étudié ce problème et trouvé d'intéressantes solutions. Récemment, un de nos collègues, Marvaud[7], a présenté les travaux connus, et dans une étude approfondie les a habilement groupés en faveur de la thèse qu'il soutient. Nous signalerons enfin les leçons aussi scientifiques qu'éminemment pratiques du cours de

[1] *De l'alimentation et du régime*. Paris, Masson, 1858.

[2] *Traité des substances alimentaires*. Paris, 1865.

[3] *De l'alimentation insuffisante*. Thèse de concours, 1862 Cours à la Faculté de médecine, avril 1874.

[4] Art. *Alimentation; Hygiène alimentaire*. Paris, 1867.

[5] Art. *Aliments. — Blé. — Lait.*

[6] *Les Aliments*. Quatre conférences faites devant la Société des arts de Londres. (Traduction par l'abbé Moigno, 1869).

[7] *Les aliments d'épargne, etc.*, 2ᵉ édit., Paris, 1874.

notre respectable et savant ami, M. le professeur Martin-Damourette.

Ce sont là les principaux documents qui nous permettront de tracer un tableau complet de l'alimentation et d'arriver ainsi à de véritables conclusions hygiéniques.

DES ÉCHANGES MOLÉCULAIRES

Les aliments sont des substances introduites dans l'organisme pour en réparer les pertes, entretenir sa chaleur ou pourvoir au travail extérieur et, quand c'est nécessaire, aider à l'accroissement du corps.

La vie étant l'échange de la matière, les matériaux alimentaires se présentent sous les trois états : gazeux, liquide et solide. Nous avons déjà appris à connaître le rôle de l'aliment respiratoire et de l'eau, il nous faut actuellement étudier les principes solides, ceux qui sont ordinairement désignés sous le nom d'aliments.

On les appelle aussi ingesta et on les oppose aux excreta qui servent à désigner les résidus et les matériaux expulsés par l'organisme.

Cette entrée et cette sortie des aliments sont reliées par une série de phénomènes intermédiaires qui comprennent les deux facteurs importants de la nutrition : l'assimilation et la désassimilation.

Cl. Bernard, qu'il faut toujours citer, quand on veut approfondir une question quelconque de physiologie, a, dans ses leçons au Muséum[1], fait la synthèse chimique et histologique de la nutrition.

[1] Revue scientifique, septembre, octobre et novembre 1874.

Le mouvement de la nutrition consiste toujours dans un double mouvement d'édification et de destruction : avant de détruire, la cellule vivante organise. Ces deux éléments de la nutrition complète n'ont pas la même importance : l'acte d'édification ou de synthèse est un phénomène essentiel, vital; l'autre, celui de destruction est plus indépendant de la vie.

La cellule végétale ou animale forme dans tel ou tel organe de la matière amylacée ou de la substance glycogène, par des procédés que ne peuvent imiter les chimistes. Elle utilise les matériaux venus du dehors ou de l'alimentation.

« Mais il s'en faut que l'utilisation soit directe, comme on l'a cru. La théorie de l'utilisation directe des aliments méconnaît les caractères les plus essentiels de la nutrition : elle est antiphysiologique au suprême degré. Comment imaginer, en effet, que ce soient les féculents qui viennent produire la matière amylacée, puisque nous avons vu le sucre et l'amidon être indépendants de l'alimentation? Et il faut qu'il en soit ainsi. Si l'animal dans sa composition chimique, dépendait des aliments qu'il absorbe, sa composition varierait à chaque instant, elle varierait d'un individu à l'autre; la vie serait dans des conditions d'instabilité partielle. Ainsi, la cellule vitale n'est pas condamnée à faire la synthèse nutritive, au moyen des principes immédiats qui lui viennent du dehors, mais seulement au moyen des principes élémentaires. Elle ne forme pas du sucre avec du sucre, du glycogène avec du glycogène, des matières grasses avec de la graisse : elle a sa mission et a sa fonction qui lui est assignée par son origine; elle les accomplit comme elle peut, avec les éléments dont elle dispose, plus ou moins péniblement selon les cas, et par des procédés, qui, tout en étant exclusivement chimiques au fond, sont cependant adaptés à chaque cas nouveau. La consigne est absolue, mais les moyens présentent une certaine laxité : si elle fait de la chimie, ce n'est pas à la façon d'un des réactifs aveugles que le chimiste manie, c'est à la façon de ce chimiste lui-même qui choisit ses agents et règle leurs conditions d'action dans un but déterminé.

La cellule, ainsi que l'a démontré dans ces lignes M. Cl. Bernard, ne prenant les matériaux dont elle a besoin, que par des principes très-simples, les qualités d'un aliment complexe diminuent en importance, et ce qui devient essentiel, c'est la cellule avec sa propriété vitale, c'est l'agent qui la fait fonctionner.

L'essence de cet acte, cette virtualité impulsive que Cl. Bernard appelle puissance d'évolution, est semblable et tout aussi inexpliquée que l'acte générateur. « C'est cependant un progrès que de réduire toutes les forces mystérieuses de la vie à cette cause unique, quoique encore inexplicable. »

Il est tellement vrai que l'état de la cellule prédomine le rôle de l'aliment, que pendant la maladie, lors de la vieillesse, malgré les matériaux alimentaires les mieux choisis ou les plus appropriés, la synthèse nutritive est en souffrance.

Les aliments excitent sans doute l'activité cellulaire, mais il faut que celle-là puisse être mise en jeu. Ils ont un double rôle : éveiller l'irritabilité nutritive de la cellule et lui fournir les éléments chimiques du produit qu'elle doit fabriquer. La digestion des aliments, d'après Cl. Bernard, ne serait d'ailleurs que le premier acte d'une foule de transformations et d'élaborations se passant dans les tissus où ils vont séjourner et s'emmagasiner quelque temps avant de servir réellement à l'acte nutritif, à l'incorporation cellulaire.

« En résumé, dit Cl. Bernard, nous ne voyons nul rapport direct entre l'aliment et le tissu similaire, et nous pensons que, au moment où s'accomplit l'acte de nutrition réel et véritable, les matériaux sur lesquels opère la cellule, sont dans un état avancé de décomposition.

Si cette vue est vraie, elle fait disparaître la dernière des barrières que l'on a voulu établir entre les animaux et les végétaux, ceux-ci tirant leurs aliments de matériaux, minéraux simples, tandis qu'il faudrait aux animaux des matériaux complexes. En réalité, il faut aux uns et aux autres des aliments très-simples : car il faut considérer l'aliment devant la cellule végétale ou animale qui va l'utiliser, et non dans l'état où il est puisé au dehors. La digestion, fonction accessoire, n'a peut-être pour but que de combler cette différence apparente et de rendre la cellule animale et la cellule végétale, égales devant l'aliment. »

Envisageant la question de plus près, et portant le problème sur le terrain histologique, le savant professeur arrive aux remarquables conclusions suivantes : « De tous ces faits, de tous ces exemples, surtout de ceux qui ont trait à l'embryon, nous devons conclure évidemment que la matière amylacée, chez les animaux comme chez les végétaux, est indispensable à la synthèse histologique nutritive, et que sa présence dans certains tissus est liée à l'évolution cellulaire des éléments qui les composent. Il est beaucoup plus difficile d'établir, par des preuves du même genre, qu'il en est de même pour les substances azotées, e les substances grasses. Nous sommes, néanmoins, convaincus que ces substances ne viennent pas aux animaux, toutes formées du dehors. L'albumine du sang, les substances albuminoïdes des tissus ne sortent pas directement des aliments ; car préalablement elles se désagrègent dans l'estomac, l'albumine s'y transforme en peptone, produit mal déterminé et mal connu, mais analogue à la gélatine, qui n'existe précisément pas dans les tissus, et qui n'est que le résultat de leur ébullition prolongée. Il faut donc qu'il existe dans l'organisme animal des éléments cellulaires, qui forment, par synthèse, de l'albumine et des produits azotés, absolument comme il en existe chez l'embryon et chez l'adulte qui forment le sucre et l'amidon. L'idée de l'évolution chimique, accomplie par des éléments cellulaires, prend donc de plus en plus une généralité qui tend à en faire une des lois les plus importantes du développement et de la nutrition. »

Il résulte de tout cela que les chimistes se méprennent souvent sur les phénomènes de la nutrition, en supposant que les aliments une fois introduits dans l'organisme, n'ont plus qu'à se dédoubler, se décomposer, puis se fixer par juxtaposition sur les organes eux-mêmes. C'est oublier le point essentiel, l'élément cellulaire organisé qui est toujours l'intermédiaire, de toute nutrition, c'est-à-dire de toute synthèse vitale.

Les phénomènes de désorganisation ou de combustion dépendent des forces physico-chimiques que l'on peut apprécier ; mais les phénomènes de synthèse ou d'organisation, quoique soumis aux lois générales de la chimie, ne peuvent se passer que dans un élément vivant qui est le germe ou la cellule. « Ce qui appartient à l'organisme vivant, c'est le travail cellulaire. Les phénomènes de synthèse nutritive sont liés à l'évolution des cellules et ont pour point de départ une cellule primitive, qui est le germe ou l'œuf, d'où dérive en réalité une foule de cellules ou germes secondaires pour l'accomplissement des phénomènes évolutifs et nutritifs de l'organisme. Cette cellule primordiale, l'œuf, nous n'assistons point à sa formation ; elle vient des parents. C'est par là que nous comprenons la perpétuité des espèces et la descendance des êtres, les uns des autres. C'est par là aussi que nous saisissons le rapport intime qui existe entre les phénomènes de nutrition et ceux du développement. Nous avons vu que la fécondation est une sorte d'impulsion nutritive qui se poursuit toute la vie. La nutrition s'arrête à la fin de la vie, non point parce que les éléments font défaut, mais parce que l'impulsion a épuisé sa vertu, parce que l'évolution cellulaire créatrice ou organisatrice s'arrête. »

Nous venons d'étudier la nutrition dans ses parties les plus intimes, et pour bien faire comprendre cette fonction qui se passe dans l'intimité des tissus, nous avons exposé la théorie de M. Cl. Bernard.

Mais les éléments solides introduits dans les voies digestives, avant d'arriver en présence de la cellule, subissent une série de transformations dont les chimistes ont, en partie, apprécié les effets. La faim est appaisée, et le corps trouve en lui des matériaux de chaleur et de force.

L'influence calorifique du système musculaire (p. 20 et 21), les rations d'activité (p. 201 et 202) ont été étudiées, et nous sommes arrivés à ces conclusions :

ce sont surtout les substances ternaires qui brûlent et fournissent de suite beaucoup de calorique. Les matériaux albuminoïdes sont en partie brûlés avec les précédents, en partie employés à réparer les tissus. Il semble donc, d'après ce que nous venons de voir, que les aliments peuvent être considérés comme devant remplir deux conditions : d'une part, aider à l'activité cellulaire, et pour cela, il n'est besoin que de matériaux très-simples ; d'autre part, produire des forces, qui, se transformant facilement les unes dans les autres, donnent la chaleur et le mouvement. Ce sont des éléments alimentaires et des matériaux ou principes alimentaires.

Parmi les éléments alimentaires, nous citerons l'oxygène, l'azote, l'hydrogène, le carbone, le soufre, le phosphore, le sodium, le fer.....

Parmi les principes alimentaires : les substances albuminoïdes, les sucres et fécules, les corps gras, les alcools. Ce sont ces principes alimentaires qui sont plus ou moins aptes à se transformer immédiatement en chaleur, ou à devenir réparateurs des tissus. Ainsi, à l'exemple de Marvaud qui a longuement insisté sur ce point, nous considérons dans les aliments dynamiques (corroborants ou réconfortants), deux variétés bien distinctes et qui intéressent spécialement l'hygiéniste : des aliments respiratoires et des aliments nervins.

Voici notre classification sous forme de tableau :

I. Éléments alimentaires ou de réparation			Oxygène, hydrogène, carbone, azote, soufre et phosphore. Chlore. Sodium et potassium. Fer et manganèse. . . . . .
II. Principes alimentaires	Fournissant principalement des aliments de réparation	*A*. Minéraux	Eau. Sel marin. Phosphate de chaux. . . . . .
		B. Végétaux et animaux	Albumine. Caséine. Fibrine. Musculine. Gélatine.
	Servant principalement à la chaleur et à la force	*C*. Respiratoires	Sucres. Fécules. Graisses.
		D. Nervins	Alcools et substances stimulantes.

Nous sommes ainsi conduits à étudier successivement les éléments et les principes alimentaires, avant de commencer l'étude des aliments complexes.

I. — DES ÉLÉMENTS ALIMENTAIRES OU DE RÉPARATION

Les éléments qui entrent dans la composition normale des tissus et des humeurs, sont assez nombreux. Leur étude n'est point une abstraction, et s'il est vrai que l'on ne vit pas de carbone, d'hydrogène et de fer, il n'en est pas moins certain que leur rôle individuel est important à connaître.

L'*oxygène* provient de l'air respiré ou des principes alimentaires organiques. Nous avons longuement montré son intervention dans les phénomènes de combustion, sa combinaison avec l'hydrogène ou le carbone pour former de l'eau ou de l'acide carbonique, toutes transformations chimiques qui produisent de la chaleur, de la force nerveuse ou musculaire.

L'*hydrogène* et le *carbone* sont surtout fournis par les aliments dits hydrocarbonés. C'est même par la proportion de ces deux corps qu'on a déterminé le *pouvoir calorifique* des aliments. D'après Germain Sée, ce pouvoir résulte plutôt du rapport de ces éléments avec l'oxygène, et la meilleure condition thermogène d'une substance alimentaire serait sa pauvreté en oxygène et sa richesse en hydrocarbone. Aussi les aliments hydrocarbonés, tels que sucres et fécules, n'ont pas un pouvoir calorifique aussi grand que les graisses. Rappelons que, dans leurs oxydations respectives, l'hydrogène donne 34 500 calories, le carbone 8 100.

L'*azote* pénètre avec l'air et avec les matières albuminoïdes. Celles-ci ne subissent jamais qu'une oxydation incomplète. D'après Voit, l'azote des aliments albuminoïdes est entièrement éliminé par l'urine et les excréments. La plus grande partie forme l'urée (sur 20 d'azote, 17 passent dans l'urée). Donc la quantité d'urée est en rapport avec la richesse des aliments en azote. On se rappelle que Fick et Wislicenus ont montré qu'une nourriture non azotée peut soutenir le corps pendant un court exercice, sans qu'il y ait augmentation de l'azote dans l'urine. Pour contrôler ces résultats, Parkes a fait de nouvelles expériences qui lui ont permis de conclure, que bien qu'un exercice pénible soit possible, pendant un temps très-court, avec une alimentation non azotée, cela ne prouve pas que l'azote soit inutile. « Des expériences très-prolongées prouvent que non-seulement on doit fournir de l'azote lorsqu'il y a du travail à faire, mais que la quantité d'azote augmente avec le travail. Le corps bien nourri possède assez d'azote pour permettre à l'exercice musculaire de s'opérer pendant quelque temps, sans qu'on lui en fournisse de nouveau ; mais la destruction des tissus azotés dans ces deux hommes en expérience, est prouvée par ce fait que, quand on leur fournissait de nouveau de l'azote, ils en retenaient une grande quantité dans le corps, pour remplacer celui qu'ils avaient perdu auparavant. »

Le *soufre* se combine avec l'oxygène et il se produit des sulfates qui sont éliminés. Le soufre des substances albuminoïdes subit aussi une combustion qui forme en moyenne par jour 7 grammes de sulfate.

Le *phosphore* a une très-grande importance, il entre dans la formation de tous les tissus résistants, dans le système osseux, dont il constitue la moitié du poids. Il fait partie de la substance nerveuse, de la fibre musculaire, de l'élément nerveux, du globule sanguin (phosphate de potasse). Le phosphate de soude est dans le sérum ; les muscles renferment du phosphate de potasse. Letheby pense que le premier de ces sels sert à conserver l'albumine et la fibrine à l'état de liquide colloïdal, et à les empêcher ainsi de se perdre par la sécrétion, tandis que le second intervient d'une façon tout à fait opposée. L'albumine du sang aide à oxyder les matières organiques et, comme un carbonate alcalin, le phosphate de soude absorbe l'acide carbonique. Quand le phosphate de soude ne se trouve pas en assez grande quantité pour remplir ce rôle, c'est un carbonate alcalin qui le remplace, ainsi que l'on peut le voir dans le sang des herbivores où les proportions des deux sels sont inverses de ce qu'elles sont dans le sang des carnivores. Partout où l'acide phosphorique vient à manquer, il est remplacé par de l'acide carbonique.

Le *chlore* joue un rôle aussi important. Le fluorure de calcium entre dans la composition de l'émail des dents. Il y a aussi dans l'organisme un peu de chlorure de potassium. Mais c'est à l'état de chlorure de sodium qu'il a une influence réelle. Dans le sang il y en a 4 pour 100, c'est-à-dire la moitié du poids total des matières salines contenues dans ce liquide. Cette composition du sang peu influencée par l'usage d'aliments salés, ainsi que l'ont démontré les expériences de Lehmann, semble donc être une nécessité physiologique indispensable aux phénomènes d'absorption et de sécrétion. Il n'entre pas d'ailleurs dans la composition des tissus.

Le *sodium* et le *potassium* se trouvent combinés. Les sels de potassium sont en moins grande quantité et souvent introduits à l'état d'acides végétaux.

Le *brome* et l'*iode* (bromures et iodures) se rencontrent en très-petites quantités.

Le *calcium* et le *magnésium* (phosphates de chaux et de magnésie) s'accompagnent comme corps isomorphes, de même que le *fer* et le *manganèse*. Ces derniers ont une certaine influence sur la composition du sang. Les animaux à sang blanc ont surtout du manganèse, ceux à sang rouge ont du fer (hématine, hémoglobine à peu près $2^{gr},50$ de fer pour le corps d'un adulte).

La *silice* entre dans la composition des appendices tégumentaires. Elle est surtout importante chez les animaux dont la chaleur se conserve, grâce à un vêtement protecteur contenant de la silice (plumes, poils, laine).

Ce sont là les éléments alimentaires les plus importants et dont le rôle doit être surtout d'aider à la transformation de la matière. Letheby (*loco cit.*, page 79), pense que c'est peut-être là l'unique fonction de ces principes minéraux : « Le propre de ces substances est de rendre solubles les principes plastiques des aliments, et des tissus animaux. Elles interviennent par conséquent dans les phénomènes de la digestion, de l'absorption, de l'assimilation, de la désintégration et de la sécrétion. Elles sont véritablement le principal, sinon le seul moyen de transport de la matière organique d'un lieu à l'autre du corps animal ; car, d'un côté, elles introduisent les matières nutritives dans le système, et de l'autre, elles le débarrassent des substances épuisées ; en outre, il est très-probable qu'elles sont les agents qui font passer la nourriture de l'état liquide à l'état solide, comme dans la formation des tissus solides au moyen du sang. »

II. — DES PRINCIPES ALIMENTAIRES

Nous les avons divisés en deux groupes importants : les uns, servant à la réparation, les autres, à la chaleur et à la force.

Dans le premier groupe, nous avons distingué des principes alimentaires minéraux, végétaux et animaux. Ce sont les principes minéraux que nous allons d'abord étudier.

A. — *Principes alimentaires minéraux.*

Leur étude a déjà été à peu près faite dans les chapitres précédents. C'est ainsi que nous avons vu l'eau, le fer, le chlorure de sodium, le phosphate de chaux.

Le sel marin a certainement une grande importance puisque tous les peuples en mangent. Il entre dans la composition du sérum sanguin, des sécrétions, des cartilages, et aide, comme condiment, à la formation des liquides de l'intestin, sucs gastrique et pancréatique, bile. Stomachique et eupeptique, il favorise la digestion et le travail intime de la nutrition des tissus. Les éleveurs de bestiaux, dit Mathias Duval, connaissent parfaitement l'heureuse influence que l'administration du chlorure de sodium exerce sur le développement des animaux ; sans admettre absolument que ce sel mêlé à la nourriture favorise l'accroissement et l'engraissement, il faut reconnaître avec Boussingault que les animaux nourris d'aliments mêlés de chlorure de sodium présentent un poil plus luisant et plus fourni, un aspect plus séduisant de santé, une vivacité remarquable, un besoin de saillir plus considérable, etc.[1].

[1] Les Romains ajoutaient du sel au fourrage de leurs étalons.

Le *phosphate de chaux* a une importance aussi grande. Formant la moitié du poids des os, il entre aussi dans la composition des globules sanguins, des muscles, des éléments nerveux. On le rencontre dans tous les protoplasmas associé à l'albumine, et ce rapport est tellement constant que l'on peut dire qu'il n'y a pas d'albumine sans phosphate de chaux. Mouriés remarqua le premier que les enfants à la mamelle s'affaiblissaient, diminuaient de poids, et étaient pris de diarrhée quand le lait de la nourrice ne contenait que peu de phosphates. Aussi a-t-il conseillé de faire prendre à celle-ci à peu près 4 grammes par jour de phosphate de chaux.

La dentition tardive, la nutrition languissante, la scoliose des enfants se trouvent améliorées ou guéries par l'usage des phosphates médicamenteux. Mais on peut aussi prescrire un régime, où ceux-ci interviennent dans une certaine proportion. Les herbes sont riches en phosphates. On peut en donner beaucoup aux nourrices : épinards, chicorée, haricots verts. Il faudra avoir soin, toutefois, d'éviter les crucifères, les alliacés, les plantes à essence sulfureuse qui, s'éliminant par le lait, donnent au petit enfant de la diarrhée et des coliques.

B. — *Principes alimentaires végétaux et animaux.*

SUBSTANCES ALBUMINOÏDES

Ce sont toutes les *substances albuminoïdes ou protéiques*, les aliments plastiques de Liebig : la légumine (haricots), la glutine (pain), l'albumine (œuf), la caséine (lait), la fibrine (sang), la musculine (muscles).

I. — CARACTÈRES PHYSIQUES

Toutes ces substances sont azotées ou quaternaires et représentées par cette formule $C^4H^{14}Az^2O^5 + S + CaO\ PhO^4$. Il y a production de carbonate d'ammoniaque, du soufre éliminé à l'état d'acide sulfurique, de l'eau et de l'acide carbonique. C'est une décomposition semblable à celle de la putréfaction. Mais dans celle-ci, il y a plus de lenteur et il se forme alors de l'acide sulfurique.

II. — ROLE PHYSIOLOGIQUE

On l'appréciera mieux en envisageant séparément leur origine et leur utilisation.

On ne connaît pas encore les procédés par lesquels l'organisme peut en former, et on ignore s'il les tire uniquement de ses aliments. Les végétaux en produisent, car il est certain que chez eux la somme et l'énergie des actions réductrices l'emporte sur les actions oxydantes. Introduites dans l'estomac, ces substances se dissolvent dans le suc gastrique, grâce à l'acide chlorhydrique ou lactique associé à un ferment de la nature des ferments solubles : la pepsine. Certaines substances, appelées peptogènes par Lucien Corvisart et Schiff, ont la propriété de faciliter l'apparition d'un suc gastrique de plus en plus actif. Rapidement absorbées et mêlées au sang, elles vont fournir de la pepsine aux glandes stomacales. Ces substances telles que les principes de la viande solubles dans l'eau, la gélatine... (le bouillon, la soupe) servent donc à préparer l'estomac et à le *charger* d'avance d'une certaine quantité de pepsine qui facilite la digestion.

Quoi qu'il en soit, ces substances porphyrisées, modifiées dans leur texture et leur aspect, sont ainsi transformées en diverses *peptones*. Arrivées dans l'intestin, une partie est absorbée et va dans le foie subir des modifications que nous allons voir, le reste se trouve dans le chyme. Le suc pancréatique intervient alors par son ferment spécial, et la pancréatine transforme aussi en peptone les albuminoïdes qui sont immédiatement liquéfiées, mais sans subir de porphyrisation.

Dans la veine porte, on peut constater la présence des peptones, absorbées par les vaisseaux sanguins. Arrivées dans le foie, elles repasseraient, d'après Béclard à l'état d'albumine normale, puis se diviseraient en deux parties : l'une, servant à la fonction glycocénique du foie, la seconde, à la réparation des éléments azotés de l'organisme.

C'est en 1855, que Cl. Bernard montra dans le tissu hépatique l'existence de glycocène ou matière glycogène d'une composition semblable à la matière amylacée des végétaux. Dans le foie se trouvait un amidon animal se transformant ensuite en dextrine et en glycose. Les chimistes ont pensé que la matière glycogène provenait du dédoublement des substances protéiques. C'est une interprétation qui fait partie de la théorie que Cl. Bernard appelle la théorie de l'albumine. « Cette façon de voir, dit-il, est purement hypothétique. Il nous paraît que l'hypothèse précédente de la formation des éléments organiques par dédoublement direct des substance albuminoïdes est inexacte en fait, et contraire comme tendance aux enseignements que l'on doit retirer des résultats connus. » Le savant professeur ne peut dire comment se fait la synthèse de la matière glycogène, mais, d'après lui, les matériaux fournis par l'alimentation sont moins essentiels que l'activité même de la cellule.

Quoi qu'il en soit, puisque la démonstration n'est pas faite, les hypothèses sont permises. Celle de M. Martin-Damourette mérite un sérieux examen. La matière albuminoïde se dédouble en deux produits : le glycogène et les acides biliaires. Ces derniers sont des corps azotés, l'un est sulfuré. Les substances protéiques servent donc à former du sucre et de la bile. Les faits d'observation quotidienne semblent le prouver. Les grands mangeurs font de la matière glycogène jusqu'à devenir diabétiques ; or, diabétiques et grands mangeurs, sécrètent beaucoup de bile. Dans cette manière de voir, le régime azoté devient le traitement rationel de la maladie sucrée. On peut encore faire remarquer que si le foie des individus habitant les climats chauds, se congestionne et sécrète beaucoup de bile, c'est parce qu'il a à dédoubler beaucoup de substances protéiques en glycogène et en énormes quantités d'acides biliaires.

Que devient ce sucre de foie ? Alors que dans tous les tissus ou dans toutes les glandes, le sang veineux ou de sortie est plus pauvre en sucre que le sang artériel, dans le foie, au contraire, les vaisseaux efférents contiennent une plus grande quantité de cette substance. Pendant la digestion même, elle déborde et se répand au delà du poumon. Sauf cette circonstance momentanée, le sucre de foie est transformé dans le poumon en acide lactique se combinant avec les sels du sang pour former des lactates alcalins. Nous avons dit, en un autre endroit, que cette transformation favorisait l'élimination de l'acide carbonique : c'est l'acide pneumique de Robin et Verdeil. Au delà des poumons, ce sont des lactates qui sont transformés et oxydés. S'il en est ainsi, les albuminoïdes interviennent dans l'acte de la respiration, et ils ne méritent pas absolument le nom de plastiques que leur avait donné Liebig.

Toutefois, cette dernière action est réelle et la réparation des éléments azotés se ferait, d'après Würtz, par des albuminates en dissolution dans le sang artériel. C'est ainsi que s'établirait l'échange des matériaux (le stoffwechsel des Allemands) avec les globules du sang, son plasma, le muscle, la substance nerveuse : tous éléments qui renferment de la matière protéique. Ajoutons que l'oxydation plus complète des albuminoïdes donne la gélatine : les tissus gélatigènes, que l'on ne l'oublie pas, constituent une grande partie du corps.

D'après Marvaud, les aliments azotés, « activent puissamment la nutrition, comme on peut s'en convaincre par l'exagération des déperditions (augmentation d'urée), par l'accélération de la circulation et par l'élévation de la température organique, qui se manifestent dans l'économie sous l'influence de leur emploi. Ainsi, ces aliments essentiellement réparateurs facilitent l'assimilation et la désassimilation, comme si, par le fait même de la richesse et de l'abondance des matériaux qu'ils apportent à l'élément vivant, ils nécessitaient le départ plus brusque et plus rapide des matériaux contenus au sein de cet élément. C'est pour cela que nous leur avons appliqué la dénomination de *désassimilateurs*. »

En résumé, les albuminoïdes disparaissent surtout par le rein, puis par la respiration et par la bile.

III. — ROLE PATHOGÉNIQUE

L'alimentation contient trop ou pas assez de substances albuminoïdes.

Nous signalerons comme conséquences d'un régime azoté presque exclusif : la constipation et la dyspepsie acide, la pléthore et les congestions (vertiges, hémorrhagies), l'uricémie ou diathèse urique. Si les viandes échauffent, si les œufs constipent, c'est que la matière albuminoïde étant, en entier, transformée en peptones, il y a moins de résidus. Aussi, pour venir en aide aux individus constipés par un pareil régime, on ordonne des herbes, du pain de son, et même des substances complétement inassimilables comme la moutarde blanche.

Cette richesse de matériaux, tout en donnant plus de chaleur et de force, augmente l'activité circulatoire et la masse sanguine. Si les vaisseaux sanguins, pour une raison ou pour une autre, ne sont pas assez solides, il se produit des troubles graves : athéromes, anévrysmes miliaires...

La goutte et la gravelle rouge sont, sans aucun doute, sous l'influence d'un régime azoté. L'abondance des éléments azotés empêche leur oxydation complète et une partie reste à l'état d'urates. L'urée, dit M. Martin Damourette, est un produit d'oxydation plus avancé que l'acide urique, mais qui ne peut se déposer car elle est très-soluble. Les urates, au contraire, sont peu solubles et dès qu'ils augmentent en trop grande proportion ils forment des sables, des graviers ou des calculs. Près des cavités articulaires où la circulation se fait lentement et dans de très-longs capillaires, il se dépose des tophus. L'hérédité, la prédisposition ont certainement une grande influence, mais on comprend aussi que la vie sédentaire en ne précipitant pas les échanges, l'alcool en retardant les combustions, favorisent les transformations dont nous avons parlé.

Les goutteux, ou les individus de même diathèse, sont sujets encore sous l'influence d'un régime azoté à des érythèmes et à de la dyspepsie acide : l'excès de viande produit le dégagement d'acide sulfurique.

S'il y a insuffisance dans l'apport des substances protéïques on voit se produire des maladies inverses de celles que nous venons de voir. C'est ce qui se passe chez les personnes à alimentation grossière, chez les individus vivant exclusivement de végétaux, de racines et de pain.

Ce sont des diarrhées fréquentes, avec de la dyspepsie flatulente provoquée par un résidu encombrant. Puis, la masse de sang diminue, il y a moins de globules, c'est l'anémie de misère. Il y a déchéance complète de la nutrition, amaigrissement, diminution des sécrétions. L'ovulation même se trouve atteinte, l'aménorrhée est persistante, et les années de disette sont, en même temps, des années de stérilité.

Le plasma sanguin est moins riche en albumine, la quantité de sels y devient plus grande, les filtrations sont plus faciles. C'est l'hypoalbuminurie avec ses conséquences : l'anasarque, les hydropisies.

IV. — RÈGLES HYGIÉNIQUES

Il faut que le régime azoté soit en rapport avec la dépense musculaire. Voici la conclusion à laquelle nous étions arrivés par l'étude du mouvement (p. 203) et que viennent confirmer ces dernières observations : le travailleur doit avoir une alimentation mixte; il doit absorber assez de substances ternaires pour donner de suite de la chaleur se transformant en travail extérieur, et une certaine proportion de substance azotée servant à entretenir et réparer un système musculaire que l'exercice a énormément développé.

Marvaud a relevé la quantité de viande consommée chaque jour par les classes ouvrières et les soldats des principales contrées européennes, et il en est arrivé à conclure que cette consommation n'est pas en rapport avec l'activité, l'énergie et la résistance des travailleurs, mais bien avec la richesse du pays en bestiaux et avec le degré d'aisance des individus.

Le régime azoté étant essentiellement réparateur, il faut le prescrire lorsque l'assimilation est très-active, ou les pertes considérables. La femme à cause de la menstruation, les convalescents qui ont tant de pertes à réparer, se trouvent bien des viandes rôties. Elles conviennent surtout aux enfants chez lesquels la croissance et l'augmentation de poids demandent de fortes recettes alimentaires : la désassimilation est chez eux tellement active, qu'un kilogramme du poids de leur corps élimine, par vingt-quatre heures, une quantité d'azote double de celle qui est éliminée, dans le même temps, par l'homme adulte.

Les personnes à vie sédentaire, les hommes de cabinet devront faire usage de viandes blanches : veau et poulet. Les individus à diathèse urique, ou qui sont prédisposés à la goutte, à la pléthore, mangeront beaucoup de fruits et d'herbes.

DE LA GÉLATINE ET DES SUBSTANCES COLLOGÈNES

La gélatine $C^{13}H^{10}Az^2O^5$ est une substance organique obtenue par l'action de l'eau bouillante sur les tissus gélatigènes. Elle est fade, inodore, subissant facilement la fermentation acétique, soluble en toutes proportions dans l'eau bouillante, insoluble dans l'alcool et dans les huiles fixes ou volatiles, s'épaississant en colle par le feu, et formant par le refroidissement de sa dissolution concentrée, une gelée tremblante.

C'est vers la fin du dernier siècle que Papin, à l'aide de sa marmite, eut l'idée de la retirer des os.

On a distingué deux sortes de solutions collogènes : celle des os et celle des cartilages (chondrine). Les tissus collogènes, servant d'appareil intermédiaire ou de protection, sont très-répandus dans le corps où on les trouve unis à du phosphate de chaux. Il y en a dans les tendons, les ligaments, le tissu conjonctif, la peau, les muscles, les nerfs, les os.

Toutes ces substances sont, avec raison, considérées comme provenant des corps albumineux après oxydation. Elles peuvent, introduites dans l'organisme, réparer les tissus du même ordre, mais il n'est pas possible qu'elles puissent subir des modifications nouvelles, les faisant repasser à l'état d'albumines. On ne peut donc les considérer comme des substances nettement réparatrices et reconstituantes. Après les recherches de Darcet, de W. Edwards, de Dumas, les travaux de la commission de la gélatine au Collége de France, des essais dans de grandes villes et dans les hôpitaux, l'Académie a déclaré que la gélatine n'était pas nutritive.

La gélatine de Darcet qui avait été préparée à plus de 100°, était, par cela même désorganisée et renfermait des produits pyrogènes. Il faut donc, quand on veut obtenir une gélatine convenable avec le pot-au-feu, ne pas atteindre cette température.

La gélatine ne sera prescrite qu'aux personnes qui n'ont que peu de dépenses à faire, musculaires ou intellectuelles. Les viandes qui en renferment, comme le poulet ou le poisson, ne conviennent pas aux débilités.

Nous allons étudier les principes alimentaires servant principalement à produire de la chaleur et de la force. Nous commencerons par les principes alimentaires qui paraissent surtout respiratoires.

C. — *Des principes alimentaires respiratoires.*

SUCRES ET FÉCULES

I. — CARACTÈRES PHYSIQUES

Ce sont les substances hydrocarbonées, les aliments respiratoires de Liebig ; on dit aussi que ce sont des hydrates de carbone, parce que l'oxygène et l'hydrogène s'y trouvent dans les mêmes proportions que dans l'eau. C'est donc le carbone qui sera oxydé, et on prévoit de suite que leur énergie comme pouvoir calorifique ou moteur sera inférieure à celle des graisses puisque dans celles-ci, il se trouve de l'hydrogène qui peut aussi subir des oxydations. L'expérience a démontré, en effet, que le pouvoir calorifique de la graisse est deux fois plus grand que celui de l'amidon et du sucre. Parmi ces substances on distingue :

Les glycoses $C^6H^{12}O^6$.
Les saccharoses $C^{12}H^{22}O^{11}$.
Les amyloses $C^6H^{10}O^5$.

Marvaud y ajoute l'alcool. Il admet que celui-ci subit une combustion dans l'économie. Ce n'est pas un hydrate de carbone, mais il provient de l'association des éléments de l'eau à un hydrocarbure.

II. — ROLE PHYSIOLOGIQUE

Cl. Bernard, dans ses cours au Muséum, a parfaitement montré l'identité d'évolution de la matière sucrée chez les végétaux et les animaux. Il a montré que le sucre leur est un élément constitutif, indispensable, et que l'organisme animal forme des principes immédiats sucrés et amylacés. Dans les deux règnes, le point de départ et le mécanisme sont les mêmes : dans les plantes, c'est l'amidon; chez les animaux, le glycogène, c'est-à-dire pour les deux, une matière amylacée, insoluble, aboutissant au sucre de glycose. Celui-ci a le même rôle physiologique chez tous les êtres vivants.

Les phénomènes d'analyse, de décomposition ou de combustion de la matière sucrée, sont encore les mêmes. L'acte digestif essentiel s'accomplit par l'action des ferments identiques. « La pomme de terre digère l'amidon de la même manière que l'intestin grêle : le ferment diastasique est le même. La graisse oléagineuse digère, c'est-à-dire émulsionne et saponifie la matière grasse qu'elle contient, comme le fait le pancréas. » Dans l'intestin de tous les animaux, pour la digestion du sucre, se trouve un ferment, le ferment inversif, qui remplit un rôle semblable dans la racine de betterave, au moment où elle germe, c'est-à-dire, où elle digère le sucre qu'elle renferme.

Le sucre a donc une très-grande importance. Aussi, le trouve-t-on toujours dans le sang. Il y subit, dit Cl. Bernard, une véritable évolution chimique : il naît dans l'organisme, et il y disparaît en y éprouvant des mutations incessantes.

La glycose a un grand pouvoir osmotique. Les mets sucrés qui font abondamment sécréter du suc gastrique, sont digestifs; le miel purge; chez le diabétique, pour lequel il n'y a pas seulement glycémie, mais glycosurie, la résorption des liquides est très-manifeste, la soif vive, la peau toujours sèche.

Ces substances hydrocarbonées digérées par la ptyaline de la salive, la pancréatine, le ferment inversif, deviennent ou de la glycose qui passe facilement dans la circulation ou de l'acide lactique. Il se forme aussi dans le sang, qui est un milieu alcalin très-favorable à cette production, des acides butyrique, formique et acétique que l'on trouve dans la transpiration.

Mais le rôle important des amidons et des sucres est leur transformation en corps gras. Les expériences de Boussingault, Persoz, en prouvant que la graisse provient des hydrates de carbone, ont confirmé l'observation vulgaire qui a appris que les aliments riches en matières farineuses produisent facilement l'engraissement.

Ces substances ont donc une double origine : une vitale, c'est celle que nous venons de voir. D'après Cl. Bernard, cette fonction glycogène est d'abord diffuse, dans les organes embryonnaires, et enfin localisée dans le foie, qui reste son siége permanent.

L'autre origine est l'arrivée dans l'intestin d'aliments sucrés ou féculents. Modifiés, comme nous l'avons vu, puis absorbés, ils se rendent au foie. Là, ils subiraient une série de transformations qui produisent de la graisse. Le foie serait l'organe stéatogénique par excellence. On a, en effet, remarqué que les canards et les oies gorgés de graisse, les cochons nourris de fécule deviennent très-gras, et la stéatose commence par la glande hépatique.

III. — ROLE PATHOGÉNIQUE

Il est rare que les féculents viennent à manquer, ils entrent toujours dans une alimentation quelconque. Aussi, n'avons-nous pas à décrire des maladies provoquées par cette condition. Au contraire, un régime sucré ou féculent est très-fréquent. La circulation dans l'économie d'une plus grande quantité de matériaux sucrés peut tenir à l'exagération des deux conditions dont nous avons parlé : excès du sucre interne ou excès du sucre alimentaire.

Si la fonction glycogénique, ayant le foie pour siége, s'exagère, la circulation hépatique augmente et les substances albuminoïdes sont détruites en excès. Cette maladie est le diabète.

Ses causes sont nombreuses. D'abord les irritations directes du foie. L'injection de matières irritantes dans la veine porte (éther, chloroforme, curare) produit la glycosurie. De même avec des matières putrides ; mais on a dit que celles-ci peuvent exagérer la production du ferment qui transforme le sucre en glycogène. Toutes les conditions capables de produire ou arrêter la fermentation sont aptes à favoriser ou faire cesser le diabète. Des grenouilles diabétiques, placées dans un milieu froid, cessent aussitôt de l'être ; mais le redeviennent dès qu'on les remet dans un endroit assez chaud pour qu'une fermentation soit possible. C'est probablement à des causes de même ordre qu'il faut rattacher le diabète suite d'intempérance, d'abus de l'alcool et des épices.

Mais où la relation de cause à effet est facile à saisir, c'est dans la remarquable expérience de Cl. Bernard, sur la piqûre du plancher du quatrième ventricule (entre les racines des acoustiques et celles des pneumogastriques). Peu de temps après, il y a du sucre dans les urines. Il est incontestable que cette glycosurie est due à un travail hépatique, car si on vient à enlever cet organe, la production du sucre cesse. Dans l'intoxication arsenicale, les altérations hépatiques empêchent cette glande de produire du glycogène, aussi la piqûre du quatrième ventricule ne détermine-t-elle plus le diabète. La voie nerveuse qui unirait le centre encéphalique et le foie serait le grand sympathique et non le pneumogastrique. Les nerfs vaso-moteurs du foie ayant leur noyau d'origine sur le quatrième ventricule, lorsque celui-ci est lésé, les vaso-moteurs se paralysent, et il en résulte une congestion hépatique. On a encore dit qu'il pourrait y avoir excitation de quelques filets nerveux spéciaux. Le noyau d'origine se trouverait aussi atteint par irritation directe ou réflexe dans les lésions des pédoncules cérébraux, de différentes parties de l'encéphale et du bulbe. Tout cela explique le diabète consécutif à des tumeurs ou à des altérations cérébrales ou bulbaires, la fréquence de la maladie chez des individus à travaux intellectuels. Quelle qu'en soit la cause, le traitement rationnel[1] est basé sur les considérations physiologiques que nous venons de voir : on augmente les matériaux albuminoïdes (pain de gluten, viande) ; ceux-ci, venant à se transformer en bile et glycogène, on ralentit les décompositions et les dédoublements par alcool, arsenic, alcalins.

Si c'est le sucre alimentaire qui est en excès, on constate l'altération des dents. Moleschott ne veut pas qu'il en soit ainsi, et il cite l'exemple des nègres qui ont les dents très-blanches tout en mangeant beaucoup de sucre. Mais c'est là une affaire de race. Ce qui n'est pas douteux, c'est que dans la bouche le sucre se transforme en acide lactique, et celui-ci attaque l'émail ($CaFl^2$). La dent noircit et perd de sa vitalité.

Cet acide lactique, en excès dans l'estomac, peut déterminer aussi de la dyspepsie acide, du pyrosis.

L'oxalurie ou les calculs oxaliques proviennent aussi d'une transformation du sucre, mais alors la combustion a été incomplète. Au lieu d'acide carbonique il s'est produit C^2O^3 ou de l'acide oxalique. C'est ce qui arrive fréquemment chez les enfants et les femmes.

L'excès de fécule détermine *l'obésité*. C'est par les féculents, l'eau, le repos.... que les éleveurs de bestiaux produisent vite l'engraissement.

Voici les moyens à employer pour prévenir cette maladie ou en atténuer les effets. L'alimentation se composera de viande, de légumes herbacés, de fruits ; comme boisson, du vin et du café. On évitera les féculents, les mets sucrés, et surtout les légumes secs, haricots, pois, pommes de terre,

[1] Voir Bouchardat, *le Diabète, son traitement hygiénique*.

et l'eau. Un exercice musculaire convenable (voir page 216) activera la combustion et précipitera la désassimilation. Cette action sera, d'ailleurs, aidée par l'usage des alcalins (eau de Vichy).

IV. — RÈGLES HYGIÉNIQUES

Nous venons de les faire connaître à propos des maladies provoquées par l'excès des sucres ou des fécules. Un régime semblable convient aux personnes sédentaires; le sucre est l'aliment des petites dépenses; aussi est-il très-utile dans les pays chauds, où il est à peine nécessaire d'absorber des aliments thermogènes. Il conviendra encore dans certaines maladies du foie, alors que ce viscère ne fonctionne plus normalement, dans quelques maladies sébacées de la peau, afin de dériver vers la glande hépatique cette action sécrétante.

DES CORPS GRAS

I. — CARACTÈRES PHYSIQUES

Ce sont les agents par excellence de la calorification. Étant trois fois plus hydrogénés que les sucres et les fécules ils produisent beaucoup plus de chaleur.

Parmi les graisses il faut distinguer l'oléine, la margarine et la stéarine. L'oléine, qui entre surtout dans les huiles, donne aux graisses leur fluidité, elle est peu impressionnée par le froid. La margarine, au contraire, se solidifie facilement et se présente en cristaux nacrés. La stéarine est la plus solide de ces trois graisses; avec les deux premières, elle entre dans la composition de la graisse de mouton et de bœuf.

Ces graisses ne sont pas solubles dans l'eau, et, par conséquent, n'ont pas de tendance à s'unir à d'autres matières dissoutes. Moleschott, à cause de cela, les appelle graisses neutres.

Si on les combine à un acide, ces graisses neutres se dédoublent, et un groupe d'hydrogène et de carbone, le même pour toutes, s'unit à l'eau pour former de la glycérine ($C^6H^6O^8$), le reste devient un acide gras qui, avec l'alcali, donne un savon, et ainsi se produisent les acides oléique, stéarique, margarique. Les savons ainsi formés sont solubles dans l'eau.

II. — ROLE PHYSIOLOGIQUE

Il n'est pas douteux qu'elles ont une origine double. Nous avons précédemment montré que les albuminoïdes et les sucres en formaient. Il est donc évident qu'elles jouent un rôle important dans l'économie, puisqu'une grande partie des aliments concourt à leur production.

D'après Lehman, la graisse est un agent actif de la transformation de la substance animale ; elle aiderait à la conversion des substances plastiques nutritives en cellules et fibres. Elle facilite, pendant la digestion, la dissolution des aliments azotés, qui, sans elle, sont obligés de séjourner plus longtemps dans l'estomac ; en outre, sa présence dans le sang favorise l'absorption, et probablement contribue à la formation des acides biliaires.

Son importance est plus grande encore dans la vie cellulaire. Dans toutes les jeunes cellules transparentes, on trouve une combinaison d'eau, d'albumine et de graisse. Quand elles arrivent à maturité, il y a accumulation de corps gras apparaissant sous forme de petites perles sphériques et donnant à l'élément un aspect opaque. C'est la dégénérescence graisseuse.

« Cette apparition, dit Kuss, doit être regardée comme un signe de mort prochaine, ou au moins de vétusté du globule, qui va bientôt tomber en décomposition ou donner naissance à toute une génération de jeunes éléments dans lesquels la graisse sera dissimulée. Ainsi, l'abondance d'eau et d'albumine, caractérisée par une grande transparence est un signe de vie : l'excès de graisse, avec opacité du globule, est signe de mort : lorsqu'une tumeur, primitivement aiguë, commence à présenter des éléments graisseux, on peut parfois prédire qu'elle tend à disparaître. »

La graisse intervient donc dans toutes les opérations de composition et de décomposition moléculaire, aussi elle se montre dans tous les phénomènes de régénération. Ceux-ci ont toujours lieu par un retour à l'état embryonnaire qui indique le commencement de la réparation ou de la métamorphose des tissus.

La graisse se rencontre, à l'état de dépôt provisoire ou permanent, dans les tissus qui n'ont pas encore fonctionné (chez le fœtus : poumons, reins, foie, névroglie [1]), ou dont la fonction se ralentit (moëlle des os chez l'adulte, tissus conjonctifs adipeux). La quantité de ces réserves de graisse varie d'ailleurs avec les conditions de l'âge, de sexe, du tempérament, de l'alimentation, de l'hérédité, des habitudes (vie sédentaire, animaux qui vont hiberner).

La graisse apparaît aussi dans les organes dont la fonction va cesser et marque un processus atrophique, comme dans l'utérus après l'accouchement, dans la

[1] Parrot (ARCH. DE PHYSIOLOGIE, 1868) a décrit la stéatose interstitielle diffuse de l'encéphale chez le nouveau-né, qui est, d'après lui, une dégénérescence graisseuse primitive des éléments de la névroglie.

membrane caduque, dans le thymus, le corps jaune de l'ovaire, etc. Elle se montre enfin dans les épithéliums des glandes, qui, après une phase d'hypernutrition tombent en deliquium, se dissocient et fournissent un produit de sécrétion comme le lait, le sébum.

La distribution de la graisse dans les tissus, près des organes sous le tégument, dans les cavités, permet de supposer qu'elle est indispensable au fonctionnement général de l'organisme. Il est très-probable qu'elle aide à l'action des nerfs : sans graisse, point de cerveau, dit Moleschott. Elle comble les espaces laissés entre les organes, et s'y accumule en formant des dépôts qui sont des greniers de réserve ; elle donne de la souplesse aux tissus, et empêche le corps de perdre sa chaleur.

Que deviennent les graisses introduites par l'alimentation? On sait qu'elles ne sont pas d'abord digérées dans le sens propre du mot. Le suc pancréatique les divise en globules très-petits, et ceux-ci sont absorbés [1]. Il n'est pas démontré que cette graisse émulsionnée passe en entier par les lymphatiques. Ceux-ci ne sont pas de bons vaisseaux d'absorption; le transport s'y fait lentement. Les chylifères sont plutôt des espèces de réservoirs dans lesquels le sang déverse des matériaux déjà acquis, afin de se trouver dans un état tel qu'une nouvelle absorption soit possible, et qu'il n'y ait pas saturation.

Quoi qu'il en soit, le suc pancréatique, après avoir émulsionné les graisses, reste à leur contact, passe avec elles dans le sang, et là, dans ce milieu alcalin,

[1] Consulter la thèse de L. Lereboullet : *De l'épithélium intestinal au point de vue de l'absorption des matières grasses*, Strasbourg, 1866.

il les saponifie et en sépare la glycérine et les acides gras.

Il résulte, de toutes ces nombreuses transformations, qu'une partie de la graisse alimentaire va s'emmagasiner pour former des réserves aux diverses combustions, une partie brûle aussitôt pour les besoins de chaleur ou de mouvement, le reste est éliminé avec les acides biliaires, ou par les glandes sébacées de la peau. Dans les cas exceptionnels, elles sont entraînées par la sécrétion lactée, et même par l'urine (urines chyleuses des pays chauds).

III. — ROLE PATHOGÉNIQUE

Dans les différents processus morbides la graisse joue un rôle aussi important que dans les actes physiologiques dont nous venons de parler. On la rencontre aussi fréquemment dans tous les processus où il y a ralentissement progressif des phénomènes de nutrition, et même absence de stimulation nutritive (affections des centres nerveux — troubles trophiques), dans les désagrégations granulo-graisseuses, et dans les fontes graisseuses qui sont des stéatoses aiguës ou chroniques, dans les intoxications (phosphore[1], arsenic), surtout dans toutes ces maladies ou états pathologiques que l'ancienne médecine désignait par le nom de putridité.

L'excès d'une alimentation graisseuse est d'autant plus nuisible que la vie est plus sédentaire et le climat plus chaud. Il se produit alors une très-grande activité hépatique et cutanée d'où ces maladies si fréquentes dans les pays chauds, les hépatites et abcès du foie, la lèpre, et peut-être ce qu'on a appelé le phagédénisme de la zone torride.

[1] Voir *Mémoire de Lécorché sur le phosphore*, in ARCH. DE PHYSIOLOGIE, p. 583, 1868.

IV. — RÈGLES HYGIÉNIQUES

L'alimentation devra être graisseuse en hiver et surtout dans les pays froids. Elle devra d'autant plus renfermer de substances que l'individu a plus de travail mécanique à exécuter.

Au point de vue pathologique, dans les maladies de misère, chez tous les appauvris (phthisiques, scrofuleux...) on prescrira des corps gras : de l'huile de foie de morue, par exemple.

Dans les maladies sébacées de la peau, on évitera tout régime graisseux, et des purgatifs cholagogues, dériveront vers le foie le travail morbide du tégument.

Marvaud, qui a étudié l'importance des aliments gras et des substances adipogènes dans le régime des classes ouvrières en Europe, a vu que la proportion de ces aliments était en rapport avec le travail corporel plus ou moins pénible et prolongé auquel est exposé chaque corporation ouvrière. « Dans certaines contrées, la consommation des corps gras (lard, beurre, fromage, lait, huiles, etc.) par les ouvriers s'élève à un chiffre considérable qui, chez les Backirs, ou pasteurs demi-nomades du versant asiatique de l'Oural, égale 132 grammes par jour. Ce fait est général et s'observe chez tous les ouvriers européens, aussi bien chez le pauvre agriculteur du Maine et du Morvan habituellement privé de viande, que chez l'artisan anglais et chez l'ouvrier des manufactures de Suède et de Norwége, pourvus tous les deux d'un régime richement animalisé. On voit figurer également les substances grasses dans les rations alimentaires de la plupart des armées européennes, et leur proportion est généralement augmentée pour les troupes soumises aux fatigues de la guerre. »

Les aliments que nous venons de voir dans cette série sont appelés par Marvaud antidésassimilateurs ou antidénutritifs, à cause de leur influence sur la désassimilation qu'ils modèrent et semblent enrayer. Ces aliments d'épargne renferment aussi l'alcool ; mais pour celui-ci et pour les substances stimulantes, leurs effets spéciaux veulent être étudiés à part.

D. — *Des aliments nervins.*

C'est le nom qui, en 1859, leur fut donné par Mantegazza, et qui nous semble justifié par leur action indiscutable sur le système nerveux cérébro-spinal. L'alcool en est le principal représentant ; à côté de lui se trouvent d'autres substances qui ont été considérées comme ayant une même influence : le thé, café, coca, maté, cacao, guarana, etc.

Ne pouvant faire l'histoire individuelle de chacun de ces agents, nous ne nous occuperons que des plus importants, et c'est surtout à l'alcool que s'appliqueront les considérations qui vont suivre.

I. — CARACTÈRES PHYSIQUES

L'alcool ($C^4H^6O^2$) est produit par l'action sur le sucre d'un ferment spécial appelé levûre de bière. Les alcools, disent Littré et Robin, sont des principes neutres, aptes à se combiner avec un acide quelconque, avec élimination d'eau, d'où résulte la formation de composés neutres (les éthers), doués de la propriété de reproduire leurs générateurs, en fixant de nouveau les éléments de l'eau.

Toutes les glycoses subissent facilement la fermentation alcoolique. Mais certains sucres, comme les saccharoses, doivent d'abord se transformer en sucre interverti ($C^{12}H^{12}O^{12}$). C'est ainsi que l'industrie parvient à retirer de l'alcool, du vin, du lait, des cannes à sucre, des betteraves et même des substances féculentes et amylacées (graines, pommes de terre).

Dans le vin et dans les boissons fermentées, la richesse alcoolique (de 2° c. à 17° c.) est bien moins grande que dans les liqueurs distillées (eau-de-vie, rhum) où elle varie de 20° c. à 75° c. Marvaud a insisté avec beaucoup de raison sur la nécessité de choisir de l'alcool pur pour se livrer à des expériences de physiologie (l'alcool rectifié, marquant de 88° à 90° c., et l'alcool dilué, marquant de 10° à 55° c.). Il est, en effet, indispensable de distinguer les effets produits par ce liquide, d'après sa provenance, sa préparation, les substances qu'il contient.

Le *café*, généralement employé sous forme d'infusion, renferme outre des matières grasses, azotées (légumine), minérales, un principe spécial, la caféine $C^{16}H^{10}Az^{4}O^{4}$, souvent combiné à un acide appelé chlorogénique ou caféique, et une essence aromatique, la caféone. Les Arabes qui prennent le café en décoction, utilisent tous ses principes nutritifs. Il résulte des expériences d'Aubert : 1° que la torréfaction n'a point d'influence appréciable sur la quantité de caféine contenue dans les fèves du café ; 2° que l'infusion, quelle que soit sa durée, renferme toujours la presque totalité de cet alcaloïde.

Le *thé* a une composition chimique semblable et un alcaloïde, la théine, qui présente des propriétés semblables à celles de la caféine. Il renferme, surtout, une proportion considérable d'azote de (5 à 7 p. 100). Aucun végétal n'en contient autant.

Pour le maté, cacao, coca..., et autres boissons aromatiques, nous renvoyons à l'ouvrage de Marvaud où on trouvera leur histoire complète.

II. — ROLE PHYSIOLOGIQUE

L'alcool est introduit dans l'organisme quelquefois par les voies pulmonaires, mais le plus souvent par les voies digestives. Dans l'estomac, il irrite la muqueuse, et cette excitation peut se réfléchir sur le cœur et donner des palpitations. La sécrétion du suc gastrique est diminuée; certains aliments, comme les corps gras, sont plus facilement dissous, et le mucus et l'albumine sont coagulés. D'après Leuret et Lassaigne, l'alcool se transformerait alors en acide acétique; MM. L. Lallemand, Perrin et Duroy [1] pensent qu'une partie seulement subit un changement. Arrivé dans l'intestin, il passe dans la veine-porte et se rend au foie : une partie est aussitôt brûlée. La partie qui est libre et en circulation agit sur tous les tissus et les organes. Le système nerveux cérébro-spinal est manifestement excité; c'est une action semblable à celle des principaux anesthésiques (éther, chloroforme) : les troubles sensoriaux, psychiques, moteurs, sont de même ordre, comme nous avons eu l'occasion de le montrer dans un autre travail [2].

En même temps, le cœur est excité, les pulsations sont plus nombreuses et plus fortes, puis, cette excitation passant aux pneumogastriques et aux vaso-moteurs, les battements se ralentissent et la tension artérielle augmente. La respiration devient d'abord plus fréquente, la peau est colorée, la chaleur et les sécré-

[1] *Du rôle de l'alcool et des anesthésiques, etc.*, Paris, 1860. — Perrin, art. *Alcool*, in Dict. encyclopédique.

[2] Lacassagne, *Des phénomènes psychologiques avant, pendant et après l'anesthésie provoquée.* (Mém. de l'acad. de méd., 1869.)

tions augmentées, d'où sueurs et diurèse. Plus tard, la respiration se ralentit, la température s'abaisse jusqu'à l'algidité, et la mort peut survenir par arrêt de la respiration.

Voici, d'après Marvaud, comment l'alcool parvient à enrayer les oxydations intra-organiques et ralentir la nutrition des aliments : « 1° En diminuant le courant endosmotique, et, par suite, les échanges qui ont lieu entre les globules sanguins et le liquide réparateur (plasma), dans lequel ils tirent les matériaux, et principalement l'oxygène nécessaire à leur entretien et à leur fonctionnement.

2° En excitant le grand sympathique, dont les nerfs vaso-moteurs agissent comme modérateurs des combustions intra-organiques et de la dénutrition. »

La partie de l'alcool qui subit des oxydations produit aussi de la chaleur. Et, en employant à cet effet l'oxygène du sang, la combustion des tissus vivants est diminuée, ce qui est une épargne pour l'organisme.

D'après M. Martin-Damourette, l'alcool produit d'abord un effet nervin : c'est l'excitation ; consécutivement, il devient agent nutritif, et développe un tempérament sanguin. Celui-ci, en se perpétuant dans la race, devient spécifique ; ainsi les Gaulois, et, parmi eux, le Bourguignon. Comme phénomène secondaire, par sa présence dans les tissus, l'alcool peut en modérer la nutrition ; mais il faut alors que l'usage de l'alcool soit prolongé, ce qui n'explique pas son action dans les maladies adynamiques. Dans ces cas, il ne fait pas de l'épargne, mais provoque une action excitante.

En résumé, l'alcool agirait comme agent dynamique, par sa partie libre, et comme aliment calorifique et agent d'épargne par sa partie transformée.

Les boissons aromatiques (thé, café, cacao...) excitent aussi les fonctions cérébrales (intelligence), sensorielles (hyperesthésie), motrices (palpitations, tremblements). L'action sur le cœur et les vaisseaux est semblable à celle que nous avons vue pour l'alcool, de même pour la nutrition. Ce sont les alcaloïdes qui augmenteraient le pouvoir excito-moteur de la moelle, et agiraient par l'intermédiaire du grand sympathique sur les circulations locales et consécutivement sur la nutrition.

Ces boissons doivent aux principes azotés leur pouvoir réparateur et aux substances sucrées leur pouvoir calorifique.

III. — ROLE PATHOGÉNIQUE

Vouloir présenter l'histoire de l'alcoolisme aigu ou chronique, serait s'exposer à décrire un long chapitre de pathologie. Et, c'est, sans doute, le tableau bruyant ou cynique de l'ivresse, la liste interminable de maladies de toutes sortes produites par l'alcool qui ont tout à coup provoqué l'attention des législateurs et le zèle des sociétés de tempérance.

Comme poison diffusé, l'alcool s'insinue partout et s'attache aux organes de la vie animale et végétative, dont il altère ou annihile les fonctions.

Le système nerveux est atteint, l'intelligence, la sensibilité, la motilité sont perverties, et on peut voir apparaître des hallucinations, des délires, de la démence, des hypéresthésies, des tremblements, puis de l'épilepsie (absinthe, Magnan) et des paralysies. Vers l'appareil de la digestion, des gastrites, des ulcères, des dyspepsies. Au foie, des cirrhoses ou des stéatoses; dans tous les organes une altération vasculaire, des dégénérescences graisseuses, un épaississement du tissu conjonctif, l'atrophie des éléments.

L'alcool use vite, et il produit tous les désordres de la vieillesse, avec sa décrépitude et ses altérations.

L'abus des boissons aromatiques détermine des troubles dans les fonctions digestives et circulatoires, et même des désordres dans le système nerveux, caractérisés par la débilité, des tremblements, des parésies.

IV. — RÈGLES D'HYGIÈNE

« Une chose digne de remarque, dit Brillat-Savarin, est cette espèce d'instinct, aussi général qu'impérieux, qui nous porte à la recherche des boissons fortes. Tous les hommes, même ceux qu'on est convenu d'appeler sauvages, ont été tellement tourmentés par l'appétence de ces boissons, qu'ils sont parvenus à s'en procurer, qu'elles qu'aient été les bornes de leurs connaissances. »

Motard [1] développe très-bien cette idée de l'auteur de la *Physiologie du goût*. « Que voyons-nous, en effet? C'est l'habitant de la zone torride qui mêle dans ses boissons, non-seulement les sucs acides et sucrés, mais encore les aromates, la cannelle, le poivre et le piment; c'est l'insulaire de l'Australie qui prépare son vin de coco avec le suc de ce fruit; c'est le nègre qui, de même que le Brésilien et le Mexicain, convertit la farine de maïs en boisson fermentée; c'est l'habitant des zones tempérées qui use, avec passion, du vin de raisin que son climat lui prodigue; c'est le Chinois qui se gorge de thé, s'enivre d'opium et du saki alcoolique qu'il prépare; c'est le musulman qui n'endure la privation du vin que pour faire abus de tabac, de café et d'opium; c'est l'Américain sauvage qui remplace le thé de Chine par celui du Paraguay, et qui a fait connaître le tabac à l'Europe; ce sont les habitants de cette Europe civilisée qui, non contents de consommer presque à eux seuls les épices de l'Inde, le thé de la Chine. le café de l'Arabie et des Antilles, le tabac de l'Amérique,. font encore un usage déplorable, il faut bien l'avouer, des boissons fermentées et

[1] *Traité d'hygiène générale*, t. I, p. 847. Paris, 1868

des esprits les plus ardents ; ce sont les soldats ou matelots de tous les pays qui éprouvent le besoin de ces divers stimulants; c'est l'immense famille des hordes tartares qui, faute de mieux, font fermenter le lait de leurs juments et s'enivrent de leur khoumiss; ce sont, enfin, les habitants glacés du pôle, enfants délaissés par une nature marâtre, qui cherchent, parmi les champignons de leurs déserts, ceux qui peuvent leur servir de boissons stimulantes ou narcotiques. »

Ce besoin instinctif de l'humanité ne se discute pas, il se constate. Si la science a prouvé l'absurdité des préjugés vulgaires ou d'idées fausses amenant de ridicules pratiques, elle n'a fait que démontrer la légitimité ou la nécessité de certains besoins imposés toujours par la conservation de l'espèce ou de l'individu. Cette résultante est le produit du bon sens de tous, de l'expérience d'un chacun, de l'observation de tout le monde.

Dans cette consommation universelle des aliments nervins, il faut voir un besoin et non un plaisir. C'est plutôt une nécessité organique qu'une satisfaction brutale. Pourtant on ne veut juger de leur utilité que par leur abus ! Les accidents rapides qu'ils provoquent, les infirmités consécutives et qui peuvent se réfléchir sur la race, montrent le danger et font prévoir les conséquences. Mais les autres substances alimentaires, dans des conditions semblables, produisent des effets diathésiques et héréditaires, moins bruyants sans doute, mais tout aussi certains.

A l'abri de tout entraînement, la science réunit les faits : c'est la lumière qui éclaire. Les savants exposent les résultats, discutent, ajoutent ou retranchent ; mais tout cela importe peu à la vérité. Puisque l'observation démontre qu'à toute époque et partout l'homme a fait usage de boissons fermentées, il faut rechercher les causes de ce besoin instinctif de cette nécessité organique.

L'homme trouve dans ces aliments nervins un entretien à son activité, l'énergie nécessaire pour la concurrence vitale, des matériaux de chaleur et de réparation, l'effort indispensable pour l'exécution d'un travail, et parfois, pourquoi ne pas le dire, l'oubli momentané de la misère et des souffrances.

L'étude des rations alimentaires des principales classes ouvrières de l'Europe et des soldats européens a démontré, qu'avec un travail souvent pénible, la quantité des matériaux ingérés était presque toujours médiocre, et que, pour un pareil déploiement de force et de travail extérieur, il y avait insuffisance de matériaux de combustion.

Marvaud, dans son consciencieux travail, a relevé avec soin, d'après les documents de M. Le Play[1] et les statistiques officielles publiées en France et à l'étranger, la composition du régime alimentaire dans les classes pauvres, et il est arrivé à ces importantes conclusions : il y a consommation insignifiante de viande; la proportion de cet aliment est très-faible et elle fait même souvent défaut dans le régime journalier des artisans et des soldats; — il y a une très-forte consommation d'aliments féculents et gras; — la consommation des boissons spiritueuses et fermentées est surtout remarquable. Elle est généralement en rapport avec l'insuffisance du régime alimentaire, avec la quantité de forces que chaque ouvrier est obligé de dépenser pour son travail.

[1] F. Le Play, *Les Ouvriers européens*, Paris, 1865.

Cette dernière conclusion est la véritable solution de la question. L'ouvrier mal nourri et parfois misérable, trouve dans ces aliments nervins, avec la force nécessaire pour lutter contre la fatigue, l'énergie indispensable pour exécuter son travail. Ce besoin dégénère souvent en débauche, mais il est ordinairement, pour l'ouvrier, le complément de l'insuffisance alimentaire ; comme l'a dit très-bien Carpenter, il agit sur lui à la manière de l'éperon sur le cheval. C'est un coup de fouet, un effort artificiel et passager sans doute, mais une résistance vaincue, et un but atteint.

M. L. Play l'a compris ainsi : « Beaucoup d'observations, dit-il, semblent indiquer qu'une certaine dose de boissons fermentées est indispensable aux ouvriers dont la profession implique un déploiement de force musculaire; les ouvriers métallurgiques qui ont à exercer de grands efforts sous le rayonnement d'une chaleur intense, rentrent particulièrement dans cette catégorie. Au reste, l'expérience universelle, qui pour l'hygiène, aussi bien que pour l'ensemble des habitudes sociales, est un des plus sûrs moyens d'appréciation, semble indiquer qu'une proportion de substances fermentées, toujours modérée, mais croissant en chaque lieu avec la rudesse des travaux, d'un lieu à l'autre, en proportion de l'âpreté et de l'humidité du climat, exerce sur la constitution physique une salutaire influence. »

Quel que soit le mode d'action de ces aliments nervins, qu'ils agissent comme moyens d'épargne, ou mieux comme stimulants, il est démontré que leur consommation est en rapport avec les efforts exigés, et c'est pour cela qu'elle augmente de plus en plus dans les classes pauvres et laborieuses.

Ainsi présenté, le problème social change de face, et les boissons spiritueuses ne se montrent que comme la compensation à l'insuffisance de l'alimentation et comme l'excitant nécessaire à l'accomplissement d'un travail pénible.

Les classes laborieuses sont les classes pauvres. Mal nourri, presque toujours mal logé, et souvent peu vêtu, il manque presque toujours à l'homme de peine la chaleur indispensable à l'exécution de sa tâche.

Le matin, la goutte d'eau-de-vie (et quelle eau-de-vie!), lui donne de l'ardeur et de l'énergie pour se remettre à l'ouvrage; il se sent ranimé et réchauffé, et parfois même, et c'est là le danger, en trompant sa faim il trouve l'oubli de ses besoins et la perte de sa dignité.

C'est en Amérique, en Angleterre, dans les cités les plus industrielles et les plus commerçantes que l'on constate la consommation maximum de ces boissons spiritueuses et aromatiques; et parmi les classes ouvrières d'une même nation, ce sont les manœuvres ou les artisans, fournissant la plus grande somme de travail, qui en emploient le plus. Mais on a remarqué dans les grandes villes manufacturières d'Autriche, d'Allemagne et d'Angleterre, que l'usage des boissons fermentées (vins, bières) et surtout des liqueurs fortes, est d'autant plus restreint que la consommation du café et du thé devient plus importante.

Ce sont là des faits intéressants sur lesquels on a justement insisté et qui peuvent avoir leur application dans la prophylaxie de l'ivresse alcoolique et de l'alcoolisme chronique.

Quelles sont donc les mesures à prendre pour atténuer les effets de l'alcoolisme?

L'usage des aliments nervins est une nécessité, surtout à notre époque de concurrence vitale. C'est la misère et la pauvreté qui font augmenter la consommation alcoolique. Des lois sévères ou des sociétés de tempérance bienveillantes redresseront peut-être quelques abus, feront cesser quelques scandales, mais n'empêcheront pas le mal de se produire.

Les impôts sur les boissons enivrantes ont toujours provoqué, avec l'éclosion de nouvelles liqueurs, les falsifications les plus compromettantes pour la santé des malheureux qui les absorbent.

L'eau est peu réparatrice pour un système musculaire constamment occupé. Et, si tous les buveurs d'eau ne sont pas des méchants, ils sont souvent des satisfaits.

Il faut améliorer le régime des travailleurs, leur faciliter l'acquisition des aliments plastiques et réparateurs. Les hommes d'État et les économistes doivent donc s'efforcer de maintenir à un certain niveau le prix des substances alimentaires de première nécessité.

Voici, d'ailleurs, comment Marvaud propose de lutter avec chance de succès contre l'alcoolisme, et les moyens qu'il indique pour combattre ce mal sous toutes ses formes : « Améliorez la condition des classes pauvres, donnez-leur une alimentation plus saine, plus réparatrice, plus réconfortante. Fondez des établissements populaires où l'ouvrier sera certain de trouver à peu de frais des aliments fortifiants et nutritifs. Abandonnez cette funeste habitude du *laisser-passer* et du *laisser-faire*, grâce à laquelle les liqueurs les plus variées sont exemptes de tout contrôle scientifique et se débitent journellement à des prix infimes, malgré l'élévation croissante et progressive des impôts auxquels elles sont soumises, mais toujours aux dépens de la santé du consommateur.

Surveillez la fabrication et la vente de ces liqueurs innombrables, dont la liste déjà considérable grossit de jour en jour, et qui, sous les noms les plus divers (bitter, punch, absinthe, gin, vermouth, etc...), figurent dans le régime journalier du pauvre et de l'ouvrier. Assurez-vous non-seulement de la pureté et de l'origine des divers esprits employés pour leur fabrication, mais encore de nombreuses substances qui souvent leur sont associées par infusion ou par distillation, et dont l'influence se traduit dans l'organisme par des troubles sérieux et préjudiciables pour la santé.

Au nom de la physiologie qui entrevoit, si elle n'explique pas encore, l'action malfaisante de ces principes étrangers à l'alcool, au nom de l'hygiène qui commence à se préoccuper de la part considérable qui doit revenir à la consommation des esprits de qualité inférieure et de provenance suspecte, et des boissons chargées de principes aromatiques nuisibles à l'économie, dans l'extension croissante de l'ivrognerie au sein des classes pauvres et laborieuses, enfin au nom de l'intérêt social pour lequel se produisent tôt ou tard les améliorations nécessaires au bien-être physique et moral de l'humanité, nous croyons devoir demander, comme mesure véritablement efficace pour combattre avec chance de succès le fléau de l'alcoolisme, l'organisation dans chaque pays d'une police scientifique chargée de surveiller la fabrication et le débit des boissons spiritueuses et d'en contrôler l'origine, la composition et la qualité. Lorsque ces boissons ne seront plus composées que d'alcool de provenance vinique ou du moins préalablement soumis à une purification suffisante; quand elles ne contiendront plus les substances nuisibles, trop souvent mélangées avec elles dans un regrettable esprit de spéculation, quand les distillateurs seront soumis à une surveillance régulière et permanente, et que les falsificateurs seront punis comme portant préjudice à la santé publique, les maux, rapportés journellement à l'alcoolisme, et malheureusement si fréquents parmi le peuple, diminueront de fréquence et de gravité, et deviendront aussi rares qu'ils le sont actuellement au sein des classes riches et privilégiées. »

DES ALIMENTS NATURELS

Ces aliments complexes nous sont fournis par le règne animal et végétal. Nous étudierons successivement le lait, les œufs, la viande, les graines alimentaires, les fruits, les végétaux herbacés, etc...

LE LAIT

C'est l'aliment naturel et unique du jeune mammifère [1].

I. — CARACTÈRES PHYSIQUES

Le lait est un liquide plus lourd que l'eau, d'une couleur blanchâtre et qui doit son opalescence aux globules de beurre émulsionné qu'il tient en suspension et à une partie de la caséine qui y existe à l'état insoluble, ainsi que l'ont mon-

[1] Art. *Lait* : — DICTION. ENCYCLOPÉDIQUE, Coulier, Beaugrand, Dechambre; — DICTION. PRATIQUE, Duquesnel, Strauss; — le DICTION. DE CHIMIE de Würtz; — De Sinety, *Recherches sur les globules du lait*, in ARCH. DE PHYSIOLOGIE, p. 480, 1874.

tré Millon et Commaille. Depuis Leuwenhoeck qui découvrit les corpuscules, on a émis bien des opinions contradictoires sur ces globules. M. de Sinety qui a parfaitement étudié toutes les questions se rattachant à cette fonction, est arrivé aux conclusions suivantes : Dans l'organisme vivant, les globules de lait n'ont pas de membrane enveloppante; toutes les productions décrites comme telles, ou considérées comme des globules de caséine, sont des productions secondaires, dues, soit à des modifications spontanées de ce liquide, en dehors de l'organisme, soit à l'action des réactifs employés par les différents expérimentateurs.

Chauffé, le lait entre en ébullition, et sa surface se recouvre d'une pellicule qui se renouvelle quand on l'enlève; c'est de la matière azotée, formée par de la caséine à l'état insoluble.

Le lait a quelquefois une teinte bleuâtre qui est généralement attribuée à l'influence de l'alimentation (le saintoin, l'anchusa officinalis, l'equisetum arvense) : cette coloration se développe seulement sous l'influence de l'air.

L'opacité du lait tient, comme nous l'avons dit, à la suspension de la graisse dans l'eau chargée de caséine. De là l'emploi du *lactoscope* de Donné qui, en faisant voir cette opacité, permet de conclure à la richesse en beurre.

Quand la coagulation se fait lentement, la crême monte à la partie supérieure. Battue dans les barattes, elle donne le beurre. Le sérum qui reste (eau, lactine, acide lactique et sels) est le petit-lait. Dans les cures par petit lait, on coagule le lait par présure ou par l'acide tartrique, puis on filtre. Cette séparation du lait en crême et petit-lait a conduit à l'invention du *crémomètre.* Dans une éprouvette graduée en 100 divisions, on abandonne du lait pendant vingt-quatre heures et à la température de 25°. Si le lait est bon, il y a une couche de crême occupant 10 divisions de 90 à 100. Quand on veut procéder plus rapidement, on ajoute quelques gouttes d'acide acétique et on plonge l'appareil pendant un quart d'heure dans un bain-marie. Cette épreuve permet d'apprécier sérieusement la valeur du lait.

Au point de vue chimique, c'est une solution de caséine,

de sucre de lait, de sels tenant en suspension des globules butyreux et de la matière caséeuse insoluble. Ordinairement alcalin au sortir de la mamelle à cause des carbonates alcalins, il devient acide quelques heures après la traite, et si la température est de 15 à 20°, il se forme de l'acide lactique, et le liquide se coagule. Si la température est de 35 à 40°, et si on a soin d'agiter, le sucre de lait subit la fermentation alcoolique, et c'est ainsi que les Russes obtiennent le koumys.

Dans leur dernier Mémoire, Mathieu et Urbain montrent que « la coagulation du lait est précédée d'oxydations comme la coagulation musculaire, oxydation qu'accompagne la transformation du lactose en acide lactique. La caséine est coagulée par cet acide à la température ordinaire, ou par les lactates alcalins à une température de 50 ou 60°. »

La saveur sucrée du lait est due à la lactine. La densité qui est de 1,032 (d'après Becquerel et Vernois), descend à 1,016, par l'addition d'eau. De là l'emploi du *lactodensimètre* de MM. Bouchardat et Quevenne.

Puisque le lait est un type d'aliment complet, on doit y trouver des matériaux plastiques et respiratoires. Il renferme, en effet le beurre (corps gras); de la caséine, de l'albumine, et la lacto-protéine de Millon et Commaille (substances azotées); du sucre de lait (matière sucrée), des sels divers et surtout du phosphate de chaux indispensable à la formation du système osseux.

Voici, d'après M. Regnault, la composition des différentes espèces de lait :

	VACHE.	ANESSE.	CHÈVRE.	JUMENT.	CHIENNE.	FEMME.
Eau.	87,4	90,5	82,0	86,9	66,3	88,6
Beurre.	4,0	1,4	4,5	traces.	14,8	2,6
Sucre de lait et sels solubles.	5,0	6,4	4,5	8,7	2,9	4,9
Caséum, albumine, sels insolubles. . .	3,6	1,7	9,0	1,7	16,0	3,9

MM. Becquerel et Vernois sont arrivés à ce résultat, sur une moyenne de 89 analyses de lait de femme :

Densité	1032,67
Eau	889,08
Parties solides	110,92
Sucre (lactine)	43,64
Caséum et matières extractives	39,24
Beurre	26,65
Sels	1,38

Les tableaux précédents montrent que si le lait est un aliment complet, il varie avec l'espèce animale, et même avec l'alimentation. C'est ainsi que l'herbivore a un lait plus riche en lactine. Le mouton, qui grâce à sa toison, perd peu de chaleur et emmagasine beaucoup de graisse, a un lait qui en contient beaucoup. Les laits de chienne et de truie sont presque de la chair liquide. C'est le lait d'ânesse qui se rapproche le plus du lait de femme : il y a presque autant de caséine, mais moins de beurre.

On a aussi remarqué que le lait de la fin de la traite renferme plus de beurre. Le sucre et le beurre prédominent dans le lait des animaux accouchés depuis peu. Plus tard, c'est la caséine qui augmente.

Beaucoup de circonstances influencent la quantité de lait, comme l'âge, la proportion et la qualité des aliments, une forte constitution, la vie au grand air.

Le lait pouvant facilement s'altérer, on a cherché des *procédés de conservation*. C'est ainsi qu'on le fait bouillir, qu'on le met dans un lieu frais. La matière du vase qui le contient influe sur sa conservation, ainsi que l'a montré M. Bouchardat. Il faut éviter les vases de plomb. Le fer lui communique rapidement une saveur astringente. Les vases de fer blanc sont les meilleurs. Le transvasement d'un vase d'une substance dans un vase d'une autre substance accélère la fermentation.

Pour le conserver indéfiniment, on a employé le procédé Appert. M. Poggiale a proposé de l'enfermer après ébullition dans des tubes en fer blanc ou en laiton. M. Williamson le fait bouillir à la pression de 1 atmosphère 1/2, puis la boîte est aussitôt fermée. Ce procédé de conservation des aliments maintenus sous une pression de plusieurs atmosphères, est étudié en ce moment par M. Bert, et promet de donner de beaux résultats. M. Martin de Lignac (cité par Gautier), réduit le lait de vache normal, préalablement sucré, au cinquième de son volume primitif en le chauffant sous faible épaisseur au bain-marie. Il l'enferme alors dans des boîtes de fer-blanc, soumis pendant dix minutes à l'ébullition au bain-marie, puis soudé à l'étain.

Pour conserver le lait destiné aux nourrissons, on y ajoute un alcali qui sature l'acide lactique. Le meilleur moyen est celui qu'employait Bretonneau et qui consiste à mettre trente grammes d'eau de chaux par litre. Bouchardat verse quelques gouttes d'ammoniaque; Darcet et Petit l'additionnent d'un gramme de bicarbonate de soude par litre.

Le lait de vache, étant l'objet d'une grande consommation, est sujet à des *falsifications* nombreuses. C'est ainsi, dit Duquesnel, que pour être consommé à Paris, il peut être dénaturé par le nourrisseur; par le ramasseur qui réunit le lait pour le porter à un dépôt central; par le directeur de ce dépôt; par le récepteur à Paris; par le voiturier qui le distribue en ville; par le crémier de détail.

Aussi, y a-t-on trouvé toutes sortes de produits étrangers, du riz, du blanc d'œuf, de l'amidon, de la gélatine, et même, dit M. Jeannel, de la cervelle de mouton. Mais les véritables changements sont : la soustraction de la crême et l'addition d'eau. Nous avons indiqué les procédés qui permettront de reconnaître si un lait a été étendu ou écrémé.

II. — ROLE PHYSIOLOGIQUE

On sait que la parturition modifie l'état du lait, qui prend alors le nom de *colostrum* chez la femme et de *mouille* chez la vache. Ce liquide renferme des globules plus gros, muriformes, et que M. Donné a appelé corps granuleux. De réaction alcaline, et d'une densité plus élevée que celle du lait, le colostrum peut être distingué chimiquement par la présence d'une quantité plus ou moins grande d'une albumine coagulable par la chaleur. Il y a en même temps peu de caséine, mais excès de beurre et de sucre. La période colostrale apparaît quelque temps avant l'accouchement, et disparaît ordinairement quinze jours après.

Puisque l'enfant et le jeune mammifère vivent uniquement de lait et se développent dans toutes leurs parties, il est incontestable qu'il suffit à la nutrition. C'est un aliment complet sans doute, mais il y en a de plus plastiques, de plus dynamogènes. Son grand avantage est de s'assimiler rapidement et de produire aussitôt de la chaleur : c'est là l'essentiel pour le petit être.

M. Dechambre a parfaitement résumé les caractères généraux du lait employé comme aliment. « C'est un aliment doux qui porte ou entretient le calme dans l'organisme, et par son action locale et par son action générale. Il ne stimule pas les voies digestives, ne leur impose pas d'opérations laborieuses, ne leur présente, au contraire, que des substances aisément assimilables ou d'une facile absorption, et ne laissant presque pas de résidu. Il transmet au torrent circulatoire un chyle qui ne nécessite qu'un travail peu actif d'hématose. En même temps donc qu'il nourrit sans fatigue, et pour ainsi dire à peu de frais, il fournit peu à la combustion, n'élève que faiblement la température du corps, et n'accélère pas sensiblement la circulation. Il est diurétique... Bien digéré, il tend à développer l'embonpoint. »

Mais ce sont là des indications générales, et qui souffrent beaucoup d'exceptions. Tous les estomacs ne s'en contentent pas, et réagissent souvent. Les enfants et les vieillards, les névropathes, les campagnards s'en accommodent plus facilement que les adultes, les lymphatiques, les citadins. Arrivées dans l'estomac, la caséine et l'albumine sont digérées par la pepsine et la pancréatine, la lactine est transformée en glycose. Puis ces substances passent par la veine-porte ; il en est de même pour le beurre émulsionné.

Le lait frais, et non acide, se digère mieux. De même quand il est cru. Quand la caséine n'est pas désagrégée dans l'estomac, elle produit de la diarrhée (lientérie des enfants). En général, le lait constipe, et, à tous les points de vue, on se trouve bien de son emploi dans la dysentérie.

III. — ROLE PATHOLOGIQUE

On a dit qu'il pouvait contenir des germes morbides : et, d'après John Dougall (de Glascow), ce serait le véhicule fréquent des poisons zymotiques. Un laitier aurait donné la fièvre typhoïde en ajoutant à son lait de l'eau contaminée (Murchisson, cité par J. Arnoult). On a dit aussi que les vaches phthisiques pouvaient transmettre ainsi la tuberculose. Malgré les expériences faites à ce sujet par Klebs (de Berne), nous pensons que de nouvelles recherches sont nécessaires, avant d'admettre cette possibilité de transport d'un virus. Ce qui est plus certain, c'est l'influence d'une alimentation contenant des principes végétaux et minéraux.

L'odeur et la couleur de certaines plantes (ail, oignon, carotte, garance) se communiquent au lait. La gratiole et l'euphorbe rendent purgatif le lait des vaches qui en ont mangé. Il y aurait même eu certains empoisonnements. On sait aussi que par le mode d'alimentation de la laitière, par l'administration de substances actives, on peut communiquer au lait certaines qualités et obtenir des *laits médicamenteux*.

Si le lait fourni par la mère est en quantité insuffisante, on voit se produire des dyspepsies, des diarrhées, puis l'anémie, la scrofule et le rachitisme. Mentionnons les cas de transmission de syphilis au nourrisson par des accidents du côté du mamelon ; les inconvénients de l'allaitement artificiel, amenant souvent du muguet, heureusement combattu, il est vrai, par le borax.

IV. — RÈGLES D'HYGIÈNE

Elles comprennent les conditions de l'allaitement et de l'alimentation par le lait.

A tous les points de vue, l'allaitement naturel est préférable à l'artificiel. Il ne faut pas donner à l'enfant de lait acide ; aussi pourra-t-on utiliser l'eau de chaux dans les conditions que nous avons signalées.

M. Coulier a proposé la formule suivante d'un mélange ayant au point de vue chimique la composition moyenne du lait de femme :

Lait de vache non écrémé.	600,0
Crême.	13,0
Sucre de lait.	15,0
Phosphate de chaux porphyrisé ou précipité.	1,5
Eau.	370,5
	1000,0

Toutes ces imitations de lait sont, en général, peu recommandables, et si la mère ne peut nourrir son enfant, il faut prendre une nourrice.

M. Martin-Damourette présente très-bien les différentes conditions qui doivent guider dans le choix d'une nourrice. Voici les conclusions réellement pratiques auxquelles il arrive, et la discussion des opinions qui ont cours dans le public.

On dit que la nourrice doit être accouchée depuis peu : c'est préférable, parce qu'elle aura plus de lait, mais ce n'est pas indispensable. — Le lait ne doit pas contenir de pus, il ne faut pas qu'il y ait mammite : sans doute, car dans ces conditions, la succion est très-douloureuse pour la nourrice. — Si le lait contient suffisamment de beurre, il est blanc et très-opaque (ce que l'on constate facilement en déposant sur l'ongle une goutte du liquide) ; dans le cas contraire, il est coulant et bleuâtre. — La nourrice doit être jeune, avoir moins de trente ans : assurément, toutes les laitières ont d'autant plus de lait qu'elles sont plus jeunes, mais l'âge n'est pas la plus importante des conditions à chercher chez une nourrice. — Il faut être plus exigeant pour l'état général et le tempérament. Les Bourguignonnes, plutôt sanguines que lymphatiques, conviennent bien. Une Alsacienne à l'aspect lymphatique peut être aussi bonne nourrice qu'une Méridionale nerveuse et irritable. Becquerel et Vernois constatent que les blondes et les rousses ont plus de lait, et cependant ils préfèrent les brunes : la couleur n'a pas d'importance. — La nourrice doit avoir de bonnes dents : les scrofuleux ont, en général, une mauvaise dentition, et d'ailleurs, avec des dents gâtées, la mastication est défectueuse et la digestion se fait mal. — La nourrice doit avoir une alimentation abondante : des féculents et des graisses, c'est-à-dire des soupes grasses, des pommes de terre, du lard et du beurre. Le régime qu'on leur donne à Paris (rosbeaf, pain de première qualité, vin de bordeaux) n'est pas apte à faire une bonne laitière. — La nourrice ne doit pas avoir d'habitudes alcooliques, et, ajoute M. Bouchardat, son mari ne doit pas être ivrogne, car, dans cet état, il bat sa femme. — La nourrice doit être d'un caractère doux, c'est-à-dire placide, et non comme une sensitive; — elle ne doit pas avoir de maladies diathésiques, communicables (syphilis) ou consomptives (phthisie, etc.); ne pas être enceinte, et, si c'est possible, non menstruée. Il est incontestable que le développement d'un embryon ou les règles détournent des matériaux servant à la sécrétion lactée. En résumé, conclut M. Martin-Damourette, le lait doit être en quantité suffisante et de qualité convenable.

Pour le régime lacté, disons qu'on le donne pur ou mélangé avec d'autres liquides; avec l'eau, c'est l'hygrogala; avec le vin, l'œnogala; avec la bière, le zythogala : mélanges qui semblent peu appétissants.

Le lait, comme nous l'avons dit, s'absorbe vite et donne de suite des matériaux de réparation et surtout de chaleur. Il convient aux personnes qu'il faut promptement réparer : les femmes et les personnes sédentaires, les convalescents, les poitrinaires (lait d'ânesse auquel on ajoute du sucre).

Pour les malades mis à la diète lactée, il est indispensable, dès le début du traitement, de ne pas les mettre dans l'obligation d'ingérer d'un seul coup de grandes masses de liquide. Cette méthode produit bientôt du dégoût et de la diarrhée. On le donne d'abord à petites doses et à intervalles réguliers. C'est ainsi qu'on l'administre dans les ulcères de l'estomac, qu'on utilise ses propriétés diurétiques dans les maladies du cœur, le mal de Bright, les hydropisies, dans la goutte et la gravelle rouge.

LES FROMAGES

Le fromage est du lait coagulé. Les fromages se différencient par la nature du lait employé, la quantité de crème utilisée et le mode de fabrication.

On coagule rapidement le lait par présure, ou bien on l'abandonne à la fermentation et on l'écrème pour avoir le beurre. On a ainsi des fromages durs et des fromages mous.

La caséine et le beurre sont décomposés. Il se forme de la leucine, de l'acide valérianique, et (plus tard, en vieillissant) de l'acide butyrique. Le corps gras engendre toute la série des acides capriques; le sucre de lait se dédouble en acide butyrique et en acide carbonique qui vient former les trous que l'on remarque dans le fromage de gruyère.

Ces acides gras donnent au fromage un goût et une odeur d'autant plus prononcés qu'il est plus vieux : il doit tout son mérite aux injures du temps, ainsi que dit Berchoux, dans sa *Gastronomie*. Dans les fromages salés, comme celui de Hollande, le chlorure de sodium empêche le dégagement de ces acides. L'acide butyrique provenant surtout du beurre, les fromages gras présentent cette odeur au maximum.

Parmi les principales espèces de fromages, on peut distinguer : 1° les fromages frais et non salés : Neufchâtel, fromages blancs et à la crème. Ils se digèrent bien et sont nutritifs ; 2° les fromages salés et fermentés : Brie et Marolles. Le lait est traité par présure, puis on égoute, on sale, on fait fermenter dans une cave. Il se forme de l'ammoniaque, d'où l'existence d'éléments alcalins qui peuvent être utilisés par les personnes à dyspepsie acide ; 3° les fromages durs : le Gruyère, le Hollande. On soumet le lait à la présure, on chauffe, puis on presse. Leur état compacte rend leur digestion plus difficile; 4° les fromages friables obtenus par fermentation acide : celui de Roquefort en est le type. Du lait frais de brebis est traité par une bonne présure, on égoutte, on aromatise avec des graines d'ombellifères (fenouil, anis), puis on l'abandonne à la fermentation dans des caves très-fraîches. Sous l'influence de cette basse température, il ne subit que la fermentation acide, et il ne peut se développer que des organismes végétaux, ordinairement verdâtres. Les roqueforts artificiels ou avariés contiennent des vers et sont persillés avec des sels de cuivre.

Ces fromages sont excitants, provoquent la soif, conviennent à la fin des repas copieux.

D'une manière générale, ce sont les corps gras et ces produits de décomposition qui rendent la digestion du fromage parfois difficile. On a même attribué au fromage gâté de véritables empoisonnements qui ont provoqué des enquêtes officielles en Allemagne et en Autriche. Vanden Corput a pensé que ces effets toxiques étaient dus à la présence d'une moisissure ou d'un champignon particulier.

Mais l'excitation que le fromage produit d'ordinaire facilite au contraire l'absorption des substances contenues dans l'estomac. Avec le pain, il constitue un excellent aliment, très-employé dans les classes laborieuses, quand son prix n'est pas trop élevé. « On ne peut faire du fromage, dit Moleschott, que dans les contrées où l'élevage du bétail fournit une surabondance de lait. Où l'on fait du fromage, la viande ne saurait manquer. Où la viande ne manque pas, on trouve un sang riche, et la richesse du sang produit la force des muscles, la fierté de l'âme et le courage ardent que la liberté inspire. Cet enchaînement d'idées a fait dire à l'historien Jean de Muller que partout où se fait le fromage fleurit la liberté. »

LES ŒUFS

C'est encore un bon aliment, puisqu'il fournit à l'évolution du germe les matériaux nécessaires. Mais pour l'alimentation, il ne renferme pas, comme le lait, une aussi grande quantité de matière carbonée, susceptible de donner aussitôt de la chaleur.

Les *caractères* d'un œuf de poule sont les suivants, d'après Payen : Le poids moyen est de 60 grammes (6 pour la coquille, 18 pour le jaune, 36 pour le blanc). Dans le blanc il y a 51^{gr},5 d'eau et 4^{gr},5 d'albumine ; dans le jaune 6 grammes de vitelline, 3 grammes de matière grasse phosphorée, 9 grammes d'eau, de sels et de fer.

L'œuf s'altère par putréfaction. Il se forme de l'hydrogène sulfuré à odeur caractéristique et à réaction bien connue sur les cuillers d'argent. Un élève de M. Pasteur, M. Ulysse Gayon, a soutenu cette année à la Faculté des Sciences, une thèse de doctorat sur les altérations spontanées des œufs. Dans ce remarquable travail, M. Gayon a montré que les œufs agités ou non agités ne pourrissent pas tous, et que, si tous les œufs pourris contiennent des organismes, on n'en rencontre pas dans un œuf resté sain. La putréfaction est uniquement produite par le développement de bactéries ou de vibrions.

Quant un œuf est à l'air libre, à travers la coquille, il se produit par jour une évaporation d'eau de 3 à 4 centigrammes. Cette perte quotidienne diminue la densité de l'œuf et permet d'en faire l'*essai*. De l'eau contenant en dissolution 10 pour 100 de sel a la même densité qu'un œuf pondu depuis peu et refroidi. Dans ce liquide, un œuf frais doit aller au fond du vase ; un œuf plus ou moins vieux reste en suspension ou surnage.

Pour les conserver, on a proposé de les mettre dans du son, de la sciure de bois, des cendres, de les couvrir d'un vernis imperméable ; le meilleur moyen est de les plonger dans de l'eau saturée de chaux et de les garder dans une cave à température constante.

Le *rôle physiologique* de l'œuf est simple. S'il est frais, peu cuit, il se digère mieux dans les sucs gastrique et pancréatique. Il a sans doute un pouvoir nutritif considérable par son albumine et sa graisse, mais il ne renferme pas assez de matières hydrocarbonées. Et de même que pour l'incubation la mère donne sa chaleur, il faut ajouter à cet élément du pain, qui, par son sucre et sa fécule, donnera des matériaux promptement combustibles.

Les *maladies provoquées* par les œufs sont peu nombreuses. Nous avons déjà dit pourquoi les œufs durs constipent. Ajoutons qu'on les a accusés de faciliter l'apparition de la pléthore et de la gravelle.

Comme *règles hygiéniques*, nous avons indiqué ce qui leur manquait pour en faire un aliment complet. Ils conviennent aux convalescénts, aux enfants, aux anémiques, aux personnes sédentaires.

LA VIANDE

Il est incontestable que tous les hommes, quelle que soit leur pauvreté et leur situation, font des efforts pour introduire la viande dans leur alimentation. Aussi, toutes les classes d'animaux ont-elles été mises à contribution, et, après de nombreux tâtonnements, ont produit une heureuse variété dans la nourriture de l'homme.

Toutefois, les peuples civilisés manifestent une véritable préférence pour les animaux herbivores, et ceux-ci deviennent la base de leur alimentation. C'est ainsi que les végétaux et les plantes, en puisant dans le sol et dans l'air des matériaux organiques, composent les aliments les plus nutritifs, et donnent un exemple frappant de la circulation de la matière.

Il faut encore reconnaître que les animaux nourris avec des végétaux ont une chair beaucoup plus agréable à la vue et à l'œil que celle des carnivores, presque toujours d'odeur puante et repoussante. Sous les climats tempérés, on donne la préférence aux ruminants, aux pachydermes et aux gallinacés ; dans l'Europe centrale, on consomme principalement la chair du bœuf et du porc.

I. — CARACTÈRES PHYSIQUES DES VIANDES

LEUR VARIÉTÉ, LEUR PRÉPARATION

Berzélius sur 100 parties de filet de bœuf a trouvé par l'analyse trois quarts d'eau et un quart de parties fixes, dans les proportions suivantes pour 100 : Fibrine et musculine, 16 ; albumine, 2 ; gélatine, 2 ; osmazôme ou extrait de viande et sels à l'état de lactates alcalins, 3 ; eau, 77.

La viande contient encore de la graisse et du tissu gélatigène ; un peu de sucre se trouverait dans l'osmazôme (à l'état d'inozite, d'après Pelouze).

La *composition* de la viande, et sa valeur nutritive, sont modifiées par différentes conditions que nous allons passer en revue.

1° Espèce animale. — Parmi les mammifères, ce sont le bœuf et le veau, le mouton et l'agneau, le porc, les quadrupèdes sauvages, le cheval qui sont le plus généralement employés.

Le *bœuf* et le veau conviennent dans les pays chauds et en été, le mouton dans les pays froids et en hiver. Le porc est, sans doute, difficile à digérer à cause des matières grasses qu'il renferme, mais il est très-réparateur et c'est l'aliment des travailleurs et des paysans. Chez les quadrupèdes sauvages, l'exercice a développé une chair riche en fibrine (que la fatigue liquéfie, aussi la chair des animaux forcés à une chasse à courre est-elle plus tendre ; mais cette viande, très-riche en osmazôme, ayant du fumet, est fort réparatrice et très-digestive. La viande de cheval est bonne ; mais la viande des vieux chevaux est très-dure, et il faut qu'elle soit un peu faisandée et fortement assaisonnée[1].

Les mammifères malades ou surmenés ont une attitude toute spéciale que le médecin doit connaître pour s'opposer à la livraison d'une viande qui, sans aucun doute, ne convient pas à l'alimentation.

L'animal marche avec peine, la tête pendante, l'œil triste et inquiet; la respiration est pénible et, même au repos, les flancs se soulèvent fréquemment; les poils sont hérissés; le système veineux périphérique est congestionné; les narines, les oreilles sont froides; l'air expiré est chaud; la gueule et les naseaux laissent s'écouler une bave gluante; il refuse tout aliment, mais la soif est vive; il a de la fièvre, et la lactation, la rumination sont suspendues. Dans quelques cas une éruption cutanée ou muqueuse, des sécrétions puriformes, des engorgements glandulaires confirment la gravité de cet état général.

La chair de ces animaux se reconnaît à l'absence ou à la rareté de la graisse sur les deux surfaces du quartier[2]. « Dans les os longs, il y a très-peu de moëlle, la chair musculaire, peu élastique sous le doigt, a une teinte plus ou moins vive ; le grain en est distinct, compact, parce qu'il est dépourvu de sucs; son odeur est forte et montante (ammoniacale); on constate une injection générale des séreuses et des épanchements sanguins dans quelques-unes des capsules articulaires, des ecchymoses ou des infiltrations séro-

[1] Consulter Decroix, *De la viande de cheval*, in RECUEIL DE MÉD. MILITAIRE, p. 497, décembre 1870.

[2] Champouillon, *Hygiène alimentaire, de la Viande*, in RECUEIL DE MÉD. MILIT., février 1870.

sanguinolentes dans le tissu cellulaire, dans les muscles ou dans leurs interstices. Quelqufois les chairs sont décolorées, mollasses, humides, et fournissant, par leur suspension, un suintement séreux; mais le froid ou la gelée les resserrent; la graisse molle et jaunâtre est disséminée dans un tissu cellulaire infiltré; la putréfaction commence de bonne heure et se développe avec rapidité. » (Champouillon.)

L'abondance des pâturages amène la prospérité de la race bovine. Les bœufs des pays chauds où les fourrages sont rares et ceux des contrées humides ne valent pas les animaux du Nord ou des régions sèches. Le marché de Paris est approvisionné par des bœufs qui viennent de la Normandie, du Charolais, du Limousin, de l'Auvergne, du Nivernais et de la Saintonge. Ces animaux sont sujets au charbon, à la pustule maligne, à la peste bovine (la viande présente alors une couleur acajou foncé), à l'angine gangréneuse.

Les *moutons* fournissent de la laine, ou de la viande, mais ces deux aptitudes sont inconciliables chez le même individu. Toutes les espèces sont comestibles, toutefois elles sont plus ou moins bonnes, d'après leur nourriture et les localités où elles vivent. C'est ainsi qu'on distingue les moutons qui proviennent du Roussillon, du Languedoc, du Berry, de la Sologne, de la Flandre et de la Picardie. Le mouton, dit M. Champouillon, est d'un tempérament délicat; il se ressent facilement des influences pathologiques qui l'entourent; presque toutes ses maladies sont de l'ordre des épizooties, ce qui tient à ce qu'il vit en troupeaux. Les affections qui atteignent le plus souvent l'espèce ovine sont le sang de rate, la clavelée, la cachexie aqueuse, le piétin.

Le *porc* est une précieuse ressource pour la campagne, l'approvisionnement des navires et des places fortes. La race porcine est féconde et s'élève facilement. On sait qu'il est spécialement sujet à la ladrerie. Le sanglier n'est, dit-on, jamais ladre.

Quand le *cheval* est jeune, sa viande est aussi bonne que celle du bœuf ou de la vache. Il est sujet à plusieurs maladies, les plus graves sont la morve, le farcin, les eaux aux jambes.

Parmi les *oiseaux*, on utilise comme aliments quatre espèces de volailles que l'on peut ranger ainsi d'après leur digestibilité décroissante : Poulet, dindon, canard, oie.

Les viandes des gallinacées sont d'un goût agréable, augmenté d'ailleurs par le rôtissage. Leur digestion est facile et toujours en rapport avec la quantité de tissu adipeux, que l'art a fait développer à la place de la fibre musculaire.

Le *gibier* ailé (perdreau, caille.....) a la chair plus riche en fibrine et plus parfumée. Ils ont les mêmes propriétés digestives et nutritives.

Les *reptiles* sont un peu délaissés de nos jours. La chair des grenouilles vaut à peu près celle des poulets. Dans nos pays, la *tortue* est peu utilisée et on ne l'emploie que pour des bouillons. La soupe à la tortue se digère mal.

Les *poissons* ont une bien plus grande importance. M. Bouchardat distingue les poissons à chair blanche (truite, carpe, sole, morue) : ils sont peu nutritifs mais se digèrent bien ; les poissons à chair rouge (saumon, etc.), sont plus nourrissants ; les poissons graisseux, comme l'anguille, sont aussi lourds que la viande de porc, mais ils sont aussi très-réparateurs ; il y a enfin des poissons dangereux à manger, capables de produire de véritables empoisonnements, comme un certain hareng de la Martinique[1]. Les autres poissons deviennent dangereux quand ils subissent la putréfaction, aussi la police bromatologique surveille-t-elle spécialement leur mise en vente ; ajoutons que quelques-uns sont rendus insalubres par les moyens de pêche (coque du Levant ou autres substances).

D'une manière générale l'alimentation par les poissons, est peu nutritive. Ils se trouvent dans de bonnes conditions, quand ils sont riches en laitance. Leur chair est un peu phosphorée, mais de là à vouloir l'employer comme aphrodisiaque dans le cas de frigidité, c'est s'exposer à des mécomptes certains. Les populations icthyophages, quoiqu'on

[1] Fonssagrives et Leroy de Méricourt, *Recherches sur les poissons toxicophores, etc*, in ANN. D'HYGIÈNE, p. 326, 1861.

en ait dit, ne se signalent pas par une fécondité exceptionnelle[1].

Parmi les *mollusques*, nous citerons les *escargots* que les anciens faisaient avec raison dégorger de crainte qu'ils n'aient mangé quelque herbe suspecte (ciguë, etc.). Leur chair est difficile à digérer : aussi est-il préférable de la hâcher et d'y ajouter des condiments.

Les *huitres*[2] fraîches, au contraire, sont très-savoureuses et très-saines. Le chlorure de sodium rend leur chair albumineuse facilement absorbable et elles se digèrent bien. Cette eau salée, prise au début du repas facilite d'ailleurs leur digestion. Elles conviennent aux scrofuleux et aux phthisiques. Elles ne sont pas bonnes pendant les mois de la ponte, c'est-à-dire pendant la période la plus chaude de l'année, pendant les mois qui ne renferment pas un R, dit avec raison le public.

Les *moules* sont moins digestives. Il y a des estomacs qui ne peuvent les digérer : chez certains individus, en effet, elles déterminent des crampes, de l'urticaire, des phénomènes nerveux. Quand elles renferment du cuivre, elles provoquent des symptômes spéciaux à l'intoxication par ce métal.

Les *crustacés* (homard, écrevisses, crevettes) ont une chair blanche, dure, difficilement attaquée par les sucs digestifs. Malgré un assaisonnement relevé, ils provoquent souvent des indigestions.

[1] Voici, toutefois, d'après Frantz Schulze, un tableau comparatif de la viande de poisson et de celle de bœuf :

	BŒUF.	CARPE.
Fibrine, tissu cellulaire. . . .	15,0	12,0
Albumine.	4,3	5,2
Extrait alcoolique, sels. . . .	1,3	1,0
Extrait aqueux et sels. . . .	1,6	1,7
Phosphates.	traces.	traces.
Graisse.	1,0	»
Eau.	77,3	80,1

[2] Réveillé-Parise, *Considérations hygiéniques et physiologiques sur les huitres*, in GAZETTE MÉD., p. 121, 1846.

2° L'Age a aussi son influence. Tandis que chez les animaux adultes la fibrine domine, le tissu gélatigène est en plus grande quantité chez les jeunes animaux, d'où la blancheur de leur chair si remarquable chez le veau. La viande d'un animal qui a atteint sa croissance, est plus nourissante et se digère mieux. Aussi, les chairs de bœuf et de mouton, sont-elles préférables à celles de veau et d'agneau. Le bœuf doit avoir de 4 à 6 ans, la vache de 5 à 8, le veau de 45 jours à 3 mois, le mouton de 18 mois à 3 ans.

3° Le sexe et la castration ont une certaine importance. Le mâle a une chair plus dure et plus résistante. La castration pratiquée sur l'animal jeune, donne une chair plus tendre. Mais si la chair de bœuf est meilleure que celle de la vache, cela tient surtout à l'âge avancé de celle-ci. Les viandes de taureau et de bélier, outre leur dureté, ont une odeur désagréable qui provoque le dégoût.

4° Le travail et l'engraissement modifient la viande. Le travail augmente le nombre de fibres. L'engraissement ne doit venir que lorsque le système musculaire a été suffisamment développé par l'exercice; sinon, le gras est en excès sur le maigre, et la graisse s'est en grande partie substituée à l'eau dans le corps de l'animal. La bonne qualité de la viande dépend du mélange intime du tissu musculaire et graisseux.

5° Les parties du corps de l'animal offrent des qualités de viande bien différente, au point de vue de la valeur nutritive.

Les régions musculaires sont les meilleures. Dans les livraisons militaires, on n'accepte pas les queues, les pieds, les jarrets jusqu'à la jointure, les têtes, les fressures. Les mêmes règlements (*Instruction générale du Formulaire des hôpitaux militaires*) donnent les caractères suivants d'une viande de bœuf de première qualité :

Quand l'animal est livré par moitié ou par quartier la surface externe doit être partout garnie d'une couche de graisse plus ou moins épaisse. A la surface interne, cette couche qui doit également exister, est plus forte autour du rognon qu'elle enveloppe, à la région dorso-lombaire et sur les muscles abdominaux.

Les séreuses sont lisses, et l'on voit, à travers la transparence de la plèvre, la couleur rosée des muscles intercostaux presque entièrement recouverts de graisse.

La chair musculaire présente à la section transversale une teinte rosée plus ou moins prononcée, suivant les races; elle est ferme, élastique au toucher; son grain est fin, marbré, persillé en terme de boucherie, par suite de la juxtaposition des molécules de graisse autour des vaisseaux intrafibrillaires; son odeur est douce et fraîche. Les variations de température influent peu sur ces caractères. Au contact prolongé de l'air, sa couleur se fane et sa surface se raffermit.

La moelle des os longs est ferme, solide, d'un blanc mat, légèrement rosé ou jaunâtre.

Les meilleurs morceaux du bœuf sont le *gîte à la noix*, la *tranche*, la *culotte* et surtout le *filet* et le *contre-filet*. Dans le veau on recherche la *longe*, le *carré*, la *noix* et le *ris*.

D'après les recherches de Letheby, dans la viande maigre, il y a peu de matières carbonées, mais on y supplée par le pain, la pomme de terre où cet élément domine; dans la viande grasse, au contraire, la matière carbonée est en excès. La quantité d'os dans la viande est toujours supérieure à 8 pour 100. Dans le cou et la poitrine du bœuf, elle est de 10 pour 100, elle va même jusqu'à la moitié du poids total dans l'épaule et la jambe de devant. Après les muscles, il faut citer, d'après leur valeur nutritive décroissante, la *cervelle*, qui renferme de la neurine et de la matière phosphorée; et le thymus ou *ris de veau* : ce sont des aliments pour les estomacs délicats; le *foie* qui contient beaucoup de graisse et de la matière glycogène, est très-indigeste; le rein ou *rognon* est un aliment alcalin, ayant parfois une odeur ammoniacale désagréable, mais que l'on peut prescrire aux personnes à dyspepsie acide; les poumons ou *mou de veau* sont peu nutritifs. Quant au tube gastro-intestinal : les *tripes*, la *fraise de veau*, ne sont que des substances collagènes.

Quelques mots sur l'*altération et la conservation des viandes*. Il faut éviter la viande encore saignante ou provenant d'un animal mal saigné : le sang infiltré dans tous les interstices ne tarde pas à entrer en putréfaction et hâte la décomposition, surtout quand la température extérieure est élevée. C'est pour cette raison que les législateurs anciens, Moïse et Mahomet, ont forcé leurs adeptes à ne faire usage que de la viande d'un animal parfaitement saigné.

Dans de bonnes conditions, une viande saine peut se conserver quarante-huit heures en été et quatre jours en hiver. Mais certaines conditions, comme un orage, les fatigues de l'animal, une diète prolongée, influent sur la durée de conservation de la viande.

Pour éviter toute fermentation, il faut la mettre à l'abri de l'air, de l'humidité, de la température. C'est ainsi qu'on les prive du contact de l'air, soit par le procédé Appert, dont nous avons déjà parlé à propos du lait, soit en les faisant chauffer et en coulant par-dessus du beurre ou de la graisse fondue : à la campagne on conserve ainsi des quartiers de volailles.

Le froid empêche la fermentation, et l'on peut garder les viandes dans de la glace, ou bien les dessécher pour enlever l'eau qu'elles renferment dans leurs mailles. On emploie surtout la salaison qui, en se combinant avec les muscles, les prive d'eau et de sels de potasse, et le boucanage qui consiste dans la salaison, puis la dessiccation des viandes ou des poissons, à la fumée d'un foyer. La créosote durcit les viandes dont la digestion devient alors très-pénible.

Le *mode de préparation des viandes* va maintenant nous occuper.

D'après Letheby, le traitement culinaire des aliments animaux doit avoir quatre objets en vue : 1° Coaguler l'albumine et le sang des tissus de manière à rendre la viande agréable à la vue ; 2° développer un bon goût et rendre les tissus divisibles et tendres, par conséquent plus faciles à la mastication et à la digestion ; 3° procurer une certaine température qui soit un moyen de communication de la chaleur au système; 4° tuer les parasites dans les tissus de la viande.

La *viande crue* plus ou moins hachée et sucrée est très-digestive, et les dyspeptiques s'en trouvent bien. Comme elle est facilement absorbée, elle est très-réparatrice et parfaitement indiquée dans les diarrhées chroniques et dans les anémies.

Les *viandes grillées* et saignantes conviennent aussi. Une cuisson rapide coagule l'albumine à la surface, et les sucs ne peuvent s'échapper.

Les *viandes rôties* sont fort difficiles à préparer, et leur cuisson est souvent inégale. Les viandes cuites à l'étuve ou *fricassées* constituent les *ragoûts*, qui sont nutritifs, mais, en général, rendus d'une digestion assez difficile par les corps gras qui entrent dans leur composition.

Les *viandes bouillies* ont perdu, par l'ébullition, l'osmazôme ou leurs sels, c'est-à-dire leur fumet. Aussi, plus le morceau de viande est mince, plus il perd de ses principes savoureux. Il est d'observation journalière que, quand on veut faire un bouilli agréable à manger, il faut renoncer à l'idée d'obtenir en même temps un bon bouillon.

Voici un procédé indiqué par Letheby pour faire le *bouillon* le plus riche et le plus savoureux qu'on puisse retirer de la viande : on fait chauffer lentement jusqu'à ébullition de la viande hachée finement avec un égal poids d'eau ; l'ébullition est maintenue pendant quelques minutes, puis on filtre et on presse. L'ébullition prolongée dissout un peu plus de matière organique, mais la saveur et les autres propriétés du bouillon ne sont ni augmentées ni améliorées. C'est l'osmazôme qui rend le bouillon agréable au goût.

Le bouillon est un excitant de l'estomac, la gélatine qu'il renferme nourrit peu : un litre de bouillon fournit en effet à la nutrition 6 grammes des matériaux organiques de la viande. La soupe a l'avantage de renfermer du pain. En résumé, le bouillon n'est pas, comme beaucoup se l'imaginent, la quintessence de l'alimentation. Il excite l'estomac, est peptogène, d'une absorption facile ; il répare vite et donne aux muscles les sels dont ils ont besoin.

II. — ROLE PHYSIOLOGIQUE DES VIANDES

Nous l'avons déjà vu dans les précédents chapitres : la fibrine et les matières albuminoïdes digèrent dans le suc gastrique, les graisses dans l'intestin. Aussi, plus une viande est riche en graisse, plus sa digestion est difficile.

Les substances excitantes qu'elles renferment contribuent aussi à leur digestibilité. Plus elles ont de fumet, mieux elles se digèrent, comme on le voit pour les viandes de gibier et d'animaux adultes. De même pour les viandes tendres et peu cuites.

La chair fait la chair, dit avec raison un vieux proverbe. La viande est, certainement, un aliment incomplet par elle-même, mais elle devient un aliment excellent avec le pain et les féculents. C'est celui qui convient au travail.

III. — ROLE PATHOGÉNIQUE

Si les viandes sont prises en trop grande quantité, on voit apparaître toutes les maladies par surabondance de matières albuminoïdes, la pléthore, la constipation, l'urémie. Si elles font défaut, il survient de la diarrhée, des anémies, des hydropysies : il y a hypoalbuminose.

Nous avons parlé ailleurs des maladies consécutives à un excès des aliments gras.

Quand les viandes sont altérées, il y a différents symptômes, d'après la nature de l'altération.

Les viandes gâtées et pourries provoquent un dégoût instinctif qui est toujours un excellent guide. Puis surviennent des nausées, des vomissements, de la diarrhée et de la fièvre.

Les viandes salées et mal conservées ont produit des accidents spéciaux d'anémie et de paralysie. Des saucisses particulières, sèches et fumées, qui constituent un grand régal dans le Wurtemberg et la Bavière, ont déterminé des empoisonnements décrits sous le nom de *botulisme:* quelques-uns des symptômes de la trichinose. On a pensé à un poison septique particulier.

Les viandes peuvent être empoisonnées par la nourriture même de l'animal : un escargot s'est nourri avec de la ciguë, un lapin avec de la belladonne ou du rhododendron chrysanthemum, la bête a été tuée à la chasse avec une flèche empoisonnée.

Parmi les zoonoses ou maladies transmises par les animaux, citons le charbon, la tuberculose (poumons tuberculeux, expériences de Chauveau), l'helminthiase et la ladrerie du porc, la trichinose.

IV. — RÈGLES D'HYGIÈNE

La quantité de viande doit être en rapport avec la dépense. Elle doit servir à maintenir convenable la température du corps et fournir les matériaux du travail musculaire. Elle doit ainsi répondre aux besoins de réparation. Nous avons déjà indiqué quelle quantité et quelle qualité de viande étaient nécessaires pour répondre à ces diverses indications.

Les statisticiens ont démontré que la production insuffisante du blé amenant, comme conséquence fatale, la cherté de la viande, la consommation de celle-ci s'abaissait aussitôt. C'est une loi sociale : la cherté du blé et le chiffre de la mortalité s'élèvent ou s'abaissent selon des progressions parallèles ; le mouvement ascensionnel de la population est d'autant plus marqué que la consommation individuelle de la viande augmente.

DES ALIMENTS D'ORIGINE VÉGÉTALE

Les graines alimentaires sont très-nombreuses, mais elles ont une certaine unité de composition, elles renferment, dans des proportions différentes, les trois principes dont nous avons parlé : des substances albuminoïdes, sucrées ou féculentes, grasses. Il y a un mélange de matières albumineuses et gélatineuses, formant une substance glutineuse donnant au mélange son principal aspect : c'est le gluten.

Les sels dominants sont les phosphates alcalins, surtout ceux de potasse ; il y a ainsi des chlorures (chlorure de potassium, en excès).

D'après le principe *en excès*, nous pouvons distinguer des graines huileuses ou graisseuses et des graines féculentes.

Parmi les *graines huileuses ou émulsives*, nous citerons le cacao, l'amande, la noisette, la noix, le gland de chêne, les olives.

La composition du cacao est un type, il renferme des matières azotées (albumine, 18, et théobromine, 2) ; des matières grasses, 50 ; des fécules, 10 ; de la gomme, 6 ; des sels et de la cellulose, 4 ; de l'eau, 10. Ce sont les mêmes principes que dans le lait, mais il y manque des matériaux sucrés, que l'on ajoute, d'ailleurs, dans la fabrication du chocolat. On y adjoint aussi un aromate (vanille) qui facilite la digestion.

Ce sont là des aliments nutritifs, mais d'une digestion difficile.

Dans les *graines féculentes*, on distingue les céréales ou *graminées*, les *légumineuses*, les racines ou fruits féculents.

A. — *Des céréales.*

Parmi les graminées employées, il faut spécialement noter le froment, le seigle, l'orge, l'avoine, le maïs et le riz.

I. — CARACTÈRES PHYSIQUES

M. Payen qui a analysé ces différentes céréales est arrivé à des résultats qui permettent d'apprécier leur valeur nutritive respective.

Le gluten et l'amidon sont en quantité variable dans chacune des céréales, et, en général, s'y trouvent en proportion inverse. Le froment, le seigle et l'orge renferment beaucoup de gluten et très-peu d'amidon, c'est le contraire pour le riz et le maïs. C'est ce dernier qui renferme la plus forte quantité de graisse.

Voici un tableau qui résume ces différences :

SUBSTANCES.	FROMENT.	SEIGLE.	ORGE.	AVOINE.	MAÏS.	RIZ.
Gluten et mat. azotées. .	19,8	12,50	12,96	14,39	12,50	7,05
Matières grasses.	2,25	2,25	2,76	5,50	8,80	0,80
Dextrine.	10,5	11,90	10,00	9,25	4,00	1,00
Matières féculentes. . .	67,1	67,65	66,45	60,59	67,55	89,15
Cellulose.	2,2	3,10	4,75	7,06	5,90	1,10
Matières minérales. . .	1,9	2,60	2,10	3,25	1,25	0,90

En soumettant ces grains à la mouture, on obtient les farines servant à la panification.

Celles de froment, de seigle, d'orge, d'avoine et de maïs constituent un des modes importants de l'alimentation des peuples civilisés. La farine de riz n'est pas panifiable, parce qu'elle n'a pas assez de gluten pour emprisonner le gaz acide carbonique.

Le blé peut être altéré par son mélange avec d'autres graines qui s'y trouvent accidentellement : l'ivraie (symptômes d'ivresse, vertiges), la nielle, la raphanelle, la vesce; par la carie ou rouille, petit champignon pulvérulent colorant le grain en rouge cuivré, et que l'on cherche à détruire en chaulant les blés.

Voici, d'après les instructions militaires, les caractères des blés et des farines.

Dans le commerce, on trouve trois sortes principales de blés : les blés tendres, les blés durs, les blés demi-durs. Les blés tendres sont blancs, opaques, farineux à l'intérieur et donnent par la mouture une farine blanche. Les blés durs ont une cassure ferme, cornée et demi-transparente. Ils sont compactes, lourds, fauves, peu hygroscopiques, contiennent peu de son et donnent une farine grisâtre. Les blés demi-durs ou mitadins, intermédiaires entre les deux autres, ont une cassure blanchâtre, moins cornée que celle des blés durs, et sont plus généralement employés. La proportion des matières azotées contenues dans les blés tendres, est de 10 à 12 pour 100, et de 17 à 20 pour 100 dans les blés durs; pourtant on rencontre quelquefois, dans le commerce, des blés tendres qui renferment autant de principes azotés que les blés durs.

Le blé doit être sonore, lisse, bien plein, compacte, fauve ou d'un blanc jaunâtre, suivant qu'il est dur ou tendre. On doit rejeter les blés qui ont une rainure trop profonde, une odeur désagréable, une couleur brune ou d'un roux foncé, qui sont rongés par les insectes, échauffés ou fermentés. On rejettera également ceux qui ne sont pas convenablement criblés, qui sont atteints de la rouille ou du charançon, et qui renferment du sable, de la paille et des graines étrangères. Les blés les plus pesants, sont généralement plus riches en gluten, et contenant moins de son, devront être préférés.

La composition de la farine de blé varie avec les espèces, la qualité de l'état de conservation des blés. Les blés gros, durs, donnent peu de son et sont riches en gluten, et, d'une manière générale, sont plus riches en matières azotées, grasses, et en sels que les blés tendres. Les blés mouillés, altérés, récoltés avant leur maturité ont peu de gluten, mais beaucoup de son.

Dans le commerce, on distingue plusieurs sortes de farines : la première farine, ou farine de première qualité est fournie par la première mouture et le premier blutage. On appelle *gruau*, la fleur de la farine de froment. La farine première est plus riche en fécule, renferme moins de gluten, est d'un blanc mat, s'attache aux doigts et prend de la cohésion quand on la comprime. Les farines secondes ou de remoulage proviennent de la mouture des gruaux bis. On peut aussi y mêler de la farine première des blés de qualité inférieure. Elle est moins pesante et moins blanche, son gluten n'est pas aussi souple ni aussi élastique, elle donne un pain moins blanc et moins levé. Mais elle est plus nourrissante.

Les travaux de Millon et de Poggiale ont démontré que les blutages poussés trop loin, enlevaient à la farine des principes utiles. Le son renferme plus de substance azotée que la farine brute. La farine destinée à la fabrication du pain de munition est blutée à 20 pour 100 pour le blé tendre, et à 12 pour 100 pour le blé dur : elle retient ainsi de 8 à 10 pour 100 de son. M. Poggiale a encore montré que sur 100 parties de son, il y en avait plus de la moitié qui ne pouvant absolument pas se digérer, finissait par agir comme irritant. La farine seconde est la meilleure pour les usages domestiques, et il faut éviter les farines troisièmes, les recoupes fines et grossières.

La *falsification des farines* doit être connue. On introduit dans les farines de froment du plâtre pour en augmenter le poids, des farines de qualité inférieure (de fèves ou autres), de la fécule de pommes de terre, du sulfate de cuivre (pour rendre le pain plus blanc), du carbonate d'ammoniaque (pour faire fermenter). Des procédés chimiques simples ou l'examen microscopique permettent de reconnaître ces fraudes.

Du pain : Avec 100 kilos de farine, on fait 130 kilos de pain. Celui-ci renferme donc un quart d'eau. Si on ajoute l'eau de la farine (15 à 18 pour 100), on trouve que le pain contient plus d'un tiers d'eau.

Voici les différentes périodes de la panification : 1° la farine est hydratée et on ajoute du levain ou de la levure de bière ; 2° la fermentation se produit, on fait la pâte avec de l'eau tiède : la glycose se décompose en gluten et CO^2. On a fait intervenir les propriétés d'un ferment, la céréaline (Mège-Mouriès) qui transformerait la dextrine en glycose et le sucre en acide lactique ; 3° on soumet à la coction, dans un four qui enlève l'excès d'eau nuisible à la conservation.

D'après les instructions militaires, les qualités d'un bon pain sont les suivantes : « Il faut qu'il soit bien levé, c'est-à-dire pourvu d'œils assez grands dans toutes ses parties ; qu'il exhale l'odeur agréable qui lui est spéciale; que la mie soit homogène, élastique, et que les œils reparaissent quand on l'a médiocrement pressée; enfin, que la croûte soit dorée, sonore, partout attachée à la mie. Le pain est de mauvaise qualité, mal préparé ou mal cuit quand il a une odeur fade ou de moisi; quand sa teinte est trop foncée ou inégale; quand il contient des grumeaux de farine (marrons); quand la mie se pelotonne en masses compactes ne revenant pas sur elles-mêmes après la pression, ou est diffluente et grasse, enfin, quand la croûte est blanche, molle ou brûlée et séparée au-dessus de la mie. »

Parmi les nombreuses variétés de pain, nous citerons le pain blanc de fleur de froment, dont nous faisons tous les jours usage; les pains de luxe, tels que les pains viennois (l'eau d'hydratation contient un tiers de lait); les pains au lait; ceux à la dextrine; les croissants (un ou deux œufs par kilogramme de farine); puis, dans un but thérapeutique (les pains de luxe ne stimulant pas assez l'intestin et produisant facilement la constipation), le pain de son et celui de seigle. D'après Payen, la partie indigeste du son agit sans doute mécaniquement et à la manière de certaines graines que l'on prend dans le même but (la moutarde blanche, la Revalescière ou farine de lentille).

Comme les farines, le pain est sujet à de nombreuses *altérations et falsifications*.

D'après M. Coulier, le pain ordinaire contient, outre les débris ordinaires de la graine du blé, de nombreux corps d'animaux qui ont pris naissance pendant la fermentation, mais qui ne se trouvent pas dans les pains préparés avec de la levure de bière pure.

Les expériences de M. Chevalier ont montré qu'un pain de 2 kilogrammes perd en un jour de 45 grammes à 77 grammes. Le pain ne doit donc pas être conservé dans un lieu trop sec et trop ventilé, mais, s'il est placé dans un lieu humide, on y voit naître des moisissures, des muscédinées, le penicillium glaucum et l'oïdium aurantiacum.

L'altération du seigle et du maïs donnent lieu aux accidents de l'ergotisme, et, dit-on, de la pellagre (?) dont nous parlerons plus tard.

II. — ROLE PHYSIOLOGIQUE

Le pain est un bon aliment, mais il doit être associé à la viande pour constituer un aliment complet et réparateur. Cette union donne alors le type de l'alimentation du travailleur.

On conçoit comment se fait sa digestion. S'il est trop frais ou s'il est trop dur, il n'est pas suffisamment trituré, et les bols volumineux ainsi formés, sont indigestes. Le gluten est d'ailleurs moins absorbable que la fibrine musculaire. Il est vrai qu'il y a beaucoup d'amidon et qu'une partie se transforme en graisse.

Le pain grossier, celui de seigle, tous ceux qui renferment suffisamment de la cellulose ou du tissu ligneux peu absorbable, sont très-utiles dans l'atonie des fonctions digestives.

III. — ROLE PATHOGÉNIQUE

Parmi les maladies d'alimentation, tenant spécialement à l'usage des céréales, nous ne ferons que signaler celles qui tiennent à une alimentation insuffisante, et qui se montrent au moment des famines, créant pour l'individu un état de faiblesse et d'anémie qui le prédispose à toutes les causes morbides.

Ces maladies d'alimentation, aujourd'hui rares dans nos pays, y avaient au moyen-âge une fréquence effrayante, et il suffit de citer la lèpre et l'ergotisme gangréneux, pour rappeler la terreur que ces maladies inspirèrent alors à l'Europe.

L'ergotisme, dans sa forme convulsive (raphanie) ou gangréneuse eut même des explosions épidémiques, et c'est dans les Flandres, la Lorraine, le Poitou et l'Aquitaine, qu'il fit le plus de victimes.

M. Colin, dans l'article RAPHANIE du *Dictionnaire Encyclopédique*, admet, sans doute, que le seigle ergoté est la cause principale de ces deux formes morbides, mais il pense qu'il faut faire quelques réserves : « Nous sommes bien obligé de déclarer encore insuffisante notre connaissance de la nature de cet agent toxique, et d'admettre que, suivant les conditions de lieux et de temps, il peut singulièrement varier non-seulement dans son énergie, mais encore dans son mode d'action pathogénique, sous l'influence, sans doute, de son association à diverses autres causes d'altérations des graines ou des farines, de nature parasitaire on non. »

Il y a un groupe nosologique assez naturel, indiqué par M. Th. Roussel, et formé par les maladies des céréales : c'est la convulsion céréale ou raphanie, la pellagre et l'acrodynie; ces affections présentent trois ordres de symptômes communs: des troubles nerveux, des troubles gastriques, des symptômes cutanés.

IV. — RÈGLES D'HYGIÈNE

Nous avons indiqué la valeur nutritive du pain, et quelles conditions il devait présenter pour l'alimentation.

Il ne nous reste que quelques mots à dire de l'hygiène sociale des céréales. Nous prendrons comme type celle qui est la plus nécessaire, le blé. L'homme a été admirablement guidé par son instinct, en faisant du blé la base de son alimentation. « Le blé, dit M. Coulier (art. BLÉ du *Dict. Encyc.*), n'a pas besoin d'irrigation, car son épi est mûr au moment où les ardeurs de l'été dessèchent la terre. Sa maturation est assez rapide pour que l'été le plus froid puisse lui fournir la quantité de chaleur nécessaire. Il est cosmopolite, tandis que la plupart des autres plantes alimentaires ne prospèrent que dans des zones climatériques restreintes. A pouvoir nutritif égal, c'est l'aliment végétal qui occupe le moins de volume.

Il contient une grande quantité de substance azotée analogue à la fibrine des animaux. Ses nombreuses variétés s'adaptent aux conditions du climat et du sol. Sa graine a le précieux avantage de se conserver facilement et de se prêter au transport. Enfin, c'est une plante robuste, redoutant peu les envahissements des végétaux parasites. »

Pour conserver le blé, il faut éviter les fermentations, et les ravages des insectes et des champignons. L'agitation méthodique du blé et surtout l'ensilage répondent à ces indications et demandent à être vulgarisés.

B. — *Graines de légumineuses.*

Les pois, les haricots, les fèves et les lentilles sont les légumes farineux les plus employés.

Voici leur composition d'après Payen :

SUBSTANCES.	POIS.	HARICOTS.	FÈVES.	LENTILLES.
Amidon, dextrine et matières sucrées.	58,7	55,1	51,5	56,0
Substances azotées.	23,8	25,5	24,4	25,2
Matières grasses et traces de substances aromatiques. . .	2,1	2,8	1,5	2,6
Cellulose.	3,5	2,9	3,0	2,4
Sels minéraux.	2,1	3,2	3,6	2,5
Eau hygroscopique.	9,8	9,9	16,0	11,5

C'est le pois qui renferme le plus d'amidon. Le haricot a la plus forte proportion de substances grasses et azotées. Les fèves contiennent beaucoup d'eau et de sels.

D'une manière générale, si toutes ces graines sont riches en matières azotées, elles en renferment peu de carbonées. Aussi les associe-t-on toujours dans l'alimentation avec des corps gras (beurre, porc, mouton).

La matière azotée des légumineuses a plus de rapport avec la caséine du lait qu'avec le gluten. C'est Braconnot qui l'a découverte et l'a nommée légumine. Elle est soluble dans l'eau. Les sels de chaux qui sont ordinairement contenus dans l'eau, agissent sur elle, et la transforment en un corps très-dur. Il est donc indiqué, quand on veut bien faire cuire ces légumes, tels que pois, haricots, etc., de se servir d'une eau non séléniteuse. L'eau de pluie est excellente. Pour éviter que l'eau trop chaude coagule immédiatement la légumine, il faut avoir soin de mettre les légumes dans l'eau froide que l'on chauffe lentement. Débarrassées de leur enveloppe, les légumineuses ont une digestibilité convenable. Mais si l'eau a durci la légumine, celle-ci se digère péniblement et occasionne des flatulences. Quoiqu'il en soit, les estomacs robustes s'en accomodent, et, le pauvre qui peut difficilement se procurer de la viande, les fait entrer dans son alimentation ordinaire.

Nous en rapprocherons la farine du *marron comestible;* la farine de *manioc;* les nombreux *arrows-roots* (des Bermudes, de Taïti, de la Jamaïque); le *tapioca* qui est une fécule extraite du Jatropha manihot (famille des Euphorbiacées) desséchée et cuite en fragments sur des plaques chaudes; le *sagou* qui comprend toutes les fécules fournies par les palmiers; le *salep* qui provient des tubercules de l'orchis mâle; le *racahout* qui est un mélange de glands doux torréfiés, de chocolat et de sucre.

A côté se place la *pomme de terre*. Sa composition (d'après Payen), montre qu'elle n'a pas des propriétés nutritives aussi convenables que celles des céréales que nous venons de voir :

Eau	74,00
Fécule amylacée	20,00
Substances azotées	2,05
Matières grasses (huiles essentielles)	0,11
Substances sucrées et gommes	1,09
Cellulose (épiderme et tissu)	1,04
Pectates, citrates, phosphates, silicates de chaux, magnésie, potasse, soude	1,26
	100,00

Les moins riches du groupe des légumineuses et des céréales sont donc plus nourrissantes que la pomme de terre. Il faut en manger un kilo pour introduire 1 gramme de graisse. Mais elle a sur elles de tels avantages que son emploi s'est vite généralisé. Sa culture n'est point difficile, elle se conserve bien, elle est tellement agréable au goût qu'on ne s'en fatigue jamais, elle se mange sans assaisonnement et se digère bien. C'est l'aliment des classes pauvres et des pays misérables. D'après Letheby, tandis qu'un Irlandais en consomme par jour jusqu'à quatre kilogrammes, un garçon de ferme, en Angleterre, met une semaine pour manger la même quantité. C'est un aliment économique, sans doute, mais qui a une faible valeur nutritive, puisqu'il renferme très-peu de matière grasse et azotée. Il convient donc de lui ajouter des substances plus nourissantes comme la viande, le lait, le porc, le poisson.

On a prétendu que le typhus à rechutes, le Relapsing Fever, était produit par une maladie spéciale des pommes de terre. C'est une assertion qui est encore à démontrer.

Toutefois, tous les auteurs qui se sont occupés des substances alimentaires, et de leur influence sur les peuples ont insisté sur les inconvénients de la privation de viande et montré qu'un régime exclusivement végétal affaiblissait le corps et diminuait l'énergie morale. Moleschott, J. Geoffroy Saint-Hilaire dans ses lettres sur les substances alimentaires, prennent comme exemple l'Irlande nourrie uniquement de pommes de terre et toujours en proie à la famine ou au typhus : « Que de grands faits dans la vie des nations, auxquels les historiens assignent des causes diverses et complexes, et dont le secret est au foyer des familles! Voyez l'Irlande, voyez l'Inde! L'Angleterre régnerait-elle paisiblement sur un peuple en détresse, si la pomme de terre, presque seule, n'aidait celui-ci à prolonger sa lamentable agonie? Et par delà les mers, cent quarante millions d'Hindous obéiraient-ils à quelques milliers d'Anglais s'ils se nourissaient comme eux. »

DES FRUITS

Les hygiénistes ont l'habitude de classer les fruits d'après le principe alimentaire qui y domine : sucre, fécule, acide, eau, etc. C'est moins exact, sans doute, que la classification botanique, mais c'est plus pratique.

M. Fonssagrives distingue ainsi des fruits acides (citron, orange, groseille, grenade, cerise, framboise, pêche, pomme) ; des fruits sucrés (poire, raisin, datte, figue, prune); des fruits huileux (amande, noix, noisette, olive); des fruits aqueux (melon, pastèque); des fruits aromatiques (abricot, mangue) ; des fruits féculents (châtaigne, marron, glands) ; des fruits astringents (nèfle, corne, corme, coing).

D'une manière générale, les fruits renferment très-peu de substances grasses et azotées, beaucoup de sucre, de gomme, de l'acide pectique, des sels, surtout ceux de potasse.

Les acides sont très-variés : le plus répandu est l'acide malique (abricots, pêches, poires, groseilles); dans les raisins et les figues on trouve de l'acide tartrique ; dans les citrons, les framboises, les raisins, de l'acide citrique. Dans l'enveloppe des raisins, il y a de l'acide tannique; dans les amandes et les noix, une substance protéique dite émulsine avec une huile formée d'oléine et de margarine. Cette dernière propriété explique leur digestion difficile.

La quantité des acides peut augmenter quand les fruits mûrissent, mais elle est alors tempérée par la proportion de sucre qui est devenue plus considérable. C'est l'acide pectique qui permet aux fruits de se prendre en gelée : il se forme un pectate de chaux insoluble, et c'est celui-ci qui a un certain pouvoir laxatif. Les autres acides alcalinisent les urines (à la condition d'être à l'état de sels alcalins), de l'CO^2 se dégage sur la surface pulmonaire, tandis que l'alcali passe dans les urines. Les citrates, tartrates, et malates de potasse qui brûlent dans la circulation, sont aussi de très-bons réparateurs de globules.

Comme *valeur nutritive*, les fruits ont une grande digestibilité, aussi se mangent-ils à la fin des repas. Ils sont, sans doute, peu nourrissants, mais ce sont d'excellents réparateurs minéraux. L'alcali qu'ils renferment, aide à la désassimilation des matériaux azotés, gras et sucrés ; de là, leur emploi dans la goutte, le diabète, l'obésité. Les cures de raisin donnent d'excellents résultats.

En résumé, voici les *règles hygiéniques* qui s'appliquent aux fruits. Ils conviennent dans l'alimentation des pays chauds, aux gens sédentaires et pléthoriques, par ce qu'ils sont des aliments respiratoires légers; aux individus atteints d'affections du foie, de la goutte, dans les dyspepsies atones avec constipation.

DES VÉGÉTAUX HERBACÉS ET PARENCHYMATEUX

Si les fruits, par leurs principes sucrés ou aromatiques, peuvent être mangés sans subir de préparation, il n'en est pas ainsi des légumes qui, en général, sont soumis à certains manipulations culinaires.

Les légumes renferment de la fécule, une substance non azotée semblable à la gomme et qui est le mucilage ; l'inuline qui, parfois remplace l'amidon, du sucre, de la mannite, de l'acide pectique. A. Gautier[1] a analysé quelques-unes de ces racines qui servent dans l'alimentation journalière.

[1] *Chimie appliquée à la physiologie, à l'hygiène, etc.*, t. I, p. 49. Paris, 1874.

SUBSTANCES.	CAROTTES ORDINAIRES.	BETTERAVES.	NAVETS BLANCS.
Matières azotées.	1,90	1,50	1,80
Matières grasses.	0,20	0,10	0,20
Matières organiques non azotées.	9,70	10,10	6.00
Sels.	0,60	0,70	»
Eau.	87,60	87,80	92,50

D'après leur composition chimique, A. Gautier divise ainsi les légumes :

1° Légumes riches en albumine végétale et en azote (choux, cresson, asperges, champignons, truffes). Ils sont très-nutritifs, et quelques-uns contiennent des principes aromatiques et sulfurés.

2° Légumes mucilagineux et salins (laitues, chicorées). Ils renferment beaucoup d'eau, d'inuline et surtout des sels, des malates et des oxalates à base de chaux et de potasse.

3° Légumes riches en principes acides (oseille, tomate). L'asperge, outre une substance azotée, l'asparagine, renferme de l'acétate de potasse, aussi provoque-t-elle une diurèse odorante. Dans l'aubergine et la tomate de l'acide oxalique, dans l'oseille du bioxalate de potasse.

Comme *valeur nutritive*, les légumes ne sont pas plus nourrissants que les fruits ; ils produisent aussi une alimentation alcalinisante, et préviennent la constipation par le résidu qu'ils laissent dans l'intestin.

Ce sont, par conséquent, les mêmes *règles hygiéniques* : ils conviennent dans les pays chauds ; toutefois, il faut se rappeler qu'ils ne peuvent à eux seuls réparer le sang. Leur usage exclusif donne une alimentation insuffisante. Les préceptes de Pythagore, les brillants paradoxes de Rousseau, la secte des Végétérians ou des Légumistes anglais n'ont pas fait beaucoup de partisans. Il n'est pas douteux, au contraire, que l'apathie et l'indifférence des Indous et des peuples des régions tropicales, soient en partie produites par leur alimentation insuffisante et dépressive.

Mais, certainement, les légumes sont utiles dans un régime azoté dont ils diminuent, pour ainsi dire, l'apport des matériaux protéiques, et par leurs acides et leurs sels favorisent les échanges. Ils seront donc prescrits dans les maladies où l'usage des fruits est indiqué.

DES CONDIMENTS

Ce sont des substances qui, mélangées aux aliments, en relèvent le goût et en favorisent la digestion.

On peut les classer d'aprés leur composition. On aura ainsi :

1° Des condiments *gras*, (graisse, beurre, huiles, olive, lait).

2° Des condiments *sucrés* (le sucre et les fruits).

3° Des condiments *salés*. Le chlorure de sodium, dont nous nous sommes déjà occupés, en forme la base. D'après Barbier (d'Amiens), l'homme doit en consommer par jour de 12 à 30 grammes. Le soldat des armées européennes a droit à une ration quotidienne de cet aliment : elle est de 16 grammes en France, de 14 en Angleterre, de 22 en Prusse. Pour les usages alimentaires, on en consomme en France, plus de 300 millions de kilogrammes par an [1].

[1] Chaque individu consommant en moyenne de 8 à 9 kilo-

4° Des condiments *acides*. Les principaux acides sont : l'acide oxalique (oseille, tomate), qui n'est pas complétement brûlé ; l'acide lactique que l'on rencontre en grande quantité dans la choucroute, favorise sa digestion, mais n'est pas toujours capable de rendre absorbables toutes les quantités de lard et autres morceaux de porc, dont l'accompagnent les Allemands.

L'acide acétique fait du vinaigre un des meilleurs assaisonnements. Il constitue le vingtième du poids du vinaigre de vin. Le vinaigre plaît au goût, excite par action réflexe les sécrétions intestinales, et facilite la digestion de certains principes. C'est ainsi qu'il dissout les corps albumineux, excepté la légumine. Il rend la fibre musculaire plus tendre et est très-utile dans l'assaisonnement de la chair de poisson. Il change en sucre la cellulose et l'amidon, et c'est pour cette raison qu'il a été instinctivement ajouté à la salade dont il facilite la digestion. Le vinaigre agit même sur les matériaux du sang : les nourrices qui prennent trop de vinaigre ont une diminution des globules caséeux de leur lait. Les acides citrique (citron, orange), tartrique (dans le verjus avec beaucoup de bitartrate de potasse) introduisent encore des matériaux minéraux.

5° Les condiments *aromatiques résineux* ou autres tels que les poivres, piment ; la moutarde noire et les crucifères ; les liliacées, tels que l'échalote, l'oignon, la civette, l'ail, que Galien appelait la thériaque des paysans ; les ombellifères (persil, anis, cerfeuil) ; les aromatiques exotiques (canelle, muscade) ; enfin, la truffe, ce diamant de la cuisine, d'après Brillat-Savarin,

grammes, c'est une dépense annuelle de 80 à 90 centimes par habitant. Cette taxe rapporte ainsi à l'État plus de 52 millions.

facilite par son parfum spécial la digestion des grasses volailles auxquelles on l'associe.

Tous ces condiments, faisant sécréter les glandes salivaires ou intestinales, contracter l'estomac et l'intestin, sont utiles dans certaines dyspepsies, chez les vieillards aux digestions laborieuses, dans les pays chauds. Mais leur abus est dangereux, ils provoquent facilement des gastralgies, des gastro-entérites, des maladies intestinales et hépatiques.

DES BOISSONS

Nous nous sommes déjà occupés de ce sujet à propos de l'eau et des boissons alcooliques et aromatiques. Nous compléterons ces données générales par quelques considérations sur les différentes boissons les plus usitées.

On divise ordinairement les boissons en quatre catégories : des boissons aqueuses; des boissons acides : telles que les limonades, les orangeades, des eaux chargées d'acide carbonique, l'eau de seltz artificielle, qui stimule légèrement la digestion ; des boissons alcooliques et des boissons aromatiques.

Les boissons fermentées comprennent les vins, la bière, le cidre, le poiré; à côté de ces liquides nous placerons les eaux-de-vie. Pour ne pas nous écarter du cadre que nous nous sommes tracé, nous ne décrirons ni les procédés de fabrication, ni les innombrables procédés de falsification de chacun de ces liquides : nous renvoyons aux ouvrages spéciaux.

M. Bouchardat a heureusement classé les vins d'après les principes importants qu'ils renferment. Nous donnons cette division, en ajoutant après chaque vin, sa richesse alcoolique (pour cent), d'après M. Chevalier.

I. — VINS DANS LESQUELS DOMINE UN DES PRINCIPES ESSENTIELS DU VIN.

		TYPES.
A. Alcooliques.	Vins secs. . .	Madère (25,52), Marsala (25,85).
	Vins sucrés. .	Malaga (15), Lunel (15,70).
	Vins de paille.	Arbois, Ermitage (11,53).
B. Astringents. .	Avec bouquet.	Ermitage.
	Sans bouquet. .	Cahors (11,56).
C. Acides. . . .	Avec bouquet.	Vin du Rhin (Joannisberg 16,00).
	Sans bouquet. .	Vin d'Argenteuil.
D. Mousseux.		Champagne (11,77), Saint-Peray.

II. — VINS MIXTES OU COMPLETS.

		TYPES.
A. Avec bouquet	Bourgogne. . .	Clos-Vougeot.
	Médoc.	Château-Laroze (9,85), Sauterne (15).
	Midi.	Langlade, Saint-Georges (15).
B. Sans bouquet	Bordeaux et Bourgogne.	
	Ordinaire.	

D'une manière générale, et à notre point de vue, les vins rouges sont préférables aux vins blancs, les vins vieux conviennent mieux que les vins trop jeunes.

Les vins de Bordeaux (riches en tannin) sont toniques et doivent être prescrits aux malades, aux convalescents, aux estomacs délicats. Le Bourgogne est plus chaud et plus stimulant. Le Cahors tient une bonne moyenne, et offre les propriétés réunies de ces deux espèces de vin.

La *bière* est un vin de grain, disait avec raison Royer-Collard. On fait germer de l'orge (malt); sous cette influence il se développe un ferment qui change l'amidon en glucose, et cette matière sucrée se décompose à son tour en alcool. L'orge, le houblon, la levure, l'ichthyoccole sont les principes qui servent à la fabrication de la bière. En changeant leurs proportions et en y ajoutant de nouvelles substances telles que genièvre, avoine, etc., on a les bières double, blanche, bière de Strasbourg, ale, porter, etc.

M. Payen a trouvé les proportions suivantes d'alcool pour les plus connues :

Bières anglaises.	Ale.	Burton.	8,2	p. 100
		Édimbourg.	5,7	—
	Porter de Londres.		de 3,9 à 4,5	—
	Petite bière *id*.		1,2	—
Bières françaises.	Strasbourg.		de 2,5 à 4,5	—
	Lille.		de 2,9 à 3,5	—
	Paris.	double.	de 2,5 à 3	—
		petite.	de 1 à 1,1	—

La bière n'agit pas seulement par son alcool ; grâce à ses principes amers aromatiques, elle est un peu tonique et excitante, et assez nutritive, puisque, d'après Payen, elle a des propriétés alimentaires semblables à celles d'un poids égal de pain. Il y a 48 grammes de matériaux solides par litre de bière. Les bières légères sont saines et se digèrent bien. Les bières fortes sont lourdes, nourrissantes, entraînent peu à peu la dyspepsie, l'obésité et la pléthore, en diminuant la production d'urée et d'acide carbonique exhalé. Il se produit des combustions incomplètes d'où naissance de produits tels que l'acide oxalique et urique avec toutes leurs conséquences.

Le *cidre* et le *poiré* sont des vins de fruits, produits par la fermentation du jus de la pomme ou de la poire.

Le cidre contient de 5 à 8 pour 100 d'alcool, le poiré un peu plus, de 6,70 à 9.

D'une manière générale, ce sont de mauvaises boissons, presque toujours mal préparées, d'une conservation difficile, faciles à falsifier, n'étant pas digérées par tous les estomacs.

Les *boissons alcooliques fermentées et distillées* comprennent les eaux-de-vie (cognacs, montpelliers et armagnacs), les eaux-de-vie de seconde qualité (eaux-de-vie de grains, pomme de terre), le rhum et tafia (canne à sucre), le kirch (cerise), l'absinthe (sommités d'absinthe).

Elles ne sont pas vues d'un bon œil par l'hygiéniste. Nous avons montré la nécessité du vin dans l'alimentation; ces différentes liqueurs, et toutes celles qui font de fréquentes apparitions sous les noms pompeux de crêmes ou d'élixirs ne sauraient le remplacer. Elles sont plus qu'inutiles, et on peut les considérer comme essentiellement dangereuses.

5. DES EXCRÉTIONS

« Il est des excrétoires généraux destinés à porter hors du corps l'amas de tous les excréments particuliers des parties ; l'urine, la transpiration et les matières du ventre, sont évidemment un composé ou un résultat de toutes les digestions antérieures. Tel est le sort de l'animalité. Sans cesse elle se dépure, et toujours elle reste imprégnée d'humeurs plus ou moins hétérogènes. La sensibilité vitale qui préside à ces dépurations, est toujours en haleine, à moins de quelque maladie, pendant lesquelles même elle ne manque point de se réveiller, tant que la vie dure. C'est dans ce chaos, dans ces révolutions, que nos yeux prennent pour de la confusion ; c'est dans ce mélange de purgations et de réparations ; c'est au milieu de ces amas de corpuscules si variés, que la nature travaille à ses opérations les plus précieuses, l'accroissement du corps et sa conservation, les divers mélanges des humeurs et les purifications. Tel est le laboratoire naturel des liqueurs animales. »

Cette citation de Bordeu (*Analyse médicinale du sang*,

loc. cit., p. 946) montre bien que le chapitre des excrétions n'est qu'un appendice des études précédentes, et que pour avoir une idée complète de la nutrition, il ne suffit pas de connaître la nature ou la valeur des aliments qui pénètrent, mais qu'il faut savoir encore quels sont les matériaux qui sortent, les modifications éprouvées lors des combustions, et par suite le bilan de l'organisme.

Les anciens avaient supposé que les tissus usés laissaient déposer peu à peu dans les rouages de l'économie des déchets ou des scories qui devaient être nécessairement éliminés, sous peine d'entraver tout le mécanisme. La science moderne a prouvé que cette vue de l'esprit était fort juste : dans l'intimité des organes on peut démontrer la présence des produits destinés à l'élimination, tels que l'acide carbonique, la créatine, l'urée, l'acide inosique. Toutes ces substances passent dans le sang et, de là, dans les appareils d'épuration.

C'est sur les surfaces tégumentaires, la peau ou les muqueuses (véritable peau interne) que se font la plupart de ces excrétions. Toutes n'ont pas la même importance. Après avoir rappelé l'exhalaison pulmonaire à laquelle nous avons donné, en son lieu, le développement qu'elle méritait, nous citerons simplement pour mémoire, les excrétions locales attachées aux organes des sens ou aux appareils de même ordre, telles que les excrétions oculo-palpébrales, nasales et génitales.

Les autres excrétions, qui sont, réellement, les plus importantes seront divisées en deux catégories opposées, suivant qu'elles se passent sur la muqueuse digestive et ses annexes, ou sur la peau.

Dans le premier groupe, nous étudierons les excrétions buccales, digestives ou alvines ; dans le deuxième, l'excrétion cutanée.

A. — *Des excrétions buccales.*

Le liquide buccal se compose de la sécrétion des six glandes salivaires (parotides, sous-maxillaires, sublinguales), de mucus, de débris d'épithéliums de la muqueuse buccale et de liquide nasal (formé des mucosités et des larmes qui se déversent dans la bouche par les conduits naso-palatins).

Nous avons appris à connaître le rôle physiologique de la salive et l'importance de la mastication dans le phénomène de la digestion. Ajoutons encore que la muqueuse buccale absorbe très-facilement : le vin, le mercure, des médicaments et même des virus pourraient ainsi être rapidement introduits.

Chez les individus bien portants, la salive est ordinairement alcaline ; à jeun, après l'usage du tabac, dans certains états de fermentation qui se passent localement, la réaction acide est manifeste.

Tous les déchets épithéliaux contribuent à former l'enduit buccal qui est un excellent terrain pour le développement des vibrions et du leptothrix.

D'autres dépôts viennent augmenter l'enduit buccal accumulé sur les gencives au niveau du collet des dents[1]. Le tartre dentaire, d'après Ch. Robin, se présente sous l'aspect d'un corps gris noirâtre, souvent très-dur, constitué par des concrétions anguleuses et irrégulières. Les grains calcaires sont facilement atta-

[1] Voir *Manuel du microscope, etc.*, de Duval et Lereboullet, p. 193.

qués par l'acide chlorhydrique et l'acide acétique. Ils sont composés de mucus uni à des phosphates et à des carbonates de chaux. D'après Vauquelin, il y a 66 p. 100 de phosphate et 9 de carbonate.

Toutes ces conditions de fonctionnement organique indiquent l'hygiène de la bouche. C'est ici que vient actuellement se placer l'étude du sens du goût des liquides salivaires qui ont avec lui de si grands rapports. Nous nous occuperons spécialement d'une question plus pratique, celle de la conservation des dents.

Les dents doivent avoir pour caractères essentiels une situation, une forme, une texture et une couleur normales. Leur conservation tient autant à l'intégrité des parties dures, (ivoire, émail, cément), qu'au bon état de la pulpe ou germe dentaire et de la membrane alvéolo-dentaire. Pour les différents rapports que ces diverses portions ont entre elles, et pour tous les détails spéciaux dans lesquels il nous est impossible d'entrer, nous renvoyons aux excellentes publications du Docteur Magitot[1].

On se rappellera que la nature aveugle a parfois besoin d'être guidée, et que c'est prévenir des accidents variés ou de graves inconvénients, que de pouvoir, au moment convenable, régulariser l'éruption et l'arrangement des dents permanentes.

C'est surtout au point de vue du tartre et de la carie que les soins hygiéniques ont une influence réelle.

D'après M. G. Delestre, les matières organiques qui sont arrêtées et stationnent dans le cul-de-sac gingivo-dentaire ou dans les intervalles dentaires, y éprouvent une décomposition acide, celle-ci réagit sur les sels

[1] Art. *Bouche*, du Dict. encyclop. — *Traité de la carie dentaire*. Paris, 1867.

tenus en dissolution dans la salive mixte alcaline, et se trouvent ainsi précipités. De là, la nécessité de débarrasser sa bouche de tout vestige alimentaire par un lavage convenable, à la fin de chaque repas.

Il peut arriver, que le dépôt, par suite d'une cause locale ou générale (vieillards, scrofuleux, bilieux) se fasse au niveau du collet d'une seule dent, à la face interne des dents inférieures, d'un seul côté de la mâchoire ; c'est alors, qu'en augmentant peu à peu de volume, il irrite et refoule les gencives, déchausse le collet des dents qui peuvent être ainsi chassées de leurs alvéoles. La bouche a alors un aspect sale et repoussant, l'haleine est chaude et fétide, la mastication est pénible et s'accompagne d'ulcérations, d'exsudations sanguinolentes et d'ébranlement des dents. Cette existence du tartre avec la stomatite qui en est la conséquence, est excessivement fréquente, surtout dans la population des villes. A Paris, dans les conseils de révision, je l'ai constatée sur plus de la moitié des conscrits. Dans l'armée, elle est aussi commune, et un de nos élèves [1] a montré ce qui pourrait être fait au point de vue de l'hygiène militaire.

La plupart des individus recourrent à des soins de propreté pour arrêter l'état sanieux et la mauvaise haleine qui l'accompagne. Les lavages à l'eau, les frictions avec une poudre quelconque, et même avec la brosse ne peuvent souvent rien contre ce corps dur comme pierre, et il est plus facile de débarrasser la dent du tartre qui la recouvre avec un corps pointu, des rugines ou autres instruments appropriés.

M. Magitot a parfaitement indiqué les causes de la

[1] Louis Richard, *Quelques considérations sur l'hygiène de la bouche du soldat*. Thèse de Paris, 1875.

carie dentaire. Toutes les substances acides ou qui peuvent le devenir par fermentation déterminent la carie. Celle-ci est consécutive à une cause physique et à une action chimique. L'émail étant détruit par une cause quelconque, les liquides acides de la bouche se trouvent en contact avec l'ivoire dentaire mis à nu. L'état chimique de la salive qui permet le dépôt de tartre est donc inverse de celui qui favorise la carie. Quand les liquides salivaires sont très-alcalins, le tartre se dépose facilement; s'ils sont acides, les phosphates et les carbonates ont peu de tendance à se précipiter, et il se dépose près des dents cet enduit limoneux dont nous avons parlé.

Il faut donc surveiller, avec attention, la salive ou les autres conditions locales et les maintenir dans un état convenable. Des soins minutieux de propreté pour éloigner des dents les substances fermentescibles, des dentifrices alcalins répondent à ces indications. Si la carie est produite, l'avulsion de la dent n'est pas indispensable, et l'obturation de la cavité après cautérisation permet de conserver un organe nécessaire au fonctionnement régulier de l'appareil digestif.

B. — *De l'excrétion alvine.*

Vers le milieu de la longueur du gros intestin, il n'y a plus ni absorption, ni digestion ; toutes les matières arrivées, en ce point, seront expulsées sous le nom de *fèces*. Leur quantité varie de 70 à 300 grammes en vingt-quatre heures; elle est, en moyenne, de 150 grammes pour un homme adulte.

Les excréments renferment de l'eau (75 p. 100), des résidus d'aliments, de la cellulose, des produits de la décomposition de la bile (de la dyslysine, de l'excrétine et de la stercorine).

Chez l'enfant qui vient de naître, les premières fèces ou méconium sont constituées par des débris de cellules épithéliales, colorées en jaune par la bile.

Il en est ainsi chez l'adulte, dont les fèces sont en grande partie, formées par des debris de l'épithélium intestinal, espèce de desquamation comparable au furfur qui se détache de la peau.

Les parties non assimilables des aliments et des liquides digestifs viennent au second rang comme éléments constitutifs des fèces. Ainsi la cholestérine, les graisses si elles sont ingérées en excès, les corps ligneux qui n'ont pas été attaqués par les sucs digestifs. Les aliments végétaux, comme nous l'avons montré, sont ceux qui laissent le plus de résidus ; aussi les herbivores ont-ils des fèces plus abondantes que les carnivores.

Les caractères de l'excrétion alvine sont en rapport avec l'âge, la constitution, le régime ; ils montrent parfaitement l'état de l'organisme, les nécessités de l'assimilation, les pertes et les déchets organiques.

Cette excrétion est troublée par diminution ou par excès. Dans le premier cas, c'est la constipation. Celle-ci peut tenir à un défaut de sécrétion, de résidus, de mouvement. C'est alors que des végétaux, des herbes, sont indiqués et qu'il convient de prescrire certains médicaments (la rhubarbe, par exemple), pour exciter les sécrétions intestinales et hépatiques. Il peut y avoir hypercrinie (d'où diarrhée bilieuse ou muqueuse), et des flux intestinaux consécutifs à une alimentation défectueuse, ou à l'absorption d'une trop grande quantité de boissons aqueuses.

Le régime et le genre de vie, l'habitude surtout, ont la plus grande influence sur le besoin de la défécation. Il est facile et très-utile de lui donner la régularité et la périodicité auxquelles l'organisme s'habitue pour les fonctions digestives.

C. — *De l'excrétion urinaire.*

C'est par les voies urinaires que doivent être rejetés à l'extérieur des produits excrémentitiels, dernières phases de transformation des aliments ou des phénomènes de nutrition. L'économie, après avoir utilisé tous les matériaux pouvant servir à son entretien, se débarrasse des scories et des déchets qui non-seulement sont inutiles, mais encore nuisibles. Entraînées d'abord par le sang, une grande partie de ces substances arrivent au rein où elles filtrent, et sont alors emmagasinées dans des réservoirs, dont l'épithélium protecteur doit absolument empêcher leur entrée dans la circulation générale.

C'est ainsi que se constitue le liquide urinaire. Les changements si faciles et si fréquents dans la couleur, l'aspect ou l'odeur de l'urine ont fait croire que cette sécrétion réfléchissait absolument tous les changements de l'organisme et qu'avec un peu d'habitude, il était possible d'y lire toutes les maladies.

L'urine de l'homme et des carnivores est, en général, acide. Cette réaction serait due à la présence des phosphates acides, de l'acide hippurique et lactique. L'urine des herbivores est rendue alcaline par la combustion des sels de chaux et de potasse.

L'urine humaine a une densité qui varie de 1,005 à

1,030 ; il en est excrété à peu près 1,250 grammes par jour. Sur ce total, il y a 1,208 grammes d'eau ; c'est, en effet, par cette voie que le sang se débarrasse de son excès d'eau, aussi la sécrétion est-elle en rapport avec la tension artérielle ; plus celle-ci est forte, plus il y aura d'eau éliminée dans les urines. Quand les urines sont rares, la tension artérielle est faible.

Les principes fixes, dissous dans l'eau de l'urine, et éliminés chaque vingt-quatre heures, présentent, au contraire, une quantité à peu près constante. On a pensé que chaque kilogramme de l'animal sécrétait un gramme d'urine anhydre ; le poids moyen de l'homme étant de 65 kilogrammes, il devrait donc y avoir en moyenne 65 grammes de matériaux solides évacués tous les jours. Mais cette quantité varie avec les saisons, les races, l'alimentation surtout, et si les Allemands ont trouvé dans leur pays les chiffres de 65 et 70, nos analyses ne nous ont donné, en France, que ceux de 40 ou 42.

Près de la moitié de ces principes fixes est constituée par l'urée (22 grammes). Celle-ci est d'autant plus abondante que la nourriture est plus riche en substances albuminoïdes. L'acide urique est représenté par 0,60. Il y a 20gr,40 d'extractifs et de sels (créatine, créatinine ; du chlorure de sodium, des sulfates, phosphates, lactates, etc.).

Chez la femme il y aurait un quart d'urée de moins que chez l'homme.

Comme *altérations pathologiques* nous avons parlé, ailleurs, du diabète, de l'albuminurie, des urines chyleuses, mucoso-purulentes (affections locales de l'appareil urinaire), sanguinolentes (dans les mêmes maladies, le scorbut, les calculs), etc. Il convient de citer encore les principaux calculs auxquels l'on peut reconnaître trois origines distinctes : calculs uriques (sables, graviers, goutte), calculs d'oxalate de chaux (gravelle oxalique, calculs minéraux, par excès du régime sucré), calculs phosphatiques (ne sont plus diathésiques, mais produits dans la vessie quand les urines sont alcalines, par une précipitation de phosphate de chaux et ammoniaco-magnésiens ; ils forment la croûte de presque tous les calculs).

Nous avons déjà vu les règles hygiéniques dans les chapitres qui concernent l'alimentation. Ajoutons qu'il faut aussi chercher à discipliner sa vessie et l'habituer à des évacuations régulières. Les progrès de l'âge, les affections du système nerveux retentissent aussitôt sur le réservoir urinaire. Son affaiblissement fonctionnel est certainement un des meilleurs signes du commencement de la sénilité.

D. — *De l'excrétion cutanée.*

Nous avons eu souvent l'occasion d'insister sur l'importance du tégument externe, son rôle, la nécessité de son intégrité et de son fonctionnement.

La peau est un organe de protection par son épiderme et par les poils qui y sont implantés. Ceux-ci, principalement accumulés en diverses régions, auprès de l'ouverture des cavités, servent, avec tous les produits épidermiques, à éliminer une certaine quantité de matière azotée. Les personnes qui mangent beaucoup font beaucoup d'épiderme, et les estomacs finement nourris appartiennent à des organismes à la peau douce et aristocratique. C'est un balancement fonctionnel qui s'établit entre la peau interne et la peau externe. Ainsi les vieillards qui ont perdu leurs cheveux et leurs poils, dont la peau est sèche et ratatinée, sont sujets à de nombreux catarrhes.

Nous ne ferons que rappeler l'importance de la peau dans les fonctions de respiration (p. 279) et comme supplémentaire de l'action hépatique.

Lorsque le tégument interne fonctionne mal, il y a une mauvaise nutrition de l'organisme, la mort même survient quand ses fonctions sont supprimées, ainsi que nous l'avons indiqué à propos de la chaleur, de la lumière et du mouvement.

Comme l'a dit très-bien Lallemand [1], il ne faut pas seulement considérer cette membrane comme un vaste champ consacré à la friction et au cataplasme. C'est un organe à la fois nerveux et vasculaire où le sang acquiert par la lumière et la chaleur les qualités qui le font du véritable sang humain.

M. Bouchardat insiste avec raison sur les soins à donner à la peau, et dit que l'on peut juger de la force d'un individu d'après l'état de sa circulation cutanée. Les exercices musculaires activent le fonctionnement du tégument externe ainsi que nous l'avons établi.

Il nous reste à montrer les *règles hygiéniques* spéciales à cet organe : c'est la connaissance des moyens qui entretiennent le fonctionnement convenable de la peau et du système pileux : les bains et les cosmétiques.

1° DES BAINS

D'après Rostan, les bains [2] exercent une influence sur l'économie animale : 1° par la pression de l'eau,

[1] *Leçon clinique*, rédigée par E. Carrière (UNION MÉDICALE, 1869, p. 707, t. III).

[2] Consulter : Art. *Bains*, dans le DICTIONNAIRE en 30 vol., par Rostan ;

milieu plus dense que celui auquel elle est ordinairement soumise, effet auquel on peut attribuer en partie la constriction de la poitrine, la gêne de la respiration dans les premiers moments de l'immersion ; 2° par le contact d'un plus grand nombre de molécules qui rend plus prompt et plus intense l'addition ou la déperdition de calorique ; 3° par la sensation de témpérature qui est éprouvée ; 4° par l'absorption de l'eau qui varie suivant la température du bain et qui est le plus considérable dans le bain tiède ; 5° par l'action de l'eau sur la peau, telle que le ramollissement, l'imbibition ; 6° par l'obstacle mis au contact de l'air, et à la décomposition de ce gaz à la surface de la peau ; 7° par la soustraction des corps étrangers qui salissent en irritant la peau ; 8° quelquefois par le choc du liquide.

Dans cette longue énumération, Rostan cite la plupart des causes qui interviennent, mais il affirme l'absorption, question qui a donné lieu à de nombreuses discussions. Nous dirons quelques mots de ce sujet avant de parler de l'effet général du bain et des diverses variétés de bains conseillés par l'hygiène.

L'absorption dans le bain a été vivement discutée. Parmi les expérimentateurs, les uns ont cru trouver la preuve de cette absorption, les autres l'ont absolument niée. Demarquay supposait que les muqueuses seules pouvaient absorber. M. Willemin n'a pas trouvé une augmentation constante du poids du corps après

— dans les Nouveaux dictionnaires ; — Willemin, *Recherche expériment. sur l'absorption, etc.*, in Arch. génér. de méd., 1863. — Lubanski, *Recherches expériment. sur l'action physiologique du bain*, Thèse de Strasbourg, 1869, n° 251. — Lasègue, *Des bains chauds*, Arch. de médecine, 1874. — Les *Traités d'hydrothérapie* de Fleury et de Béni-Barde.

le bain; dans les urines il n'y avait pas toujours les sels de l'eau, aussi, il conclut, avec certaines réserves, à l'absorption cutanée : « En résumé, dit-il, nos recherches nous semblent démontrer la réalité de l'absorption par le tégument externe. Nous admettons, d'ailleurs, avec la plupart des physiologistes modernes, que ce phénomène est accidentel; la fonction principale départie au derme est l'exhalation; l'absorption n'est plus qu'une fonction passagère, accessoire. »

D'après tous les auteurs, on peut conclure que la peau n'absorbe pas les liquides des bains. La peau a un rôle de barrière, de protection, et ses follicules sébacés, ses glandes sudoripares servent à l'exhalation. Mais pour qu'il en soit ainsi, il faut que la peau soit saine, sans solution de continuité ou que les substances avec lesquelles on la met en contact, ne soient pas susceptibles de l'altérer. Nous n'avons à nous occuper que de la peau physiologique.

Quelle est l'*action du bain?* Il agit incontestablement sur la circulation et sur le système nerveux.

Tous les observateurs ont reconnu que quelque soit la médication thermale employée ou le procédé hydrothérapique, l'organisme est impressioné d'une manière uniforme et reçoit comme une excitation générale. Bordeu prétendait que les eaux minérales donnaient un renforcement ou un remontement de tous les ressorts. Plus tard, M. Durand-Fardel a dit qu'elles remontaient le ton général de l'économie. Le résultat est parfois tellement brusque, la réaction de l'organisme si vive, qu'une fièvre thermale peut éclater (Oré). Cette propriété commune des bains dépend, d'après Lubanski, des changements que ce séjour dans l'eau imprime par l'intermédiaire de la peau, aux phénomènes de la nutrition interstitielle. Il est incontestable, en effet, que le tégument externe est une grande expansion nerveuse et vasculaire, un des grands intermédiaires entre la vie extérieure et la vie intérieure ou moléculaire. Tout ce qui agit sur la peau pourra donc réagir sur les transformations organiques.

Chaque bain réunit, en une seule application, un certain nombre de causes susceptibles de modifier le sens des mouvements de nutrition. C'est ainsi qu'interviennent la température, la pression exercée par l'eau, l'état de repos ou d'agitation du liquide (influence si manifeste dans les douches et les procédés hydrothérapiques), les qualités chimiques et électriques de l'eau, les conditions nouvelles faites à la perspiration et à la transpiration cutanées.

S'il est permis de juger de l'activité d'un foyer par les cendres et les résidus qu'il laisse, l'urine peut être considérée comme le réactif perceptible des phénomènes de nutrition. Aussi, Beneke, Lehmann, Willemin, Lubanski ont fait des expériences sur ce liquide pour rechercher l'action physiologique des bains. La quantité d'urine augmente peu, mais elle devient, en général alcaline, sa densité augmente. Les bains de siége froids, les bains simples et les bains médicamenteux agissent d'une façon différente. D'après Lubanski, les bains simples de 34 à 35° C. ou bains tièdes ralentiraient les combustions (diminution de l'urée, augmentation d'acide urique). On peut donc conclure que les bains ont une certaine influence sur l'activité des échanges moléculaires, et on comprend que cet effet, se généralisant à toute l'économie, produise les résultats thérapeutiques que l'on obtient par l'usage de l'hydrothérapie, des bains de mer ou d'eaux minérales.

L'hygiène n'a pas à s'occuper des bains médicamenteux, des bains d'eau minérale, des bains d'air, de sable ou de boue. Il ne sera question que des bains naturels, de rivière ou de mer, et des bains artificiels d'eau simple à divers degrés de température, et sous différentes formes. C'est la division de Fleury, et c'est celle qui convient le mieux.

a. DES BAINS NATURELS

Leur action physiologique est difficile à apprécier, car ce sujet est complexe, et il faut tenir compte de nombreuses circonstances accessoires qui influent sur le résultat général. C'est ainsi qu'il faut distinguer la température de l'eau et celle de l'atmosphère, le repos ou l'agitation du liquide et du sujet qui se baigne, la durée de l'immersion, etc., etc.

M. Bégin, en garnison à Metz, se plongeait dans la Moselle par une température de 2 à 6° R. Il a parfaitement décrit les diverses sensations produites pendant le bain froid et le résultat pour l'organisme. C'est, d'abord, une période de concentration ou de sédation caractérisée par le refoulement du sang de la périphérie au centre, l'abaissement de la température du corps, le ralentissement de la circulation et du pouls, la gène de la respiration : aussi convient-il de s'immerger brusquement.

Bientôt survient une seconde période décrite par Bégin, sous le nom de réaction spontanée ou d'excitation. C'est le cœur qui réagit et lutte contre l'obstacle périphérique. Si, alors, l'individu sort de l'eau, ne reste pas exposé à une atmosphère froide ou humide, se livre à un travail musculaire, l'état physiologique est de nouveau atteint. Quand l'immersion se prolonge, la réaction organique ne peut lutter contre la persistance de cette cause physique, et si le phénomène continue, la mort arrive. Mais lorsque l'individu sort du bain après le commencement de cette seconde période, la réaction se fait plus difficilement, la peau est pâle, les muqueuses violettes, les dents claquent, et il faut de nombreux exercices musculaires ou des procédés artificiels pour rétablir la circulation et la calorification sérieusement compromises.

Les bains naturels produisent donc des effets de sédation ou d'excitation : ils sont hyposthénisants ou hypersthénisants.

D'une manière générale, on peut dire que les bains froids, même quand on s'y livre à des mouvements, ne doivent pas durer plus d'un quart d'heure. Pour profiter des bons effets du bain hypersthénisant, il faut sortir de l'eau, dès que la première réaction s'établit, et ne jamais attendre la seconde période de concentration.

Ce sont là des sensations vagues, assez difficiles à expliquer ou à décrire. Mais le baigneur ne s'y trompe pas (d'ailleurs, dans toute circonstance où l'organisme est en danger, l'homme est presque toujours averti par son instinct); tout individu dans l'eau est, en effet, prévenu par un petit frisson, une horripilation subite, une sensation erratique. C'est le signal, il faut sortir du bain.

Un exercice musculaire modéré, une bonne promenade, par exemple (si la température le permet), sont alors utiles et favorisent très-bien la réaction.

Celle-ci est d'autant plus prompte et énergique que la percussion de l'eau sur la surface cutanée est plus active. Les bains dans une eau courante, les bains de mer surtout quand elle est agitée, ont comme la douche une action plus excitante.

Disons encore qu'il ne convient pas de prendre un bain pendant le travail de la digestion. Il est très-dangereux pour l'organisme d'attendre sur la rive que le corps ait perdu toute chaleur avant de pénétrer dans l'eau. C'est s'exposer à des dangers certains et courir le risque de prendre des phlegmasies qui sont alors toujours mises sur le compte du bain lui-même. Nous conseillons, au contraire, de se rendre au bain à pied et de se jeter dans l'eau le corps étant couvert de sueur. Mais, nous le répétons, il faudra en sortir au moment de la réaction spontanée. Voici, d'ailleurs, l'avis de Fleury, dont la compétence est incontestable : « Que la sueur soit au début, ou que déjà elle ait eu une certaine durée et une grande abondance ; qu'elle soit provoquée par l'exercice musculaire ou par un moyen artificiel (enveloppement, étuve sèche, etc.), les affusions, les immersions, les douches, les bains froids peuvent être administrés sans aucun danger, pourvu que leur durée ne soit pas trop longue et ne dépasse point celle de la réaction spontanée. Dans ces conditions, non-seulement les applications froides ne sont *jamais* suivies du plus léger accident, mais elles présentent des avantages précieux. En effet, elles terminent brusquement la transpiration et délivrent les sujets de la chaleur incommode qu'ils ressentent, en leur faisant éprouver une sensation très-agréable; elles les mettent à l'abri des accidents qui pourraient résulter du contact d'un air froid avec le corps en sueur ; enfin, elles exercent sur la peau et sur l'économie tout entière une action tonique très-utile, que devraient mettre à profit tous ceux qui, par leur profession ou par l'influence du climat, sont soumis à des transpirations abondantes ou répétées. »

L'eau de mer est plus froide que l'eau ordinaire, et, en général, le refroidissement arrive plus vite. La réaction est encore provoquée par l'action des lames et par l'irritation du sel marin. Les bains de mer doivent donc être plus courts, et leur durée doit être tout au plus de cinq minutes. Comme pour les bains froids, il y a des effets excitants après chaque bain ; l'usage produit des effets toniques et reconstituants.

Les bains froids ont sur la santé une puissante influence et on ne saurait assez les recommander. Les anciens en usaient largement et Pline (lib. II, C. 1) constate les heureux résultats qu'ils en retiraient : « Longtemps on se trouva si bien à Rome de l'usage des bains, qu'on n'y connut point d'autre médecine pendant six cents ans. »

b. DES BAINS ARTIFICIELS

Nous ne nous occuperons que des bains artificiels divisés naturellement en bains d'eau et en bains de vapeur, et ne ferons que citer, sans les décrire, les diverses applications extérieures de l'eau (bains partiels, ablutions, douches, etc.).

Pour les *bains d'eau*, nous préférons à la division si arbitraire de Rostan, reproduite par tous les auteurs, celle de Fleury qui est à la fois plus physiologique et plus hygiénique.

Cette division a pour base les effets produits immédiatement et consécutivement sur la température animale, la circulation, l'absorption et l'exhalation.

Après avoir fait nos réserves pour ces deux derniers phénomènes, nous admettrons qu'au point de vue des *effets immédiats* les bains sont :

Froids de 0° à 25° environ : la température est abaissée; le pouls bat moins fort ; l'absorption est activée et supérieure à l'exhalation.

Indifférents ou neutres, de 25 ou 30° : sans influence.

Chauds de 30 à 40° : la température s'élève, le pouls s'accélère, l'exhalation est activée et supérieure à l'absorption.

Au point de vue des *effets consécutifs*, les bains froids sont plus ou moins sédatifs ou excitants d'après la température de l'eau et la durée de l'immersion ; les bains neutres sont sédatifs et débilitants ; les bains chauds sont débilitants et excitants.

Le bain indifférent, celui qui ne fait éprouver ni la sensation de froid, ni celle de la chaleur est le vrai *bain de propreté :* « Il n'est ni tonique, ni débilitant, dit Rostan, il se borne à l'action de l'eau sur la peau, action totalement indépendante de celle du chaud ou du froid ; il nettoie la surface du corps et enlève les concrétions que la poussière et la sueur y accumulent. »

Ce bain donne de la souplesse aux muscles, facilite les fonctions de la peau et dérive vers ce tégument les congestions qui tendent à s'installer sur les muqueuses, repose le corps fatigué par les travaux intellectuels. Il est utile à tous les sujets nerveux et facilement irritables.

Mais le bain dont la température est un peu plus élevée, celui que l'on appelle ordinairement un bain tiède est essentiellement affaiblissant et relâchant. Les personnes du monde en usent et en abusent;

et, si ce bain leur procure un soulagement passager et un moment de détente, il ne fait qu'augmenter l'état d'agacement du système nerveux en produisant une diminution progressive des fonctions de la peau et un affaissement du système musculaire. Le bain chaud est surtout utilisé en thérapeutique, et M. le professeur Lasègue a indiqué comment il fallait le prescrire : « Au point de vue physiologique, son action semblerait proportionnée à la tolérance du malade, ou plutôt à celle de la peau qui donne seule la mesure de la susceptibilité. » L'homme bien portant doit absolument éviter cette action éminemment excitante et débilitante du bain chaud, qui, d'ailleurs, peut provoquer des congestions et même des hémorrhagies.

Les *bains de vapeur* sont très-importants. L'homme supporte une température plus élevée dans une étuve sèche que dans une étuve humide, et dans ce milieu il résiste à une chaleur contre laquelle il ne pourrait lutter dans l'eau liquide (v. p. 25). Dans ces diverses circonstances, les points extrêmes seraient de 45° C. dans le bain chaud, de 75° pour l'étuve humide, de 140° pour l'étuve sèche.

La température des étuves varie avec les localités, de 35 à 75° C ; ainsi dans les établissements de Paris, et chez les Orientaux, elle oscille entre 35 et 50°, en Russie entre 50 et 75°.

Fleury a très-bien décrit l'usage méthodique de ces bains : « Lorsque l'on pénètre dans une étuve humide, dont la température est de 30° C., on éprouve d'abord un sentiment d'oppression que quelques inspirations ne tardent pas à faire disparaître. On élève alors la température de l'étuve à 36 ou 38°, et ici commencent à se manifester des effets physiologiques, ainsi décrits par M. Lambert : « La surface du corps se couvre d'une humidité qu'il ne faut point prendre pour de la sueur, car elle n'est due qu'à de la vapeur condensée ; la peau se ramollit et se relâche ; une douce chaleur se répand dans tous les organes ; un sentiment de calme, de quiétude difficile à décrire se fait sentir dans toute l'économie ; l'imagination, étrangère à toute autre pensée ne semble occupée qu'à jouir de cet état de bien-être. »

Après que le baigneur est resté quelque temps dans cette atmosphère, on fait monter la température à 43 ou 45° C. ; alors la peau rougit, se gonfle et se couvre de sueur ; la face se colore, de légers picotements se font sentir aux bords libres des paupières ; le pouls et la respiration augmentent de fréquence. C'est à ce moment qu'interviennent, ordinairement, des pratiques accessoires qui varient suivant les usages de chaque pays, les préférences du baigneur, et qui consistent en lotions savonneuses, en frictions avec la main nue ou munie du gant de flanelle ou de crin, ou d'une brosse : en flagellations avec de jeunes branches de bouleau garnies de leurs feuilles (Russie), en pratiques de massage (Turquie, Égypte) ou de percussion musculaire. » Si la température de l'étuve est portée successivement de 45 à 50, 60 et 75°, peu à peu des phénomènes d'embarras circulatoire se produisent, la respiration devient anxieuse et des accidents graves peuvent se montrer. Dans le *bain oriental* : après le bain de vapeur, le baigneur enveloppé dans des couvertures de laine continue à suer pendant une ou deux heures, puis est séché avec du linge chaud. Dans le *bain russe*, l'enveloppement dans la couverture est remplacé par une immersion dans de l'eau froide de 10 à 12° C. Quelquefois, c'est une affusion ou une douche qui succède au bain de vapeur.

D'une manière générale, si les bains de vapeur dont la température est élevée sont dangereux, ceux qui ne dépassent pas 35 ou 40° présentent de sérieux avantages. La peau est bien injectée et réellement nettoyée, le système musculaire fonctionne mieux, la circulation capillaire est activée. Leur emploi, dit Michel Lévy, est indiqué dans toutes les situations où l'économie tend à la pléthore lymphatique, à la bouffissure séreuse. Pour les personnes à vie sédentaire ils sont très-utiles, surtout si on leur ajoute les pratiques accessoires des bains et l'exercice musculaire. Ils rendent, enfin, de grands services chez tous les individus qui ont une transpiration cutanée faible ou chez lesquels il faut déterminer une dépuration comme ceux qui vivent dans une atmosphère chargée de miasmes ou de principes toxiques. Le bain de vapeur est certainement le moyen le plus rapide pour arrêter une stomatite mercurielle ou d'autres accidents de l'hydrargirisme.

Au point de vue de *l'hygiène sociale*, les coutumes balnéatoires varient avec les pays.

Si les hommes de Sparte se contentèrent des bains de l'Eurotas, les Romains donnèrent plus de soins à l'installation des bains publics. A Rome, on trouve encore les bains de Néron, de Dioclétien, de Titus, de Caracalla, et dans toutes les villes qui furent sous leur domination, des restes de thermes et d'aqueducs. Le passage de ces maîtres du monde n'est plus marqué en divers lieux que par l'enceinte d'un théâtre ou les ruines d'un bain.

De nos jours, dans tout l'Orient, surtout en Turquie, en Égypte, en Algérie, on fait usage d'étuves sèches, parfois humides. Ce bain oriental ajoute son action débilitante à celle du climat et contribue à amollir et efféminer les individus de ces pays.

Dans le Nord, en Russie, en Suède, on emploie l'étuve humide suivie de l'immersion dans l'eau froide : c'est le bain russe. Dans l'Europe occidentale et méridionale on emploie les bains d'eau naturels ou artificiels.

Le 6 novembre 1849, une commission fut nommée par M. Dumas, ministre de l'agriculture et du commerce, pour étudier les moyens de créer dans les grands centres de population, des bains et lavoirs publics gratuits ou à prix réduits. Une loi du 3 février 1851 vint encourager par des subventions les communes qui voudraient créer de pareils établissements. Peu de villes ont sollicité ces allocations.

Il serait peut-être utile d'attirer de nouveau l'attention des municipalités sur ce point, et au lieu des bains d'eau si difficiles à donner à une température convenable, nous proposerions, à l'exemple de Fleury, les bains russes comme beaucoup plus utiles à l'ouvrier. Quelques salles d'étuves et de larges piscines sont certainement d'une installation moins coûteuse et exigent un matériel beaucoup plus simple.

Les *lavoirs publics* peuvent rendre de grands services à l'hygiène des classes laborieuses. La malpropreté dépend de l'ignorance, et la société doit favoriser en même temps le développement physique et l'évolution morale.

Quand la double institution des bains et des lavoirs sera ce qu'elle doit être, dit Michel Lévy, elle aura réalisé l'un des plus précieux instruments de l'hygiène publique; elle aura donné à l'ouvrier de l'eau pour se laver, du linge sec et propre pour se couvrir ; elle aura, en même temps, assaini ses foyers domestiques.

2° DES COSMÉTIQUES

M. Ménière[1] a défini les cosmétiques : des substances ou des préparations destinées à agir sur l'enveloppe cutanée, ou ses dépendances, dans le but de lui conserver ses qualités, ou de remédier aux altérations qui surviennent accidentellement et par les progrès de l'âge.

Le même auteur a divisé les cosmétiques, d'après le lieu de leur application, en cosmétiques du système pileux, du visage, de la bouche, du tronc et des membres. Beaucoup d'hygiénistes ont adopté un autre plan, et considèrent la matière des modificateurs employés. Ne pouvant donner à ce sujet un grand développement, nous adopterons l'une et l'autre division.

Les *cosmétiques du système pileux* ont surtout pour but d'entretenir la souplesse et le brillant des cheveux, empêcher leur chute, et parfois même sont destinés à les faire repousser lorsqu'ils sont tombés ou à modifier leur couleur.

Nous ne pouvons mieux faire que de citer les observations de M. A. Cazenave : « Il arrive très-souvent que

[1] *Les vêtements et les cosmétiques* (THÈSE DE CONCOURS, Paris, 1838). — Consulter : A. Cazenave, *Traité des maladies du cuir chevelu, etc.*, 1850. — Chevalier, *Note sur les cosmétiques, etc.*, in ANN. D'HYGIÈNE, 1860. — Réveil, *Des cosmétiques*, MÊME RECUEIL, 1862. — S. Piesse et Réveil, *Des odeurs, des parfums et des cosmétiques*, 1865.

certaines personnes ont les cheveux habituellement gras et humides ; chez elles, les sécrétions trop abondantes du cuir chevelu se déposent à la surface sous forme d'une crasse incessamment reproduite et incessamment enlevée par les soins de la toilette. Malgré cette disposition naturelle, malgré cet état gras normal, on voit tous les jours employer dans ces cas des huiles, des pommades destinées immanquablement à entretenir et à conserver la chevelure. Ces topiques ont, pour effet certain, c'est-à-dire pour inconvénient d'exciter, d'augmenter souvent d'une façon excessive les sécrétions, déjà si abondantes, du cuir chevelu, d'altérer la racine du poil, d'en provoquer la chute, quelquefois même d'en déterminer la disparition complète. Ces agents peuvent même devenir la cause occasionnelle d'une éruption, qui devient, à son tour, un auxiliaire plus ou moins énergique des causes locales qui provoquent déjà la calvitie... En général, et abstraction faite des chevelures trop sèches (cas dans lesquels les cosmétiques gras sont indiqués) et des chevelures trop humides, on peut dire que ces topiques sont inutiles toujours, et nuisibles quelquefois. Ils présentent tout d'abord un inconvénient commun : c'est de rendre la tête plus difficile à nettoyer, de s'ajouter, comme corps étranger, à tous les produits accidentels que forment les liquides sécrétés par le cuir chevelu ; de plus, et selon leur composition, il n'est pas rare de les voir déterminer à la peau une irritation plus ou moins intense, et provoquer même de véritables accidents morbides. C'est ce qui doit arriver dans tous les cas où les huiles et les graisses rancissent, où surtout ces cosmétiques contiennent des agents plus ou moins actifs, ainsi que le quinquina, la cannelle, etc. »

Si les cheveux sont secs, on peut employer une pommade faite avec cette formule :

℞ Moelle de bœuf.	}	
Huile d'amandes douces.	}	ãã 6 gr.
Huile de noisettes.	}	

Mêlez et aromatisez *ad libitum*.

Lorsque les cheveux sont gras et humides, M. Cazenave conseille de faire usage de la solution suivante :

℞ Sous-borate de soude.	2 gr.
Eau distillée.	250 gr.
Essence de vanille.	15 gouttes.

Quand la calvitie ne tient pas à une cause pathologique générale ou locale, on peut se servir d'une pommade dans laquelle on introduira du sulfate de quinine (2 gr. pour 30) ou de tannin (4 gr.).

M. Malassez[1] a étudié les pellicules épidermiques qui se montrent dans les cas de pityriasis simple, et constituent une des maladies les plus fréquentes du cuir chevelu, Il a trouvé des champignons uniquement constitués par des spores. Ces champignons qui habitent la couche cornée de l'épiderme et pénètrent dans les follicules, jouent dans la pathogénie du pityriasis le même rôle que les autres parasites dans les maladies cutanées de nature parasitaire. « Le pityriasis serait le produit, et de l'action directe du champignon (phénomène d'ordre physique) et de la réaction de l'individu sous l'influence de la présence du parasite (phénomène d'ordre vital). » Ceci permet de comprendre la transmission fréquente de ces champignons par

[1] *Note sur le champignon du Pityriasis simple, — sur celui de la pelade, — sur l'anatomie pathologique de l'alopécie pityriasique,* in ARCH. DE PHYSIOLOGIE. 1874.

les peignes et les brosses. Le traitement doit être essentiellement antiparasitaire.

Voici la formule de M. Malassez contre ces pellicules :

℞ Beurre de cacao..........	ãã	20 gr.
Huile de ricin............		
Huile d'amandes douces......		
Turbith minéral...........		1 gr.

Oindre, matin et soir, le cuir chevelu avec cette pommade. Trois fois par semaine, savonnages de la tête (avec savon de Marseille) pour la débarrasser des corps gras qui empêcheraient l'action du médicament.

Parmi les *cosmétiques colorants*, il faut citer le carmin, la farine de riz. Le fard blanc (blanc de bismuth ou de perle) est du sous-nitrate de bismuth inoffensif s'il ne contient pas d'acide arsénieux. Le vermillon est dangereux. Certaines eaux tinctoriales pour les cheveux, renfermant du nitrate d'argent, ont été accusées d'avoir provoqué des attaques d'épilepsie.

D'une façon générale, la plupart de ces recettes ne donnent pas tout ce qu'elles promettent, et, même quand le but est atteint, au point de vue esthétique, c'est un véritable contre-sens ou une ridicule faiblesse.

MODIFICATEURS BIOLOGIQUES

OU INDIVIDUELS

« Chacune de nos fonctions a, pour ainsi dire, son incubation organisatrice. Quand un acte vital se produit extérieurement, ses conditions s'étaient dès longtemps rassemblées dans cette élaboration silencieuse et profonde qui prépare les causes de tous les phénomènes. Il importe de ne pas perdre de vue ces deux phases du travail physiologique. Quand on veut modifier les actions vitales, c'est dans leur évolution cachée qu'il faut les atteindre ; lorsque le phénomène éclate, il est trop tard. Ici, comme partout, rien n'arrive par un brusque hasard ; les événements, les plus soudains en apparence, ont eu leurs causes latentes. L'objet de la science est précisément de découvrir les causes élémentaires, afin de pouvoir les modifier et maîtriser ainsi l'apparition ultérieure des phénomènes.

« En résumé, nous distinguerons, dans le corps vivant, deux grands groupes de phénomènes inverses : les phénomènes fonctionnels ou de dépense vitale, les phénomènes organiques ou de concentration vitale. La vie se maintient par deux ordres d'actes entièrement opposés dans leur nature : la combustion désassimilatrice qui use la matière vivante dans les organes en fonction, la synthèse assimilatrice, qui régénère les tissus dans les organes en repos..... En un mot, la spontanéité de la nature vivante n'est qu'une fausse apparence. Il y a constamment des principes extérieurs, des stimulants étrangers qui viennent provoquer la manifestation des propriétés d'une matière toujours également inerte par elle-même..... La force métaphysique évolutive par laquelle nous pouvons caractériser la vie est inutile à la science, parce qu'étant en dehors des lois physiques, elle ne peut exercer aucune influence sur elles. »

Ces citations de Cl. Bernard montrent que la partie de l'hygiène que nous venons de traiter est certainement la plus importante. Aussi nous avons consacré aux modificateurs d'ordre physique et d'ordre chimique la plus grande partie de ce livre. Les données précises sur les matériaux qui nous restent encore à voir sont très-rares, et la science n'a pas réuni beaucoup de lois sur les modificateurs biologiques ou sociologiques. Aussi n'y insisterons-nous pas, pour éviter de tomber dans des redites qui sont toujours les mêmes et que chacun rajeunit plus ou moins en les présentant sous une autre forme. La science a à se mettre en garde contre les écarts de l'imagination, et nous partageons entièrement cette opinion de Cl. Bernard : si nous pouvons définir la vie à l'aide d'une conception métaphysique spéciale, il n'en reste pas moins vrai que les forces mécaniques physiques et chimiques sont seules les agents effectifs de l'organisme vivant, et que le physiologiste ne peut avoir à tenir compte que de leur action.

L'hygiène ne peut avoir des prétentions plus grandes que la physiologie, et l'étendue de cette science lui trace ses limites. Ce sont là les raisons qui, en nous faisant éviter toute superfluité, nous permettront d'être très-brefs dans la recherche des conditions individuelles ou sociales qui prédisposent à la maladie ou conservent la santé.

Les modificateurs biologiques, ainsi que nous l'avons montré dès les premières pages de ce livre, sont ceux de la vie individuelle ou de fonctionnement : *âge, sexe, constitution, tempérament, hérédité, habitudes....* Ils nous sont connus par l'observation, l'expérimentation et la comparaison. On commence à étudier la vie organique et cellulaire : il y a beaucoup à attendre de l'histologie et de l'histochimie. Dans les chapitres précédents, en montrant l'influence d'un milieu ou d'un modificateur, nous avons dit quel rôle il fallait attribuer aux différentes conditions individuelles; il nous reste à tracer quelques divisions dans lesquelles on pourra facilement faire entrer les données précédemment acquises.

DES AGES

Les âges sont des périodes de la vie pendant lesquelles l'organisme éprouve certains changements qui entraînent des modifications physiologiques ou pathologiques spéciales à chacune de ces périodes.

Les divisions des âges adoptées par les auteurs sont très-variables : il est facile, en effet, de créer une nouvelle classification et d'être original à peu de frais.

D'abord, on a admis autant d'âges que de saisons,

d'éléments et d'humeurs. A ce système quaternaire, en a succédé un second que l'on pourrait appeler septennaire, et que l'on trouve développé dans les livres hippocratiques : « Dans la nature humaine, il y a sept saisons, qu'on appelle âges : le petit enfant, l'enfant, l'adolescent, le jeune homme, l'homme fait, l'homme âgé, le vieillard. L'âge du petit enfant est jusqu'à sept ans, époque de la dentition ; de l'enfant, jusqu'à la production de la liqueur spermatique, deux fois sept ans ; de l'adolescent, jusqu'à la naissance de la barbe, trois fois sept ans ; du jeune homme, jusqu'à l'accroissement de tout le corps, quatre fois sept ans ; de l'homme fait, jusqu'à quarante-neuf ans, sept fois sept ans ; de l'homme âgé, jusqu'à cinquante-six ans, huit fois sept ; à partir de là commence la vieillesse. »

Comme le fait remarquer M. Beaugrand, si les coupes sont nombreuses, elles répondent à des faits physiologiques certains, et qui ont certainement contribué à répandre l'opinion vulgaire que le corps se renouvelle tous les sept ans.

Nous adopterons la classification de Fleury, qui est la division précédente, débarrassée de toute idée mystérieuse, et dans laquelle interviennent des subdivisions se rapprochant beaucoup plus de la vérité.

Voici cette classification :

1° *Vie fœtale*, ou premier âge, caractérisée par certaines dispositions organiques et fonctionnelles, le développement des déviations organiques et des maladies congénitales. La santé du fœtus dépend surtout de l'hygiène de la femme enceinte.

2° *Première enfance*, de la naissance à sept mois, âge auquel se rattachent l'allaitement et les maladies des nouveaux-nés.

Le fœtus qui vient de naître change de milieu. L'enfant nouveau-né se refroidit, respire et mange. De là des maladies particulières : ictère et œdème (sclérème des nouveaux-nés), produits par le froid; des bronchites, coryza, pneumonies; des gastro-entérites, vomissements, diarrhées; des ophtalmies.

Comme *règles hygiéniques :* Il faut donner au petit être des soins de température spéciaux. Il sera enveloppé, ainsi que nous l'avons dit (page 102); on lui donnera une alimentation convenable (page 430).

L'hygiène des nourrissons est, au point de vue social, une question des plus importantes et qui préoccupe vivement les hygiénistes et les économistes [1].

La richesse d'un État ne dépend pas de son étendue, mais de sa population. Il est plus utile pour l'intérêt d'un pays (tant qu'il a le moyen de les nourrir) de trouver le moyen d'accroître le nombre des gens qui l'habitent, que d'étendre sa surface. Une terre sans habitants est inutile.

Les statistiques de M. Decaisne ont montré que, si la France n'est pas tout à fait la dernière des nations de l'Europe pour le nombre des mariages, elle occupe le dernier rang, et d'une manière très-sensible, pour la fécondité des unions. En Prusse, 100 mariages donnent 460 enfants; ils n'en donnent que 300 en France. En Prusse, sur 100 individus de la population totale, il y a près de 4 naissances (3,98); en France, le chiffre est de 2,55.

[1] Consulter les travaux de Bertillon, *Démographie figurée*. — Du Dr Decaisne, *Communications aux Académies*, et article, in REVUE SCIENT., n° 40, 1875). — Le *Rapport de M. Théophile Roussel à l'Assemblée nationale*. — Les publications de M. Maurice Block.

D'après ces résultats, il est facile de calculer que le doublement de la population de la France *actuelle*, ne peut se faire qu'en 170 ans, tandis que, pour s'effectuer en Prusse, il n'exige que 42 ans; en Angleterre, 52; en Russie, 66. Comme le dit très-bien M. Decaisne, il faut s'occuper de la reconstitution et de la *réorganisation de la vie humaine.*

Ce problème social a parfaitement été étudié par M. le docteur Théophile Roussel, député de la Lozère, qui a présenté à l'Assemblée nationale un savant rapport sur la loi relative *à la protection des enfants du premier âge, et en particulier des nourrissons.*

Le docteur Brochard, par des publications toutes spéciales, cherchait, depuis longtemps, à attirer l'attention publique sur une des causes essentielles de la *dépopulation* de la France et montrait, dès 1866, que sans compter les enfants assistés, plus de cent mille nourrissons meurent annuellement en France de faim, de misère, par manque de soins ou de surveillance. M. Bertillon a dit aussi : « Un enfant qui naît a moins de chances qu'un homme de quatre-vingt-dix ans de vivre une semaine, et moins de chances qu'un octogénaire de vivre un an. » En France, plus d'un cinquième des enfants qui naissent (soit 21,7 pour 100) est mort au bout de la première année. Sur les 54 000 enfants environ qui viennent au monde chaque année à Paris, la moitié a péri avant quatre ans; si on compte à part les enfants envoyés en nourrice, on trouve que la moitié au moins a péri avant un an révolu. Dans les classes misérables, on constate une mortalité de 75 et de 80 pour 100.

Mais, dans des conditions opposées, on constate une proportion moins effrayante. Dans la Creuse, la mortalité ne dépasse pas 13 pour 100. Dans certaines localités où les conditions sont convenables, la proportion descend à 10 et même à 5 pour 100. Le chiffre de 10 pour 100 peut être considéré comme la mortalité moyenne de la première enfance, lorsque les lois de l'hygiène sont observées.

D'après l'Académie de médecine, les causes générales de cette mortalité sont les suivantes : 1° le manque d'un service de vérification des décès des nouveaux-nés et des enfants en nourrice; 2° les transports prématurés des enfants pour la déclaration de naissance, pour le baptême et le placement en nourrice; 3° l'absence de mesures concernant la vaccination obligatoire; 4° le manque d'une loi sur l'industrie nourricière et sur la surveillance administrative et médicale des nourrices; 5° la persistance, surtout dans les campagnes, de pratiques vicieuses et de préjugés que l'ignorance entretient, sur les soins à donner aux enfants, et en particulier sur l'alimentation prématurée.

L'Assemblée nationale ne s'est occupée que de l'industrie nourricière. C'est elle, en effet, qui entraîne fatalement deux grandes causes de mort : la privation du lait et des soins de la mère. M. T. Roussel le démontre en quelques phrases émues et que l'on sent dictées par la conscience d'un homme de bien : « Ceux qui ont traité ce sujet ont manqué rarement d'indiquer, comme la première source du mal, l'oubli croissant de cet ensemble de devoirs qui fait le fond de la famille. Nous n'avons pas à disculper notre temps, mais pouvons-nous oublier le peu de respect qu'obtenait, chez les Anciens, la vie des nouveaux-nés? N'est-il pas juste d'opposer, à leur tolérance pour l'infanticide et les abus cruels du pouvoir paternel, la révolte morale que ces maux excitent en nous et nos propres efforts pour les combattre par la charité, par l'association et même par la loi? Il faut bien avouer toutefois que, dans sa recherche inquiète de tous les droits humains, notre propre génération n'a pas montré, jusqu'ici, assez de sollicitude pour les devoirs qui y correspondent, et c'est pourquoi le droit de l'enfant à sa mère est encore si peu en honneur parmi nous.

« Nous venons de nommer un droit qu'aucun code n'a défini, tant il semble que la nature eût pris soin d'en assurer l'exercice, et d'y asseoir le premier fondement de la famille. De même que les idées de famille et de mère paraissent des non-sens sans l'idée de l'enfant, de même on peut affirmer, comme vérité d'expérience, que la présence de l'enfant constitue seule le foyer domestique, y donne aux actes les directions élevées et y fait naître les sentiments qui mènent au bonheur, par l'accomplissement du devoir et du sacrifice.

« Indépendamment de ces raisons morales, il en est, dans l'ordre physique, qui réclament impérieusement aussi la présence de l'enfant au foyer maternel. Le nouveau-né n'est pas encore un individu complet : détaché du sein de sa mère, il y tient, par la nécessité d'y trouver sa nourriture, la chaleur qui lui manque et les soins incessants qu'exige sa frêle organisation. Aussi, tout ce qui l'en éloigne le met en souffrance et en danger de mort.

« L'observation de cette loi de la vie organique, qui cadre si bien avec les lois morales, est tellement fondamentale pour les sociétés humaines, qu'on est surpris de rencontrer dans l'allaitement mercenaire, qui en est ordinairement la violation, un fait aussi ancien et aussi répandu. A toutes les époques, il se montre comme un des tristes priviléges des familles amollies par le luxe. Dans les sociétés antiques, il s'est multiplié à mesure que ces sociétés sont entrées en décomposition. A Rome, il marche de pair avec l'abandon et l'exposition des enfants, qui deviennent, à partir de Trajan, une sorte d'institution dont la place s'élargit toujours dans les codes. Chez les barbares, il a fait invasion au milieu des saines traditions vantées par Tacite. L'allaitement mercenaire est devenu partout la mode des cours, à tel point que, dans la longue liste des successeurs de Hugues Capet, le fils de Blanche de Castille paraît seul avoir été nourri du lait de sa mère. »

L'industrie nourricière se pratique sous deux formes, aussi meurtrières et aussi immorales l'une que l'autre : celle des nourrices sur lieu et celle des nourrices à la campagne ou nourrices à emporter. L'enfant du riche peut se trouver bien de la première industrie, mais il ne faut pas oublier l'enfant que la mère a délaissé pour vendre son lait.

Si, au chiffre de mortalité malheureusement trop vrai de M. Brochard (cent mille nourrissons par an), on ajoute, ainsi que le fait M. Decaisne, les décès des enfants assistés, qui s'élèvent à 56 pour 100, d'après une statistique officielle, on voit que ce total dépasse de beaucoup le contingent annuel de l'armée.

Le rapport de M. T. Roussel a examiné l'influence de l'allaitement artificiel et de toutes les mesures proposées par la science ou la charité (*sociétés de charité maternelle, crèches, sociétés protectrices de l'enfance*).

La commission législative a reconnu que l'allaitement artificiel pouvait produire de bons ou de très-mauvais résultats, d'après des circonstances variables. De même, M. Decaisne a parfaitement montré que tout enfant de la classe pauvre, élevé au biberon, à Paris, est un enfant mort.

La même commission ne s'est pas prononcée sur la valeur des projets de *colonies maternelles*, de *fermes-nourrices* (projet de MM. Chalvet et Proust), de *fermes-crèches;* mais tout en reconnaissant les dangers de l'agglomération des enfants, quelques-unes de ces idées lui ont paru dignes d'être expérimentées, d'après les besoins certains des populations urbaines.

L'expérience a montré, dit M. Th. Roussel : que la protection du premier âge consiste, avant tout, à assurer à l'enfant le lait maternel, qui est son aliment par excellence, et les soins maternels, non moins indispensables que le lait. Hors de cette condition, la vie des enfants manque des garanties qui lui sont dues, et la mortalité anormale, qui se constate partout, prouve la nécessité d'une protection spéciale. C'est ainsi que l'Assemblée nationale a voté une loi qui place les nourrissons sous la surveillance de l'autorité publique, et institue un comité de protection ou patronage au chef-lieu de chaque département. L'article 1er de la loi s'exprime ainsi : « Tout enfant âgé de moins de 2 ans qui est placé, moyennant salaire, en nourrice, en sevrage ou en garde, hors du domicile de ses parents, devient, par ce fait, l'objet d'une surveillance de l'autorité publique, dans le but de protéger sa vie et sa santé. »

3° *Deuxième enfance*, de 7 mois à 2 ans, caractérisée

par la première dentition et ses maladies. C'est l'époque du sevrage.

Cet âge est caractérisé par deux lois d'évolution. La première est l'éruption des dents. En général, celles-ci évoluent suivant un certain ordre, après les six premiers mois de la vie. On cite toujours l'exemple de Louis XIV et de Mirabeau, venus au monde avec deux dents; mais ce sont là des faits exceptionnels, et presque toujours le travail de la dentition est intermittent et présente des périodes d'éruption et des époques de repos.

Vers la fin du premier semestre ou le commencement du second, se montrent les deux incisives médianes inférieures. Pendant le deuxième semestre, les quatre incisives supérieures; pendant le troisième, les quatre premières molaires et les deux incisives latérales inférieures; pendant le quatrième, les quatre canines, et pendant le cinquième, c'est-à-dire vers l'âge de 30 mois, quatre molaires. L'enfant a alors cinq dents de chaque côté, c'est-à-dire les vingt dents de la première dentition. Celle-ci détermine un certain afflux de sang dans les mâchoires et les parties voisines, d'où fièvre, convulsions et diarrhée. Une deuxième loi évolutionnelle est la prédominance marquée du mouvement de composition sur celui de dénutrition. C'est à cause de cela qu'il faut surveiller le choix des aliments et la lactation. Si la nutrition est défectueuse, on voit survenir de l'anémie; le développement du tissu osseux se fait d'une manière anormale; les dents viennent mal, il y a rachitisme.

Le sevrage pourrait, à la rigueur, n'avoir lieu qu'après la sortie de toutes les premières dents, mais cet allaitement prolongé présente des inconvénients pour la mère et même pour l'enfant. Il faut sevrer celui-ci pendant une des périodes de calme de l'évolution dentaire : d'après Trousseau, du dix-huitième au vingt-quatrième mois ou après la sortie des canines. On choisit la bonne saison, et ainsi que le conseille M. Donné, il vaut mieux déshabituer l'enfant en quelques jours, au lieu de traîner pendant quelques semaines.

4° *Troisième enfance*, de 2 à 7 ans. Cette période est caractérisée par la présence des premières dents et e développement des maladies infantiles : fièvres éruptives, croup, coqueluche, etc.

5° *Adolescence*, de 7 à 15 ans : c'est le moment de la deuxième dentition.

Pendant ces deux périodes, le mouvement de composition continue à prédominer, et le corps s'accroît sensiblement[1]; il y a développement du système nerveux, d'où apparition des phénomènes de l'intelligence, et marques des facultés affectives. C'est le moment convenable pour plier à l'habitude les passions qui semblent vouloir être prédominantes et pour discipliner l'intelligence.

Les enfants ont un système nerveux très-excitable : la méningite, les convulsions sont fréquentes; par suite de ce mouvement de composition exagéré, ils sont sujets à la scrofule, à la phthisie; ils absorbent facilement tous les virus ou les miasmes, d'où fréquence des fièvres éruptives, etc.

6° *La puberté*, de 15 à 20 ans, est caractérisée par l'évolution complète des organes génitaux, l'établissement de la menstruation chez la femme, etc.

Pour la femme, cette nouvelle fonction amène

[1] Consulter à ce sujet la *Loi du 19 mai 1874 sur le travail des enfants dans les manufactures.*

des modifications dans les dépenses organiques, d'où la fréquence de certains appauvrissements caractérisés par les anémies et des chloroses. Aussi la jeune fille devenue femme ne doit-elle plus sensiblement grandir.

7° *L'âge adulte*, de 20 à 30 ans; il y a développement complet de l'organisme, et alors l'accroissement est définitif. C'est le moment des rhumatismes articulaires, des érysipèles, des pneumonies, des fièvres typhoïdes : toutes maladies qui sont comme les fièvres éruptives de cet âge. Puis des pleurésies, des phthisies, etc.

8° *La virilité*, de 30 à 40. Il y a plénitude de la nutrition; c'est l'âge de la reproduction, les passions se montrent dans toute leur force.

9° *Age de retour*, de 40 à 60 ans, c'est le commencement de la période de déclin : les cheveux blanchissent ou tombent, les dents s'ébranlent ou disparaissent, les forces musculaires diminuent, les organes génitaux s'affaiblissent, la menstruation cesse. La femme est vieille douze ans avant l'homme.

C'est le moment de la goutte, des calculs, des hémorroïdes, des maladies chroniques abdominales, du cancer, etc.

C'est surtout à cet âge que les exercices du corps, tous les mouvements qui influencent la circulation capillaire interstitielle ont une grande influence sur la santé.

10° *La vieillesse*, de 60 ans jusqu'à la mort. Les facultés affectives diminuent : d'où fréquence des sentiments égoïstes. Les fonctions de nutrition languissent, la respiration et la circulation sont moins actives, il y a résorption des os, atrophie des muscles. La digestion devient difficile; ce qui a fait dire, avec raison, que, pour vivre longtemps, il fallait bien marcher et bien mâcher. C'est là toute l'hygiène des vieillards : un exercice modéré porte le sang vers la périphérie, empêche les congestions internes, et, en facilitant la digestion, entretient la nutrition générale.

Quételet, dans sa *Physique sociale*, a montré que l'âge était une des causes les plus puissantes pour développer ou diminuer le penchant au crime. Cette tendance a son maximum vers l'âge de vingt-cinq ans, époque où le développement physique est souvent achevé.

Le développement de l'intelligence et de la morale, qui se fait plus lentement, diminue plus tard ce penchant au crime; celui-ci, d'ailleurs, va en s'affaiblissant de plus en plus à cause de la diminution de la force physique et du calme des passions. Il semble que les différentes espèces de crimes se montrent suivant un certain ordre; leur maximum, à certaines époques de la vie, est plus ou moins tardif et est en rapport avec la nature du crime lui-même. D'abord apparaissent les viols et attentats à la pudeur; puis se montrent les vols qui, à la vérité, continuent jusqu'aux derniers âges. Avec le développement de toutes les forces physiques correspondent tous les actes de violence : les homicides, les vols sur les chemins publics. Plus tard, à l'époque de la réflexion, il y a moins de meurtres, mais des assassinats prémédités et des empoisonnements. La ruse remplace en dernier lieu la force, et les individus deviennent faussaires.

Quételet fait une réflexion qui mérite toute l'attention des hommes d'État et prouve l'utilité de pareilles études. « La société renferme en elle les germes de tous les crimes qui vont se commettre; c'est elle, en quelque sorte, qui les prépare, et le coupable n'est que l'instrument qui les exécute..... Il est un budget, qu'on paye avec une régularité effrayante, c'est celui des prisons, des bagnes et des échafauds. » Ajoutons comme correctif : l'examen des statistiques publiées dans les différents pays, montre que, d'une manière générale, la criminalité diminue partout avec les progrès de la civilisation. Souvent les résultats obtenus ne démontrent que le perfectionnement de la statistique, les progrès d'une méthode plus exacte.

DU SEXE

Dans tout ce qui précède, nous avons montré les différences qui existent entre les deux sexes et les règles hygiéniques qui conviennent à chacun d'eux. Pour la femme, trois circonstances spéciales interviennent : 1° la menstruation (avec accidents d'anémie, de chlorose); 2° la grossesse (accouchement, allaitement); 3° la ménopause (maladies de l'utérus).

Wan Swieten a dit, avec raison : « *Propter solum uterum mulier id est quod est.* » Les règles hygiéniques qui conviennent à la femme doivent être toujours ou réparatrices ou sédatives. « En somme, dit Michel Lévy, la prépondérance de la plasticité est manifeste dans la femme; la nutrition et la conservation de son individu n'exigent ni autant de substance, ni autant de stimulation que celles de l'homme; les phases de l'organisme sont plus rapides; l'accroissement et la décroissance ont une vitesse plus grande; sa puberté devance celle du garçon, sa fécondité s'éteint avant celle de l'homme; la génération qui est « à l'espèce ce que la nutrition est à l'individu, » et dont l'exercice est à lui seul la preuve d'une plasticité exubérante; la génération qui, suivant la belle expression de Lallemand, est une extension de la nutrition, prédomine chez la femme........ Au demeurant, les différences que présentent les deux sexes peuvent être ramenées aux suivantes : 1° celles qui émanent de l'organisation de l'encéphale et de ses dépendances; 2° celles qui proviennent de la structure des organes génitaux et des actes importants dont ils sont chargés ou qui se rattachent à leur fonction; 3° celles qui sont dues à l'empire des habitudes, à l'éducation physique et morale. Les deux sexes se rapprochent d'autant plus que les causes précitées ont moins d'activité; c'est ce qui arrive aux deux périodes extrêmes de la vie, alors que le système nerveux offre, dans l'un et l'autre sexe, une égale mollesse ou une égale dureté, l'appareil génital un même degré d'imperfection ou d'atrophie, et que les facultés psychiques dorment encore du même sommeil ou s'affaissent sous le poids d'une décrépitude inévitable pour tous deux. »

CONSTITUTION. — TEMPÉRAMENT. — IDIOSYNCRASIE

Rien de plus difficile que de donner une bonne définition de ces trois termes. Nous dirons volontiers que la constitution compare les individus (constitution bonne ou mauvaise), le tempérament oppose les différences qui existent entre les systèmes généraux, la prédominance de l'un d'eux, (tempérament sanguin, nerveux, lymphatique), tandis que l'idiosyncrasie met en relief les particularités d'une fonction ou d'un organe. L'influence prédominante et prolongée d'un milieu extérieur, entraîne des modifications persistantes dans les individus; ce sont là des caractères de race qui marquent d'un cachet constant les individus soumis aux mêmes conditions d'alimentation, de boisson, de climat, d'habitudes, de mœurs, etc. C'est ainsi que les nations semblent avoir leur tempérament propre, à l'aide duquel on a voulu expliquer leurs qualités ou leurs défauts.

Le tempérament sanguin est commun chez les habitants des pays froids, chez les montagnards : c'est celui de la nation française.

Le tempérament lymphatique se montre chez tous les peuples misérables et anémiés, vivant dans des atmosphères humides et brumeuses, et privés de l'heureuse influence de l'air pur et de la lumière. On le rencontre fréquemment en Irlande, en Angleterre, en Hollande.

Le tempérament nerveux est spécial aux peuples des contrées méridionales, aux orientaux : tous ceux « qui sont placés plus près du soleil », de même qu'il prédomine chez les artistes et les délicats des classes supérieures de la société.

DE L'HÉRÉDITÉ

Les nombreuses définitions qui ont été données de l'hérédité, montrent de quelles difficultés est entourée la solution d'un pareil problème. C'est une question ardue, pouvant donner lieu à différentes interprétations, et qui permet d'autant plus facilement les hypothèses que leur contrôle et leur vérification sont, à l'heure actuelle, à peu près impossibles. Si les physiologistes ne se sont avancés qu'avec défiance sur un pareil terrain, il n'en a pas été ainsi des métaphysiciens, qui se sont abandonnés à toute leur imagination.

La question, exposée dans les traités d'hygiène, d'après le livre magistral de M. P. Lucas [1] vient d'être étudiée de nouveau par M. Marc Lorin dans une thèse remarquable. On trouvera dans ce dernier travail de nombreux documents qui ne peuvent trouver place dans notre ouvrage.

L'hérédité a heureusement été définie : la mémoire de l'espèce. Comme le disent Littré et Robin, c'est le résultat d'une loi très-générale, en vertu de laquelle tous les éléments anatomiques du corps ont la propriété de donner naissance directement à des éléments semblables, ou de déterminer dans leur voisinage, la génération d'éléments de même espèce.

Si on considère comme héréditaires les caractères qui, dans deux ou plusieurs générations successives sont identiquement reproduits, il faut bien se demander d'où proviennent les particularités individuelles.

Celles-ci, n'étant pas héritées, existent, dit-on, spontanément. Pour Lucas, elle proviennent d'une

[1] *Traité physiologique et philosophique de l'hérédité naturelle, etc., etc.*, Paris, 1847-1850. — Consulter aussi : Luys, *Des maladies héréditaires*, THÈSE DE CONCOURS, 1860. — La thèse pour le doctorat ès lettres de Th. Ribot, et son livre sur la psychologie anglaise contemporaine où se trouvent présentés les travaux de Herbert Spencer et de George Lewes. — Moreau (de Tours), *Psychologie morbide*, 1859. — Darwin, *La descendance de l'homme*; — Voisin, art. *Hérédité*, dans le nouveau DICTIONNAIRE PRATIQUE; — Marc Lorin, *Aperçu général de l'hérédité et de ses lois*, Paris, 1875.

spontanéité absolue, par continuation de la création, et tiennent à une loi qu'il appelle loi *d'innéité*. Comme le fait justement remarquer Marc Lorin, il y a même contradiction entre ces deux termes : l'un, exprimant une relation constante de cause à effet, et l'autre, un phénomène contraire.

La nature n'est pas aussi capricieuse; et, s'il était vrai qu'elle fût ainsi abandonnée à sa spontanéité, à son *proprio motu*, il faudrait nier toute loi et ne plus croire à la science.

L'innéité est une hypothèse, et, il faut l'avouer, aussi commode que possible pour expliquer les phénomènes embarrassants. Un individu aliéné est fils d'aliéné : la maladie tient à l'hérédité; si ses parents et même ses aïeux sont absolument sains, on dit alors qu'il y a eu innéité.

C'est vouloir se contenter de mots et donner une explication qui n'explique rien.

En disant, avec Marc Lorin, que les attributs des êtres procréés sont commandés par les attributs des êtres procréateurs, on embrasse en même temps deux ordres de faits qui semblent contraditoires : les faits de continuité et les phénomènes de variation.

L'hérédité, disions-nous, est la mémoire de l'espèce; c'est une loi de conservation qui continue les attributs spécifiques communs aux deux procréateurs. Mais chacun d'eux possédant des attributs individuels, ceux-ci subissent des changements et des combinaisons suivant une loi que nous ne connaissons pas encore. C'est ainsi que l'hérédité provoque des variations.

En pathologie, le rôle de l'hérédité est tout aussi important.

Sydenham avait déjà montré que si les maladies aiguës sont en général de cause externe, les maladies chroniques ont leur origine dans l'intimité de l'organisme. Celles-ci étant de beaucoup les plus fréquentes, peu à peu on comprit que si l'influence persistante des milieux déterminait des modifications certaines dans l'organisme : celui-ci ne devenait pas en général subitement malade sous l'action de causes banales telles qu'un changement de régime, une variation atmosphérique. S'il en était ainsi, il devait y avoir prédisposition morbide tenant à l'hérédité.

Les maladies, en effet, se transmettent et évoluent d'une génération à l'autre ; pour connaître le terrain morbide d'un individu, il faut savoir quelles ont été les conditions pathologiques des antécédents.

On doit encore remarquer que l'hérédité ne tend pas seulement à continuer les maladies dans une même famille, mais qu'elle peut aussi les varier à cause de la dualité du germe. « Les deux parents sont, pour ainsi dire, refondus l'un avec l'autre, pour former un être nouveau. Cet être nouveau est la continuité de l'un et de l'autre; aussi diffère-t-il de tous les deux pris isolément. » L'hérédité a donc bien pour principe la continuité ou l'identité ; mais elle a pour résultat la variation. Cela nous paraît la variété générale pour le legs pathologique comme pour le legs physiologique (Marc Lorin).

Il est incontestable, toutefois, que les variations pathologiqués ne peuvent pas être indéfinies : il y a une limite à la production des types morbides. De même qu'il y a permanence des caractères de l'espèce, il y a permanence des maladies auxquelles celle-ci est sujette. « Les espèces nosologiques, a dit Bordeu, sont immuables comme les divers poissons et comme les plantes et leurs semences. » Depuis que la goutte, la scrofule, la phthisie ont été décrites, tous les observateurs leur ont reconnu la même physionomie et n'ont fait qu'ajouter quelques lignes aux traits généraux tracés par les médecins anciens. Tout cela n'empêche pas une hybridation des maladies, une combinaison de certaines affections, mais ne détruit pas cette vérité de la persistance des types morbides.

En résumé, tout état actuel, dérivant d'un état antérieur, il faut, pour bien connaître un organisme, savoir exactement les conditions de sa production et de son évolution. Un être vivant, dit M. Bertillon (art. *Mésologie*), se développe dans tel ou tel sens par le fait du conflit des deux antécédents dont il est la résultante, l'état précédent qui va être modelé et l'état du milieu au sein duquel se produit la modification.

Tout ce qui, chez un être vivant, n'est pas la conséquence du milieu, provient de l'ancêtre, et réciproquement.

Si l'homme doit chercher à modifier le milieu naturel ou social, il peut aussi modifier l'ancêtre; mais cette dernière intervention n'est possible que pour les existences futures. Il ne faut donc pas oublier qu'en négligeant notre santé, nous méconnaissons nos devoirs envers la postérité.

DE L'HABITUDE

Un acte ou un mouvement qui ont d'abord exigé, pour leur exécution, le concours de l'attention et de la volonté, finissent, quand ils ont été assez souvent répétés, par devenir inconscients. L'organisme les a, pour ainsi dire, assimilés, et ils se produisent alors d'une façon tout à fait réflexe. Le système nerveux acquiert ainsi, par l'éducation de nombreuses actions automatiques qui constituent un véritable progrès pour l'organisme, une espèce d'encaissement de propriétés diverses qui peuvent être mises en jeu sans que la conscience y prenne part.

Cette répétition du même phénomène facilite et perfectionne son exécution organique. Les organes en prennent l'habitude, et peu à peu ils arrivent à le produire sans qu'il soit nécessaire de l'intervention de la volonté. Il semble que cette habitude du même acte crée des relations ou des anastomoses entre des parties non primitivement reliées; et l'on comprend ainsi, que des mouvements dirigés d'abord par les organes des sens et l'intelligence, finissent peu à peu par s'imprimer dans la substance organique, en devenant complétement instinctifs ou automatiques. Si cette hypothèse est vraie, on aurait bien raison de dire que l'habitude est une seconde nature.

M. Murphy[1] entend par habitude la loi en vertu de laquelle, les actions et caractères des êtres vivants, tendent à se répéter et à se perpétuer, non-seulement dans l'individu, mais chez ses descendants. Plus récemment, M. Carpenter, dans un discours à l'Association britannique (1872), a développé la même idée : « Tout le monde admet que les connaissances ne peuvent se transmettre d'une génération à l'autre, mais on reconnaît qu'il est possible d'hériter d'une aptitude plus grande à acquérir, soit les connaissances en

[1] Consulter : Hamelin, *De l'influence des habitudes, etc.* (Thèse de concours, Montpellier, 1869) ; — *Habitude et intelligence*, par Murphy, in Ribot (*loc. cit.*, p. 400) ; — *L'habitude et l'instinct*, par A. Lemoine, Paris, 1875.

général, soit un certain genre de connaissances. Ces tendances et ces aptitudes prendront plus de force d'expansion et de durée à chaque génération nouvelle, par l'habitude de s'exercer sur les matières que leur fournit une expérience toujours croissante; et ainsi les habitudes acquises, produites par la culture intellectuelle des siècles, deviendront une seconde nature, pour ceux qui en hériteront. » Nous avons déjà eu l'occasion de citer cette belle pensée de Pascal : « L'humanité est un homme qui vit toujours et qui apprend sans cesse. »

Les générations actuelles possèdent donc un cumul de toutes les habitudes données à l'homme par le milieu social. La civilisation et le progrès ne sont en partie qu'une disposition ou une éducabilité organique accumulées par l'hérédité.

Pour les habitudes indifférentes et que nous provoquons nous-mêmes, on peut dire, avec Rostan : « L'instabilité des choses humaines est si grande, l'on est si peu sûr de vivre demain comme on vit aujourd'hui, qu'on peut avancer qu'il n'existe pas de bonnes habitudes, et que le meilleur est assurément de n'en point avoir. Le conseil le plus salutaire qu'on puisse donner, c'est de n'en point contracter. On s'expose à des privations douloureuses, lorsqu'on prend quelque habitude; non-seulement on se rend ainsi malheureux, mais encore ces privations peuvent déterminer des accidents funestes. »

C'est surtout pendant le jeune âge, au moment où les impressions ont le plus de force et laissent une empreinte durable, qu'il faut surveiller toutes les habitudes et diriger l'évolution organique. D'une manière générale, on peut dire que l'homme est l'être vivant qui prend le plus facilement des habitudes.

Plus tard, les conditions de la vie créent souvent des habitudes fonctionnelles dont semblent parfois bénéficier certains appareils. C'est ainsi que la régularité dans le travail digestif amène la régularité des besoins de la faim ou de la défécation. Rabelais a pu dire, avec raison, que l'estomac était la meilleure des horloges.

MODIFICATEURS SOCIOLOGIQUES

Dès le commencement de ce livre, en cherchant une classification méthodique, nous avons montré que l'homme est soumis à des causes de maladies dont l'origine se trouve dans les différents milieux qui l'environnent.

Cette série de causes se compose de phénomènes de plus en plus compliqués et qui sont en dépendance croissante. Nous voici arrivés au milieu sociologique : les faits y sont nombreux, enchevêtrés, parfois inconnus, et il est aujourd'hui assez difficile d'en tirer des conséquences pratiques.

Cependant, la sociologie est une science au même titre que la physique, la chimie, la biologie. Toutes ces sciences sont exactes au même titre, mais elles sont plus ou moins précises. Dans celles qui s'occupent des choses vivantes, l'identité absolue n'existe plus et il ne faut chercher que l'analogie. Et c'est ainsi que la plus petite cause, négligée ou non prévue, peut produire une complication ou un changement dans le résultat que l'on croyait atteindre. On ne peut donc exiger des conséquences sociologiques la rigueur mathématique, ou la précision constante que l'on réclame des sciences, qui occupent les premières places de la série.

D'ailleurs, la sociologie est à peine constituée, et nous ne sommes pas absolument certains de ne pas négliger parfois des termes importants du problème.

Ainsi que l'a montré A. Comte : qui dit science, dit prévoyance. Nous ne voulons savoir que pour prévoir. Or, il est incontestable que la sociologie est une science constituée. Elle a, en effet, sa place dans la classification des sciences, une méthode spéciale pour ses phénomènes particuliers. Elle possède une loi fondamentale, qui montre que d'âge en âge le corps social transmet, par l'hérédité, certaines dispositions. Ce fait positif et irréductible de la sociologie, est l'*évolution*. Celle-ci est la propriété du corps social, comme l'irritabilité est celle de la substance organisée, la gravitation ou l'affinité celles de la matière.

Les phénomènes sociaux se manifestent d'après un ordre de succession toujours le même, et qui semble obligatoire, en suivant la *loi des trois états* : toutes les conceptions humaines sont d'abord théologiques, puis métaphysiques, enfin positives. Nous ne nous occupons, on le pense bien, que des faits qui sont la conséquence directe de la vie collective, et qui ne pourraient se produire en dehors de celle-ci.

S'il est donc vrai, et l'histoire est là pour le prouver, que les sociétés passent successivement par ces trois grandes étapes, il serait utile pour l'hygiéniste de connaître chacun de ces milieux sociaux et leur influence particulière sur l'individu. Mais ce sont là de graves questions qu'il est fort difficile d'aborder, et que nous ne pouvons que signaler.

Ce que nous voulons plutôt faire remarquer, c'est que les idées d'aujourd'hui sur le transformisme n'expliquent pas le développement des phénomènes sociaux, suivant la loi dont nous avons parlé. Les transformistes, et principalement Darwin, Hœckel, Herbert Spencer[1], ne voient, dans l'étude des sociétés, qu'un cas particulier de l'évolution universelle. C'est méconnaître les lois propres de la sociologie, et ne pas résister à cette tendance naturelle à l'homme, dont l'esprit impatient demande à la science la plus avancée, des explications sur ses doutes et ses hésitations, ses origines et sa destinée. Aujourd'hui, la biologie semble, pour quelques-uns, devoir contenir tous ces secrets, et c'est là la cause de l'engouement qui se manifeste pour le transformisme. Il nous semble qu'il faut savoir se défier de ces emportements et rester sur le terrain scientifique, en s'occupant exclusivement de la recherche des lois.

Dans toutes les sciences, pour mettre de l'ordre dans les matériaux qui se présentent, on classe les phénomènes en deux sections distinctes. Les phénomènes sont considérés comme constitués pour agir, ou bien comme agissant d'après cette disposition ; il y a le point de vue statique et le point de vue dynamique. C'est ainsi qu'en biologie, la distinction entre l'anatomie et la physiologie, permet une division indispensable aux recherches scientifiques, en étudiant successivement les organes, puis leur fonctionnement.

Auguste Comte a adopté cette division pour la sociologie, dans laquelle il distingue une statique et

[1] *Introduction à la science sociale* (BIBLIOTH. SCIENTIFIQUE INTERNATIONALE).

une dynamique sociales. La statique s'occupe de l'organisme social, la dynamique de son fonctionnement. Il y a donc à rechercher quels sont les organes distincts qui constituent le corps social, quelles sont leurs propriétés spéciales, et comment ils interviennent dans les collectivités humaines.

Le problème ainsi posé, en montre toutes les difficultés. Nous ne pouvons avoir la prétention de les résoudre, et il nous faut même remarquer que les quelques conclusions pratiques que l'hygiéniste recherche, ne peuvent encore, à cause de la complexité des phénomènes ou de l'ignorance de quelques causes, être aujourd'hui nettement formulées.

Nous nous contenterons donc de cette première division, et dans plusieurs paragraphes distincts, nous développerons les parties de la sociologie qui sont les plus intéressantes pour l'hygiéniste. Nous laisserons à de plus savants et à de plus intelligents, l'honneur et le péril d'aborder les graves questions de la dynamique sociale. Mais qu'on ne s'y trompe pas : ces études sont de notre compétence, les médecins peuvent apporter des matériaux indispensables à une science essentiellement humanitaire. Notre profession a une destination sociale, et c'est là un des titres de gloire de l'art médical.

Dans la statique sociale, après avoir fait connaître l'espèce, il faudrait étudier successivement le rôle de l'individu et celui de la famille qui est, pour ainsi dire, le noyau de toute société. On ferait voir ensuite l'influence de la tribu, des castes, des classes ou des ordres, pour s'élever progressivement à l'action de plus en plus complète de la nation et de la race.

C'est, à peu près, la classification de Comte. Nous

admettrons aussi avec lui, que l'activité humaine se présente de quatre manières : elle est intellectuelle, morale, esthétique, industrielle. Ce sont là autant de fonctions qui s'appliquent chacune à une série de faits spéciaux. La fonction intellectuelle est la plus importante, la plus générale, celle qui influe le plus sur les autres : elle comprend les Religions et les Philosophies. La morale renferme le Droit et la Politique ; dans l'esthétique se trouvent les Beaux-Arts, qui sont bien incontestablement une manifestation spéciale d'un certain état social ; dans l'industrielle prend place l'Économie politique.

Toutes ces formes diverses de l'activité humaine, réagissent sur la santé des individus. Mais le mécanisme, le mode d'action ou les effets produits, nous semblent actuellement impossibles à expliquer : nous les signalons seulement. Il nous est plus facile de consacrer certains développements à quelques points de vue particuliers de la statique sociale.

DE L'ESPÈCE, DE L'INDIVIDU, DE LA FAMILLE

Deux doctrines sont en présence : celle de la pluralité des espèces humaines ou doctrine polygéniste, et celle de l'unité de l'espèce humaine ou doctrine monogéniste.

M. de Quatrefages a cherché à démontrer l'unité de l'espèce humaine [1]. Nous lui emprunterons quelques définitions essentielles, et les arguments qu'il donne, au nom des monogénistes.

L'*Espèce* est l'ensemble des individus, plus ou moins

[1] *De l'unité de l'espèce humaine.* 1861.

semblables entre eux, qui sont descendus ou qui peuvent être regardés comme descendus d'une paire primitive unique, par une succession naturelle et ininterrompue de familles. La *Race* est l'ensemble des individus semblables, appartenant à la même espèce, ayant reçu et transmettant par la voie de génération, un ou plusieurs caractères exceptionnels qui les distinguent des autres représentants de l'espèce.

Il faut donc faire cette distinction importante : l'espèce est une base fondamentale et originelle, la race est un dérivé de l'espèce.

D'après M. de Quatrefages, la doctrine monogéniste est celle qui explique le mieux les faits morphologiques et physiologiques. Elle accepte très-bien la faculté d'adaptation des êtres vivants pour les milieux dans lesquels ils se trouvent placés. Cette adaptation ne pouvant se produire sans que certains des caractères antérieurs ne soient modifiés ; ce qui explique la naissance de beaucoup de races animales ou végétales. Si l'homme n'est pas partout le même à la surface du globe, c'est que les conditions d'existence varient elles-même avec ces divers endroits : il y a des races différentes parce qu'il y a des milieux différents.

Notons encore que les croisements entre groupes humains, se présentent avec tous les caractères du métissage. Or, les naturalistes ont parfaitement montré, dit M. de Quatrefages, que le croisement entre espèces différentes, l'hybridation, se distingue par l'impossibilité, d'ordinaire absolue, par l'infécondité immédiate ou prochaine des produits obtenus. Le croisement entre races d'une même espèce, le métissage, se caractérise par sa facilité extrême et la fécondité persistante des produits. De toutes ces preuves, les monogénistes ont conclu à l'unité de l'espèce humaine.

Cette argumentation a été vivement attaquée par M. Broca, dans son remarquable mémoire sur l'hybridité[1].

Le savant professeur montre, par de nombreux exemples : 1° que les croisements de certaines races humaines ne sont pas eugénésiques ; 2° que plusieurs des degrés d'hybridité qui ont été constatés dans les croisements d'animaux d'espèces différentes, paraissent se retrouver dans les divers croisements des hommes de races différentes ; 3° que le degré le plus inférieur de l'hybridité humaine, celui où l'homœogénésie est assez faible pour rendre incertaine la fécondité du premier croisement, s'est montré précisément là où ont eu lieu les croisements les plus disparates, entre une des races les plus élevées et les deux races les plus inférieures de l'humanité.

En résumé, dit M. Broca, le groupe humain constitue un genre ; s'il ne renfermait qu'une seule espèce, ce serait une exception unique dans la zoologie. Pour les hommes, comme pour tous les autres êtres, il y a eu plusieurs foyers de création. « Si l'organisation de l'homme peut quelquefois subir, à la longue et par la suite des générations, quelques modifications sous l'influence des conditions extérieures, ces modifications, relativement très-légères, n'ont aucun rapport avec les différences typiques des races humaines. L'homme, transplanté dans un nouveau climat et soumis à un nouveau genre de vie, conserve et trans-

[1] JOURNAL DE PHYSIOLOGIE, 1858 (p. 435 et 684) ; — 1859 (p. 218 et 545) ; — 1860 (p. 392).

met à sa postérité les caractères essentiels de sa race, et ses descendants n'acquièrent pas plus que lui les caractères de la race ou des races indigènes. » Il n'y aurait donc aucune relation entre les principaux caractères ethnologiques et les conditions climatériques, hygiéniques ou autres. Le savant anthropologiste termine ainsi : « La doctrine polygéniste assigne aux races inférieures de l'humanité, une place plus honorable que ne le fait la doctrine opposée. Être inférieur à un autre homme soit en intelligence, soit en vigueur, soit en beauté, n'est pas une condition humiliante. On peut rougir, au contraire, d'avoir subi une dégradation physique ou morale, d'avoir descendu l'échelle des êtres, et d'avoir perdu son rang dans la création. »

Nous n'avons pas la prétention de mettre d'accord deux doctrines si opposées, et présentées avec tant de talent. Nous pensons qu'il faut réserver tout jugement définitif et attendre une solution des progrès de la biologie.

Mais s'il est vrai que les sociétés se développent, suivant un certain ordre et d'après certaines lois, il faut connaître les divers éléments qui contribuent à cette harmonie afin d'apprécier justement le milieu social. Par ces études, nous voudrions donner cette conviction, que tout milieu, physique ou social, réagit à son tour sur l'individu, et que si les lois sociales dépendent des lois mentales, il arrive aussi que les conditions d'existence d'une collectivité ou d'une société, déterminent la situation morale et physique de chacun de ses membres.

Entre l'individu, la société et l'État, se trouvent trois intérêts différents, ayant chacun à leur service une force particulière. Ces forces ne doivent pas se détruire ou s'annihiler, mais concourir à un but commun. D'après M. Block[1], elles correspondent à l'un des côtés de la nature humaine : l'égoïsme à l'individu, l'affection à la société, l'ambition à l'État. L'individu peut vivre sans la société, mais il ne peut se perfectionner sans elle. C'est la société qui en fait réellement un homme. La société est saine quand l'individu n'est pas corrompu. « Et l'homme, comme l'eau, se corrompt par la stagnation. C'est le mouvement, le progrès, qu'il faut au corps comme à l'esprit. » La société doit laisser l'homme libre et ne lui demander que les sacrifices indispensables à l'intérêt de la société. Sans société il n'y a pas de morale, et quand l'homme n'a pas d'idéal, il est livré à tous ses instincts bestiaux : il est le plus dangereux ennemi de l'homme. *Homo homini lupus*, disait Hobbes.

Voici les conclusions de M. Block : « Tout ce qui est du domaine exclusif de l'intérêt individuel doit rester complétement libre. La société ne doit agir que par des forces morales ; l'opinion publique et le respect humain constituent d'ailleurs, des puissances de premier ordre. L'État a pour mission de veiller aux intérêts généraux du peuple du ressort de la politique, du droit, de la morale ; et, quant au domaine économique, il ne doit guère s'occuper que des choses qui sont hors de la portée de l'individu, ou que les individus ne sauraient réaliser sans son concours, ce qui n'exclut pas son devoir de maintenir l'ordre, le respect des mœurs, la protection du faible. »

Le rôle de l'individu étant indiqué, il faut chercher

[1] Art. *Individualisme*, in DICTIONNAIRE DE LA POLITIQUE.

à tracer celui de la famille qui est, pour ainsi dire, l'embryon de toute société. A. Comte distinguait trois ordres de conditions d'existence collective, communes à tous les temps et à tous les lieux : la famille, la patrie, l'humanité. Ce sont les organes principaux du corps social dont les institutions fondamentales se sont suivies d'une manière régulière, normale, et non arbitrairement ou par l'effet du hasard. Toutes ces institutions ont obéi à deux lois distinctes : la succession des opinions ou des spéculations chez l'homme, d'après la loi des trois états, et la succession des actes de toute collectivité passant peu à peu d'une période militaire indispensable à son début, à une période industrielle.

Pour comprendre exactement l'influence de la famille sur la santé des individus, il y aurait à rechercher comment elle est constituée, le rôle de chacun de ses membres vis-à-vis d'eux-mêmes et à l'égard du corps social.

L'homme et la femme ont une destination sociale différente, ainsi que le démontre nettement leur structure physique et leurs dispositions mentales, absolument différentes. De l'union de ces propriétés opposées, doit résulter l'accomplissement ou la réalisation des trois grandes manifestations cérébrales : le sentiment, l'intelligence, l'activité. L'équilibre de la famille ne peut exister qu'à cette condition.

A l'homme l'activité, le commandement, les rudes travaux professionnels, la vie publique. A la femme, les soins du foyer domestique, les enfants à élever : une existence toute d'affection et de sentiment. Le travail à l'extérieur pour la femme, c'est la désorganisation de la famille, l'enfant abandonné dans une crèche ou confié à des mains mercenaires, la santé de la mère bientôt atteinte, et comme conséquence, l'avenir des générations certainement compromis. La situation de la famille se réfléchit sur celle de la société, et c'est en traçant les droits de l'individu et de la famille, que la société a vu s'accroître sa morale et son bien-être.

C'est, d'ailleurs, ce qu'a parfaitement réalisé le Christianisme, qui a admirablement tracé les conditions de la famille moderne. C'est la religion chrétienne qui a substitué la monogamie à la polygamie, puni le concubinage et l'adultère, relevé la femme de l'état d'abaissement où l'avait laissé la société antique. La famille a été ainsi placée sur ses bases les plus naturelles.

D'ailleurs, la société n'a souvent été que le reflet ou l'image agrandie de la famille. Que de rapprochements faciles entre la famille et la société antiques, que de ressemblances entre la famille et la société féodales !

Les travaux statistiques modernes, ceux du docteur Bertillon (Art. *Mariage* du DICT. ENCYCLOP.), ont démontré l'influence bienfaisante de la famille tendant à diminuer la mortalité, les aptitudes à la folie, au suicide et au crime.

Sur un million d'individus, l'influence de la famille, au point de vue criminel, se manifeste ainsi :

1° Célibataires hommes	405	Femmes	88
Mariés	200	Mariées	56
Veufs	242	Veuves	45

2° Crimes contre les personnes :		3° Crimes contre les propriétés :	
Célibataires	105	Célibataires	155
Mariés	51	Mariés	69
Veufs	65	Veufs	46

Les deux sexes pris ensemble, et sur un million d'individus, on compte annuellement :

Époux sans enfants. . .	175 accusés de crimes et	314	suicides.
Époux avec enfants. . .	109 —	125	—

Donc : plus la famille est complète, plus son influence est salutaire et protectrice, et la paternité a de l'influence sur la criminalité. Le nombre relatif des femmes accusées augmente quand elles n'ont pas d'enfants, et à toutes les époques de la vie matrimoniale, la présence des enfants est plus profitable pour la mère que pour le père.

En comparant la criminalité de deux époques (1840-45 et 1861-68), M. Bertillon remarque que, pour cette dernière période, la criminalité s'est atténuée plus notablement (crimes contre les personnes et les propriétés) chez les époux (surtout les hommes) que chez les célibataires et les veufs. « Ainsi, non-seulement, le mariage diminue, dans les plus larges proportions, les crimes contre les propriétés et contre les personnes, mais son influence moralisatrice a été plus rapide que celle qui amène les progrès généraux : dans la diminution générale des accusés, d'une époque à l'autre, c'est celle des époux qui est la plus prononcée. »

L'association conjugale est aussi un préservatif contre l'aliénation. En France, sur 10,000 individus, M. Bertillon trouve, pour les célibataires, 3,68 aliénés; pour les époux, 2,02; pour les veufs et veuves, 3,1. Le mariage réduit donc le danger à près de moitié (environ dans le rapport de 0,55) et, cependant, l'âge d'élection de la folie est précisément l'âge probable des époux.

Il en est de même pour le suicide : le mariage en

diminue les chances de plus de moitié. Le célibat et le veuvage ont une influence incontestable dans les deux sexes, et M. Bertillon montre même que la présence des enfants rattache plus à la vie la mère que le père. Ce savant médecin termine ainsi : « De ces faits, concluons, contre toutes prévisions, que les charges, les soucis et les peines qui résultent de la famille sont moins puissants pour pousser l'homme ou la femme au désespoir et au suicide, que ne sont fortes les salutaires influences du foyer conjugal pour les préserver; que c'est l'égoïsme, l'indifférence ou l'isolement du célibat, la triste solitude du veuvage, qui laissent l'esprit et le cœur sans appui pour résister à la funèbre tentation. »

Le mariage a encore la plus grande influence sur la mortalité et sur la durée de la vie moyenne et probable. M. Bertillon montre, par des statistiques faites en différents pays, que, partout, les hommes mariés offrent la moindre mortalité, tandis que les veufs (étudiés à chaque âge) ont la plus considérable. Le célibat a une influence tout aussi funeste que celle du veuvage : elle a son apogée de trente-cinq à quarante-cinq ans, et avant et après cet âge, elle s'atténue régulièrement.

A ces règles, il y a toutefois une exception, sur laquelle on ne saurait trop attirer l'attention des législateurs. C'est l'excessive mortalité des jeunes époux mariés avant leur vingtième année. Leur mortalité est, en effet, six à huit fois plus considérable que celle des célibataires du même groupe d'âge.

En résumé, il est incontestable (et les chiffres le démontrent) que : le mariage, pourvu qu'il ne soit pas trop hâtif, est salutaire aux deux sexes, surtout en France et à Paris. Toutefois, c'est l'homme qui bénéficie le plus de l'association conjugale. Pour la femme, les dangers n'existent que pendant les âges de la fécondité, mais ne dépassent pas ces limites. « L'amour et la maternité, dans les conditions salutaires du mariage, bien loin d'user la vie, la conservent, la protègent dans le présent et dans l'avenir, puisque, en France, les mères de familles, épouses ou veuves, à chaque période de leur existence, après l'âge de vingt-cinq ans, payent un moindre tribut à la mort que les jeunes et vieilles filles aux mêmes âges. »

LA TRIBU, LA NATION, LA RACE

La tribu est la famille développée : elle correspond à une civilisation commençante. C'est une collectivité spontanément formée et dont les membres sont rattachés entre eux par les liens du sang.

Platon, dans sa *République*, reconnaît trois grandes manifestations de l'âme humaine : l'intelligence, la sensation, le sentiment. Si ces trois forces cérébrales sont inégalement distribuées dans chaque individu, elles constituent cependant l'autonomie et sont la caractéristique de l'homme. Platon étudie ensuite la société, où il retrouve les mêmes qualités. Dans toute collectivité, il distingue trois classes d'hommes, selon la prédominance dans chaque groupe de l'une ou de l'autre des trois grandes facultés de l'âme. Ces classes sont les philosophes ou magistrats, les guerriers ou gymnastes, les laboureurs ou artisans : dans la première, est l'intelligence, qui spécule, juge, gouverne ; dans la deuxième, les sentiments généreux et ardents qui obéissent et combattent ; dans la troisième, les sensations instinctives qui cherchent la satisfaction des besoins.

L'étude des sociétés humaines montre toute la vérité de l'analyse métaphysique de Platon. Partout, et sous tous les climats, depuis les origines les plus anciennes des peuples de l'Inde jusqu'à notre époque, on voit toujours l'espèce humaine se soumettre instinctivement à cette loi naturelle, et chaque nation se diviser en trois branches, former spontanément trois couches distinctes, comme si chacune d'elles avait un rôle spécial à remplir, une fonction à exécuter. Pour savoir ce qu'était, à un moment donné, une société, il faut se demander ce qu'étaient ses prêtres, ses magistrats, ses guerriers, ses artisans, c'est-à-dire sa loi et son Dieu, sa morale et son idéal, ses ressources et son industrie.

Ces distinctions ou ces hiérarchies sociales ont persisté jusqu'au moment où un perfectionnement humanitaire est venu montrer qu'il n'y avait pas de supériorités fatales, que les sociétés n'étaient pas composées de trois classes ayant chacune une origine et une destinée spéciales ; mais que, dans toute collectivité, chaque citoyen devait employer au service de l'État, non une partie de son activité cérébrale, mais celle-ci en entier, et donner par conséquent, pour le bien de tous, son intelligence, ses sensations, ses sentiments.

Les *castes* sont des distinctions faites par la Divinité elle-même, et que l'homme ne peut changer. Elle n'ont existé que dans l'Inde. Les classes, les ordres ou les états sont des divisions politiques établies par les conquêtes ou les législations civiles. La théorie de la sélection ne semble pas s'appliquer à ces lois importantes des sociétés anciennes. Partout, dans différents milieux et sous toutes les latitudes, là où les hommes ont fait les distinctions sociales dont nous venons de parler, il y a eu des classes supérieures, et rien n'est encore venu prouver qu'il soit sorti de celles-ci une variété meilleure que les autres.

Une réunion d'individus ayant un langage commun, des coutumes semblables, des qualités morales les distinguant des autres collectivités, constitue ce que l'on appelle une *nation*. Autrefois, la féodalité considérait l'homme comme une dépendance du sol : c'était par le lieu de la naissance (*jus soli*), qu'on déterminait la nationalité d'un individu. De nos jours, on a justement compris l'influence plus importante de la filiation, de l'hérédité (*jus sanguinis*), et le principe personnel a été consacré dans presque toutes les législations.

L'homme, a dit Aristote, est un être sociable. On peut en effet remarquer avec Adam Smith, qu'il est le seul à faire des échanges. Cette propriété est caractéristique de la sociabilité.

Les échanges sont matériels et moraux, et cette continuité de rapports réciproques s'accumulant par l'hérédité, perfectionne et rend plus délicate cette qualité. Aussi, quand la nation est constituée, ce sentiment se généralise et embrasse l'humanité tout entière.

Toute société réfléchit donc la moralité des membres qui la composent, et cette résultante générale réagit à son tour sur l'équilibre cérébral des individus. Cette réciprocité d'influence fait comprendre comment chacun peut intervenir dans le perfectionnement du milieu social. Dans une société, tout droit est la conséquence d'un devoir, et si l'individu veut jouir de ce droit, il doit nécessairement l'acheter par certains sacrifices. L'individu a une action sur les milieux qui l'entourent, il agit sur la famille d'abord, et par elle il a une influence sur la nation. C'est ainsi que se montre la nécessité des deux plus nobles sentiments : l'amour de la famille et l'amour de la patrie.

A propos de l'espèce, nous avons défini la *race*. Si on peut soutenir l'unité de l'espèce, on ne peut se refuser à admettre la variété des races. De nos jours, les anthropologistes ne sont pas encore d'accord sur leur nombre et leurs rapports réciproques. Cette question ne pourra d'ailleurs être tranchée que par les progrès de la biologie.

Quelques savants modernes ont cru trouver la solution dans les résultats fournis par la philologie comparée. Ils ont montré, en effet, que les peuples dont les idiomes proviennent d'une même souche ont évolué à travers l'histoire avec des aptitudes semblables ou des dispositions mentales analogues.

C'est là une exagération. Il n'y a pas de lien nécessaire entre la race et le langage, et tout homme, quel que soit son origine, parle la langue qu'on lui apprend dans son enfance. Une société peut de même acquérir une langue étrangère et oublier sa langue originelle. Comme le dit Whitney[1] : la langue n'a que la valeur d'une institution transmise, qui peut être abandonnée par ceux à qui elle appartenait et adoptée par des peuples d'un autre sang. Ce sont les circonstances extérieures qui en décident et rien autre.

[1] *La vie du langage*. (BIBLIOTH. SCIENTIF. INTERNATIONALE.)

Mais puisque les langues sont des institutions traditionnelles, elle peuvent mieux que d'autres indications venir en aide aux recherches ethnologiques, parce qu'elles ont un caractère de durée et de permanence que n'ont pas, en général, les autres institutions. Il faut seulement se méfier des généralisations et ne pas compromettre, par trop de précipitation, les résultats que cette nouvelle méthode peut donner.

Pour le but que nous nous proposons d'atteindre, il suffit de reconnaître trois types principaux : la race blanche ou caucasique, la race jaune ou mongolique, la race noire ou éthiopienne. Ces trois variétés ne se distinguent pas seulement par leur distribution géographique, leur aspect général, leur structure anatomique ou leur disposition pathologique, mais encore par leur aptitude spéciale à la sociabilité. C'est la race blanche qui présente au maximum cette qualité, et c'est par elle, en effet, que la civilisation s'est accomplie.

Mais si l'histoire fait voir que l'état barbare et d'isolement est seul capable de maintenir la pureté de certains types, elle montre aussi une fusion et un mélange qui augmente tous les jours avec les progrès de la civilisation et le rapprochement des peuples. La lutte pour la vie, *struggle for life*, peut d'ailleurs aider à une sélection naturelle et en favorisant la prédominance et la vitalité des types les plus avancés, laisser disparaître ceux qui se trouvent en retard. C'est à ce point de vue que la race blanche est à la tête de l'humanité.

En résumé, dans l'évolution humanitaire, au lieu de se multiplier, les types diminuent ; mais il est à constater qu'ils se perfectionnent.

Nous avons déjà dit qu'il nous était impossible d'aborder la dynamique sociale. Nous désirons cependant, avant de terminer, toucher à deux questions importantes et qui certainement méritent d'être développées dans un plus grand ouvrage : les professions et le principe de population.

Les *professions*[1] sont en réalité des habitudes. Dans le cours de ce travail, à propos de l'hygiène sociale, nous avons indiqué les moyens convenables pour conserver la santé dans les professions où se montre l'influence nocive des différents modificateurs.

Nous ne pouvons ici rappeler toutes ces règles, ni décrire la pathologie essentielle de chaque profession ; les maladies peuvent provenir du travail lui-même ou du milieu dans lequel la profession s'exerce. Dans cette question, apparaît encore cette influence prépondérante du milieu sur laquelle nous avons eu le soin d'insister assez souvent.

Il est difficile, sans doute, de classer convenablement les professions. Une seule classification est utile en hygiène : c'est celle qui fait à la fois une part convenable au travail professionnel et au milieu. On pourrait ainsi décrire successivement l'hygiène des professions intellectuelles, des professions sédentaires, des professions sociales (magistrats, religieux, militaires, marins, agriculteurs), des professions de milieux dangereux (température élevée, mines, air contenant des principes étrangers (voir p. 294 à 326).

L'hygiène de l'ouvrier doit s'appliquer à son physique et à son moral. C'est par l'instruction et l'influence

[1] Consulter : *Hygiène des professions, etc.*, par A. Layet, 1875 ; — le remarquable *Traité d'assainissement industriel* de M. C. de Freycinet ; — Le *Recueil des travaux du comité consultatif d'hygiène publique*.

de la vie de famille qu'on arrivera, en développant chez lui le sentiment du devoir, à maintenir la santé corporelle.

DE LA POPULATION

Longtemps on a cru que la population d'un pays donnait la meilleure idée de sa puissance : « C'est par le nombre de leurs sujets, disait Vauban, que la grandeur des rois se mesure. » De nos jours, une étude plus sérieuse des lois sociales a montré qu'il fallait dans une pareille question, faire jouer un certain rôle à la richesse, à l'instruction, à l'état moral et industriel de la collectivité, et à son état sanitaire.

A. Comte a montré que plus une science est élevée dans la série, plus elle est compliquée, et plus aussi les déductions y deviennent impossibles. Dans les mathématiques, le raisonnement déductif est facile et rend les plus grands services ; en biologie, on ne fait un progrès ou on ne découvre les lois que par des observations et des expériences. Cette vérité est surtout vraie en sociologie.

De là l'utilité de la statistique. Mais celle-ci, il serait facile de le démontrer, ne peut s'appliquer avec fruit qu'à la statistique sociale et non à la dynamique. Car, il est bien certain que la statistique ne devra s'occuper que des faits sociaux susceptibles de s'exprimer en nombres.

Les travaux de M. Maurice Block[1] peuvent être cités

[1] *Statistique de la France comparée avec les divers pays de l'Europe*, 2e édit., Paris. Guillaumin. — *L'Europe politique et sociale*, Paris, Hachette. — *Dictionnaire général de la politique*, Paris, Lorenz, 1874.

parmi les meilleurs ouvrages de statistique publiés à notre époque. « La statistique, dit-il, nous a fait voir que, dans la société, aussi bien que dans la nature animée, les événements sont entre eux dans les rapports de cause à effet ; c'est déjà beaucoup, mais ce n'est pas tout, elle nous a permis de distinguer certaines causes et de prévoir certains effets. »

Comment se fait l'augmentation de la population ?

D'après M. Block, dans tous les États, la population augmente, mais de moins en moins. Le taux de l'augmentation annuelle s'est ainsi montré en différents pays :

France : 1801-1821, 0,54 pour 100 par an ; 1831-1846, 0,50 ; 1841-1851, 0,44 ; 1851-1861, 0,25 ; 1861-1866, 0,36.

Prusse : 1817-1828, en moyenne 1,71 pour 100 par an ; 1828-1840, 1,35 ; 1840-1846, 1,27 ; 1846-1849, 0,45 ; 1849-1852, 1,08 ; 1852-1855, 0,53 (1846-1855, 0,68). A cause des annexions, nous passons à la période 1867-1871 (décembre), 0,68.

Russie. 1816-1820, en moyenne 1,40 pour 100 par an ; 1820-1825, 1,34 ; 1826-1835, 1,02 ; 1836-1845, 1,04 ; 1846-1852, 0,89.

Le taux de l'accroissement baisse aujourd'hui après avoir pris un grand essor après 1815. Cet essor était dû probablement à la paix, aux progrès industriels et scientifiques. A notre époque, il semble que l'effet de quelques-unes de ces causes soit épuisé.

Il est préférable à l'intérêt des nations que l'accroissement de population ait lieu plutôt par la diminution des décès que par l'augmentation des naissances,

« L'enfant ne contribue en rien à la somme de bien-être de la nation, ni à sa moralité, ni à son intelligence ; la société est obligée de lui faire une avance dont elle ne sera peut-être pas remboursée, car c'est parmi les enfants que la mortalité est la plus grande. » Le nombre proportionnel des enfants est donc un renseignement important.

Le nombre des naissances oscille, pour chaque pays, autour d'une moyenne que M. Block a calculée pour la période 1860-1868. On peut mettre en face le nombre des décès, pour montrer que ces deux nombres sont en rapport l'un avec l'autre.

	Naissances pour 100 habitants.	Décès pour 100 habitants.
Russie	5,07	3,68
Hongrie	4,15	3,06
Wurtemberg	4,08	3,16
Saxe	4,01	2,91
Espagne	3,85	2,96
Prusse	3,82	2,69
Autriche	3,82	3,25
Italie	3,76	3,06
Bavière	3,76	2,99
Angleterre	3,36	2,27
Pays-Bas	3,35	2,54
Écosse	3,35	2,22
Suède	3,27	1,97
Belgique	3,25	2,40
Norvége	3,13	1,85
Danemark	3,11	2,02
Grèce	2,89	2,06
France	2,66	2,30
Irlande	2,62	2,05

D'après les chiffres de population d'un pays et l'accroissement annuel, on peut calculer quelle est la durée de la période de doublement.

	Accroissement annuel pour 100 habitants.	Période de doublement.
Russie d'Europe	1,59	50 ans.
Écosse	1,31	53
Suède	1,30	53 1/2
Norvége	1,30	53 1/2
Angleterre	1,29	54
Prusse	1,15	61 1/2
Saxe	1,10	63
Danemark	1,09	64
Hongrie	1,09	64
Wurtemberg	1,04	67
Pays-Bas	1,01	69
Espagne	0,89	78
Belgique	0,83	84
Bavière	0,71	98
Italie	0,70	99
Irlande	0,59	118
Autriche	0,57	122
Grèce	0,53	131
France	0,35	198

« La France est la dernière sur ce tableau. Il y a peu de naissances, mais la mortalité est faible. Il semble qu'actuellement, dans notre pays, il y ait équilibre entre la population et les moyens de subsistance.

« Quand les subsistances deviennent plus rares, il y a moins de mariages, les décès augmentent; la misère frappe sur les nouveau-nés, si elle n'en diminue pas le nombre. Cela est si vrai, que partout et toujours les pauvres ont les plus nombreuses familles; on a même voulu soutenir que l'usage de la bonne chère rend les conceptions plus rares.

Le rapport entre la population et les subsistances a été exposé ainsi par Malthus. « Nous pouvons tenir pour certain que, lorsque la population n'est arrêtée par aucun obstacle, elle va doublant tous les vingt-cinq ans, et croît de période en période, selon une progression géométrique. Nous sommes en état de prononcer, en partant de l'état actuel de la terre habitée, que les moyens de subsistance, dans les circonstances les plus favorables à l'industrie, ne peuvent jamais augmenter plus rapidement que selon une progression arithmétique........ La race humaine croîtrait comme les nombres 1, 2. 4, 8, 16, 32, 64, 128, 256, tandis que les subsistances croîtraient comme ceux-ci 1, 2, 3, 4, 5, 6, 7, 8, 9. Au bout de deux siècles, la population serait aux moyens de subsistance comme 256 est à 9. »

Malthus voulait ainsi prouver que la population avait une tendance à s'accroître plus vite que les subsistances. L'accroissement du nombre des hommes, dit-il, marche comme un lièvre lancé à toute vitesse; l'accroissement des subsistances s'effectue avec la lenteur de la tortue.

Ces idées de Malthus ont été vivement attaquées, et, il faut le dire, on n'a pas toujours rendu justice à cet homme bon et philanthrope. « Je ne suis pas un ennemi de la population, écrit-il, et c'est méconnaître entièrement mes principes que de me considérer comme tel. » Il veut l'accroissement de la population, il désire même que celle-ci soit nombreuse. Mais il redoute l'accroissement qui devient une cause de misères, de débauche et de douleur. Il souhaite d'abord que les hommes soient heureux ; et ensuite, si c'est réalisable, qu'ils soient nombreux. Bossuet a dit quelque part : le dernier but de la politique est de rendre la vie commode et les peuples heureux. « En général;

l'erreur des adversaires de Malthus, écrit M. Block, provient de ce qu'ils confondent la constatation d'une loi naturelle avec un précepte. C'est une loi triste, dit-on, et c'est là en effet son plus grand défaut ; mais Malthus n'a pas créé la loi ; il ne l'a même pas découverte, il l'a seulement formulée avec plus de précision.

Ce n'est pas la faute du médecin s'il y a des malades, ce n'est pas la morale qui crée le vice, et ce n'est pas la religion qui tue l'homme parce qu'elle lui dit de penser à la mort. On fait semblant de croire que Malthus est un ennemi de la population, parce qu'il veut qu'on puisse nourrir ses enfants, et on le décrie comme un ennemi du vice, parce qu'il s'évertue à dire : Gare au vice et à la misère!

Maintenant, y a-t-il quelque précepte à établir ? Il n'y en a qu'un : que chacun agisse conformément à la raison et à la morale, car tout homme est responsable de ses actes. »

Nous pensons que si les gouvernements ont peu à faire pour la population d'un pays, en cherchant à favoriser le nombre des mariages ou des naissances, ils ont, au contraire, une influence beaucoup plus active sur certaines causes de mortalité.

C'est ce que démontrent les conclusions générales auxquelles M. Bertillon est arrivé dans ses belles études statistiques de la Population française. « Dans notre société française, la mort prématurée fait de nombreuses victimes, que n'expliquent ni la faiblesse, ni les imperfections de nos organismes, ni les sévices de la guerre, ni les fatalités invincibles. Sans doute, il faut faire une part moyenne et même large à toutes ces causes léthifères qui, de nos jours, quoique agissant avant le temps, doivent pourtant être dites de force majeure. Mais cette part étant faite, il reste encore un gros tribut mortuaire, que ne légitime et que n'explique aucune de ces cruelles nécessités. Une telle défaillance de la vie française est due à notre incurie encore plus qu'à notre ignorance, à nos lois inintelligentes, à nos mœurs inharmoniques, à nos milieux malsains, toutes conditions funestes et absolument inférieures à notre état scientifique.

« Nous avons montré que plus de 50,000 de ces décès annuels, sont en excédant de toutes les nécessités ; qu'il en est qui sont déterminés par de mauvaises institutions (nourrices mercenaires) ; d'autres par des causes de milieu toutes locales qu'il faut déterminer (Limousin, Bretagne, etc.) ; d'autres par des lois condamnables (*pronubium*), qu'il appartient au législateur de réformer; d'autre part, de mauvaises mœurs, — le grand nombre de célibataires adultes, dont nous avons démontré l'énorme mortalité, — qu'il importe à l'opinion et au législateur de modifier. Toutes ces constatations fournissent des indications précieuses sur les voies et moyens à employer pour diminuer, pour circonscrire l'ouverture béante où s'engloutissent nos jeunes générations et avec elles, le fruit le plus cher comme le plus précieux de notre travail quotidien. » Et plus loin : « Que si des hommes hostiles à toute nouveauté, repoussent cette intromission du pouvoir législatif dans les questions d'hygiène et de prophylaxie publiques, rappelons-leur que l'un des plus anciens législateurs, et en beaucoup de points l'un des plus positifs, Moïse, a le premier donné ce grand exemple, beaucoup trop oublié de nos jours, de faire de l'hygiène l'objectif principal de la législation. »

Nous ne pourrions mieux terminer. Un pareil programme intéresse vivement l'avenir du pays, et sa réalisation promet de donner à la France des générations solides de travailleurs et de défenseurs.

BIBLIOTHÈQUE NATIONALE R.F. IMPRIMÉS

TABLE DES MATIÈRES

MODIFICATEURS PHYSIQUES

I. DE LA CHALEUR

2. DE LA LUMIÈRE

3. DE L'ÉLECTRICITÉ

4. DU SON

5. DE LA PESANTEUR

6. LE MOUVEMENT

MODIFICATEURS CHIMIQUES

1. DE L'AIR ATMOSPHÉRIQUE

2. DU SOL

3. DE L'EAU

4. DE L'ALIMENT

SUBSTANCES ALBUMINOÏDES

SUCRES ET FÉCULES

DES CORPS GRAS.

ALCOOL, CAFÉ, THÉ, ETC.

5. DES EXCRÉTIONS

MODIFICATEURS BIOLOGIQUES

OU INDIVIDUELS

MODIFICATEURS SOCIOLOGIQUES

TABLE ALPHABÉTIQUE

PARIS. — IMP. SIMON RAÇON ET COMP., RUE D'ERFURTH, 1.

BIBLIOTHEQUE NATIONALE DE FRANCE
3 7531 00418206 0

www.ingramcontent.com/pod-product-compliance
Ingram Content Group UK Ltd.
Pitfield, Milton Keynes, MK11 3LW, UK
UKHW020306200726
13857UKWH00001B/95